Christoph Braß · Zwangssterilisation und ›Euthanasie‹ im Saarland

Sammlung Schöningh
zur Geschichte und Gegenwart

Begründet von Kurt Kluxen

Christoph Braß

Zwangssterilisation und ›Euthanasie‹ im Saarland 1933–1945

Ferdinand Schöningh
Paderborn · München · Wien · Zürich

Gedruckt mit Unterstützung
des Saarländischen Ministeriums für Frauen, Arbeit, Gesundheit und Soziales

Der Autor:
Christoph Braß, Dr. phil., geb. 1967, Studium der Neueren Geschichte und Germanistik an der Universität des Saarlandes. Promotion in Saarbrücken 2002 aufgrund vorliegender Arbeit. Referatsleiter in der Staatskanzlei Baden-Württemberg. Auszeichnung mit dem Erich-Voltmer-Preis des Saarländischen Journalistenverbandes (1990). Mitglied im Hauptausschuß des Zentralkomitees der deutschen Katholiken und dessen medienpolitischer Sprecher.

Die Deutsche Bibliothek – CIP-Einheitsaufnahme

Ein Titeldatensatz für diese Publikation ist bei der Deutschen Bibliothek erhältlich.

Einband: Evelyn Ziegler, München

Internet: www.brill.com
E-Mail: info@schoeningh.de

Herstellung: Ferdinand Schöningh, Paderborn

ISBN 978-3-506-71727-6

INHALTSVERZEICHNIS

VORWORT UND DANKSAGUNG

Die vorliegende Untersuchung über Zwangssterilisation und ›Euthanasie‹ im Saarland während des Dritten Reiches wurde am 19. August 2002 vom Promotionsausschuß der Philosophischen Fakultäten der Universität des Saarlandes als Dissertation angenommen. Zum Entstehen dieser Studie haben viele Menschen beigetragen, denen ich an dieser Stelle danken möchte. Besonderen Dank schulde ich meiner wissenschaftlichen Betreuerin Frau Professor Dr. Elisabeth Fehrenbach, die meine Arbeit mit sehr viel Geduld und Nachdruck begleitet hat und mir mit wertvollen Ratschlägen, Kritik und Anregungen zur Seite stand.

Danken möchte ich auch den Mitarbeiterinnen und Mitarbeitern der Archive und Bibliotheken, die mir für die vorliegende Untersuchung Quellenmaterial und Literatur zur Verfügung gestellt haben. In fast allen Institutionen, in denen Quellen über die Opfer von Zwangssterilisation und ›Euthanasie‹ aus dem Saarland erhalten sind, bin ich mit meinem Forschungsanliegen auf große Aufgeschlossenheit und Hilfsbereitschaft gestoßen.

Zu großem Dank bin ich Herrn Professor Dr. Wolfgang Werner verpflichtet. Als Leiter des damaligen Landeskrankenhauses Merzig hat er die Anregung zu dieser Studie gegeben und mir Einblick in die Krankenakten von 820 Patientinnen und Patienten ermöglicht, die zu Beginn des Zweiten Weltkrieges aus Merzig evakuiert wurden. Die meisten von ihnen wurden wenig später im Rahmen der sogenannten ›Euthanasie‹ ermordet. Ihnen und den übrigen Opfern der nationalsozialistischen Medizinverbrechen ist diese Darstellung gewidmet.

Für materielle Unterstützung und ideelle Begleitung während meines Studiums und der Promotionszeit danke ich der Bischöflichen Studienförderung Cusanuswerk, in der ich immer wieder ein Forum für anregende und prägende Gespräche fand. Danken möchte ich außerdem dem Adolf-Bender-Zentrum St. Wendel e.V. sowie dem Saarländischen Ministerium für Frauen, Arbeit, Gesundheit und Soziales, das das Erscheinen dieser Arbeit durch einen großzügigen Sach- und Druckkostenzuschuß unterstützt hat.

Stuttgart, im Herbst 2003 *Christoph Braß*

EINLEITUNG

»Wenn man hier vom Sterben schreibt, meinen die noch, man wollte es gerne, so verrückt sind die, die drehen als [recte: alles] rum, die verstehen kein Deutsch. Was mögen sie auf die Todesbescheinigung schreiben?«[1]

Diese Sätze sind eines der letzten Lebenszeichen von Regina Benz*. Die 34jährige aus ›Saarlautern‹,[2] die an Schizophrenie und Tuberkulose litt, war im Herbst 1938 in die psychiatrische Abteilung des saarländischen Landeskrankenhauses Homburg eingewiesen worden. Wenige Tage nach dem Beginn des Zweiten Weltkrieges wurde sie zusammen mit 145 weiteren Patienten aus Homburg in die Anstalt Uchtspringe in der Altmark verlegt. Von dort schrieb sie am 17. Februar 1940 die hier zitierten Zeilen an eine Bekannte im Saarland. Der Brief sollte seine Adressatin jedoch nie erreichen. Er wurde von der Anstaltsleitung konfisziert und in der Krankenakte abgeheftet. Dort findet sich auch ein weiteres Schreiben, mit dem Regina Benz* sich wenige Tage später an eine andere Freundin aus ihrem Heimatort wandte. Es endet mit den Worten:

„Lb. Kätchen, hoffentlich macht der Herrgott es mir nicht zu streng, indem er mich zu sich ruft.«[3]

Die Todesahnung die aus diesen Zeilen spricht, sollte sich auf tragische Weise erfüllen. Die Krankenakte von Regina Benz* endet am 24. Juli 1941 mit der Eintragung: »Aus kriegswichtigen Gründen nach unbekannt verlegt.« In der Tarnsprache der NS-Psychiatrie war diese lapidare Formulierung eine Umschreibung dafür, daß der betroffene Patient im Rahmen der sogenannten ›Euthanasie‹ ermordet worden war.

Das gleiche Schicksal wie Regina Benz* erlitten während des Dritten Reiches in ganz Deutschland nach neueren Schätzungen zwischen 180.000 und 200.000 Menschen, die an geistigen oder körperlichen Behinderungen litten und von den Nationalsozialisten getötet wurden.[4] Die Psychiatriepatienten aus dem Saarland waren von der ›Euthanasie‹ wesentlich härter betroffen als ihre Leidensgenossen in den meisten anderen Regionen Deutschlands.[5] Zwar fanden im Saarland selbst keine Krankenmorde statt, weil die beiden psychiatrischen Kliniken in Merzig und Homburg zu Beginn des Zweiten Weltkrieges aufgelöst und ihre

---

1 Brief von Regina Benz* vom 17. Februar 1940 in EVZ-VII/7, Akte 4. Alle Angaben hierzu nach ebd.

* Die Eigennamen der in dieser Studie erwähnten Patienten und ihrer Angehörigen wurden durchweg anonymisiert und der besseren Lesbarkeit halber durch frei erfundene Pseudonyme ersetzt, die im Text jeweils mit einem »*« gekennzeichnet sind.

2 Während des Dritten Reiches wurde der französisch klingende Ortsname »Saarlouis« durch »Saarlautern« ersetzt.

3 Brief vom 28. Februar 1940 in EVZ-VII/7, Akte 4.

4 Zu den Opferzahlen siehe unten S. 190.

5 Zur Zahl der Opfer aus dem Saarland siehe unten S. 327-329.

Patienten in andere Anstalten verlegt worden waren. Aber von den mehr als 1.000 psychisch Kranken aus dem Saarland, die im Zuge dieser Evakuierung ihre Heimat verlassen mußten, überlebte vermutlich noch nicht einmal jeder Vierte das Dritte Reich.[6] Die übrigen wurden getötet, kamen infolge der Entbehrungen des Krieges ums Leben oder starben auf eine andere Weise, wobei es rückblickend oft kaum noch möglich ist, zwischen natürlichen und unnatürlichen Todesursachen zu unterscheiden.

Die ›Euthanasie‹ war das letzte Glied einer Kette von Entrechtungen, Demütigungen und Mißhandlungen, denen behinderte Menschen während des Dritten Reiches ausgesetzt waren. Schon wenige Monate nach der nationalsozialistischen Machtergreifung, am 14. Juli 1933, hatte die Reichsregierung das Gesetz zur Verhütung erbkranken Nachwuchses (GzVeN) verabschiedet, das die Grundlage für die Zwangssterilisation von sogenannten ›Erbkranken‹ bildete. Die Forschung geht davon aus, daß während der NS-Herrschaft in Deutschland schätzungsweise 360.000 Frauen, Männer und Kinder aufgrund dieses Gesetzes gewaltsam ihrer Fortpflanzungsfähigkeit beraubt wurden.[7] Wie die Recherchen für die vorliegende Darstellung ergaben, wurden im Saarland rund 2.400 Menschen zur Sterilisation verurteilt,[8] etwa die Hälfte von ihnen wegen angeborenen Schwachsinns, einer willkürlichen Sammeldiagnose, die sich nicht nur gegen psychisch Kranke und Behinderte richtete, sondern auch gegen Menschen, denen man ein unangepaßtes Sozialverhalten vorwarf.

Anhand exemplarischer Einzelbeispiele soll in dieser Studie das Schicksal von Menschen aus dem Saarland untersucht werden, die während des Dritten Reiches der pervertierten Gesundheitspolitik des Nationalsozialismus zum Opfer fielen. Eine wichtige Quelle bilden dabei 378 Einzelfallakten des Erbgesundheitsgerichtes Saarbrücken[9] sowie die Krankengeschichten von 820 Patienten aus der saarländischen Anstalt Merzig.[10] Diese Anstalt wurde zu Beginn des Zweiten Weltkrieges geschlossen und ihre Insassen in andere Einrichtungen verlegt, wo die meisten von ihnen der sogenannten ›Euthananasie‹ zum Opfer fielen. Die Gerichtsakten und Krankengeschichten erhellen nicht nur Verfahrensabläufe und vermitteln statistische Informationen über die Erkrankung der Pa-

---

6 Siehe vorige Fußnote.

7 Gisela Bock: Zwangssterilisation im Nationalsozialismus. Studien zur Rassenpolitik und Frauenpolitik. (Schriften des Zentralinstituts für Sozialwissenschaftliche Forschung der Freien Universität Berlin, Bd. 48). Opladen 1986, S. 237f. Diese Zahl bezieht sich auf Deutschland in den Grenzen von 1937.

8 Zur Urteilsstatistik siehe unten S. 136f.

9 Diese Akten, die heute im saarländischen Landesarchiv verwahrt werden, werden im folgenden mit der Sigle »LA AG SB« (Amtsgericht Saarbrücken) zitiert. Die Sigle »LA MfA« (Ministerium für Arbeit) bezeichnet einen weitgehend ungeordneten Aktenbestand im saarländischen Landesarchiv, der auch einige Quellen über das saarländische Medizinalwesen in den ersten Jahren nach dem Zweiten Weltkrieg enthält, die ihrerseits Rückschlüsse auf die Situation während des Dritten Reiches zulassen.

10 Die Krankenblätter aus der Anstalt Merzig, die zum Zeitpunkt der Auswertung nicht katalogisiert waren, werden in der vorliegenden Studie mit der Sigle »MZG« und einer fortlaufenden Nummer bezeichnet. Die Nummern verweisen auf einen provisorischen Katalog, den der Verfasser angelegt hat, um sowohl der Anonymisierung der Opfer als auch der eindeutigen Zuordnung der Akten Rechnung zu tragen. Der Katalog wird zusammen mit den Akten aufbewahrt.

tienten, ihr Alter und ihren sozialen Status, sondern sie tragen auch dazu bei, die scheinbar triviale Frage zu beantworten, wer diese Menschen eigentlich waren: Wodurch waren sie auffällig geworden und in den Zugriff der Psychiatrie geraten? Wie wirkte sich die Diskriminierung als ›Erbkranke‹ in ihrem Alltag aus? Wie eng waren die Bindungen zu ihren Angehörigen? Welche Chancen hatten sie, sich gegen die Verfolgung zur Wehr zu setzen?

Den Zugang zu den Merziger Krankenblättern verdankt der Verfasser Herrn Professor Dr. Wolfgang Werner, dem Direktor des dortigen Landeskrankenhauses,[11] von dem auch die Anregung zu dieser Untersuchung stammt. Bei den Recherchen für die vorliegende Untersuchung wurden die Krankengeschichten aus Merzig durch umfangreiches einzelfallbezogenes Quellenmaterial aus den hessischen Anstalten Weilmünster, Haina, Merxhausen, Eichberg und Hadamar ergänzt,[12] in die die meisten saarländischen Patienten zu Kriegsbeginn verschleppt worden waren. Als sehr aufschlußreich erwiesen sich auch die Bestände der Außenstelle des Bundesarchivs (Abteilungen Potsdam) in Dahlwitz-Hoppegarten,[13] wo ebenfalls Krankengeschichten aus dem Saarland aufbewahrt werden. In den Aktenbeständen aus den Anstalten, in die die psychisch Kranken aus dem Saarland im Herbst 1939 verlegt wurden, fand sich außerdem auch eine Reihe von Dokumenten, die Rückschlüsse auf das Schicksal der Patienten aus der Nervenabteilung des Landeskrankenhauses Homburg zulassen, die ebenfalls zu Kriegsbeginn geräumt worden war. Insgesamt konnten auf diese Weise Informationen über mehr als 1.250 namentlich belegbare Patienten aus dem Saarland zusammengetragen werden, von denen die meisten während des Dritten Reiches ums Leben kamen.[14]

Die Verwaltungsakten der verschiedenen Anstalten und vor allem die einzelnen Krankengeschichten enthalten eine Fülle von Informationen über das Schicksal dieser Menschen: Verlegungslisten und Pflegegeldabrechnungen geben Auskunft darüber, wann welche Kranken aus einer Anstalt in eine andere gebracht wurden. Ärztliche Berichte und Gutachten lassen auf die Krankheitsbilder der Patienten schließen – aber auch auf die Denkweise derer, die diese Krankheiten diagnostizierten. Die Korrespondenz zwischen den Anstalten und ihren vorgesetzten Behörden gibt Aufschluß darüber, wie groß die Autonomie der einzelnen Akteure bei der sogenannten ›Euthanasie‹ war. Und anhand der Briefwechsel mit externen Dienststellen – wie z.B. der Reichsbahn oder einzelnen Bürgermeisterämtern – läßt sich ermitteln, welche Institutionen auf direkte oder indirekte Weise an diesem Verbrechen beteiligt waren. Eine weitere Quelle der nachstehenden Studie ist ein Kassenbuch aus der Anstalt Weilmünster, in

[11] Während des Dritten Reiches: »Heil- und Pflegeanstalt Merzig«.

[12] Ausgewertet wurde dabei Aktenmaterial aus den Anstalten Haina (LWVH 13), Merxhausen (LWVH 17) und Weilmünster (LWVH 19), das im Archiv des Landeswohlfahrtsverbandes Hessen verwahrt wird. In den Beständen des Hauptstaatsarchivs Wiesbaden fanden sich Krankenblätter aus den Anstalten Hadamar (HStA, Abt. 430/2) und Eichberg (HStA, Abt. 430/1) sowie Verwaltungsakten aus Weilmünster (HStA, Abt. 461; 463).

[13] Sigle: EVZ.

[14] Hinzu kommen noch summarische Informationen über mehrere hundert Personen, deren Namen sich im einzelnen nicht mehr feststellen lassen.

dem die Taschengeldkonten der einzelnen Patienten verzeichnet sind. Diesem Buch ist u.a. zu entnehmen, wie oft die einzelnen Kranken Post oder Besuch von ihren Angehörigen erhielten.[15] Zu den bedrückendsten Zeugnissen, die sich in vielen Akten finden, gehören Briefe der Patienten und ihrer Angehörigen. Alle diese verschiedenen biographischen Informationen aus unterschiedlichen Quellen und Archiven werden in der vorliegenden Untersuchung zu einem detaillierten Mosaikbild zusammengetragen, in dessen Mittelpunkt das Schicksal der saarländischen Opfer der Medizinverbrechen des Dritten Reiches steht.

Bei der Suche nach Zeugnissen über das Schicksal der saarländischen Psychiatrie-Patienten, die dem nationalsozialistischen Krankenmord zum Opfer gefallen waren, zeigte sich, daß die Überlieferungswege dieser Dokumente während der Nachkriegszeit oft nicht weniger verworren und abenteuerlich waren als die Verlegungen, die die Kranken vor ihrer Ermordung über sich ergehen lassen mußten. So fand sich etwa die eingangs zitierte Akte der Homburger Patientin Regina Benz* zusammen mit den Krankenblättern von 98 weiteren ›Euthanasie‹-Opfern aus dem Saarland in einem ehemaligen Sonderarchiv des Ministeriums für Staatssicherheit der DDR.[16] Offenbar waren während des Dritten Reiches die Krankengeschichten eines Teiles der ermordeten Psychiatriepatienten zentral in Berlin gesammelt worden, wo sie nach Kriegsende den sowjetischen Besatzungstruppen in die Hände fielen. Diese übergaben die Unterlagen – insgesamt handelte es sich schätzungsweise um etwa 50.000 Einzelakten – später an die ›Stasi‹, die ihrerseits Stillschweigen über die Dokumente wahrte, so daß diese bis zum Ende der DDR für die Forschung als verschollen galten.[17]

In oft bedrückender Unmittelbarkeit eröffnen diese Krankenblätter und Gerichtsakten den Blick auf das Schicksal und oft auch auf die individuellen Empfindungen von Männern, Frauen und Kindern, die während der NS-Zeit wegen eines psychischen Leidens oder anderer sogenannter ›Erbkrankheiten‹ ausgegrenzt und verfolgt wurden und schließlich der Zwangssterilisation oder der ›Euthanasie‹ zum Opfer fielen. Diese anthropologische Perspektive stellt eine Ergänzung zu den prozeßanalytischen, ideologiegeschichtlichen und herrschaftstheoretischen Fragestellungen dar, die der vorhandenen Forschungsliteratur zumeist zugrunde liegen.[18] Auf der Grundlage des einzelfallbezogenen Aktenmaterials aus dem Saarland wird in der nachstehenden Studie der Versuch unternommen, die Beschreibung der nationalsozialistischen Medizinverbrechen durch eine Sichtweise zu ergänzen, die den Fokus der Beobachtung stärker auf die Ebene des einzelnen Individuums verlagert, ohne jedoch den Gesamtprozeß

[15] Siehe unten S. 309f.

[16] Im einzelnen handelt es sich um Krankenblätter von Patientinnen und Patienten aus dem Saarland, die vor ihrer Ermordung in folgenden Anstalten untergebracht waren: Uchtspringe (EVZ-VII), Idstein (EVZ-LXX), Andernach (EVZ-LXXII), Scheuern (EVZ-LXI), Herborn (EVZ-LI) und Weilmünster (EVZ-L). Die Akten wurden vom Verfasser im Bundesarchiv, Abteilungen Potsdam, Außenstelle Dahlwitz-Hoppegarten ausgewertet.

[17] Gerrit Hohendorf, Volker Roelcke: Akten der ›Euthanasie‹-Aktion T4 gefunden. In: Vierteljahrshefte für Zeitgeschichte 41 (1993), S. 479-481. – Thomas Schilter: Unmenschliches Ermessen. Die nationalsozialistische ›Euthanasie‹-Tötungsanstalt Pirna-Sonnenstein 1940/41. Leipzig 1999, S. 12.

[18] Siehe den Forschungsbericht unten S. 17-30.

aus dem Auge zu verlieren. Gerade wenn es um die wichtige Frage nach den Handlungs- und Entscheidungsmöglichkeiten der beteiligten Personen und Institutionen und um das Ausloten der Chancen für Widerstand und Selbstbehauptung geht, erweist sich eine solche individualisierende Perspektive als ausgesprochen hilfreich.[19]

Fragestellungen der vorliegenden Studie

Die Untersuchung der Handlungsmöglichkeiten, Verhaltensoptionen und -motivationen ist eines der zentralen Anliegen der vorliegenden Untersuchung: Welche Möglichkeiten hatten Menschen, denen die Sterilisation drohte, um ihre körperliche Integrität gegen den Zugriff des Staates zu verteidigen? Wie konnten die Familien von Anstaltspatienten ihre kranken Angehörigen vor der Ermordung bewahren? In welchem Umfang wurden diese Möglichkeiten in der Realität genutzt? Von Interesse ist in diesem Zusammenhang auch die Frage, welche Auswirkungen der Krieg auf den Gang des Verfahrens und damit auf die Handlungsmöglichkeiten der Opfer und ihrer Angehörigen hatte. Gerade das Saarland, das als Grenzregion von den militärischen Ereignissen am Anfang und am Ende des Zweiten Weltkrieges besonders hart betroffen war, ist hierfür ein interessantes Untersuchungsobjekt.

Auch bei der Betrachtung der Ärzte, Anstalten und staatlichen Institutionen, die an Zwangssterilisation und ›Euthanasie‹ beteiligt waren, stellt sich die Frage nach möglichen Handlungsalternativen bis hin zum aktiven Widerstand. Diese Fragestellung berührt darüber hinaus auch ein grundsätzliches Problem bei der Darstellung der Medizinverbrechen des Dritten Reiches: In vielen Studien zu diesem Thema wird die Geschichte der Medizin in der NS-Zeit als eine zielstrebige Abwärtsbewegung beschrieben, die sich entlang der Linie »Rassenhygiene – Nationalsozialismus – Euthanasie«[20] entwickelte. Auch wenn es unstreitig ist,

---

[19] Vgl. das entsprechende Desiderat in den Forschungsberichten von Franz-Werner Kersting und Clausjürgen Schierbaum: »Die beschriebene methodische Matrix muß aber auch überall dort Anwendung finden, wo es um die individuellen Verhaltensoptionen und -spielräume unterhalb der Schwelle des (überzeugten) Mitwirkens an klar anti-hippokratischen, verbrecherischen Maßnahmen einerseits und des aktiven politischen Widerstands andererseits [...] geht.« (Franz-Werner Kersting: Medizin im Nationalsozialismus. Anmerkungen aus regionalhistorischer Sicht. In: Deutsches Ärzteblatt 88, Heft 51/52 (23. Dezember 1991), S. B-2968). – »Welche Möglichkeiten des Widerstehens und Widersprechens bestanden und im gegebenen Falle auch genutzt wurden, welches Maß an Einverständnis bei den Mitarbeitern der jeweiligen Institution nachzuweisen ist, wie und warum zahlreiche Verwaltungsinstanzen zum Teil wissentlich, teilweise aber auch ohne genaue Kenntnis an der Ausführung der ›Aktion Gnadentod‹ beteiligt werden konnten, ist in systematischer Form zu erkunden. Gerade hier ließen sich mit den Möglichkeiten regionalhistorischer Forschungsansätze Ergänzungen zu den bislang bekannten Abläufen der Vernichtungspraxis formulieren.« (Clausjürgen Schierbaum: Aussondern des ›Unwerten‹. Anmerkungen zur nationalsozialistischen ›Euthanasie‹-Politik im Spiegel der Forschung. In: Neue Politische Literatur 32/2 (1987), S. 220-232, hier S. 224).

[20] Vgl. den Titel der Monographie von Hans Walter Schmuhl: Rassenhygiene, Nationalsozialismus, Euthanasie. Von der Verhütung zur Vernichtung ›lebensunwerten Lebens‹ 1890-1945. (Kritische Studien zur Geschichtswissenschaft. Hg. von Helmut Berding, Jürgen Kocka, Hans-Ulrich Wehler, Bd. 75). Göttingen 1987. Ähnliche Sichtweise bei Kurt Nowak: ›Euthanasie‹ und Sterilisierung im ›Dritten Reich‹. Die Konfrontation der evangelischen und der katholischen Kirche mit dem

daß es einen solchen Radikalisierungsprozeß gab, bleibt doch zu klären, mit welcher Zwangsläufigkeit dieser erfolgte und welche Bedeutung den gegenläufigen Tendenzen einzuräumen ist, die insbesondere Dirk Blasius in seinen Studien herausgearbeitet hat.[21] Ein Beispiel für die komplizierte Wechselbeziehung zwischen Reformbestrebungen und rassenhygienischer Repression bietet das Landeskrankenhaus Homburg: Einerseits stand diese Klinik noch in den 30er Jahren in der Tradition der Reformpsychiatrie, aus der heraus sie 1909 gegründet worden war. Andererseits war sie eines der wichtigsten Zentren der Sterilisationspolitik im Saarland, und ihr leitender Psychiater war schließlich sogar als Gutachter in die ›Euthanasie‹-Morde verstrickt.[22]

Bei der Zwangssterilisation wie bei der ›Euthanasie‹ stellt sich im Zusammenhang mit den Handlungsoptionen der beteiligten Ärzte und Institutionen auch die Frage nach dem Verhältnis zwischen zentraler Lenkung und lokaler Eigeninitiative: Wieweit waren diese Verbrechen »von oben her« durchorganisiert? Welche Verantwortung und welche Ermessensspielräume hatte der einzelne Arzt oder Anstaltsleiter?

Die NS-Ideologie verlangte von den Medizinern eine Abkehr von ihrem tradierten beruflichen Selbstverständnis: Nicht der leidende Einzelmensch, sondern der sogenannte »Volkskörper« sollte im Mittelpunkt ärztlichen Handelns stehen. »Aus dem Arzt des Individuums muß der Arzt der Nation werden,«[23] lautete eine plakative Forderung von Reichsärzteführer Gerhard Wagner. Nach nationalsozialistischem Verständnis sollten die Ärzte sich als »Pfleger der Gene« und »biologische Soldaten« verstehen und nicht nur Kranke heilen, sondern vor allem eine aktive Bevölkerungspolitik betreiben.[24] Auch wenn es in einschlägigen Quellentexten nicht an Belegen für die von den Nazis proklamierte antihippokratische Wende in der Medizin fehlt, bleibt doch die Frage, wieweit der einzelne Arzt in seinem täglichen Handeln und im Angesicht seiner Patienten diesen Paradigmenwechsel von der Individual- zur Rassenmedizin auch tatsächlich nachvollzog.[25] Die nachstehende Studie richtet ihr Augenmerk daher auch auf die Frage, wie groß beim Sterilisationsverfahren die Kooperationsbereitschaft der niedergelassenen Mediziner war und in welchem Umfang die Ärzte Fälle von ›Erbkrankheit‹ bei den Gesundheitsämtern anzeigten. Auch

›Gesetz zur Verhütung erbkranken Nachwuchses‹ und der ›Euthanasie‹-Aktion. (Arbeiten zur Geschichte des Kirchenkampfes. In Verbindung mit der Evangelischen Arbeitsgemeinschaft für kirchliche Zeitgeschichte hg. von Georg Kretschmar und Klaus Scholder. Ergänzungsreihe Bd. 12). (3. Aufl.). Göttingen 1984. – Vgl. auch Schilter: Unmenschliches Ermessen, S. 10.

[21] Siehe unten S. 22, Fußnote 51.

[22] Siehe unten S. 40-42, 186-189.

[23] Aussage von Reichsärzteführer Wagner, hier zit. nach: Michael Bauer, Fritz Cropp, Karl Walther: Der Arzt. (Handbücherei für den öffentlichen Gesundheitsdienst, hg. von Ministerialdirektor Arthur Gütt im Reichs- und Preußischen Ministerium des Innern, Bd. 3). Berlin 1938, S. 25.

[24] Rudolf Ramm: Ärztliche Rechts- und Standeskunde. Der Arzt als Gesundheitserzieher. (2. Aufl.). Berlin 1943, S. 43, 79f., 101, 135. Hier zit. nach Robert Jay Lifton: Ärzte im Dritten Reich. Berlin 1998, S. 54. [Amerikanische Erstausgabe 1986, deutsche Erstausgabe Stuttgart 1988].

[25] Lifton wies in seiner Untersuchung über »Ärzte im Dritten Reich« lediglich summarisch darauf hin, daß das »medizinische Ethos der Nazis von den meisten Ärzten nur zum Teil akzeptiert wurde.« (Ebd., S. 55).

in diesem Kontext erweist sich die anthropologische Sichtweise einer Regionalstudie als hilfreich, denn Verordnungen, Gesetzestexte und amtliche Verlautbarungen, wie sie der vorhandenen Literatur zumeist zugrunde liegen, beschreiben zwar die zentral vorgegebenen *Normen*, geben aber nur selten Auskunft darüber, ob diese *Normen* auch der tatsächlichen *Normalität* entsprachen.

Daß regionale Untersuchungen mit ihrer spezifischen Perspektive zur Fortentwicklung des Kenntnisstandes beitragen können, zeigt sich am Beispiel der Sterblichkeitszahlen bei der Zwangssterilisation: In ihrer grundlegenden Monographie über »Zwangssterilisation im Nationalsozialismus« bezifferte Gisela Bock die Zahl der Menschen, die infolge dieses Eingriffes verstarben, mit etwa 4.500 Frauen und 500 Männern[26] und verwies auf zeitgenössische Berichte, in denen eine Mortalitätsrate von bis zu fünf Prozent genannt wurde.[27] Einzelne Regionalstudien, die in den letzten Jahren entstanden sind, gelangten jedoch zu dem Schluß, daß die Mortalität in den jeweils untersuchten Regionen wesentlich niedriger lag und etwa 0,4 bis 0,6 Prozent betrug,[28] wodurch freilich das Unrecht der Zwangssterilisation in keiner Weise relativiert oder verharmlost wird. Diese Diskrepanz zwischen den von Bock für ganz Deutschland ermittelten Zahlen und den regionalen Forschungsergebnissen läßt verschiedene Interpretationen zu: Zum einen wäre denkbar, daß die Gebiete mit den niedrigen Mortalitätsziffern als positive Ausnahmen von dem bei Bock beschriebenen Durchschnittswert angesehen werden müssen. Zum anderen könnten diese niedrigen Zahlen aber auch darauf hindeuten, daß der bisherige Forschungsstand und seine Quellen einer Überprüfung bedürfen. Fragen wie diese lassen sich nur durch einen möglichst breit gefächerten Vergleich verschiedener Regionalstudien beantworten. Ein solcher Vergleich ist ebenfalls ein wesentliches Anliegen der vorliegenden Untersuchung.

Forschungsbericht

Das Literaturspektrum zu den Themen »Zwangssterilisation« und »Euthanasie« hat seit Mitte der 1980er Jahre an Breite deutlich zugenommen. Zwar waren bereits unmittelbar nach Kriegsende mehrere Dokumentationen und Untersuchungen über den Krankenmord im Dritten Reich erschienen, deren Autoren zumeist Ärzte oder Psychiater waren,[29] aber ab Anfang der 1950er Jahre kam

---

26 Bock: Zwangssterilisation, S. 380. Nach den bei Bock genannten Opferzahlen entspräche dies einer Mortalität von etwa 1,4 Prozent.

27 Ebd., S. 377.

28 Siehe hierzu unten S. 144.

29 Alexander Mitscherlich, Fred Mielke: Das Diktat der Menschenverachtung. Der Nürnberger Ärzteprozeß und seine Quellen. Heidelberg 1947. – Dies.: Wissenschaft ohne Menschlichkeit. Medizinische und eugenische Irrwege unter Diktatur, Bürokratie und Krieg. Heidelberg 1949. Dieses Werk wurde 1960 neu veröffentlicht unter dem Titel: Dies. (Hg.): Medizin ohne Menschlichkeit. Dokumente des Nürnberger Ärzteprozesses. Frankfurt/M. 1960. [In der vorliegenden Studie wird die Neuausgabe von 1978 zitiert]. Gegenstand der Dokumentationen von Mitscherlich und Mielke waren neben den Krankenmorden im Zuge der ›Euthanasie‹ auch die Menschenversuche in den Konzentrationslagern. – Alice Platen-Hallermund: Die Tötung Geisteskranker in Deutschland. Aus der deutschen Ärztekommission beim amerikanischen Militärgericht (Leiter: Priv. Doz. Dr. Alexander Mitscherlich). Bonn 1993. [Reprint der Erstausgabe Frankfurt/M. 1948]. In ihrer Un-

diese Publikationstätigkeit im Zuge des ›Kalten Krieges‹ ebenso zum Erliegen wie die juristische Verfolgung der Ärzte und Anstaltsmitarbeiter, die an der ›Euthanasie‹ und anderen Medizinverbrechen beteiligt waren.[30] Symptomatisch für dieses Klima des Verschweigens ist die Editionsgeschichte der Studie »Selektion in der Heilanstalt«, die der Psychiater Gerhard Schmidt verfaßt hatte, nachdem er im Juni 1945 zum kommissarischen Leiter der berüchtigten Anstalt Eglfing-Haar bei München ernannt worden war.[31] Für seine Untersuchung fand er zunächst keinen Verleger. Dann ging das Manuskript in der medizinischen Fakultät der Universität Hamburg »verloren«, so daß Schmidts Bericht, der vermutlich die erste anstaltsbezogene Studie über die NS-Psychiatrie darstellt, erst 20 Jahre nach seiner Entstehung veröffentlicht wurde.[32] Ein ähnliches Schicksal widerfuhr auch der Dokumentation von Alexander Mitscherlich und Fred Mielke über den Nürnberger Ärzteprozeß. Das Buch erschien zwar 1949, aber seine erste Auflage verschwand in den Schubladen der Arbeitsgemeinschaft der Westdeutschen Ärztekammern, die das Werk in Auftrag gegeben hatte.[33]

Begünstigt wurde diese Atmosphäre des Verdrängens und Verschweigens nicht zuletzt auch durch das Schamgefühl der Opfer und ihrer Angehörigen, die das, was ihnen im Dritten Reich widerfahren war, oft als persönliche Schande empfanden.[34] Vielen von ihnen war es peinlich, daß sie oder nahe Verwandte

---

tersuchung setzte sich Platen-Hallermund auch mit der Frage nach den »geistigen Voraussetzungen« dieser Verbrechen auseinander (Ebd., S. 7) und gelangte dabei zu dem Schluß, daß diese im Biologismus der nationalsozialistischen Ideologie sowie in der traditionellen »Verbeamtung sozialmedizinischen Denkens« im deutschen Gesundheitswesen lagen (Ebd., S. 23f.). – Robert Poltrot (Hg.): Die Ermordeten waren schuldig? Amtliche Dokumente der Direction de la Santé Publique der französischen Militärregierung. Baden-Baden 1947. – François Bayle: Croix grammé contre caducée. Les expériences humaines en Allemagne pendant la Deuxième Guerre Mondiale. Neustadt 1955.

30 Eine Reihe von Anstaltsärzten, die noch in den 40er Jahren wegen ihrer Beteiligung am Krankenmord zum Tode verurteilt worden waren und die der Hinrichtung dann nur wegen der Abschaffung der Todesstrafe entgangen waren, wurden bereits ab 1953 begnadigt und aus der Haft entlassen. (Heinz Boberach: Die strafrechtliche Verfolgung der Ermordung von Patienten in nassauischen Heil- und Pflegeanstalten nach 1945. In: »Verlegt nach Hadamar.« Die Geschichte einer NS-›Euthanasie‹-Anstalt. Bearbeitet von Bettina Winter unter Mitwirkung von Fred-Helmut Müller, Armin Trus und Christina Vanja. Hg. vom Landeswohlfahrtsverband Hessen. (Historische Schriftenreihe des Landeswohlfahrtsverbandes Hessen, Kataloge Bd. 2). Kassel 1991, S. 165-174, hier S. 165, 170. – Willi Dreßen: NS-›Euthanasie‹-Prozesse in der Bundesrepublik im Wandel der Zeit. In: Hanno Loewy, Bettina Winter (Hg.): NS-›Euthanasie‹ vor Gericht. Fritz Bauer und die Grenzen juristischer Bewältigung. Frankfurt/New York 1996, S. 35-58). Eine detaillierte Studie über die Wechselwirkungen zwischen dem politischen Klima der 50er Jahre und der fehlenden Bereitschaft, sich juristisch oder wissenschaftlich mit der ›Euthanasie‹ auseinanderzusetzen, bietet Klaus-Detlev Godau-Schüttke: Die Heyde/Sawade-Affäre. Wie Juristen und Mediziner den NS-Euthanasieprofessor Heyde nach 1945 deckten und straflos blieben. Baden-Baden 1998.

31 Gerhard Schmidt: Selektion in der Heilanstalt 1939-1945. Frankfurt/M. 1983. [Erstveröffentlichung Stuttgart 1965].

32 Angaben aus dem Nachwort Schmidts zur Ausgabe von 1983 (Ebd., S. 158).

33 Schilderung bei Mitscherlich in der Einleitung zur Neuausgabe von 1978 (Ders., Mielke (Hg.): Medizin ohne Menschlichkeit, S. 15).

34 Eine Reaktionsweise, wie sie häufig auch bei den Opfern von (Sexual-)Verbrechen zu beobachten ist. Eine Frau aus dem Saarland, die 1937 wegen angeborener Blindheit in der chirurgischen Abteilung des Landeskrankenhauses Homburg sterilisiert wurde, berichtete dem Verfasser, daß sie

während des Dritten Reiches wegen einer sogenannten ›Erbkrankheit‹ verfolgt worden waren. Bei der Zwangssterilisation kam hinzu, daß dieser Eingriff eng mit dem Thema »Sexualität« verbunden ist und von daher mit einem zusätzlichen Tabu belegt war.

Zu den ersten, die die nationalsozialistischen Psychiatrie-Verbrechen ab Ende der 1960er Jahre wieder in die öffentliche Diskussion brachten, gehörten Ärzte, Pflegekräfte und Sozialarbeiter aus dem Anstaltsbereich, die in ihrem Berufsalltag mit Opfern und Überlebenden – und damit auch mit der Geschichte ihres Berufsstandes und ihrer Einrichtungen konfrontiert wurden. Dieses Interesse der Psychiatrie an ihrer eigenen Geschichte steht auch in einem engen zeitlichen Zusammenhang mit der Rezeption der Untersuchungen des französischen Philosophen Michel Foucault über »Wahnsinn und Gesellschaft.«[35] In seinen bis heute vielbeachteten Studien vertrat Foucault die These, daß die Wahrnehmung und Beschreibung des Wahnsinns als medizinische Kategorie ein soziales und kulturelles Konstrukt des 18. Jahrhunderts sei. Diese Rationalisierung habe zu einer Entfremdung des Wahnsinns und zur Ausschließung der Irren aus der Gesellschaft beigetragen.[36] Diesen Grundgedanken griff in Deutschland der Psychiater Klaus Dörner in seiner 1969 veröffentlichten Untersuchung »Bürger und Irre« auf, die er als eine »Sozialgeschichte und Wissenschaftssoziologie der Psychiatrie« konzipiert hatte.[37]

Zwei Jahre zuvor hatte Dörner in den Vierteljahrsheften für Zeitgeschichte einen Beitrag über »Nationalsozialismus und Lebensvernichtung,« veröffentlicht, der eine Reihe von wichtigen Impulsen für die spätere Forschung über die NS-›Euthanasie‹ enthält.[38] So wies Dörner auf die Bedeutung der Erfahrungen des Ersten Weltkrieges für die Radikalisierung rassenhygienischen Denkens und auf die personellen und organisatorischen Verbindungen zwischen dem Mord an den Geisteskranken und dem Holocaust hin.[39] In diesem Aufsatz versuchte Dörner, die Verbrechen der Nationalsozialisten aus einem übergeordneten theoretischen Deutungsmuster heraus zu erklären, das er unter dem Begriff der »imperialistischen Denkstruktur« zusammenfaßte.[40] Indem er die Tötung von Anstaltspatienten als Folge eines pervertierten »therapeutischen Idealismus« interpretierte, bot er eine psychologische Erklärung für das oft schwer verständliche Nebeneinander von Fürsorge und Mord in der NS-Psychiatrie.[41]

---

erst 1993 die Kraft gefunden habe, sich gegenüber ihrer eigenen Familie über ihr Schicksal zu offenbaren.

35 Michel Foucault: Wahnsinn und Gesellschaft. Frankfurt/M. 1973. [Das französische Original erschien 1961]. – Ders.: Psychologie und Geisteskrankheit. Frankfurt/M. 1968. [Französisches Original 1962]. – Ders.: Die Geburt der Klinik. Eine Archäologie des ärztlichen Blicks. (5. Aufl.). Frankfurt/M. 1999. [Französisches Original 1963].

36 Siehe z.B. Psychologie und Geisteskrankheit, S. 104f.

37 Klaus Dörner: Bürger und Irre: Zur Sozialgeschichte und Wissenschaftssoziologie der Psychiatrie. (3., ergänzte Neuaufl.). Hamburg 1995 [Ersterscheinung 1969], S. 20f., 76, 174-178.

38 Ders.: Nationalsozialismus und Lebensvernichtung. In: Vierteljahrshefte für Zeitgeschichte 15 (1967), S. 121-152.

39 Ebd., S. 135f., 152.

40 Ebd., S. 122.

41 Ebd., S. 134f.

Zum Interesse von Ärzten und Anstaltsmitarbeitern an der Geschichte des eigenen Faches trug in der Bundesrepublik in den 70er Jahren auch die Debatte über die Reform der Psychiatrie bei. So veröffentlichte die Deutsche Gesellschaft für Soziale Psychiatrie am 1. September 1979 anläßlich des 40. Jahrestages des Kriegsausbruches und von Hitlers sogenanntem ›Gnadentod-Erlaß‹ eine Denkschrift, in der sie zu einer Aufarbeitung der Verstrickung der Psychiatrie in die Verbrechen des Dritten Reiches und zu einer Umsetzung der Reformvorschläge der Psychiatrie-Enquête der Bundesregierung aufrief.[42] Eine ähnliche Zielsetzung verfolgte auch der »Berliner Gesundheitstag«, der 1980 parallel zum 83. Deutschen Ärztetag stattfand.[43]

Die erste umfassende historische Monographie über ›Euthanasie‹ und Zwangssterilisation im Dritten Reich war die 1971 entstandene Dissertation des Leipziger Kirchenhistorikers Kurt Nowak über »Die Konfrontation der evangelischen und katholischen Kirche mit dem ›Gesetz zur Verhütung erbkranken Nachwuchses‹ und der ›Euthanasie‹-Aktion«.[44] Nowak zeichnete in dieser Studie ein differenziertes Bild der nationalsozialistischen Psychiatrieverbrechen und der Reaktionen, die diese bei den beiden großen christlichen Kirchen auslösten. Ein weiterer Schwerpunkt seiner Untersuchung ist die Analyse der rassenhygienischen und eugenischen Bestrebungen im Kaiserreich und der Weimarer Republik, die die ideologischen Grundlagen für Zwangssterilisation und ›Euthanasie‹ bildeten. Nowaks Monographie, die sich als wegweisend für die spätere Forschung erweisen sollte, fand jedoch zunächst in der Literatur nur wenig Widerhall.[45]

Erst Mitte der 80er Jahre wandte sich die zeitgeschichtliche Forschung auf einer breiteren Basis dem Themenfeld »Zwangssterilisation und ›Euthanasie‹« zu. Es waren insbesondere die Veröffentlichungen des Journalisten Ernst Klee, die

---

[42] Abdruck der Denkschrift in: Klaus Dörner, Christiane Haerlin, Veronika Rau, Renate Schernus, Arnd Schwendy (Hg.): Der Krieg gegen die psychisch Kranken. Nach »Holocaust«: Erkennen – Trauern – Begegnen. Rehburg-Loccum 1980, S. 206-215. Kritisch anzumerken bleibt in diesem Zusammenhang, daß die Debatte der späten 70er Jahre mitunter die Züge eines psychologischen Binnendiskurses annahm, der für die Geschichtswissenschaft z.T. nur einen eingeschränkten Erkenntniswert hatte. So vertrat etwa Klaus Dörner im Mai 1979 bei einer Tagung zum Thema »Leben in der Psychiatrie« die These, daß es sich bei der Hinwendung der Psychiatrie zu rassenhygienischen Vernichtungskonzepten vor und während des Dritten Reiches um eine »Ersatzbefriedigung« für den angeblichen Bedeutungsverlust des Faches infolge seiner stärkeren naturwissenschaftlichen Ausrichtung im 19. Jahrhundert gehandelt habe. (Arnd Schwendy: Holocaust und die Psychiatrie: Einladung zum Nachdenken über den Vergleich 1940-1979. Bericht über eine Arbeitsgruppe, ergänzt von Veronika Rau und Klaus Dörner. In: Dörner, Haerlin, Rau, Schernus, Schwendy (Hg.): Der Krieg gegen die psychisch Kranken, S. 11-28, hier S. 19).

[43] Gerhard Baader, Ulrich Schultz (Hg.): Medizin und Nationalsozialismus. Tabuisierte Vergangenheit – Ungebrochene Tradition? (Dokumentation des Gesundheitstages Berlin 1980, Bd. 1). Berlin 1980.

[44] Kurt Nowak: ›Euthanasie‹ und Sterilisierung im ›Dritten Reich‹. Die Konfrontation der evangelischen und der katholischen Kirche mit dem ›Gesetz zur Verhütung erbkranken Nachwuchses‹ und der ›Euthanasie‹-Aktion. (Arbeiten zur Geschichte des Kirchenkampfes. In Verbindung mit der Evangelischen Arbeitsgemeinschaft für kirchliche Zeitgeschichte hg. von Georg Kretschmar und Klaus Scholder. Ergänzungsreihe Bd. 12). (3. Aufl.). Göttingen 1984.

[45] Zur Resonanz von Nowak siehe u.a. Schierbaum: Aussondern des »Unwerten«, S. 220.

ab 1983 das öffentliche Interesse auf die nationalsozialistischen Verbrechen gegen Kranke und Behinderte lenkten.[46] Durch seine Recherchen erschloß Klee der weiteren Forschung eine Fülle von Quellen.[47] Vor allem im Zusammenhang mit den Patientenmorden in den besetzten Gebieten im Osten und mit der sogenannten ›wilden Euthanasie‹, also jenen Krankentötungen, die nach dem Abbruch der Massenvergasungen im August 1941 verübt wurden, konnte Klee zu einer Erweiterung des bisherigen Kenntnisstandes beitragen.

1987 legte Hans-Walter Schmuhl unter dem Titel »Rassenhygiene, Nationalsozialismus, Euthanasie« eine umfassende Monographie vor,[48] in der er den Versuch unternahm, aus der Ideengeschichte der Rassenhygiene und einer Analyse der Herrschaftsstruktur des nationalsozialistischen Führerstaates ein »umfassendes Deutungsmuster« für Zwangssterilisation und ›Euthanasie‹ zu entwickeln.[49] Prägnant hat Schmuhl dabei herausgearbeitet, daß die Rassenhygiene mit ihrer Forderung nach der Sterilisation von angeblich ›erbkranken‹ und ›minderwertigen‹ Bevölkerungsgruppen bereits während der Weimarer Republik bei Vertretern verschiedener Parteien und Gesellschaftsgruppen eine zunehmend positive Resonanz fand. »Mit der ›Machtergreifung‹ setzte jedoch ein Radikalisierungsprozeß ein, der einerseits dazu führte, daß die rassenhygienisch indizierte Sterilisierung im Deutschen Reich ein beispielloses Ausmaß erreichte, andrerseits den Übergang von der Verhütung zur ›Vernichtung lebensunwerten Lebens‹ bewirkte.«[50] Als problematisch erweist sich bei der von Schmuhl gewählten Sichtweise allerdings der Umstand, daß sie der Entwicklung der nationalsozialistischen Medizinverbrechen einen allzu geradlinigen, mitunter fast zwangsläufigen Charakter verleiht, während entgegengesetzte Tendenzen – etwa die Tradition der Reformpsychiatrie oder individualtherapeutische Ansätze – zu wenig berücksichtigt werden, was die Beantwortung der Frage nach individuellen Handlungsoptionen und Verantwortungszuschreibungen erschwert.

Dirk Blasius ergänzte in seinen Untersuchungen den ideengeschichtlichen Zugang, wie er sich u.a. bei Nowak und Schmuhl findet, durch eine sozial- und institutionengeschichtliche Perspektive, die eine detaillierte Beschreibung des

---

46 Ernst Klee: ›Euthanasie‹ im NS-Staat. Die ›Vernichtung lebensunwerten Lebens‹. Frankfurt/M. 1985. [Die Erstausgabe erschien 1983; im folgenden wird die hier genannte ungekürzte Taschenbuchausgabe von 1985 zitiert]. – Ders. (Hg.): Dokumente zur ›Euthanasie‹. Frankfurt/M. 1985. – Ders.: Was sie taten – Was sie wurden. Ärzte, Juristen und andere Beteiligte am Kranken- oder Judenmord. Frankfurt/M. 1986.

47 Kaminskys Kritik an Klee (»weniger historisch-systematisch als vielmehr beschreibend und moralisierend« ... »trotz quellenkritischer Bedenken und Abstriche«) bedarf mit Rücksicht auf den Stand der Forschung und des öffentlichen Bewußtseins Anfang der 80er Jahre sicherlich einer gewissen Relativierung (Uwe Kaminsky: Zwangssterilisation und ›Euthanasie‹ im Rheinland. Evangelische Erziehungsanstalten sowie Heil- und Pflegeanstalten 1933-1945. (Schriftenreihe des Vereins für Rheinische Kirchengeschichte, hg. von H. Faulenbach, D. Meyer und R. Mohr, Bd. 116). Köln 1995, S. 5).

48 Hans-Walter Schmuhl: Rassenhygiene, Nationalsozialismus, Euthanasie. Von der Verhütung zur Vernichtung ›lebensunwerten Lebens‹ 1890-1945. (Kritische Studien zur Geschichtswissenschaft. Hg. von Helmut Berding, Jürgen Kocka, Hans-Ulrich Wehler, Bd. 75). Göttingen 1987.

49 Ebd., S. 18.

50 Ebd., S. 360.

Spannungsfeldes zwischen Reform- und Rassenpsychiatrie vor und auch während des Dritten Reiches erlaubt.[51] Auf diese Weise gelang es ihm, ein sehr differenziertes Bild der Psychiatrie zu zeichnen, die während des Dritten Reiches den Charakter einer »Leitwissenschaft der nationalsozialistischen Herrschaftspraxis«[52] errang und sich dabei gleichzeitig »als Appendix einer verbrecherischen Politik«[53] selbst zerstörte.

Mit seiner 1998 erschienenen Untersuchung über »Hungersterben in der Psychiatrie 1914-1949«[54] erschloß der Psychiater Heinz Faulstich, der schon 1993 eine Regionalstudie über ›Euthanasie‹ in Baden vorgelegt hatte,[55] der Forschung neue Erkenntnisse über die sogenannte ›wilde Euthanasie‹. Wie Faulstich anhand von Erhebungen in zahlreichen psychiatrischen Einrichtungen ermitteln konnte, kamen während des Zweiten Weltkrieges in deutschen Anstalten vermutlich etwa 117.000 Menschen infolge von systematischem Nahrungsentzug oder durch die Verabreichung überdosierter Medikamente ums Leben.[56] Rechnet man noch die rund 70.000 Patienten dazu, die zwischen Anfang 1940 und Sommer 1941 im Rahmen der sogenannten ›Aktion T4‹[57] in eigens eingerichteten Tötungsanstalten vergast wurden, so beträgt die Zahl der Opfer unter den deutschen Anstaltsinsassen etwa 185.000 Menschen.[58]

Götz Aly, der sich auch mit der Vorgeschichte des Holocaust beschäftigt hat,[59] versuchte in seinen Veröffentlichungen den Nachweis zu führen, daß die verschiedenen Massenmorde der Nationalsozialisten Bestandteil eines bevölkerungs- und sozialpolitischen Gesamtplanes gewesen seien, wobei er die ›Euthanasie‹ – ähnlich wie Dörner – als einen Versuch »zur Endlösung der sozialen Frage«[60] interpretierte.[61] Obgleich es nicht an Belegen dafür fehlt, daß die

---

[51] Dirk Blasius: Umgang mit Unheilbaren. Studien zur Sozialgeschichte der Psychiatrie. Bonn 1986. – Ders.: Das Ende der Humanität. Psychiatrie und Krankenmord in der NS-Zeit. In: Walter Pehle (Hg.): Der historische Ort des Nationalsozialismus. Annäherungen. Frankfurt/M. 1990, S. 47-70. – Dirk Blasius: »Einfache Seelenstörung«. Geschichte der deutschen Psychiatrie 1800-1945. Frankfurt/M. 1994.

[52] Ebd., S. 189.

[53] Ebd., S. 191.

[54] Heinz Faulstich: Hungersterben in der Psychiatrie 1914-1949. Mit einer Topographie der NS-Psychiatrie. Freiburg/Breisgau 1998.

[55] Ders.: Von der Irrenfürsorge zur ›Euthanasie‹. Die Geschichte der badischen Psychiatrie bis 1945. Freiburg/Breisgau 1993.

[56] Ders.: Hungersterben, S. 582.

[57] Zu diesem Begriff siehe unten S. 192.

[58] Faulstich: Hungersterben, S. 582. – Siemen gelangt bei seiner Schätzung sogar auf eine Zahl von über 200.000 Opfern (Ders.: Psychiatrie im Nationalsozialismus. In: Michael von Cranach, Hans-Ludwig Siemen (Hg.): Psychiatrie im Nationalsozialismus. Die Bayerischen Heil- und Pflegeanstalten zwischen 1933 und 1945. München 1999, S. 15-34, hier S. 33).

[59] Götz Aly: ›Endlösung‹. Völkerverschiebung und der Mord an den europäischen Juden. (2. Aufl.). Frankfurt/M. 1995. – Ders., Susanne Heim: Vordenker der Vernichtung. Auschwitz und die deutschen Pläne für eine neue europäische Ordnung. Frankfurt/M. 1993.

[60] So der Titel eines Referates von Aly: Die Versuche zur Endlösung der sozialen Frage. Die Anstaltsmorde nach dem 24. August 1941. Vortrag auf der 36. Gütersloher Fortbildungswoche, September 1984.

[61] Ders. (Hg.): Aktion T4, 1939-1945. Die ›Euthanasie‹-Zentrale in der Tiergartenstraße 4. (Stätten der Geschichte Berlins, Bd. 26). Berlin 1987. – Ders.: Medizin gegen Unbrauchbare. In: Ausson-

Zwangssterilisation während des Dritten Reiches in der Tat auch zur Sanktionierung sozialen Fehlverhaltens eingesetzt wurde,[62] wird die These von der »Endlösung der sozialen Frage« der Komplexität der Ereignisse dennoch kaum gerecht. Die Grenzen dieser griffigen, aber auch stark verkürzenden Formel treten spätestens dann zu Tage, wenn versucht wird, selbst den Holocaust auf diese Weise zu erklären.[63]

Etwa zur gleichen Zeit wie die zeitgeschichtliche Forschung in der Bundesrepublik wandte sich in der DDR die Medizingeschichte den nationalsozialistischen Medizinverbrechen zu. Nachdem schon 1973 der Ost-Berliner Rechtsanwalt Friedrich Karl Kaul eine Monographie über die Krankenmorde verfaßt hatte,[64] die jedoch nicht zuletzt wegen fehlender Quellenangaben wissenschaftlichen Ansprüchen kaum genügt, veröffentlichte in der zweiten Hälfte der 80er Jahre Achim Thom vom Leipziger Karl-Sudhoff-Institut für Geschichte der Medizin und der Naturwissenschaften mehrere Publikationen über die Psychiatrie im Dritten Reich,[65] die allerdings – anders als Nowaks Studie von 1971 – zum Teil in den ideologischen Fixierungen des sozialistischen Faschismusbegriffs gefangen blieben.[66]

Während die Zwangssterilisation in den bisher genannten Publikationen entweder ganz ausgeblendet oder lediglich als eine Art Vorstufe der ›Euthanasie‹ betrachtet wurde, legte Gisela Bock in ihrer 1986 veröffentlichten umfassenden Monographie den Betrachtungsschwerpunkt ganz auf dieses Thema,[67] das sie

---

derung und Tod. Die klinische Hinrichtung der Unbrauchbaren. (Beiträge zur nationalsozialistischen Gesundheits- und Sozialpolitik, Bd. 1). Berlin 1985, S. 9-74.

62 Siehe unten S. 93-111.

63 So meinte Klaus Dörner 1987 bei einem Kolloquium des Instituts für Zeitgeschichte, daß der Judenhaß der Nazis »mehr ein propagandistischer Treibriemen« gewesen sei, »der davon abhalten sollte, daß es eigentlich um eine soziale Erneuerung des deutschen Volkes ging.« (Ders.: [Ohne Titel] In: Medizin im Nationalsozialismus. (Kolloquien des Instituts für Zeitgeschichte). München 1988, S. 19-27, hier S. 23).

64 Friedrich Karl Kaul: Nazimordaktion T4. Berlin (Ost) 1973. [In der Bundesrepublik erschien das Werk 1979 unter dem Titel: Die Psychiatrie im Strudel der ›Euthanasie‹. Ein Bericht über die erste industriemäßig durchgeführte Mordaktion des Naziregimes. Frankfurt/M. 1979.].

65 Achim Thom: Das Schicksal der Psychiatrie in der Zeit der faschistischen Diktatur. Zum 40. Jahrestag der Befreiung und zum Gedenken der Opfer einer destruktiv gewordenen Wissenschaft. In: Psychiatrie, Neurologie und medizinische Psychologie 37 (1985), S. 245-254. – Ders., Genadij Ivanovic Caregorodcev (Hg.): Medizin unterm Hakenkreuz. Berlin (Ost) 1989. – Zu nennen ist in diesem Kontext u.a. auch die von Thom herausgegebene Dokumentation eines europäischen Symposiums der internationalen Vereinigung der Ärzte gegen den Atomkrieg (IPPNW), das im November 1988 in Weimar stattfand und sich mit dem Thema »Das Schicksal der Medizin im Faschismus« befaßte. (Ders., Samuel Mitja Rapoport (Hg.): Das Schicksal der Medizin im Faschismus. Auftrag und Verpflichtung zur Bewahrung von Humanismus und Frieden. Internationales wissenschaftliches Symposium europäischer Sektionen der IPPNW. Berlin (Ost) 1989).

66 So sprach Thom u.a. von einer »weitgehenden Deshumanisierung der Medizin im Zeichen einer rassistisch-biologistischen Ideologie und zum Zwecke der Herrschaftssicherung wie der Verschärfung der Ausbeutungspraxis der monokapitalistischen Träger der politischen Diktatur des nationalsozialistischen Regimes.« (Das Schicksal der Psychiatrie in der Zeit der faschistischen Diktatur, S. 245).

67 Gisela Bock: Zwangssterilisation im Nationalsozialismus. Studien zur Rassenpolitik und Frauenpolitik. (Schriften des Zentralinstituts für Sozialwissenschaftliche Forschung der Freien Universität Berlin, Bd. 48). Opladen 1986.

als »ein Unrecht eigener Art« beschrieb.[68] Nach den Erhebungen von Bock wurden während des Dritten Reiches rund 360.000 Frauen und Männer auf der Grundlage des Gesetzes zur Verhütung erbkranken Nachwuchses sterilisiert.[69] Ausgehend von der Frage nach der »Situation von Frauen unter dem Nationalsozialismus« stellte sie dar, daß die Frauenfeindlichkeit des Regimes sich nicht nur in Mutterkult und einer geburtenfördernden Politik (Pronatalismus) äußerte, sondern auch in der Verhinderung von Mutterschaft und Geburt durch Zwangssterilisation (Antinatalismus). Bock entwickelte dabei die These, daß »die Lösung der Frauenfrage« und die Neudefinition des Verhältnisses der Geschlechter ein zentrales Element der gesamten Rassenpolitik der Nationalsozialisten bis hin zur Verfolgung der Juden und Zigeuner gewesen seien.[70] Ihr Urteil, daß es sich bei der Zwangssterilisation um einen spezifisch frauenfeindlichen Akt gehandelt habe, begründete sie u.a. damit, daß die Zahl der Frauen, die an den Folgen der Sterilisationsoperation starben, weitaus höher war als die der Männer.[71]

Anknüpfend an die Darstellungen vor allem von Bock und Klee erschien seit Mitte der 80er Jahre eine Reihe von Regional- und Anstaltsstudien. Besonders intensiv erforscht wurde dabei das Umfeld der Tötungsanstalt Hadamar. Manfred Klüppel beschäftigte sich seit 1983 mit der Geschichte der nordhessischen Anstalten Haina und Merxhausen, aus denen im Frühjahr 1941 mehrere hundert Patientinnen und Patienten zur Ermordung nach Hadamar gebracht wurden.[72] Im Rahmen einer Projektgruppe über »Psychiatrie und Faschismus« entstand 1986 ein Sammelband über die Geschichte der Anstalt Hadamar während des Dritten Reiches.[73] Als sehr ertragreich erwiesen sich auch mehrere anstaltsbezogene Publikationen und Ausstellungskataloge, die seit Anfang der 90er Jahre vom Landeswohlfahrtsverband Hessen herausgegeben wurden.[74]

---

[68] Ebd., S. 8. So ertragreich bei Bock die Herauslösung der Zwangssterilisation aus der Funktion der bloßen Vorgeschichte für die ›Euthanasie‹ ist, so problematisch erscheint ihre These, daß die Zwangssterilisation »der erste planmäßige Massenmord des Nationalsozialismus« gewesen sei (Ebd., S. 12; ähnlich S. 380). Auch wenn es bei den Sterilisationsoperationen nach den Schätzungen von Bock zu etwa 5.000 Todesfällen kam, erscheint der Begriff des »planmäßigen Massenmordes« angesichts der späteren Verbrechen des Dritten Reiches, die durch diese Formulierung relativiert werden, doch etwas zu weitreichend.

[69] Ebd., S. 237f. Die Zahlenangabe bezieht sich auf Deutschland in den Grenzen von 1937.

[70] Ebd., S. 18.

[71] Ebd., S. 380f.

[72] Manfred Klüppel: ›Euthanasie‹ und Lebensvernichtung 1933-1945. – Auswirkungen auf die Landesheilanstalten Haina und Merxhausen. In: Walter Heinemeyer, Tilman Pünder (Hg.): 450 Jahre Psychiatrie in Hessen. Marburg 1983, S. 321-348. – Manfred Klüppel: ›Euthanasie‹ und Lebensvernichtung am Beispiel der Landesheilanstalten Haina und Merxhausen. Eine Chronik der Ereignisse 1933-45. (Nationalsozialismus in Nordhessen. Schriften zur regionalen Zeitgeschichte, Heft 4, hg. von der Gesamthochschule Kassel). (3., berichtigte Aufl.). Kassel 1985.

[73] Dorothee Roer, Dieter Henkel (Hg.): Psychiatrie im Faschismus. Die Anstalt Hadamar 1933-1945. (2. Aufl.). Frankfurt/M. 1996.

[74] Euthanasie in Hadamar. Die nationalsozialistische Vernichtungspolitik in hessischen Anstalten. (Historische Schriftenreihe des Landeswohlfahrtsverbandes Hessen, Kataloge, Bd. 1). Kassel 1991. – »Verlegt nach Hadamar.« Die Geschichte einer NS-›Euthanasie‹-Anstalt. Bearbeitet von Bettina Winter unter Mitwirkung von Fred-Helmut Müller, Armin Trus und Christina Vanja. Hg. vom

Zu den Regionen, in denen die Geschichte der nationalsozialistischen Medizinverbrechen schon vergleichsweise früh erforscht wurde, gehört auch die Hansestadt Hamburg. Bereits 1983 fand dort auf Initiative verschiedener lokaler Arbeitskreise eine Tagung zum Thema »Heilen und Vernichten im Mustergau Hamburg« statt, die sich insbesondere mit der Zwangssterilisation von angeblich ›erbkranken‹ Personen und der Verfolgung von sogenannten ›Asozialen‹ befaßte.[75] Zur Erfassung dieser beiden Personengruppen existierte während des Dritten Reiches in Hamburg ein äußerst effektiver Verwaltungsapparat. Zwischen 1934 und dem Kriegsende wurden dort etwa 24.000 Zwangssterilisationen und 650 eugenisch indizierte Abtreibungen durchgeführt.[76] Rund 5.500 Anstaltspatienten aus Hamburg wurden während des Krieges deportiert; von 3.755 läßt sich belegen, daß sie wenig später ums Leben kamen.[77]

Nachdem seit Ende der 80er Jahre schon mehrere Sammelbände und Studien über die nationalsozialistischen Krankenmorde im Rheinland erschienen sind,[78] legte Uwe Kaminsky 1995 eine umfangreiche Monographie über die Konfrontation der evangelischen Anstalten im Rheinland mit Zwangssterilisation und ›Euthanasie‹ vor.[79] Ausführlich beschrieb Kaminsky dabei den moralischen Zwiespalt, in den die evangelischen Einrichtungen während des Dritten Reiches gerieten: Einerseits waren die meisten Verantwortlichen in den Anstalten überzeugte Befürworter der Sterilisationspolitik; andererseits lehnten sie die Krankenmorde ab und versuchten, die Tötung ihrer Pfleglinge zu verhindern. Die Forschungen von Kaminsky belegen, wie schmal dabei der Grat zwischen Widerstand und passiver Mitwirkung war.[80] Wichtig erscheinen auch Kaminskys Feststellungen, daß die ›Euthanasie‹ weniger ideologisch als ökonomisch be-

---

Landeswohlfahrtsverband Hessen. (Historische Schriftenreihe des Landeswohlfahrtsverbandes Hessen, Kataloge Bd. 2). Kassel 1991. – Christina Vanja (Hg.): 100 Jahre Krankenhaus Weilmünster 1897-1997. Heilanstalt – Sanatorium – Kliniken. (Historische Schriftenreihe des Landeswohlfahrtsverbandes Hessen, Quellen und Studien, Bd. 4). Kassel 1997.

75 Dokumentiert in: Angelika Ebbinghaus, Heidrun Kaupen-Haas, Karl Heinz Roth (Hg.): Heilen und Vernichten im Mustergau Hamburg. Bevölkerungs- und Gesundheitspolitik im Dritten Reich. Hamburg 1984. Auf Einzelbeiträge zum Thema »Zwangssterilisation in Hamburg« wird weiter unten noch eingegangen.

76 Michael Wunder: Von der Anstaltsfürsorge zu den Anstaltstötungen. In: Angelika Ebbinghaus, Karsten Linne (Hg.): Kein abgeschlossenes Kapitel: Hamburg im ›Dritten Reich‹. (Schriften der Hamburger Stiftung für Sozialgeschichte des 20. Jahrhunderts). Hamburg 1997, S. 394-407, hier S. 397.

77 Ebd., S. 399.

78 Matthias Leipert, Rudolf Styrnal, Winfried Schwarzer: Verlegt nach unbekannt. Sterilisation und Euthanasie in Galkhausen 1933-1945. (Rheinprovinz. Dokumente und Darstellungen zur Geschichte der Rheinischen Provinzialverwaltung und des Landschaftsverbandes Rheinland, Bd. 1). Köln 1987. – Linda Orth: Die Transportkinder aus Bonn. ›Kindereuthanasie‹. Köln 1989. – Ralf Seidel, Wolfgang Franz Werner (Hg.): Psychiatrie im Abgrund. Spurensuche und Standortbestimmung nach den NS-Psychiatrie-Verbrechen. (Rheinprovinz. Dokumente und Darstellungen zur Geschichte der Rheinischen Provinzialverwaltung und des Landschaftsverbandes Rheinland, Bd. 6). Köln 1991.

79 Uwe Kaminsky: Zwangssterilisation und ›Euthanasie‹ im Rheinland. Evangelische Erziehungsanstalten sowie Heil- und Pflegeanstalten 1933-1945. (Schriftenreihe des Vereins für Rheinische Kirchengeschichte, hg. von H. Faulenbach, D. Meyer und R. Mohr, Bd. 116). Köln 1995.

80 Ebd., S. 362-367. Siehe unten S. 316f.

gründet wurde und daß nach 1941 die Zuständigkeit für Patientenverlegungen zunehmend auf eine dezentrale Ebene verlagert wurde.

Auch auf dem Gebiet der ehemaligen DDR entstand in den 90er Jahren eine Reihe von Untersuchungen, die sich mit der Geschichte einzelner Anstalten beschäftigten. Zu nennen sind hier vor allem die Beiträge von Heike Bernhardt über »Anstaltspsychiatrie und ›Euthanasie‹ in Pommern«[81] und von Sonja Schröter,[82] die die Geschichte der sächsischen Anstalt Waldheim erforscht hat. Ähnlich wie im Saarland war auch in Pommern die Zahl der ermordeten Psychiatriepatienten wesentlich höher als im Reichsdurchschnitt.[83] Wie Heike Bernhardt zeigte, war dies vor allem darauf zurückzuführen, daß im Nordosten des Reichsgebietes schon vor Beginn der zentral gelenkten Krankenmorde mehr als 1.000 Patienten auf Initiative lokaler Verantwortungsträger von der SS ermordet worden waren. Daß die ›Euthanasie‹ in den einzelnen Regionen unterschiedlich rigoros praktiziert wurde, belegen auch die Untersuchungen von Thomas Schilter über die Geschichte der Tötungsanstalt Pirna-Sonnenstein bei Dresden,[84] in der zwischen Juni 1940 und August 1941 etwa 15.000 Menschen mit Giftgas ermordet wurden. Auch über die Tötungsanstalt Bernburg liegt seit kurzem eine ausführliche monographische Studie vor.[85] Dort fielen der ›Euthanasie‹ mehr als 9.000 Menschen zum Opfer,[86] unter ihnen auch mindestens drei ehemalige Patienten des saarländischen Landeskrankenhauses Homburg.[87]

Impulse erhielt die regionalgeschichtliche Erforschung der Krankenmorde auch durch die Initiative einzelner Anstaltsträger, die sich in den letzten Jahren verstärkt um die wissenschaftliche Erforschung der Geschichte ihrer Einrichtungen während des Dritten Reiches bemühten. So veröffentlichten Karl Scherer, Otfried Linde und Roland Paul 1998 im Auftrag des Bezirksverbandes Pfalz eine Untersuchung über die Geschichte der südpfälzischen Anstalt Klingenmünster,[88] deren Bewohner ähnlich wie die Kranken aus dem Saarland zu

---

81 Heike Bernhardt: Anstaltspsychiatrie und ›Euthanasie‹ in Pommern 1933 bis 1945. Die Krankenmorde an Kindern und Erwachsenen am Beispiel der Landesheilanstalt Ueckermünde. Frankfurt/M. 1994.

82 Sonja Schröter: Psychiatrie in Waldheim/Sachsen (1716-1946). Ein Beitrag zur Geschichte der forensischen Psychiatrie in Deutschland. Frankfurt/M. 1994.

83 In Pommern wurden während des Krieges 63 Prozent der Anstaltsbetten zweckentfremdet; im Saarland mit der Räumung der Anstalten Homburg und Merzig sogar 100 Prozent. Der Reichsdurchschnitt lag bei 33 Prozent. (Angaben zu Pommern und zum Reichsdurchschnitt nach Bernhardt: Anstaltspsychiatrie, S. 88).

84 Thomas Schilter: Unmenschliches Ermessen. Die nationalsozialistische ›Euthanasie‹-Tötungsanstalt Pirna-Sonnenstein 1940/41. (Schriftenreihe der Stiftung Sächsische Gedenkstätten zur Erinnerung an die Opfer politischer Gewaltherrschaft, Bd. 5). Leipzig 1999, S. 9.

85 Dietmar Schulze: ›Euthanasie‹ in Bernburg. Die Landes-Heil- und Pflegeanstalt Bernburg/Anhaltische Nervenklinik in der Zeit des Nationalsozialismus. (Historie in der Blauen Eule, Bd. 8). Essen 1999.

86 Ebd., S. 154.

87 Ebd., S. 74f.

88 Karl Scherer: Die Heil- und Pflegeanstalt Klingenmünster 1933-1945. Psychiatrie im Nationalsozialismus. Im Auftrag des Bezirksverbands Pfalz bearbeitet von Karl Scherer, Otfried Linde, Roland Paul. (Beiträge zur pfälzischen Geschichte, hg. vom Institut für pfälzische Geschichte und Volkskunde). Kaiserslautern 1998.

Kriegsbeginn in weit entfernte Gebiete evakuiert worden waren. Anders als Merzig und Homburg nahm Klingenmünster jedoch nach dem Frankreichfeldzug im Oktober 1940 den Klinikbetrieb wieder auf, und die Patienten wurden – soweit sie zu diesem Zeitpunkt noch am Leben waren – in ihre alte Anstalt zurückverlegt.[89]

1994 verfaßte Bernhard Frings eine Monographie über das Schicksal der Patienten der katholischen Behinderteneinrichtungen im Bistum Münster.[90] Wie Frings nachweisen konnte, blieben diese Anstalten weitgehend von der nationalsozialistischen Vernichtungspolitik verschont, was vermutlich auf das entschiedene Eintreten von Bischof Clemens August Graf von Galen gegen die ›Euthanasie‹ zurückzuführen ist, dessen bekannte Predigt vom 3. August 1941 wesentlich zum Abbruch der zentral gelenkten Krankenmorde beitrug.[91]

Auch der Verband evangelischer Einrichtungen für Menschen mit geistigen und seelischen Behinderungen e.V. legte eine Übersicht über Zwangssterilisationen und Krankenmorde in den ihm unterstellten Einrichtungen vor.[92] Die evangelische Innere Mission war während des Dritten Reiches einer der größten privaten Anstaltsträger und stellte in den ersten Jahren der Diktatur in ihren insgesamt 86 Einrichtungen im ganzen Reichsgebiet rund 30.000 Anstaltsbetten für geistig Behinderte bereit, was einem Anteil von zehn bis 15 Prozent der Gesamtkapazität in Deutschland entspricht.[93] Die Untersuchung über die evangelischen Anstalten gelangt zu dem Schluß, daß mehr als die Hälfte der Kliniken der Inneren Mission an der Sterilisationspolitik beteiligt waren und daß mindestens 2.922 ihrer Bewohner diesen Eingriff über sich ergehen lassen mußten. Von 3.665 Patienten aus Anstalten der Inneren Mission konnte nachgewiesen werden, daß sie in den Jahren 1940/41 in den Gaskammern der ›T4‹-Anstalten starben,[94] wobei hier ebenso wie bei den Sterilisationsopfern von einer hohen Dunkelziffer auszugehen ist.

Weitgehend flächendeckende Dokumentationen über die Geschichte der Psychiatrie in der NS-Zeit liegen inzwischen für die Länder Niedersachsen[95] und Bayern[96] vor.[97] Die Autoren der bayrischen Studie, die 1999 auf Initiative

---

[89] Ebd., S. 68-75.

[90] Bernhard Frings: Zu melden sind sämtliche Patienten ... NS-›Euthanasie‹ und Heil- und Pflegeanstalten im Bistum Münster. Münster 1994.

[91] Siehe unten S. 279-283.

[92] Harald Jenner, Joachim Klieme (Hg.): Nationalsozialistische Euthanasieverbrechen und Einrichtungen der Inneren Mission – Eine Übersicht. Reutlingen 1997.

[93] Harald Jenner: Auswertung der Erhebungsergebnisse. In: Ders., Klieme (Hg.): Nationalsozialistische Euthanasieverbrechen und Einrichtungen der Inneren Mission, S. 275-290, hier S. 277.

[94] Ebd., S. 283.

[95] Raimond Reiter: Psychiatrie im Dritten Reich in Niedersachsen. (Veröffentlichungen der historischen Kommission für Niedersachsen und Bremen, 39 Niedersachsen 1933-1945, Bd. 7). Hannover 1997. Zu Niedersachsen siehe auch: Heinrich Meyer, Thorsten Sueße: Abtransport der ›Lebensunwerten‹. Die Konfrontation niedersächsischer Anstalten mit der NS-›Euthanasie‹. Hannover 1988.

[96] Michael von Cranach, Hans-Ludwig Siemen (Hg.): Psychiatrie im Nationalsozialismus. Die Bayerischen Heil- und Pflegeanstalten zwischen 1933 und 1945. München 1999.

[97] Im Zusammenhang mit den länderbezogenen Regionalstudien ist außerdem auch ein kurzer Aufsatz über die Situation in Brandenburg zu nennen (Kristina Hübener: Brandenburgische Heil- und

der Konferenz der Direktoren der Bayerischen Bezirks-Nervenkrankenhäuser veröffentlicht wurde,[98] gelangten aufgrund von Erhebungen in 13 Bezirkskrankenhäusern und kommunalen Nervenkliniken zu dem Schluß, daß in Bayern zwischen 1934 und 1939 etwa 30.000 bis 35.000 Menschen sterilisiert wurden.[99] Zwischen Januar 1940 und August 1941 wurden aus den Anstalten, die in der Studie berücksichtigt werden, 7.686 Patienten abgeholt und im Zuge der ›Aktion T4‹ getötet; weitere 11.000 wurden bis Kriegsende im Rahmen der sogenannten ›wilden Euthanasie‹ ermordet.[100] Insgesamt kamen 43,8 Prozent der Menschen, die zwischen 1940 und 1945 in bayerischen Anstalten untergebracht waren, ums Leben.[101]

Einige Regionalstudien beschäftigen sich – ähnlich wie die Monographie von Gisela Bock – ausschließlich mit dem Thema »Zwangssterilisation«. Die meisten dieser Untersuchungen analysieren die Situation in einzelnen Großstädten. So legte der Mediziner Wilfent Dalicho schon 1970 eine Dissertation über Sterilisationen in Köln vor.[102] Obgleich Dalicho die Akten des dortigen Erbgesundheitsgerichtes mit großem statistischem Aufwand auswertete, leidet seine Arbeit darunter, daß er sich methodisch und sprachlich mitunter in problematischer Nähe zu der eugenischen Denkweise bewegte, die dem Sterilisationsgesetz der Nationalsozialisten zugrunde lag.[103]

1984 veröffentlichten die beiden Ärzte Hans-Georg Schmacke und Norbert Güse eine Monographie über Zwangssterilisationen in Bremen.[104] Ähnlich wie die im gleichen Jahr erschienenen Beiträge von Friedemann Pfäfflin[105] sowie von Andrea Brücks und Christiane Rothmaler[106] über die Erbgesundheitspoli-

---

Pflegeanstalten in der NS-Zeit. Sterilisation und ›Vernichtung lebensunwerten Lebens‹. In: Dietrich Eichholtz (Hg.): Brandenburg in der NS-Zeit. Studien und Dokumente. Berlin 1993, S. 230-246).

98 Nicht berücksichtigt werden in der bayrischen Studie die Universitätskliniken. Die Ausführungen zur Zwangssterilisation beziehen sich in erster Linie auf die Personengruppe der Anstaltspatienten, die aber nur etwa 30 Prozent der Sterilisationsopfer in Bayern ausmachten. (Hans-Ludwig Siemen: Die bayerischen Heil- und Pflegeanstalten während des Nationalsozialismus. In: Cranach, Siemen (Hg.): Psychiatrie im Nationalsozialismus, S. 417-474, hier S. 423).

99 Ebd.

100 Opferzahlen nach ebd., S. 417.

101 Ebd., S. 459.

102 Wilfent Dalicho: Sterilisationen in Köln auf Grund des Gesetzes zur Verhütung erbkranken Nachwuchses vom 14. Juli 1933 nach den Akten des Erbgesundheitsgerichtes von 1934 bis 1943. Köln o.J.

103 So ermittelte Dalicho beispielsweise anhand eines Stadtplans von Köln die bevorzugten Wohngegenden von Schwachsinnigen und Schizophrenen und schloß seine Untersuchung mit folgendem »Ausblick«: »Eine gesetzliche Regelung [gemeint ist ein Sterilisationsgesetz, cb.] wird in der Bundesrepublik vorerst [sic] nur auf freiwilliger Basis angestrebt werden können. [...] Doch vorher muß im Volke Verständnis für die Notwendigkeit einer Erbhygiene, der Wille zur Eugenik, wieder geweckt werden.« (Ebd., S. 183a).

104 Hans-Georg Güse, Norbert Schmacke: Zwangssterilisiert, Verleugnet, Vergessen. Zur Geschichte der nationalsozialistischen Rassenhygiene am Beispiel Bremen. Bremen 1984.

105 Friedemann Pfäfflin: Zwangssterilisation in Hamburg. In: Ebbinghaus, Kaupen-Haas, Roth (Hg.): Heilen und Vernichten, S. 26-29.

106 Andrea Brücks, Christiane Rothmaler: »In dubio pro Volksgemeinschaft«. Das ›Gesetz zur Verhütung erbkranken Nachwuchses‹ in Hamburg. In: Ebbinghaus, Kaupen-Haas, Roth (Hg.): Heilen und Vernichten, S. 30-36.

tik in Hamburg verfolgte auch diese Untersuchung vor allem das Ziel, die Öffentlichkeit durch konkrete regionale Beispiele für das Unrecht der Zwangssterilisation zu sensibilisieren. Zu den Verdiensten von Brücks und Rothmaler gehört insbesondere die Erforschung der schrittweise durchgesetzten Legalisierung der eugenisch indizierten Abtreibung im Rahmen des Sterilisationsverfahrens.[107] In ihrer 1991 erschienenen Monographie über die Anwendung des Gesetzes zur Verhütung erbkranken Nachwuchses in Hamburg,[108] für die sie eine Stichprobe von 600 Einzelfällen auswertete, vertrat Christiane Rothmaler die These, daß die Zwangssterilisation eine radikale Form von Armenpolitik gewesen sei.[109]

Auf die statistische Auswertung von Stichproben stützten sich auch Monika Daum und Hans-Ulrich Deppe bei ihrer 1991 veröffentlichten Untersuchung über »Zwangssterilisation in Frankfurt am Main 1933-1945«.[110] In Frankfurt wurden nach den Erhebungen von Daum und Deppe zwischen 1934 und 1944 insgesamt 3.565 Verfahren vor dem Erbgesundheitsgericht verhandelt,[111] von denen etwa 80 Prozent mit einer Verurteilung zur Sterilisation endeten.[112]

Weitere Regionalstudien beschäftigen sich mit der Durchführung von Zwangssterilisationen in einzelnen Krankenhäusern und Anstalten. So hat Thomas Koch die Umsetzung des Gesetzes zur Verhütung erbkranken Nachwuchses in der Universitätsfrauenklinik Göttingen untersucht, wo zwischen 1934 und 1945 787 Frauen sterilisiert wurden.[113] Dagmar Juliette Hilder erforschte die Sterilisationspolitik in der Landesheilanstalt Marburg.[114]

Auch zu einzelnen Teilaspekten der nationalsozialistischen Medizinverbrechen sind seit Mitte der 80er Jahre eine Reihe von Studien erschienen. Lothar Gruchmann und Christian Ganssmüller untersuchten die juristische Seite der Erbgesundheitspolitik des Dritten Reiches.[115] Karl Ludwig Rost und Christine

---

107 Brücks, Rothmaler: »In dubio pro Volksgemeinschaft«, S. 31f.

108 Christiane Rothmaler: Sterilisationen nach dem ›Gesetz zur Verhütung erbkranken Nachwuchses‹ vom 14. Juli 1933. Eine Untersuchung zur Tätigkeit des Erbgesundheitsgerichtes und zur Durchführung des Gesetzes in Hamburg in der Zeit zwischen 1934 und 1944. (Abhandlungen zur Geschichte der Medizin und der Naturwissenschaften, hg. von Rolf Winau und Heinz Müller-Dietz, Heft 60). Husum 1991.

109 Ebd., S. 20. – Im Zusammenhang mit Hamburg ist außerdem zu nennen: Elisabeth Fenner: Zwangssterilisation im Nationalsozialismus. Zur Rolle der Hamburger Sozialverwaltung. Ammersbek 1990.

110 Monika Daum, Hans-Ulrich Deppe: Zwangssterilisation in Frankfurt am Main 1933-1945. Frankfurt, New York 1991. Diese Studie stützt sich auf eine Stichprobe von 282 Einzelfällen (Ebda, S. 97).

111 Ebd., S. 20.

112 Ebd., S. 120.

113 Thomas Koch: Zwangssterilisation im Dritten Reich. Das Beispiel der Universitätsklinik Göttingen. Frankfurt/M. 1994. [Auf dem Umschlag heißt es im Titel nicht »Universitätsklinik«, sondern »Universitätsfrauenklinik«].

114 Dagmar Juliette Hilder: Zwangssterilisation im Nationalsozialismus: Die Umsetzung des ›Gesetzes zur Verhütung erbkranken Nachwuchses‹ in der Landesheilanstalt Marburg. Marburg 1996.

115 Lothar Gruchmann: Justiz im Dritten Reich 1933-1941. Anpassung und Unterwerfung in der Ära Gürtner. (Quellen und Darstellungen zur Zeitgeschichte. Hg. vom Institut für Zeitgeschichte, Bd. 28). München 1988, insbes. S. 497-534. – Ders.: Euthanasie und Justiz im Dritten Reich. In: Vier-

Charlotte Makowski[116] erforschten die Vermittlung rassenhygienischer Inhalte in der nationalsozialistischen Propaganda.[117] Mit der Berufsgruppe der Ärzte während des Dritten Reiches setzten sich insbesondere Robert Jay Lifton[118] und Michael H. Kater[119] auseinander. Während der Schwerpunkt von Liftons Untersuchung vor allem auf den Medizinverbrechen in den Konzentrationslagern und ›Euthanasie‹-Anstalten lag, bezog Michael Kater auch die medizinische Regelversorgung, die berufständischen Organisationen und das ärztlichen Ausbildungssystem in seine Untersuchung mit ein.

Die Erforschung von Zwangssterilisation und ›Euthanasie‹ im Saarland

Das Saarland ist bei der Erforschung von Zwangssterilisation und ›Euthanasie‹ bisher ein weißer Fleck. Die vorliegende Darstellung soll dazu beitragen, diese Lücke zu schließen. Dabei geht es zum einen um die Analyse von Verfahrensabläufen, die Ermittlung von Opferzahlen und um Vergleiche mit anderen Regionen; zum anderen aber auch um die Beschreibung der individuellen Handlungsmöglichkeiten der betroffenen und beteiligten Personen und Institutionen. Als Beobachtungsgebiet ist das Saarland vor allem deshalb von Interesse, weil die Psychiatriepatienten aus dieser Region überproportional stark von den Krankenmorden betroffen waren. Trotz aller Unzulänglichkeit von Zahlenvergleichen stellt sich die Frage, weshalb der Vernichtungswahn der Nationalsozialisten sich gerade gegenüber den Kranken aus dem Saarland derart exzessiv entfalten konnte.

Daneben sprechen auch eine Reihe von demographischen und statistischen Faktoren für eine Betrachtung des Themas am Beispiel des Saarlandes: So konzentrieren sich die bislang vorliegenden historischen Regionalstudien über Zwangssterilisationen im Dritten Reich fast ausnahmslos auf städtische Bal-

---

teljahrshefte für Zeitgeschichte 20 (1972), S. 235-279. – Christian Ganssmüller: Die Erbgesundheitspolitik des Dritten Reiches. Planung, Durchführung und Durchsetzung. Köln, Wien 1987. – Weitere juristische Untersuchungen zu diesem Thema: Sabine Kramer: »Ein ehrenhafter Verzicht auf Nachkommenschaft.« Theoretische Grundlagen und Praxis der Zwangssterilisation am Beispiel der Rechtsprechung des Erbgesundheitsobergerichts Celle. (Hannoversches Forum der Rechtswissenschaften, Bd. 10, hg. vom Fachbereich Rechtswissenschaften der Universität Hannover durch Hilmar Fenge, Hans Albrecht Hesse, Jörg-Detlef Kühne, Bernd H. Oppermann, Hinrich Rüping). Baden-Baden 1999. – Paul Nikolai Ehlers: Die Praxis der Sterilisierungsprozesse in den Jahren 1934 bis 1945 im Regierungsbezirk Düsseldorf unter besonderer Berücksichtigung der Erbgesundheitsgerichte Duisburg und Wuppertal. München 1994.

116 Christine Charlotte Makowski: Eugenik, Sterilisationspolitik, ›Euthanasie‹ und Bevölkerungspolitik in der nationalsozialistischen Parteipresse. (Abhandlungen zur Geschichte der Medizin und der Naturwissenschaften, Heft 77). Husum 1996.

117 Karl Ludwig Rost: Sterilisation und Euthanasie im Film des ›Dritten Reiches‹. Nationalsozialistische Propaganda in ihrer Beziehung zu rassenhygienischen Maßnahmen des NS-Staates. (Abhandlungen zur Geschichte der Medizin und der Naturwissenschaften, hg. von Rolf Winau und Heinz Müller-Dietz, Heft 55). Husum 1987.

118 Robert Jay Lifton: Ärzte im Dritten Reich. Berlin 1998. [Amerikanische Erstausgabe 1986, deutsche Erstausgabe Stuttgart 1988].

119 Michael H. Kater: Ärzte als Hitlers Helfer. Hamburg, Wien 2000. [Amerikanische Erstausgabe 1989]. – Ders.: Medizin und Mediziner im Dritten Reich. Eine Bestandsaufnahme. In: Historische Zeitschrift 244 (1987), S. 299-352.

lungsräume wie Frankfurt, Köln, Hamburg oder Bremen sowie auf einzelne Anstalten. Dagegen fehlen bisher Untersuchungen, die dieses Kernstück der NS-Rassenhygiene im Kontext einer gemischt strukturierten räumlichen Einheit beschreiben. Das Saarland ist dafür insofern ein gutes Beispiel, als es hier ein dichtes Nebeneinander von städtisch-industriellen und agrarisch-dörflichen Milieus gibt. Da Teile des Saarlandes – darunter auch der Amtssitz des zuständigen Erbgesundheitsgerichtes – sowohl am Anfang als auch am Ende des Krieges evakuiert wurden, lassen sich hier die Wechselwirkungen zwischen ideologischen Vorgaben und pragmatisch-militärischen Erfordernissen und ihre Folgen für die Handlungsmöglichkeiten der beteiligten Personen besonders gut beobachten. Auch die Grenznähe zu Lothringen, wo das Sterilisationsgesetz nach der deutschen Besetzung nicht eingeführt wurde, macht das Saarland zu einem interessanten Untersuchungsgebiet.

Gliederung und Inhalt dieser Untersuchung

Am Anfang der nachstehenden Untersuchung über »Zwangssterilisation und ›Euthanasie‹ im Saarland« steht eine kurze Darstellung der Vorgeschichte der nationalsozialistischen Verbrechen gegen Kranke und Behinderte.[120] Neben der Entwicklung des Sozialdarwinismus im Kaiserreich und der Weimarer Republik und der Expansion des Anstaltswesens Ende des 19. Jahrhunderts wird dabei auch die Entstehung der saarländischen Anstalten Merzig und Homburg geschildert, deren Gründung in die Ära der Reformpsychiatrie fällt.[121]

Der zweite Abschnitt der Studie beschäftigt sich mit dem Thema »Zwangssterilisation im Saarland«.[122] Die Darstellung folgt dabei dem Lauf des Verfahrens von der Erfassung der Opfer bis zur Durchführung des Eingriffes. Die Diagnostik, die bei der Feststellung sogenannter Erbkrankheiten zur Anwendung kam, wird anhand konkreter Einzelbeispiele untersucht. Ein weiterer Schwerpunkt der Ausführungen zum Thema »Zwangssterilisation« ist die Analyse der Handlungsmöglichkeiten der beteiligten Personen. Abschließend wird beschrieben, wie das NS-Regime versuchte, durch rassenhygienische Propaganda und eine entsprechende Gesetzgebung eine Entsolidarisierung zwischen Gesunden und Kranken herbeizuführen.

Das Schicksal der saarländischen Patienten, die während des Dritten Reiches im Zuge der sogenannten ›Euthanasie‹ ermordet wurden, steht im Mittelpunkt des dritten Abschnitts.[123] Zunächst werden die z.T. sehr verworrenen Verlegungswege rekonstruiert, auf denen die Kranken aus Homburg und Merzig nach der Schließung dieser Anstalten im Herbst 1939 in hessische und nassauische Einrichtungen gebracht wurden, von wo sie ab Frühjahr 1941 zur Ermordung in die Tötungsanstalt Hadamar bei Limburg/Lahn verschleppt wurden. Anhand einzelner Beispiele wird dabei nachgewiesen, daß unter den Opfern auch Menschen waren, die von den Nationalsozialisten wegen eines auffälligen

120 Siehe unten S. 35-53.
121 Siehe unten S. 40-42.
122 Siehe unten S. 54-189.
123 Siehe unten S. 190-326.

Sozialverhaltens oder aus rassischen Gründen in die Psychiatrie eingewiesen worden waren.

Im Mittelpunkt der Kapitel 3.3.4 bis 3.3.7 steht die Ermordung der saarländischen Patienten in Hadamar.[124] Eine Auswertung der Transporte in diese Tötungsanstalt zeigt, daß diese Verlegungen – anders als zumeist angenommen wird – keineswegs bis ins letzte Detail zentral geplant waren. Vielmehr verfügte ein Teil der Anstalten, in denen die Patienten vor der Ermordung untergebracht waren, bei der Durchführung der Transporte über ein erhebliches Maß an Autonomie. Am Beispiel der Anstalt Haina, in der sehr viele Saarländer lebten, läßt sich belegen, daß dieser Handlungsspielraum von der dortigen Anstaltsleitung genutzt wurde, um eine größere Zahl von Patienten vor der Ermordung zu bewahren. Die Frage nach dem Verhältnis zwischen zentraler Lenkung und lokaler Eigeninitiative stellt sich auch bei der sogenannten ›wilden Euthanasie‹, die in Kapitel 3.4 beschrieben wird.[125] Neben den Handlungsmöglichkeiten der Ärzte und Klinikdirektoren wird in der vorliegenden Studie auch untersucht, über welche Optionen die Patienten und ihre Angehörigen sowie staatliche Stellen verfügten, die indirekt an den Morden beteiligt waren.[126]

Anmerkungen zu Anonymisierung und Zitierweise

Jede Untersuchung über ein verbrecherisches Regime steht vor der Frage, wie sie mit Begriffen aus der Tätersprache umgehen soll, die häufig einen verharmlosenden oder irreführenden Charakter haben und oft sogar schlichtweg zynisch sind. Ein besonders drastisches Beispiel für diese Art von Jargon ist das Wort »Euthanasie« selbst, das in der nachstehenden Darstellung eine zentrale Rolle spielt: Ursprünglich bezeichnete dieser Begriff, der sich aus den griechischen Worten »eu« (=»gut«) und »thanatos« (=»Tod«) ableitet, die Kunst des guten und friedlichen Sterbens. Im Dritten Reich wurde dieses Wort jedoch als Deckname für einen staatlich organisierten Massenmord mißbraucht, der mit dem Grundgedanken eines gnädigen Todes nicht das geringste zu tun hatte. Eine unkritische Verwendung von Bezeichnungen wie »Euthanasie« birgt daher die Gefahr einer schleichenden Unterwerfung unter die Verlogenheit der NS-Sprache, wovor Dolf Sternberger schon 1945 in der Vorbemerkung zur ersten Auflage seines »Wörterbuchs des Unmenschen« gewarnt hatte:

> »Der Verderb der Sprache ist der Verderb des Menschen. Seien wir auf der Hut! Worte und Sätze können ebensowohl Gärten wie Kerker sein, in die wir, redend, uns selber einsperren [...]«[127]

---

[124] Siehe unten S. 258-279.

[125] Siehe unten S. 286-302.

[126] Siehe unten S. 302-326.

[127] Dolf Sternberger, Gerhard Storz, Wilhelm E. Süskind: Aus dem Wörterbuch des Unmenschen. Neue erweiterte Ausgabe mit Zeugnissen des Streites über die Sprachkritik. (3. Aufl.). Hamburg 1968, S. 11. Einen ähnlichen Ansatz wie Sternberger verfolgte auch der durch sein Tagebuch bekannt gewordene Dresdener Romanist Victor Klemperer mit seinen unter dem Titel »LTI« [Lingua Tertii Imperii] veröffentlichten Sprachbeobachtungen aus dem Dritten Reich (Ders.: LTI. Notizbuch eines Philologen. Leipzig 1996).

Aus diesem Grund werden in der nachstehenden Darstellung Formulierungen aus dem NS-Vokabular soweit wie möglich vermieden. Dies gilt insbesondere für Begriffe, die sich in herabwürdigender Weise gegen Personen richten (z.B. »Unfruchtbarzumachender«, »Sterilisand«, »Proband«). In den Fällen, in denen die Tätersprache sich nicht umgehen läßt – etwa weil die Gegenwartssprache kein adäquates Wort kennt oder weil die NS-Formulierung inzwischen in den allgemeinen Sprachgebrauch übergegangen ist –, werden die entsprechenden Begriffe in einfache Anführungszeichen (›‹) gesetzt. Bei Institutions- und Amtsbezeichnungen aus dem NS-Jargon (z.B. »Reichsführer«, »Erbgesundheitsgericht«, »Gesetz zur Verhütung erbkranken Nachwuchses«) wird mit Rücksicht auf die Lesbarkeit auf Hervorhebungen und Anführungszeichen verzichtet, da Mißverständnisse hier in der Regel ausgeschlossen sind.

Ein ähnliches sprachliches Problem stellt sich auch bei den in dieser Arbeit zitierten medizinischen Diagnosen. Gerade bei der Auseinandersetzung mit dem Zwangssterilisationsverfahren zeigt sich, daß viele Menschen, die wegen einer sogenannten Erbkrankheit sterilisiert wurden, nach heutigem Verständnis im medizinischen Sinne keineswegs krank waren. Da die einzelnen Diagnosen in der Regel nicht mehr nachprüfbar sind, müßte man konsequenterweise jede Krankheitsbezeichnung, die in dieser Studie genannt wird – und letztlich auch Begriffe wie »Kranker« oder »Patient« – mit dem ergänzenden Hinweis »angeblich« versehen oder in Anführungszeichen setzen. Was das für die Lesbarkeit des Textes bedeuten würde, kann man sich leicht vorstellen. Deshalb wird in der nachstehenden Darstellung auf diese korrekte, aber sperrige Schreibweise verzichtet. Stattdessen sei an dieser Stelle darauf hingewiesen, daß jeder medizinische Befund, der im folgenden genannt wird, und jede Charakterisierung einer Person als »krank« kein objektives Urteil darstellt, sondern lediglich die Wiedergabe einer zeitgenössischen Diagnose, die immer mit einem Fragezeichen zu versehen ist.

Die Vor- und Nachnamen der Opfer und ihrer Angehörigen wurden im nachstehenden Text ausnahmslos anonymisiert und durch frei erfundene Namen ersetzt, die jeweils mit einem »*« gekennzeichnet wurden. Angaben zu Alter, Konfession, Wohnort und Beruf wurden in der Regel beibehalten. Lediglich in den Fällen, in denen die Erwähnung von Beruf oder Wohnort die Anonymität der betroffenen Person gefährdet hätte (etwa weil es sich um einen sehr kleines Dorf handelte), wurden allgemeinere Umschreibungen gewählt (z.B. Nennung des Landkreises statt der Gemeinde).

1. Entwicklungslinien der Psychiatrie und des Anstaltswesens vor dem Beginn des Dritten Reiches

1.1 Grundzüge rassenhygienischen Denkens

Die sogenannte ›Euthanasie‹, in deren Verlauf in den Jahren von 1940 bis 1945 zwischen 185.000 und 200.000 Menschen getötet wurden,[1] war der erste Massenmord in der Schreckensgeschichte der NS-Herrschaft. Die Opfer waren zumeist geistig oder körperlich behinderte Menschen, die in Anstalten lebten und im Sinne der nationalsozialistischen Rassenlehre als ›minderwertig‹ oder ›erbkrank‹ galten. Gegen angebliche ›Erbkranke‹ richtete sich auch das Gesetz zur Verhütung erbkranken Nachwuchses vom 14. Juli 1933, auf dessen Grundlage zwischen 1934 und 1945 in Deutschland mehrere hunderttausend Menschen sterilisiert wurden.[2] Zwangssterilisation und Krankenmord waren von zentraler Bedeutung für die nationalsozialistische Gewaltpolitik. Die Wurzeln dieser Medizinverbrechen reichen jedoch bis weit vor den Beginn der NS-Zeit zurück.

Mit der Zwangssterilisation griffen die Nationalsozialisten die von den Anhängern der Rassenhygiene und des Sozialdarwinismus schon seit der Jahrhundertwende erhobene Forderung nach der ›Ausschaltung minderwertiger Erbanlagen‹ aus der Fortpflanzung auf.[3] Anknüpfend an die Vererbungslehre von Gregor Mendel und die Evolutionstheorie von Charles Darwin vertraten die Rassenhygieniker die Ansicht, daß geistige und körperliche Krankheiten und Behinderungen, aber auch soziale Auffälligkeiten und Kriminalität nicht primär durch Umweltfaktoren und Milieueinflüsse ausgelöst würden, sondern genetisch bedingt seien und durch Vererbung von einer Generation an die nächste weitergegeben würden. Um die Ausbreitung ›minderwertiger‹ Erbanlagen zu

1 Zur Opferzahl siehe unten S. 190.

2 Zur Zahl der Opfer der Zwangssterilisation siehe unten S. 333.

3 Schmuhl: Rassenhygiene, Nationalsozialismus, Euthanasie, S. 29f. – Nowak: ›Euthanasie‹ und Sterilisierung, S. 26. Die nachstehenden allgemeinen Ausführungen zur Rassenhygiene stützen sich – soweit nicht anders vermerkt – auf ebd., S. 13-27. – Gisela Bock wies darauf hin, daß die Sozialdarwinisten – anders als Darwin selbst – nicht an die Selbstregulationsfähigkeit der Natur glaubten, sondern stattdessen korrigierende Eingriffe forderten (Selektion statt Evolution). (Dies.: Zwangssterilisation, S. 34-36). Sie sprach sich deshalb dafür aus, »die Rassenhygiene bzw. Eugenik nicht als Sozialdarwinismus, als mehr oder weniger auf Darwin reduzierbares Denken und Handeln zu bestimmen, sondern als eigenständiges Novum.« (Ebd., S. 35f.). Gegen diese Sichtweise von Bock spricht jedoch die Tatsache, daß die Sozialdarwinisten sich auf das durch Darwin popularisierte Prinzip von Vererbung und »Zuchtwahl« beriefen. Auch wenn Darwin in der Tat nicht die gleichen Zielsetzungen teilte wie manche seiner Epigonen, bleibt doch festzuhalten, daß sein Werk in entscheidender Weise dazu beitrug, die Biologie in den Rang eines Leitparadigmas mit geradezu universellem Erklärungsanspruch auch im sozialen Bereich zu erheben. Von daher erscheint der Begriff »Sozialdarwinismus« durchaus angemessen und sinnvoll.

verhindern, forderten die Rassenhygieniker, daß die betroffenen Menschen von der Fortpflanzung ausgeschlossen werden sollten.[4]

In Deutschland spielte die Rassenhygiene, die sich als eine naturwissenschaftliche Gesellschaftslehre verstand, bis zum Ersten Weltkrieg in der öffentlichen Debatte, aber auch in der psychiatrischen und politischen Diskussion nur eine untergeordnete Rolle.[5] Allerdings gab es auch schon im Kaiserreich Wissenschaftler und Publizisten, die eine Neuorientierung der staatlichen Politik auf rassenhygienischer Grundlage forderten. Einer der radikalsten Vertreter dieses biologischen Monismus war vor dem Ersten Weltkrieg neben dem Zoologen Ernst Haeckel und den Ärzten Alfred Ploetz und Wilhelm Schallmayer der Philologe und Wirtschaftsfunktionär Alexander Tille. Tille gehörte zum Umfeld des saarländischen Schwerindustriellen Carl Ferdinand von Stumm-Halberg und war 1903 zum Syndikus der Saarbrücker Handelskammer ernannt worden.[6] Unter dem provozierenden Titel »Ostlondon als Nationalheilanstalt« veröffentlichte Tille 1893 einen Aufsatz, in dem er die verheerenden hygienischen und sozialen Lebensbedingungen in den Elendsvierteln der britischen Metropole als positive Auslesefaktoren bezeichnete, die seiner Meinung nach dazu beitrugen, daß Kranke, Behinderte und die Angehörigen anderer unerwünschter Bevölkerungsgruppen frühzeitig starben und so ihre Anlagen nicht an die nächste Generation weitervererben konnten.[7] Für Tille, der sich selbst als »Sozialaristokrat«[8] bezeichnete, stellte das soziale Elend der Industrialisierung gewissermaßen eine Fortsetzung der »natürlichen Auslese« dar, die nach seiner Vorstellung keinesfalls durch staatliche Fürsorge oder durch Anwandlungen von Mitleid gemildert werden durfte:[9] »Was sich nicht behaupten kann, muß sich gefallen lassen, daß es zu Grunde geht,«[10] lautet ein Kernsatz seines Buches

4 Bock: Zwangssterilisation, S. 70.

5 Nowak: ›Euthanasie‹ und Sterilisierung, S. 39. Zur Bedeutung der Rassenhygiene für die psychiatrische Theoriebildung vor dem Ersten Weltkrieg siehe auch Blasius: »Einfache Seelenstörung«, S. 123. Schmuhl wies in diesem Zusammenhang darauf hin, daß die Mitgliederzahl der verschiedenen rassenhygienischen Bewegungen, die in Deutschland seit der Jahrhundertwende gegründet worden waren, zunächst relativ gering war (Ders.: Rassenhygiene, Nationalsozialismus, Euthanasie, S. 90-92).

6 Peter Emil Becker: Sozialdarwinismus, Rassismus, Antisemitismus und Völkischer Gedanke. Wege ins Dritte Reich. Teil 2. Stuttgart 1990, S. 592. – Angaben zur Biographie Tilles nach Wilfried Schungel: Alexander Tille (1866-1912). Leben und Ideen eines Sozialdarwinisten. (Abhandlungen zur Geschichte der Medizin und der Naturwissenschaften, Heft 40). Husum 1980, S. 7-14. Siehe auch Nowak: ›Euthanasie‹ und Sterilisierung, S. 18f. Neben seiner Tätigkeit bei der Handelskammer war Tille Geschäftsführer des »Vereins zur Wahrnehmung der gemeinsamen wirtschaftlichen Interessen der Saarindustrie und der Südwestlichen Gruppe des Vereins deutscher Eisen- und Stahlindustrieller«. Er gehörte der Deutschen Reichspartei und zeitweise auch dem Alldeutschen Verband an.

7 Alexander Tille: Ostlondon als Nationalheilanstalt. In: Zukunft 5 (1893), S. 268-273.

8 Vgl. die Titelgebung für sein anonym veröffentlichtes Buch »Volksdienst« (Siehe übernächste Anmerkung).

9 Ähnlich wie Tille begründete auch der Sozialdarwinist Géza von Hoffmann die Ablehnung einer staatlichen Sozialpolitik damit, daß die Kultur »die Minderwertigen aller Sorten vor Vernichtung und Unterdrückung [schütze] und [...] dadurch ihre Vermehrung durch Fortpflanzung« ermögliche (Ders.: Krieg und Rassenhygiene. Die bevölkerungspolitischen Aufgaben nach dem Krieg. O.O. 1916, S. 16).

10 Alexander Tille [anonym veröff.]: Volksdienst. Von einem Sozialaristokraten. Berlin, Leipzig 1893, S. 3.

»Volksdienst«. Und in einer anderen Veröffentlichung verlangte er, »daß jedermann umso weniger zu essen haben soll, je untüchtiger er ist, so daß die Untüchtigen unfehlbar zugrundegehen.«[11]

Um die sogenannten ›Minderwertigen‹ an der Weitergabe ihrer Erbanlagen an kommende Generationen zu hindern, wurden von den Rassenhygienikern unter anderem Eheverbote und die dauerhafte Isolierung der betroffenen Menschen in Anstalten und Arbeitslagern vorgeschlagen. Einige Verfechter der Rassenbiologie wie der Psychiater Paul Näcke gingen mit ihren Forderungen noch weiter und verlangten schon um die Jahrhundertwende die Kastration von kranken oder sozial auffälligen Personen.[12] Der Psychiater Ernst Rüdin, der später im Dritten Reich zu den Wegbereitern des Sterilisationsgesetzes gehörte,[13] plädierte bereits 1903 beim neunten internationalen Anti-Alkoholkongreß in Bremen für die Unfruchtbarmachung von Trinkern.[14]

Bis zum Ersten Weltkrieg fanden diese Stimmen in Deutschland jedoch kaum Gehör. So beklagte der Sterilisationsbefürworter Paul Näcke 1905, daß »das Publikum und der Staat« diesem Vorhaben »ganz ablehnend« gegenüberstünden.[15] 1916 stellte Géza von Hoffmann fest, daß »bei uns [...] an die gesetzliche Einführung der Unfruchtbarmachung derzeit noch nicht gedacht werden« könne.[16] Am 4. Juli 1914 legte Reichskanzler Theobald von Bethmann Hollweg dem Reichstag einen Gesetzesentwurf *gegen* Sterilisation und Abtreibung vor, der vorsah, daß Unfruchtbarmachungen nur »zur Abwendung einer schweren, anders nicht zu beseitigenden Gefahr für Leib und Leben der behandelten Person zulässig« sein sollten.[17]

Neben der Sterilisation von »Minderwertigen« verlangten einzelne Rassenhygieniker wie Ernst Haeckel[18] und Adolf Jost[19] auch die Tötung von unheilbar

---

[11] Alexander Tille: Von Darwin bis Nietzsche. Ein Buch Entwicklungsethik. Leipzig 1895, S. 107.

[12] Paul Näcke: Die Kastration bei gewissen Klassen von Degenerierten als ein wirksamer socialer Schutz. In: Archiv für Kriminal-Anthropologie und Kriminalistik 3 (1900), S. 58-84. – Ders.: Castration in gewissen Fällen von Geisteskrankheit. In: Psychiatrisch-Neurologische Wochenschrift 7 (1905), S. 269-272. Näcke gilt als einer der ersten Sterilisationsbefürworter in Deutschland (Joseph Mayer: Sterilisation im Lichte der Sozialethik. In: Sozialhygienische Mitteilungen 9 (1925), S. 110-118, hier S. 113). Ebenso bei W. Möckel: Sterilisation und Kastration. In: Sozialhygienische Mitteilungen 9, (1925), S. 97-102, hier S. 99).

[13] Blasius: »Einfache Seelenstörung«, S. 154f.

[14] Ehlers: Die Praxis der Sterilisierungsprozesse, S. 3.

[15] Näcke: Castration, S. 271. Ähnlich beurteilte zur gleichen Zeit auch Robby Kossmann die öffentliche Meinung (Ders.: Züchtungspolitik. Berlin 1905, S. 196).

[16] Hoffmann: Krieg und Rassenhygiene, S. 25.

[17] Jenny Blasbalg: Ausländische und deutsche Gesetze und Gesetzentwürfe über Unfruchtbarmachung. In: Zeitschrift für die gesamte Strafrechtswissenschaft 52 (1932), S. 477-496, hier S. 489. Gaupp referierte den gleichen Vorgang (Ders.: Die Unfruchtbarmachung geistig und sittlich Kranker und Minderwertiger. Erweitertes Referat, erstattet auf der Jahresversammlung des Deutschen Vereins für Psychiatrie am 2. September 1925 in Kassel. Berlin 1925, S. 1). Bedingt durch den Kriegsausbruch gelangte das Gesetzesvorhaben nicht mehr zur Beratung im Reichstag.

[18] Ernst Haeckel: Die Lebenswunder. Gemeinverständliche Studien über die Biologische Philosophie. Stuttgart 1904, S. 135-137. Siehe dazu auch Schmuhl: Rassenhygiene, Nationalsozialismus, Euthanasie, S. 109.

[19] Adolf Jost: Das Recht auf den Tod. Sociale Studie. Göttingen 1895. – Vor Jost wurde die Tötung von Geisteskranken bereits von dem einflußreichen Schweizer Psychiater und Rassenhygieniker

Kranken und behinderten Neugeborenen. Aber diese Forderungen stießen vor dem Ersten Weltkrieg selbst unter radikalen Anhängern der Eugenik zumeist auf Ablehnung.[20] Géza von Hoffmann, ein entschiedener Befürworter der Sterilisation, bezeichnete 1913 die Vorstellung, daß man Kranke zugunsten der Allgemeinheit umbringen solle, als »atavistische Erfindung einzelner Schriftsteller«.[21]

1.2 Zwischen Ordnungspolitik und Reformpsychiatrie: Die Gründung der Anstalten Merzig und Homburg

Die Angriffe der Rassenhygieniker richteten sich gegen sozial auffällige Personen, Behinderte und insbesondere gegen die Patienten von psychiatrischen Anstalten, deren Zahl in Deutschland seit der Reichsgründung sehr stark zugenommen hatte: 1880 waren in öffentlichen Anstalten 36.431 Personen untergebracht gewesen; bis 1913 stieg ihre Zahl auf 164.708.[22] Entfielen in Preußen 1880 auf 100.000 Einwohner 98 Anstaltspatienten, so waren es 1910 bereits 356.[23]

Auguste Forel im »Bericht des Hilfsvereins für Geisteskranke in Zürich für das Jahr 1884« kursorisch berührt. Forel verzichtete jedoch auf eine ausführliche Thematisierung des Problems oder die Formulierung konkreter Forderungen (Ders.: Mensch und Ameise. Ein Beitrag zur Frage der Vererbung und Fortschrittsfähigkeit. Wien, Berlin, Leipzig 1922, S. 49).

20 Jost selbst wies darauf hin, daß die Frage der Sterbehilfe bislang in der Literatur kaum diskutiert worden sei (Ders.: Das Recht auf den Tod, S. 4). Alexander Tille lehnte die »direkte Austilgung der Schwachen, Unglücklichen und Überflüssigen« ab, und plädierte stattdessen für eine »indirekte« durch Fortpflanzungsverhinderung (Ders.: Von Darwin bis Nietzsche, S. 140). An gleicher Stelle erklärte Tille, daß die Tötung von »Minderwertigen« nach seinem Kenntnisstand »noch von keinem ernsten Menschen vorgeschlagen worden« sei. – Cornelia Falk wies darauf hin, daß selbst die »Euthanasie« im Sinne von Sterbehilfe vor dem Ersten Weltkrieg in der deutschen medizinischen Fachliteratur kaum thematisiert worden sei (Dies.: Geschichte und Bedeutung der Euthanasia Medica des 19. Jahrhunderts und ihr Einfluß auf die spätere Euthanasiediskussion und die Ausübung der Sterbehilfe. Marburg 1983, S. 47). – Bei Schmuhl finden sich in der Bewertung der Bedeutung des ›Euthanasie‹-Postulats in der rassenhygienischen Literatur gewisse Widersprüche: Einerseits stellte auch er fest, daß diesem Postulat, »sofern es in der rassenhygienischen Literatur überhaupt thematisiert wurde, nur eine untergeordnete Rolle zukam« (Ders.: Rassenhygiene, Nationalsozialismus, Euthanasie, S. 40). Andererseits erweckte er jedoch wenige Zeilen vorher den Eindruck, als sei das primäre Ziel der Rassenhygiene vor dem Ersten Weltkrieg die Tötung der »Minderwertigen« gewesen, während die Sterilisation nur eine – so wörtlich – »Alternative« zur ›Euthanasie‹ dargestellt habe (Ebd., Kapitelüberschrift). Die zuletzt genannte Sichtweise dürfte quellenmäßig jedoch kaum belegbar sein.

21 Geza von Hoffmann: Die Rassenhygiene in den Vereinigten Staaten von Nordamerika. München 1913, S. 12.

22 Hans-Ludwig Siemen: Menschen blieben auf der Strecke: Psychiatrie zwischen Reform und Nationalsozialismus. Gütersloh 1987, S. 23. – Laut Blasius erhöhte sich die Zahl der Anstaltspatienten in Deutschland zwischen 1877 und 1904 von 33.023 auf 111.951 (Ders.: »Einfache Seelenstörung«, S. 64f.).

23 Ebd., S. 78f.

Auch in der damals bayrischen Pfalz, zu der auch Teile des späteren Saarlandes gehörten, nahm die Zahl der Anstaltspatienten im letzten Drittel des 19. Jahrhunderts deutlich zu: In der pfälzischen Anstalt Klingenmünster erhöhte sich die Belegungszahl trotz Umverteilung auf benachbarte Einrichtungen zwischen 1868 und 1909 von 383 auf 972.[24]

Neben den gesellschaftlichen Umbrüchen im Zusammenhang mit der Industrialisierung, die zu einer verstärkten Freisetzung von kranken Menschen führten, die in der traditionalen Gesellschaft noch in ihren Familien versorgt worden waren,[25] lagen die Ursachen für die Expansion der Psychiatrie während des Kaiserreichs vor allem in den administrativen Rahmenbedingungen des Anstaltswesens, die Dirk Blasius mit den Begriffen »Ordnungspsychiatrie« und »Armutspsychiatrie« beschrieben hat.[26]

Hinter der Bezeichung »Ordnungspsychiatrie« verbirgt sich die seit den 1880er Jahren zu beobachtende Instrumentalisierung der Irrenhäuser für polizeiliche Zwecke.[27] Neben den tatsächlich pflegebedürftigen Geisteskranken wurden von den staatlichen Behörden zunehmend auch solche Menschen in die Anstalten eingewiesen, die im öffentlichen Leben »störten« und bei denen mit strafrechtlichen Mitteln keine Verhaltensänderung zu erreichen war. Gelegenheitsdiebe, Bettler und Vagabunden gehörten ebenso zu dieser Gruppe wie Obdachlose und Prostituierte. Diese Grenzverwischung zwischen Ordnungspolitik und Psychiatrie führte zu einem Anwachsen der Zahl der Anstaltsbewohner und gleichzeitig auch zu einer Ausdehnung der polizeilichen Kontrollbefugnisse über die Geisteskranken. »Am Ende des 19. Jahrhunderts« – so das Fazit von Blasius – »interagierte der Irre weniger mit dem Arzt als mit der Polizei.«[28]

Neben dieser »Ordnungspsychiatrie« trieben auch ökonomische Gründe die Zahl der Anstaltseinweisungen in die Höhe. Die Ursache dafür lag unter anderem im Finanzierungsmodus der psychiatrischen Versorgung: Seit 1891 waren in Preußen die Landarmenverbände dazu verpflichtet, unabhängig vom Unterstützungswohnsitz eines Kranken für dessen Unterbringungskosten aufzukommen.[29] Durch diese Regelung wuchs bei den Kommunen die Versuchung, sich ihrer Sozialverpflichtungen für ärmere Bürger zu entledigen, indem man diese auch bei vergleichsweise geringen Verhaltensauffälligkeiten in eine Anstalt ab-

---

[24] Demuth: Die Entwickelung des Irrenwesens in der Pfalz bis zur Entstehung der Heil- und Pflegeanstalt Homburg (Pfalz). In: Denkschrift zur Errichtung der Pfälzischen Heil- u. Pflegeanstalt Homburg. Herausgegeben vom Kreise Pfalz. Speyer 1910, S. 1-34, hier S. 25, 28. Die Zunahme der Patientenzahlen in Klingenmünster machte nach der Jahrhundertwende den Bau der Anstalt Homburg erforderlich (Siehe unten S. 40).

[25] Hans-Georg Güse, Norbert Schmacke: Psychiatrie zwischen bürgerlicher Revolution und Faschismus. 2 Bde. Kronberg 1976, Bd. 1, S. 13, 115f. – Blasius: »Einfache Seelenstörung«, S. 70f. – Dörner: Bürger und Irre, S. 227.

[26] Ebd., S. 61-115. – Darauf, daß die Zunahme der Patientenzahlen nicht Folge einer kollektiven ›Entartung‹, sondern vielmehr einer rigoroseren Auslegung der Anstaltspflegebedürftigkeit war, wies bereits 1939 Kurt Hildebrand hin (Ders.: Norm, Entartung, Verfall. Bezogen auf den Einzelnen, die Rasse, den Staat. Stuttgart 1939, S. 244).

[27] Blasius: »Einfache Seelenstörung«, S. 80f.

[28] Ebd., S. 87.

[29] Ebd., S. 66f.

schob. Die Landeskrankenhäuser übernahmen auf diese Weise mehr und mehr auch die Funktion »medizinischer Armenhäuser«.[30]

In dieser Phase der Expansion des psychiatrischen Versorgungswesens entstanden in Deutschland zahlreiche neue Anstalten,[31] darunter auch die beiden saarländischen Kliniken Merzig und Homburg. Die Heil- und Pflegeanstalt Merzig wurde am 30. Juli 1876 eröffnet und beherbergte zwei Jahre später 300 Kranke.[32] Um die Jahrhundertwende verfügte die Anstalt bereits über 800 Betten, die weitgehend ausgelastet waren.[33] Der Impuls zur Gründung der Anstalt Merzig geht auf eine »Spezialkommission« zurück, die der 17. Rheinische Provinziallandtag 1864 mit dem Auftrag eingesetzt hatte, »Vorschläge zur Verbesserung der Irrenpflege« zu erarbeiten.[34] Zu den Mißständen, die das Gremium kritisierte, gehörte die bis dahin übliche Unterscheidung zwischen heilbaren und angeblich unheilbaren Irren, die dazu führte, daß letztere oft ohne jede therapeutische Zuwendung in reinen Verwahrungsanstalten dahinvegetieren mußten. Um dieses Verwahrungssystem aufzuheben und auch den vermeintlich Unheilbaren eine Therapie zuteil werden zu lassen, schlug die Kommission in ihrem Abschlußbericht vor, daß in jedem der fünf Regierungsbezirke der Rheinprovinz eine kombinierte Heil- und Pflegeanstalt errichtet werden sollte. Als Anstaltsstandort für den Regierungsbezirk Trier wurde schließlich ein Areal am Stadtrand von Merzig ausgewählt, das Möglichkeiten für den Aufbau einer größeren Landwirtschaft mit entsprechenden Beschäftigungsmöglichkeiten für die Patienten bot.[35] Insofern ist die Gründung der Anstalt Merzig eng mit der Geschichte der Reformpsychiatrie verbunden.

In Homburg, das bis zum Ende des Ersten Weltkriegs zur bayrischen Pfalz gehörte, begann man 1906 mit der Errichtung einer für damalige Verhältnisse sehr modernen Heil- und Pflegeanstalt.[36] Notwendig wurde dieser Neubau, weil die älteren pfälzischen Anstalten Frankenthal und Klingenmünster überbelegt waren. Im Sommer 1909 wurde die Homburger Klinik ihrer Bestimmung übergeben. Sie war für die Aufnahme von 1.000 Kranken konzipiert und beherbergte zunächst etwa 500 Patienten. Die Homburger Anstalt, deren Aufnahmegebiet die West- und Nordpfalz einschließlich des heutigen Saarpfalz-Kreises umfaßte, wurde im dezentralen Pavillonstil errichtet. Es spricht für den Reformgeist der Betreiber des Homburger Projektes, daß sie die Entscheidung für

---

30 Ebd., S. 70.

31 So wurden im deutschen Reich zwischen 1880 und 1913 insgesamt 133 öffentliche Anstalten eingerichtet (Siemen: Menschen blieben auf der Strecke, S. 23). Die Zahl der öffentlichen Anstalten in Deutschland erhöhte sich zwischen 1877 und 1904 von 93 auf 180 (Blasius: »Einfache Seelenstörung«, S. 64f.).

32 Barthel: Zum 75-jährigen Bestehen der Landes-Nervenklinik Merzig. In: Landesnervenklinik Merzig 1876-1951. 75 Jahre. Merzig 1951, S. 4-14, hier S. 6.

33 Ebd., S. 11.

34 Angaben zur Arbeit der »Spezialkommission« und ihrem reformpsychiatrischen Kontext nach Blasius: »Einfache Seelenstörung«, S. 43-45.

35 Barthel: Zum 75-jährigen Bestehen, S. 5.

36 Angaben zur Errichtung der Anstalt Homburg – soweit nicht anders vermerkt – nach Kremer: Entstehung der Heil- und Pflegeanstalt Homburg. In: Denkschrift zur Errichtung der Pfälzischen Heil- u. Pflegeanstalt Homburg, S. 35-43.

diese Bauweise damit begründeten, daß diese »in ihrem ganzen Gepräge dem Zustand der Freiheit am Nächsten [sic]« komme:[37]

> »Der abstoßende gefängnisartige Eindruck einzelner alter Irrenanstalten war vermieden; die Schutzvorrichtungen gegen das Entweichen von Kranken etc. waren nach Tunlichkeit zurückgedrängt und auf das unbedingt nötige beschränkt. [...] Daß auch in hygienischer Hinsicht das Pavillonsystem unleugbare Vorzüge bietet, liegt klar zu Tage, die Nachteile der dichten Zusammendrängung der Kranken werden bei diesem System vermieden, und durch die bei den einzelnen Pavillons befindlichen parkartigen Gärten kann den Kranken der Vorteil des Aufenthaltes in frischer Luft unmittelbar zugeführt werden.«[38]

Jeder der Pavillons wurde mit einer überdachten Veranda versehen, »um eine Belästigung der Kranken durch allzu starke Einwirkung der Sonne zu vermeiden und den Kranken den Aufenthalt im Freien auch bei regnerischem Wetter zu ermöglichen.«[39] Laubengänge, ein Festsaal und die künstlerische Gestaltung der einzelnen Gebäude mit Jugendstilornamenten sollten den Patienten auch unter den Bedingungen des Anstaltsalltags ein Gefühl vermitteln, das man heute wohl am ehesten mit dem Begriff »Lebensqualität« umschreiben würde. Selbst an Trinkwasserbrunnen und Freiluft-Kegelbahnen in den Gärten der einzelnen Krankengebäude wurde dabei gedacht.[40]

Die Errichtung der Homburger Anstalt im finanziell und personell relativ aufwendigen[41] Pavillonstil belegt, daß die Psychiatrie um die Jahrhundertwende nicht nur von staatlichem Ordnungsdenken beherrscht wurde, sondern daß es daneben auch das Bestreben gab, den Patienten eine freundliche, den Heilungsprozeß fördernde Umgebung zu bieten. Wie das Beispiel Homburg zeigt, waren staatliche Stellen durchaus bereit, für dieses Ziel erhebliche Kosten in Kauf zu nehmen.[42] Die Gründung der Pfälzischen Heil- und Pflegeanstalt Homburg ist somit nicht nur das Ergebnis der Psychiatrisierung einer zunehmenden Zahl von Menschen, sondern – ähnlich wie Merzig – auch ein Beispiel für die Reformbestrebungen innerhalb der deutschen Psychiatrie.

Auch in anderen Anstalten gab es zu dieser Zeit Versuche, das Verwahrungsprinzip aufzubrechen und neuen therapeutischen Konzepten Raum zu geben, die die Selbständigkeit der Kranken fördern und die Vorurteile der Gesunden abbauen sollten. Diesem Zweck dienten unter anderem die Arbeitstherapie und

37 Ebd., S. 38f.

38 Ebd.

39 So der Königliche Bauamtmann Heinrich Ullmann, der als leitender Architekt für die Planung der Anstalt Homburg verantwortlich war (Ders.: Baubeschreibung der Pfälzischen Heil- und Pflegeanstalt Homburg. In: Denkschrift zur Errichtung der Pfälzischen Heil- u. Pflegeanstalt Homburg, S. 45-160, hier S. 88).

40 Ebd., S. 89.

41 So machte diese Bauweise u.a. die Errichtung einer dezentralen Heizungsanlage mit mehreren Kesseln an verschiedenen Standorten und die Verlegung eines komplizierten Netzes von Versorgungsleitungen zwischen den einzelnen Gebäuden erforderlich.

42 Der Bau der Anstalt Homburg war – einschließlich Grunderwerb – mit 5,7 Mio. Mark veranschlagt (Ebd., S. 158).

die offene Fürsorge.[43] Ein bedeutender Reformansatz war auch die Familienpflege, die im letzten Jahrzehnt des 19. Jahrhunderts nicht zuletzt als Reaktion auf den öffentlichen Ansehensverlust der Psychiatrie infolge ihrer Verstrickung in die staatliche Ordnungspolitik entwickelt wurde.[44] 1898 regte eine Direktorenkonferenz der rheinischen Provinzialanstalten die versuchsweise Einführung dieser offenen Betreuungsform an, bei der Patienten, deren Zustand dies erlaubte, außerhalb der Anstalten in Privathaushalten untergebracht wurden. Als Modellanstalten zur Erprobung der Familienpflege wurden Merzig und Andernach ausgewählt.[45]

1.3 Der Aufschwung der Rassenhygiene und des Sterilisationspostulates nach dem Ersten Weltkrieg

Die vielversprechenden Reformansätze im Anstaltswesen erfuhren durch den Ersten Weltkrieg einen schweren Rückschlag. Die Niederlage von 1918 und die schwierige soziale und politische Situation der ersten Nachkriegsjahre führten in Deutschland in vielen Bereichen der Politik und des öffentlichen Lebens bekanntlich zu einer zunehmenden Radikalisierung und erhöhten die Attraktivität extremistischer Heilslehren. Auch die Rassenhygiene mit ihrer Forderung nach Ausgrenzung der sogenannten »Minderwertigen« fand in dieser Situation zunehmend Gehör.

Die Anstaltspsychiatrie war von den Folgen des Krieges besonders hart betroffen. Die unzureichende Versorgung mit Nahrung, Heizmaterial und Medikamenten führte zu einer drastischen Erhöhung der Sterblichkeit. In ihren Untersuchungen über das »Hungersterben« in der Psychiatrie gehen Hans-Ludwig Siemen und Heinz Faulstich davon aus, daß während des Ersten Weltkrieges etwa 70.000 Patienten an den Folgen der kriegsbedingten Mangelversorgung starben, was einer Verdopplung der normalen Sterblichkeit entspricht.[46] Zwar gab es auch außerhalb der Anstalten Hunger und Not. Aber die Psychiatriepatienten, die keine Gelegenheit hatten, ihre schmalen Zuteilungen auf dem freien Markt oder durch Selbstversorgung aufzubessern,[47] waren noch schlechter gestellt als der Rest der Bevölkerung. In dieser akuten Mangelsituation konnte der

---

[43] Die nachstehenden Ausführungen über neue Betreuungsformen in der Psychiatrie stützen sich auf Jens Clausen, Klaus-D. Dresler, Ilse Eichenbrenner: Soziale Arbeit im Arbeitsfeld Psychiatrie. Eine Einführung. Freiburg 1996, S. 27. – Blasius: »Einfache Seelenstörung«, S. 104, 109-111.

[44] Ebd., S. 104f.

[45] Ebd., S. 104, 107.

[46] Siemen: Menschen blieben auf der Strecke, S. 29f. – Faulstich: Hungersterben, S. 25. In der sächsischen Anstalt Pirna-Sonnenstein stieg die Mortalität 1917 auf 50 Prozent, d.h. daß jeder zweite Patient, der in diesem Jahr hier behandelt wurde, ums Leben kam (Schilter: Unmenschliches Ermessen, S. 50).

[47] Faulstich: Hungersterben, S. 41.

Grundgedanke der Rassenhygiene – die Ausgrenzung der »Minderwertigen« und die Beschneidung ihrer Lebenschancen zugunsten der »Höherwertigen« – an Plausibilität gewinnen. Ein zeitgenössischer Beobachter, der diesen Zusammenhang sehr früh erkannte und vor den möglichen Folgen warnte, war Professor Karl Bonhoeffer, der Vorsitzende des Deutschen Vereins für Psychiatrie:

> »Fast könnte es scheinen, als ob wir in einer Zeit der Wandlung des Humanitätsbegriffes stünden. Ich meine nur das, daß wir unter den schweren Erlebnissen des Krieges das einzelne Menschenleben anders zu werten genötigt wurden als vordem und daß wir in den Hungerjahren des Krieges uns damit abfinden mußten, zuzusehen, daß unsere Kranken in den Anstalten in Massen an Unterernährung dahinstarben, und dies fast gutzuheißen in dem Gedanken, daß durch diese Opfer vielleicht Gesunden das Leben erhalten bleiben könnte. In der Betonung des Rechts auf Selbsterhaltung, wie sie eine Zeit der Not mit sich bringt, liegt die Gefahr der Überspannung, die Gefahr, daß der Gedanke der opfermütigen Unterordnung der Gesunden unter die Bedürfnisse der Hilflosen und Kranken, wie er der wahren Krankenpflege zugrundeliegt, gegenüber den Lebensansprüchen der Gesunden an Kraft verliert.«[48]

Zu den führenden Psychiatern, die der von Bonhoeffer beschriebenen Gefahr erlagen und aus den Erfahrungen des Krieges heraus den Brückenschlag zur Rassenhygiene betrieben, gehörte Emil Kraepelin. In einem programmatischen Aufsatz aus dem Jahr 1916 nannte er als zukünftige Hauptaufgabe der Psychiatrie die Beschäftigung mit der Frage, »in welchem Umfange die Vererbung krankhafter Anlagen einerseits, Keimschädigungen andererseits die Leistungs- und Widerstandsfähigkeit auch der zukünftigen Geschlechter ungünstig beeinflussen.«[49] In der Rassenhygiene sah er ein Mittel, um die Wiedererstarkung der Nation mit den Mitteln der Biologie voranzutreiben:

> »Vielleicht wird uns gerade die Zeit nach den unermeßlichen Verlusten durch den Krieg besonders eindringlich die Notwendigkeit vor Augen führen, mit allen Mitteln die Erhaltung der geistigen und sittlichen Gesundheit und Leistungsfähigkeit unseres Volkes anzustreben. Nur die Wissenschaft vermag uns die Wege zu diesem Ziel zu zeigen.«[50]

Während der Weimarer Republik stieß die Rassenhygiene bei den verschiedensten politischen und gesellschaftlichen Gruppen auf eine zunehmend positive Resonanz: Die Forderung, angeblich »minderwertige« Bevölkerungsgruppen an der Fortpflanzung zu hindern, wurde von Anhängern der völkischen Rechten, die die »Qualität« des »Volkskörpers« heben wollten, »um Deutschlands Not und Gefährdung aktiv zu bekämpfen«,[51] ebenso erhoben wie von Sozialde-

[48] Vortrag aus dem Jahr 1920, zit. nach ebd., S. 81.

[49] Emil Kraepelin: Ein Forschungsinstitut für Psychiatrie. In: Zeitschrift für die gesamte Neurologie und Psychiatrie 32 (1916), S. 1-38, hier S. 8f. (Hier zit. nach Blasius: »Einfache Seelenstörung«, S. 129).

[50] Kraepelin: Ein Forschungsinstitut, S. 1f. (Hier zit. nach Blasius: »Einfache Seelenstörung«, S. 128).

[51] Einer der prominentesten akademischen Vertreter dieser Richtung war der Tübinger Psychiater Robert Gaupp, der 1925 in einem Vortrag bei der Jahresversammlung des Deutschen Vereins für Psychiatrie die Legalisierung der »Unfruchtbarmachung geistig und sittlich Kranker und Minderwertiger« forderte, aus dem auch die hier angeführten Zitate stammen (Ders.: Die Unfruchtbarmachung, S. 11, 13).

mokraten.[52] So vertrat etwa Alfred Grotjahn, der das gesundheitspolitische Programm der SPD verfaßt hatte und von 1921 bis 1924 dem Reichstag angehörte,[53] die Ansicht, daß ein Drittel der Bevölkerung Deutschlands als »minderwertig« einzustufen sei.[54] Auch Grotjahns Argumentation war nicht frei von nationalistischen Ressentiments und bevölkerungspolitischen Wunschvorstellungen:

> »Die Nation, der es zuerst gelänge, das gesamte Krankenhaus- und Anstaltswesen in den Dienst der Ausjätung der körperlich und geistig Minderwertigen zu stellen, würde einen von Jahrzehnt zu Jahrzehnt wachsenden Vorsprung vor allen übrigen Völkern gewinnen.«[55]

Auch in den Kirchen wurden eugenische Parolen und der Ruf nach der Sterilisation der sogenannten »Minderwertigen« laut. Auf evangelischer Seite veröffentlichte 1924 das Monatsblatt der Inneren Mission einen Beitrag des sächsischen Pfarrers Hünlich, der die These vertrat, daß dieser Eingriff nicht im Widerspruch zum Willen Gottes stehe und auch keine Manipulation der Schöpfung darstelle.[56] 1931 gründete der Central-Ausschuß für die Innere Mission auf Betreiben von Hans Harmsen, dem Geschäftsführer des Verbandes der Deutschen Evangelischen Kranken- und Pflegeanstalten, eine Fachkonferenz für Eugenik,[57] die wenig später zu einem ständigen Ausschuß erweitert wurde.[58] Im gleichen Jahr plädierte Harmsen, der ein Schüler von Alfred Grotjahn war,[59] in der Zeitschrift seines Verbandes für die Sterilisierung von Geisteskranken, die nötigenfalls auch gegen deren Willen durchgeführt werden sollte.[60] In diesem Aufsatz scheute der evangelische Eugeniker sich nicht, die Kranken – wörtlich – als »lebensunwertes Leben«[61] zu bezeichnen und eine radikale Beschneidung der Sozialleistungen für sie zu fordern:

---

52 Mit der Affinität zwischen Sozialismus und Eugenik setzte sich insbesondere Michael Schwartz auseinander (Ders.: Sozialismus und Eugenik. Zur fälligen Revision eines Geschichtsbildes. In: Internationale Wissenschaftliche Korrespondenz zur Geschichte der deutschen Arbeiterbewegung 25 (1989), S. 465-489. – Ders.: Proletarier und Lumpen. Sozialistische Ursprünge eugenischen Denkens. In: Vierteljahrshefte für Zeitgeschichte 42 (1994, Heft 4), S. 537-570. – Ders.: Sozialistische Eugenik. Eugenische Sozialtechnologien in Debatten und Politik der deutschen Sozialdemokratie 1890-1933. (Forschungsinstitut der Friedrich-Ebert-Stiftung, Reihe Politik und Gesellschaftsgeschichte, hg. von Dieter Dowe und Michael Schneider, Bd. 42). Bonn 1995).

53 Schmuhl: Rassenhygiene, Nationalsozialismus, Euthanasie, S. 45, Anm. 108.

54 Alfred Grotjahn: Soziale Pathologie. Versuch einer Lehre von den sozialen Beziehungen der Krankheiten als Grundlage der sozialen Hygiene. (3., neubearb. Aufl.). Berlin 1923. [Reprint Berlin, Heidelberg, New York 1977], S. 475. – Ders.: Geburten-Rückgang und Geburten-Regelung im Lichte der individuellen und sozialen Hygiene. Berlin 1914, S. 145.

55 Grotjahn: Soziale Pathologie, S. 463.

56 Hünlich: Die Sterilisierung im Dienste der Inneren Mission. In: Bausteine. Monatsblatt für Innere Mission 56 (1924), S. 127-130, hier S. 129.

57 Schmuhl: Rassenhygiene, Nationalsozialismus, Euthanasie, S. 95.

58 Michael Schwartz: Konfessionelle Milieus und Weimarer Eugenik. In: Historische Zeitschrift 261 (1995), S. 403-448, hier S. 434.

59 Ebd., S. 433. 1956 gründete Harmsen die Organisation »Pro Familia« (Bock: Zwangssterilisation, S. 46).

60 Hans Harmsen: Eugenetische Neuorientierung unserer Wohlfahrtspflege. In: Gesundheitsfürsorge. Organ des Gesamtverbandes der Deutschen Evangelischen Kranken- und Pflegeanstalten 5 (1931), S. 128-131, hier S. 131.

61 Ebd. Angesichts derart menschenverachtender Formulierungen stellt sich die Frage, ob man tatsächlich wie Michael Schwartz bei den »Weimarer Eugenikern« von »Mäßigung« und »Pragmatis-

»Läßt man den Dingen freien Lauf, so sind wir in Gefahr, daß unser Volk an der überspannten Fürsorge und Wohlfahrtspflege zugrunde geht.«[62]

Ebenfalls im Jahr 1931 verabschiedete eine Fachkonferenz der Inneren Mission in Treysa unter dem Vorsitz von Harmsen eine Entschließung, in der die gesetzliche Zulassung der eugenisch indizierten Sterilisation gefordert wurde, wobei man allerdings Wert darauf legte, daß der Eingriff nicht gegen den Willen der Betroffenen durchgeführt werden sollte.[63]

Auch in den Reihen der katholischen Kirche gab es ausgewiesene Befürworter der Sterilisation. In einem Vortrag über »Sterilisation im Licht der Sozialethik«, den er im Mai 1925 vor der Badischen Gesellschaft für Soziale Hygiene hielt, warf der Freiburger Pfarrer und Moraltheologe Dr. Joseph Mayer den Geisteskranken vor, daß sie biologisch »meist noch unter dem Tiere« stünden und deshalb »weder vom moraltheologischen noch auch vom kirchenrechtlichen Standpunkt« ein Recht auf die Zeugung von Kindern hätten. Mehr noch: Der Staat lade schwere Schuld auf sich, wenn er ihre Fortpflanzung nicht verhindere.[64]

Der politisch wie wissenschaftlich profilierteste Vertreter eugenischer Konzepte im katholischen Bereich war der Jesuit Hermann Muckermann, der 1922 Vorstandsmitglied der Gesellschaft für Rassenhygiene geworden war und 1927 zum Abteilungsleiter für Eugenik im neugegründeten Kaiser-Wilhelm-Institut für Anthropologie ernannt wurde.[65] Der Sterilisation stand Muckermann zunächst ablehnend gegenüber. Ab etwa 1929 vertrat jedoch auch er die Ansicht, daß ein solcher Eingriff mit Einverständnis der Betroffenen statthaft sei, wenn ihre Fortpflanzung mit anderen Mitteln nicht zu verhindern war.

In der katholischen Hierarchie stießen die eugenischen Überlegungen von Mayer und Muckermann jedoch auf strikte Ablehnung. In der Enzyklika »Ca-

---

mus« sprechen kann und ob die von ihm kritisierte Einordnung dieser Wohlfahrtsexperten als »präfaschistisch« nicht doch eine gewisse Berechtigung hat (Vgl. ders.: Konfessionelle Milieus, S. 403f., 444. – Ders.: Sozialismus und Eugenik, S. 465f., 471f. – Ders.: Sozialistische Eugenik, S. 11). Relativ kühn erscheint in diesem Zusammenhang auch der Versuch von Schwartz, die Eugenik der Zeit vor dem Dritten Reich moralisch zu exkulpieren, indem er die nationalsozialistische Rassenhygiene als »singuläre Erfahrung« und »Sonderfall der Eugenik insgesamt« beschrieb (Ebd.: S. 11, 15).

62 Harmsen: Eugenetische Neuorientierung, S. 131.

63 Schwartz: Konfessionelle Milieus, S. 434f. – Nowak: ›Euthanasie‹ und Sterilisierung, S. 94f. – Kurt Nowak sah in diesen »Treysaer Beschlüssen« eine »Scheidemarke zwischen alter und neuer Diakonie« (Ders.: Sterilisation, Krankenmord und Innere Mission im ›Dritten Reich‹. In: Aly (Hg.): Aktion T4, S. 74-83, hier S. 74f.). Pastor Friedrich von Bodelschwingh aus Bethel bezeichnete die eugenisch indizierte Unfruchtbarmachung in Treysa gar als einen Akt »christlicher Nächstenliebe gegenüber kommenden Generationen« (Ebd. – Ganssmüller: Erbgesundheitspolitik, S. 74).

64 Mayer: Sterilisation im Lichte der Sozialethik, S. 116f. Die Thesen des Vortrages decken sich im wesentlichen mit ders.: Gesetzliche Unfruchtbarmachung Geisteskranker. (Studien zur katholischen Sozial- und Wirtschaftsethik 3). Freiburg/Brsg. 1927.

65 Alle Angaben zu Muckermann nach Schwartz: Konfessionelle Milieus, S. 421-423. 1927 trat Muckermann aus dem Jesuitenorden aus, weil er offenbar fürchtete, daß die Bindung an eine Ordensgemeinschaft seinem Ruf als Wissenschaftler schaden könne. Gleichwohl verfügte er auch danach noch über gute Kontakte zur Zentrumspartei sowie innerhalb des katholischen Milieus, wo er als Vortragsredner sehr gefragt war.

sti Connubii« vom 31. Dezember 1930 verurteilte Papst Pius XI. die eugenisch indizierte Sterilisation als unzulässigen Eingriff in die Natur des Menschen und die göttliche Ordnung. Das päpstliche Lehrschreiben hob hervor, daß der Staat keine Gewalt über den Körper seiner Bürger habe und daß das Recht der Familien auf Kinder einen höheren Rang habe als der Anspruch des Staates auf gesunde Untertanen.[66]

Die Beispiele Grotjahn, Harmsen und Muckermann zeigen, daß rassenhygienische Forderungen bis hin zum Sterilisationspostulat während der Weimarer Republik nicht nur von politischen Extremisten erhoben wurden, sondern auch von einzelnen Angehörigen der Parteien der Mitte, die sich mit den »demokratischen und wohlfahrtsstaatlichen Prämissen« der Republik arrangiert hatten.[67] Michael Schwartz spricht in diesem Zusammenhang sogar von einer »Weimarer Eugenik«.[68] In der Tat präsentierte sich die Rassenhygiene – wie es einer ihrer Vertreter schon im Kriegsjahr 1916 formuliert hatte – als »ein großzügiges politisches Programm über den Parteien.«[69] In ihrer Studie über »Elemente und Ursprünge totaler Herrschaft« wies Hannah Arendt darauf hin, daß der Erfolg des Sozialdarwinismus vor allem auf seine »politische Unbestimmtheit« und die Tatsache zurückzuführen sei, »daß er nur ganz im allgemeinen der Stimmung des Zeitalters entsprach und alle seine wesentlichen Elemente irgendwie aufgenommen und verarbeitet hatte.«

> »Auf der Grundlage dieser Vererbungslehre konnte man ebensogut an eine Rassenherrschaft wie eine Klassenherrschaft glauben oder daran, daß die Geschichte ein Kampf der Rassen wie daß sie ein Kampf der Klassen sei. Man konnte sich des Darwinismus für nahezu jegliche ideologische Einstellung bedienen, ja, man konnte auf seiner Grundlage sowohl für die Diskriminierung niederer Rassen wie für ihre Höherentwicklung sich einsetzen.«[70]

Daß die Forderung nach der Ausschließung angeblich »minderwertiger« Personen von der Fortpflanzung nicht auf die Vertreter der völkischen Rechten beschränkt blieb, zeigt sich auch daran, daß eine Reihe von Ländern in- und außerhalb Europas zum Teil schon vor dem Ersten Weltkrieg Sterilisationsgesetze erlassen hatte, von denen einige die Durchführung von eugenisch indizierten Unfruchtbarmachungen sogar gegen den Willen der Betroffenen erlaubten. So wurde schon 1907 im US-Bundesstaat Indiana ein entsprechendes Gesetz verabschiedet.[71] Zwei Jahre später folgte Kalifornien, wo man eine besonders rigide

---

66 Nowak: ›Euthanasie‹ und Sterilisierung, S. 109f.

67 Siehe hierzu insbesondere Schwartz: Proletarier, S. 555. – Ders.: Konfessionelle Milieus, S. 409.

68 Ebd., S. 410.

69 So Hermann Werner Siemens im Vorwort zu seinem 1916 erschienen Buch »Grundzüge der Rassenhygiene« (Hier zit. nach der zweiten Auflage von 1923 (Ders.: Grundzüge der Rassenhygiene. Zugleich Einführung in die Vererbungslehre. Für die Gebildeten aller Berufe. (2. Aufl.). München 1923, S. 4)).

70 Hannah Arendt: Elemente und Ursprünge totaler Herrschaft. Antisemitismus, Imperialismus, totale Herrschaft. (5. Aufl.). München, Zürich 1996, S. 392.

71 Die folgenden Ausführungen über Sterilisationsgesetze in den USA stützen sich auf Horst Seidler, Andreas Rett: Rassenhygiene. Ein Weg in den Nationalsozialismus. Wien, München 1988, S. 101-103. – Blasbalg: Ausländische und deutsche Gesetze, S. 477-483.

Sterilisationspolitik betrieb. 1925 gab es in 23 Bundesstaaten Sterilisationsgesetze. Auch in anderen Ländern wurde in den zwanziger und dreißiger Jahren die Sterilisation von ›Minderwertigen‹ legalisiert.[72] In Europa nahmen dabei die skandinavischen Staaten eine Vorreiterrolle ein:[73] In Dänemark wurde im Sommer 1932 ein Gesetz verabschiedet, das die Sterilisation von Verbrechern und »abnormen Personen«[74] erlaubte. In Schweden, wo 1922 mit Zustimmung aller im Reichstag vertretenen Parteien das weltweit erste staatliche Institut für Rassenhygiene gegründet worden war, wurde 1934 auf Initiative der Arbeiterpartei ein Zwangssterilisationsgesetz verabschiedet, auf dessen Grundlage bis 1976 [sic] insgesamt etwa 63.000 Menschen sterilisiert wurden. 95 Prozent von ihnen waren Frauen.[75] In Finnland gab es ebenfalls ein Zwangsgesetz.[76] Auch in verschiedenen Schweizer Kantonen wurden Sterilisationen durchgeführt.[77]

Die Verbreitung eugenischen Gedankenguts in den verschiedensten gesellschaftlichen und politischen Gruppen im In- und Ausland darf dennoch nicht darüber hinwegtäuschen, daß es zwischen der völkischen Rechten und der Rassenhygiene eine besonders ausgeprägte Affinität gab. Anders als bei den sozialdemokratischen Befürwortern der Eugenik war der Rassengedanke für die Nationalsozialisten ein Kernelement ihres politischen Selbstverständnisses und ihrer ›Blut-und-Boden‹-Ideologie. Hinzu kamen der Anti-Individualismus der NS-Bewegung und die Vergötterung von Gemeinschaftsidealen. Der Anthropologe Fritz Lenz, der 1923 auf den ersten deutschen Lehrstuhl für Rassenhygiene berufen wurde und als einer der führenden wissenschaftlichen Experten auf diesem Gebiet galt,[78] analysierte 1931 in einem Aufsatz die Berührungspunkte zwischen Nationalsozialismus und Rassenhygiene und gelangte dabei zu dem Schluß, daß »die Nationalsozialistische Deutsche Arbeiterpartei (N.S.D.A.P.) die erste politische Partei nicht nur in Deutschland, sondern über-

[72] So zum Beispiel in einigen kanadischen Provinzen und im mexikanischen Bundesstaat Veracruz (Seidler, Rett: Rassenhygiene, S. 106f. – Erich Ristow: Erbgesundheitsrecht. Berechtigung, Bedeutung und Anwendung des Gesetzes zur Verhütung erbkranken Nachwuchses mit einem Anhang der Gesetze, Verordnungen und wichtigsten Runderlasse. Stuttgart, Berlin 1935, S. 50-64. – Blasbalg: Ausländische und deutsche Gesetze, S. 483f.).

[73] Die nachstehenden Ausführungen zu Schweden und Dänemark stammen – soweit nicht anders vermerkt – aus ebd., S. 485-487.

[74] So wörtlich im Gesetzestext, Abdruck ebd., S. 485f. Ab 1935 war es in Dänemark sogar gesetzlich erlaubt, die Sterilisation gegen den Willen der Betroffenen durchzuführen (Ristow: Erbgesundheitsrecht, S. 58).

[75] Zur Situation in Schweden: Maija Runcis: Steriliseringar i folkhemmet. Stockholm 1998, S. 355-358. – Seidler, Rett: Rassenhygiene, S. 93. – Ristow: Erbgesundheitsrecht, S. 58f. – Vgl. auch Der Spiegel 36/1997, S. 152-154, hier S. 152.

[76] Ristow: Erbgesundheitsrecht, S. 59.

[77] In Zürich wurden bereits vor dem Ersten Weltkrieg Menschen aus eugenischen und sozialen Gründen sterilisiert, ohne daß man dafür ein spezielles Gesetz erlassen hätte (Blasbalg: Ausländische und deutsche Gesetze, S. 484f.). Im Kanton Waad wurde 1928 ein Gesetz verabschiedet, das die Unfruchtbarmachung von Geisteskranken, Geistesschwachen und Drogenabhängigen ermöglichte, in der Praxis jedoch nie angewandt wurde (Ebd. – Christine Charlotte Makowski: Eugenik, Sterilisationspolitik, ›Euthanasie‹, S. 123).

[78] Angaben zur Person von Lenz nach Schmuhl: Rassenhygiene, Nationalsozialismus, Euthanasie, S. 38.

haupt [ist], welche die Rassenhygiene als eine zentrale Forderung ihres Programms vertritt.«[79]

1.4 Die Forderung nach der »Freigabe der Vernichtung lebensunwerten Lebens«

Schon vor dem Ersten Weltkrieg hatten einige wenige Rassenhygieniker neben der eugenisch indizierten Sterilisation auch die Tötung von unheilbar Kranken gefordert.[80] Anders als das Sterilisationspostulat stieß diese Forderung jedoch im Kaiserreich und auch in der Weimarer Republik zumeist auf deutliche Ablehnung.

Neu entfacht wurde die Debatte über diese Frage, als 1920 der Freiburger Ordinarius für Psychiatrie und Neurologie Alfred Hoche und der Leipziger Jurist Karl Binding eine Denkschrift veröffentlichten, in der sie unter dem Titel »Die Freigabe der Vernichtung lebensunwerten Lebens« die straflose Tötung von Anstaltspatienten verlangten.[81] Ähnlich wie die Sterilisationsbefürworter beriefen auch Binding und Hoche sich dabei vor allem auf ökonomische Argumente: Das Leben der Geisteskranken besitze »weder für die Gesellschaft noch für die Lebensträger selbst irgendwelchen Wert.«[82] Nach dem verlorenen Krieg könne Deutschland es sich nicht mehr leisten, »die Schwächlinge aller Sorten zu erhalten« und »den minderwertigen Elementen Pflege und Schutz angedeihen zu lassen:«[83]

---

79 Fritz Lenz: Die Stellung des Nationalsozialismus zur Rassenhygiene. In: Archiv für Rassen- und Gesellschaftsbiologie (1931), S. 300-308, hier S. 300. Dem ›Führer‹ der NSDAP bescheinigte Lenz, daß er »der erste Politiker von wirklich großem Einfluß« sei, »der die Rassenhygiene als eine zentrale Aufgabe aller Politik erkannt hat und der sich tatkräftig dafür einsetzen will.« (Ebd., S. 308).

80 Schwartz datierte den Beginn der Diskussion um die ›Euthanasie‹ in Deutschland auf etwa 1850 und charakterisierte sie in ihrer Frühphase als einen »Wortwechsel unter Außenseitern [...] ohne jede politische Relevanz.« (Ders.: ›Euthanasie‹-Debatten in Deutschland (1895-1945). In: Vierteljahrshefte für Zeitgeschichte 46 (1998), S. 617-665, hier S. 620). Die Frage nach dem Verhältnis zwischen dem ›Euthanasie‹-Postulat und der Rassenhygiene wird in der Literatur unterschiedlich beantwortet. Während u.a. Nowak und Schmuhl in der Forderung nach der Tötung von Kranken den Ausdruck rassenhygienischen Denkens sahen, vertrat Schwartz die Ansicht, daß der ›Euthanasie‹ keine eugenischen Motive zugrundegelegen hätten (Ders: Sozialismus und Eugenik, S. 482), sondern daß es sich hierbei um »ein Folgeproblem modernen Denkens und gesellschaftlicher Modernisierung« gehandelt habe (Ders.: ›Euthanasie‹-Debatten, S. 619, 664). Die Argumente, derer sich die Befürworter der ›Euthanasie‹ bedienten (siehe die weiteren Ausführungen in diesem Kapitel) und die gemeinsame Ausrichtung von Zwangssterilisation und Krankenmord gegen sog. ›Erbkranke‹ lassen jedoch Zweifel an dieser These von Schwartz aufkommen.

81 Karl Binding, Alfred Hoche: Die Freigabe der Vernichtung lebensunwerten Lebens. Ihr Maß und ihre Form. Leipzig 1920.

82 Ebd., S. 51.

83 Ebd., S. 55.

»Die Frage, ob der für diese Kategorien von Ballastexistenzen notwendige Aufwand nach allen Richtungen hin gerechtfertigt sei, war in den verflossenen Zeiten des Wohlstandes nicht dringend; jetzt ist es anders geworden, und wir müssen uns ernstlich mit ihr beschäftigen. Unsere Lage ist wie die der Teilnehmer an einer schwierigen Expedition, bei welcher die größtmögliche Leistungsfähigkeit Aller [sic] die unerläßliche Voraussetzung für das Gelingen der Unternehmung bedeutet, und bei der kein Platz ist für halbe, Viertels- und Achtels-Kräfte.«[84]

Der Jurist Binding vertrat dabei die These, daß die Tötung von psychisch Kranken nicht als Mord oder Totschlag betrachtet werden könne, da diese Tatbestände nur dann gegeben seien, wenn dabei der Lebenswille des Opfers gebrochen werde.[85] Dies, so assistierte ihm der Psychiater Hoche, sei jedoch bei den »unheilbar Blödsinnigen«, die er als »Ballastexistenzen«,[86] »Defektmenschen«[87] und »geistig Tote«[88] bezeichnete, nicht der Fall, da diese »auf einem intellektuellen Niveau [stehen], das wir erst tief unten in der Tierreihe wiederfinden,«[89] weshalb sie auch nicht »imstande [sind], innerlich einen subjektiven Anspruch auf Leben erheben zu können.«[90] Wenn die Geisteskranken aber nicht über einen Lebenswillen verfügten, dann sei ihre »Beseitigung« auch kein »Verbrechen, [...] sondern ein erlaubter nützlicher Akt.«[91]

Binding und Hoche waren die ersten, die derart unverhohlen das Lebensrecht von Psychiatriepatienten in Frage stellten. Obwohl ihre Veröffentlichung über »die Freigabe der Vernichtung lebensunwerten Lebens« eine Reihe weiterer Publikationen von medizinischer, theologischer und juristischer Seite auslöste,[92] stießen sie mit ihrer Forderung jedoch zumeist auf Ablehnung.[93] So verabschiedete der 42. Deutsche Ärztetag im September 1921 bei nur einer Gegenstimme eine Resolution, in der es hieß: »Der Ärztetag kann ein Bedürfnis für Straffreiheit der Vernichtung lebensunwerten Lebens durch Ärzte nicht anerkennen.«[94]

84 Ebd.

85 Als Beleg dafür, daß es »privilegierte Tötungen« gebe, die von der Justiz und auch im öffentlichen Bewußtsein weniger streng beurteilt werden, verwies Binding auf die Sterbehilfe bei Todkranken und die Tötung auf Verlangen. Bei letzterer resultiere die mildere Beurteilung aus dem Umstand, daß der Lebenswille des Opfers nicht gebrochen werde, »durch welche Vergewaltigung die regelmäßige Tötung erst ihre furchtbare Schwere erlangt.« (Ebd., S. 24).

86 Ebd., S. 55.

87 Ebd.

88 Ebd., S. 51.

89 Ebd., S. 57.

90 Ebd., S. 57f.

91 Ebd.

92 F.A.B. Wehrmann: Euthanasie und Vernichtung lebensunwerten Lebens. Ein quellenmäßiger Bericht über die moderne Literatur des Problems. In: Archiv für Bevölkerungspolitik, Sexualethik und Familienkunde (1931), S. 101-113. – Borchardt: Die Freigabe der Vernichtung lebensunwerten Lebens. In: Deutsche Strafrechtszeitung 9 (1922, Heft 7/8), Sp. 206-210. – Fritz Dehnow: Zur Erneuerung der Ethik. Leipzig 1922. – Ernst Mann: Moral der Kraft. Weimar 1920. – Ders.: Die Erlösung der Menschheit vom Elend. Weimar 1922. – Ders.: Die Wohltätigkeit als aristokratische und rassenhygienische Forderung. Weimar 1924.

93 Schmuhl: Rassenhygiene, Nationalsozialismus, Euthanasie, S. 121f.

94 Bericht vom Karlsruher 42. Ärztetag. In: Ärztliches Vereinsblatt für Deutschland. 50. Jg., Nr. 1243 (09.10.1921), Sp. 267f. – J.E. Meyer wies in seinem 1988 erschienen Literaturbericht zur Frage der Etablierung des ›Euthanasie‹-Gedankens vor 1933 darauf hin, daß sich die Rassenhygiene zu die-

Rückblickend stellte der Jurist Erich Bötel 1934 in einer Studie über die »Rechtmäßigkeit der Euthanasie« mit spöttischem Unterton fest, daß diese Frage nach der Überwindung der Nachkriegswirren von 1918 an Bedeutung verloren habe und »zum gegenwärtigen Zeitpunkt« nur noch »von jugendlichen Ideologen befürwortet [wird], die wohl zu viel von Nietzsche und Haeckel gelesen haben und in ihrer Einfalt an die Züchtung des Übermenschen glauben.«[95]

Ganz so entschieden, wie das Votum des Ärztetages und die pointierte Formulierung von Bötel vermuten lassen, war die Ablehnung von Krankentötungen während der Weimarer Republik freilich doch nicht. Kurze Zeit nach dem Erscheinen der »Freigabe der Vernichtung lebensunwerten Lebens« von Binding und Hoche führte der sächsische Anstaltsdirektor Ewald Meltzer eine schriftliche Umfrage unter den Eltern und Vormündern von 200 schwachsinnigen Kindern durch, die in seiner Einrichtung untergebracht waren.[96] Meltzer wollte von den Erziehungsberechtigten wissen, ob sie prinzipiell bereit wären, unter bestimmten Umständen ihre Einwilligung zu einer »schmerzlose[n] Abkürzung des Lebens ihres Kindes« zu geben.[97] Von den 200 angeschriebenen Eltern antworteten 162; 73 Prozent davon erklärten, daß sie grundsätzlich mit einer Tötung ihrer Kinder einverstanden seien.[98]

1.5 Gesetzesinitiativen zur Legalisierung der Sterilisation am Ende der Weimarer Republik

Anders als die Diskussion um die »Freigabe der Vernichtung lebensunwerten Lebens« führte die Debatte um die Zulassung der eugenisch indizierten Sterilisation bereits während der Weimarer Republik zu konkreten Gesetzesinitiativen.[99] Am 21. Mai 1923 reichte der Zwickauer Medizinalrat Dr. Gustav Boeters bei der sächsischen Staatsregierung eine Denkschrift ein, in der er sich für die Schaffung einer gesetzlichen Regelung aussprach, die die Sterilisation von behinderten Kindern, Anstaltsinsassen und unehelichen Müttern auch gegen den Willen der Betroffenen ermöglichen sollte.[100] Boeters, der selbst auch Sterilisa-

---

sem Zeitpunkt »gegenüber der Vernichtung ›lebensunwerten Lebens‹ eher reserviert verhalten habe, weil es ihr vom Grundsatz her um vorbeugende Maßnahmen ging.« (Ders.: »Die Freigabe der Vernichtung lebensunwerten Lebens« von Binding und Hoche im Spiegel der deutschen Psychiatrie vor 1933. In: Der Nervenarzt 59 (1988), S. 85-91, hier S. 90). Vgl. auch Schwartz: ›Euthanasie‹-Debatten, S. 629.

95 Erich Bötel: Die Rechtmäßigkeit der Euthanasie. Ihr Umfang und ihre Grenzen. Braunschweig 1934, S. 44.

96 Nowak: ›Euthanasie‹ und Sterilisierung, S. 56f. – Schwartz: ›Euthanasie‹-Debatten, S. 639f.

97 Ebd.

98 Zahlen nach Nowak: ›Euthanasie‹ und Sterilisierung, S. 57.

99 Übersicht bei Ristow: Erbgesundheitsrecht, S. 16f.

100 Schmuhl: Rassenhygiene, Nationalsozialismus, Euthanasie, S. 100f. – Wortlaut des Entwurfs bei Blasbalg: Ausländische und deutsche Gesetze, S. 490-492.

tionen durchführte, für die er – obwohl sie illegal waren – rechtlich nicht belangt wurde,[101] hatte jedoch mit seinem Gesetzesvorschlag trotz der Unterstützung durch die sächsische Regierung auf Reichsebene keinen Erfolg. Auch eine Reihe weiterer Initiativen von kommunaler und ärztlicher Seite, die die gesetzliche Zulassung der eugenisch indizierten Sterilisation zum Ziel hatten, scheiterte in den folgenden Jahren.[102]

Im Juli 1932 legte der Preußische Landesgesundheitsrat den Entwurf eines Sterilisationsgesetzes vor, der u.a. von den »Weimarer Eugenikern« Muckermann, Harmsen und Grotjahn ausgearbeitet worden war.[103] Der Gesetzesentwurf sah vor, daß Personen, »die an erblicher Geisteskrankheit, erblicher Geistesschwäche, erblicher Epilepsie oder an einer sonstigen Erbkrankheit [leiden] oder Träger krankhafter Erbanlagen [sind]«,[104] sterilisiert werden konnten, wenn sie mit dem Eingriff einverstanden waren.[105] Zwar gelangte dieser Entwurf nicht mehr zur Verabschiedung. Dennoch zeigt die öffentliche Debatte, die das Vorhaben begleitete, daß die eugenisch indizierte Sterilisation – sofern sie nicht auf Zwang, sondern auf Freiwilligkeit beruhte – am Vorabend des Dritten Reiches in den meisten gesellschaftlichen und politischen Gruppen auf Zustimmung stieß.[106] Verschiedene Städte, die sich von der Zulassung der Sterilisation eine Reduzierung der Fürsorgekosten erhofften, intervenierten im Herbst 1932 beim Reichsinnenminister und verlangten den Erlaß eines Sterilisationsgesetzes.[107] Die Ärzteorganisationen unterstützten den preußischen Entwurf;[108] die Wohlfahrtsverbände der evangelischen Kirche begrüßten ihn ebenfalls.[109] Nur von seiten der katholischen Kirche wurde das Vorhaben unter Berufung auf die Enzyklika »Casti Connubii« abgelehnt.[110] Allerdings deutet einiges darauf hin, daß diese römische Linie von den politischen Exponenten des deutschen Katholizismus nicht durchweg geteilt wurde.[111]

Angesichts des Echos, das der preußische Entwurf in der zeitgenössischen Diskussion fand, stellt sich in der Rückschau die Frage, ob die NS-Herrschaft

---

101 Fritz Baum: Über den praktischen Malthusianismus, Neo-Malthusianismus und Sozialdarwinismus. Leipzig 1929, S. 124. Siehe auch Ehlers: Die Praxis der Sterilisierungsprozesse, S. 4.

102 Bock: Zwangssterilisation, S. 51.

103 Ausführungen zum preußischen Entwurf – soweit nicht anders vermerkt – nach ebd., S. 51f. Vgl. auch Schwartz: Konfessionelle Milieus, S. 442f.

104 So in § 1 des Gesetzesentwurfs. Hier zit. nach Fritz Lenz: Rassenhygiene und Sterilisierung im Preußischen Landesgesundheitsrat. In: Archiv für Rassen- und Gesellschaftsbiologie (1933), S. 180-185, hier S. 182.

105 Laut Bock wurde die Einwilligung der Betroffenen »aus taktischen Gründen« erst nachträglich in den Entwurf aufgenommen; ursprünglich habe es sich um ein Zwangsgesetz gehandelt (Dies.: Zwangssterilisation, S. 51).

106 Ebd., S. 52.

107 Ebd., S. 80-82.

108 Schmuhl: Rassenhygiene, Nationalsozialismus, Euthanasie, S. 103f.

109 Ganssmüller: Erbgesundheitspolitik, S. 73f. – Schmuhl: Rassenhygiene, Nationalsozialismus, Euthanasie, S. 104.

110 Ebd. – Nowak: ›Euthanasie‹ und Sterilisierung, S. 107-110. – Ganssmüller: Erbgesundheitspolitik, S. 74.

111 Schwartz wies darauf hin, daß das preußische Zentrum im Zusammenhang mit den Überlegungen des Landesgesundheitsrates seine ursprünglich ablehnende Position revidiert habe (Ders.: Konfessionelle Milieus, S. 443).

eine conditio sine qua non für den Erlaß eines Sterilisationsgesetzes in Deutschland war oder ob ein solches Gesetz nicht auch unter parlamentarischen Vorzeichen denkbar gewesen wäre. In der Forschung wird diese Frage unterschiedlich beantwortet. Hans Walter Schmuhl vertrat mit Blick auf die Eugenik-Debatte in der Weimarer Republik und die Resonanz auf den Entwurf des Landesgesundheitsrates die These, daß der preußische Entwurf »sicher durch Notverordnung in Kraft gesetzt worden wäre, wenn er nicht sogar im Reichstag eine Mehrheit gefunden hätte.«[112] »Zu Beginn des Jahres 1933 stand fest, daß die rassenhygienisch indizierte Sterilisierung legalisiert werden würde. Umstritten war lediglich, ob Unfruchtbarmachungen auch unter Zwang durchgeführt werden sollten.«[113] Dagegen gelangte Gisela Bock zu dem Schluß, daß ein Sterilisationsgesetz »in einem parlamentarisch regierten Deutschland [...] kaum eine Chance gehabt« hätte, da es im Reichstag »von einigen Besonnenen und auf jeden Fall vom Katholizismus bzw. vom Zentrum abgelehnt worden« wäre.[114] Auch wenn Bocks Einschätzung der Mehrheitsverhältnisse im Reichstag durchaus plausibel erscheint, sollte die Immunität parlamentarischer Systeme gegen die Zumutungen der Rassenhygiene nicht überschätzt werden. Sonst wäre es kaum zu erklären, daß es zur gleichen Zeit auch in demokratischen Staaten wie den USA oder Schweden Zwangssterilisationsgesetze gab.

Unabhängig davon, wie man die hypothetische Frage beantwortet, ob in Deutschland auch ohne die Machtergreifung der Nationalsozialisten ein Sterilisationsgesetz erlassen worden wäre und in welchem Verhältnis dabei Freiwilligkeit und Zwang gestanden hätten, bleibt festzuhalten, daß es am Vorabend des Dritten Reiches – sieht man einmal vom katholischen Lehramt ab – kaum Widerspruch gegen ein solches Gesetzesvorhaben und die ihm zugrundeliegenden Vorstellungen von »Minderwertigkeit« gab.[115] Die nihilistischen Gedankenexperimente von Gaupp, Binding und Hoche, die wirtschaftliche Not und der Ruf nach »einfachen Lösungen« zu ihrer Behebung: all‹ das hatte den Boden für die Sterilisationspolitik der Nationalsozialisten bereitet.

Die Vorgeschichte von Zwangssterilisation und ›Euthanasie‹ ist nicht in erster Linie eine Geschichte von Maßnahmen und Ereignissen, sondern sie ist vor allem die Geschichte einer schleichenden Delegitimierung der Menschenwürde von Kranken und Behinderten; einer Delegitimierung, die sich in den wirtschaftlichen und sozialen Krisenjahren nach dem Ersten Weltkrieg als stärker erwies als die Reformansätze der Vorkriegszeit. Am deutlichsten zeigt sich dieser Humanitätsverlust gegenüber den Schwächsten der Gesellschaft in der Sprache, in der lange vor Beginn des Dritten Reiches Begriffe wie »Minderwertigkeit«, »Ballastexistenzen« oder »Lebensunwertes Leben« gängiges Vokabular wurden. Schon 1918 hatte Professor Oscar Hertwig, der Direktor des anatomisch-biologischen Instituts der Universität Berlin, auf die möglichen Folgen dieser sprachlichen Verrohung hingewiesen:

[112] Schmuhl: Rassenhygiene, Nationalsozialismus, Euthanasie, S. 129.
[113] Ebd., S. 104.
[114] Bock: Zwangssterilisation, S. 52.
[115] Ebd., S. 51.

»Man glaube doch nicht, daß die menschliche Gesellschaft ein halbes Jahrhundert lang Redewendungen wie unerbittlicher Kampf ums Dasein, Auslese der Passenden, des Nützlichen, des Zweckmäßigen, Vervollkommnung durch Zuchtwahl usw. in ihrer Übertragung auf die verschiedensten Gebiete wie tägliches Brot gebrauchen kann, ohne in der ganzen Richtung der Ideenbildung tiefer und nachhaltiger beeinflußt zu werden.«[116]

[116] Oscar Hertwig: Zur Abwehr des ethischen, des sozialen, des politischen Darwinismus. Jena 1918, S. 2.

2. ZWANGSSTERILISATION IM SAARLAND

Am 10. Februar 1936 schrieb der Bürgermeister einer Gemeinde aus dem Kreis Homburg den folgenden Brief an das örtliche Gesundheitsamt:

> »Ich stelle hiermit den Antrag, den Hilfsarbeiter Hermann Hartmann* [...] zu sterilisieren. Hartmann* ist stark idiotisch veranlagt und zudem ein Trinker. Vater und Großvater waren Alkoholiker und zudem geistig schwach. Im Jahre 1923 hat sich Hartmann* mit einer Ella Trüb* [...] verheiratet. Auch diese stammt aus einer Familie, die mit vielen Schwächen belastet ist. Sie kann ebenfalls als halbidiotisch angesehen werden. Aus der Ehe sind bereits 4 Kinder hervorgegangen, die die schlechte Erbmasse ihrer Eltern mitbekommen haben und geistig schwach sind. Es muß unter allen Umständen vermieden werden, daß Hartmann* noch einige Idioten in die Welt setzt und bitte ich [sic] deshalb die Sterilisation mit größter Beschleunigung durchzuführen. Ich bitte, auch die Ehefrau einer Untersuchung zu unterziehen und, falls sie schwanger sein sollte, die Schwangerschaft zu unterbrechen und auch an ihr eine Sterilisation vorzunehmen.«[1]

Ein Vierteljahr später wurde Hermann Hartmann* im Landeskrankenhaus Homburg sterilisiert. Drei Jahre später erlitt einer seiner Söhne das gleiche Schicksal;[2] ein Jahr darauf wurde seine Ehefrau unfruchtbar gemacht.[3] Ein zweiter Sohn, dem ebenfalls die Sterilisation drohte, entging dem Eingriff, als er zum Militär einberufen wurde.[4]

Ähnlich wie Hermann Hartmann* und seiner Familie erging es im Gebiet des heutigen Saarlandes fast 3.000 Männern, Frauen und Kindern, gegen die vor Gericht ein Verfahren eröffnet wurde, an dessen Ende in der Mehrzahl der Fälle die Verurteilung zur Sterilisation stand.[5]

2.1 DAS GESETZ ZUR VERHÜTUNG ERBKRANKEN NACHWUCHSES

Die Rechtsgrundlage für die Zwangssterilisation bildete das sogenannte Gesetz zur Verhütung erbkranken Nachwuchses (GzVeN),[6] das am 14. Juli 1933 vom Kabinett beschlossen wurde.[7] Formal knüpfte das GzVeN an die Überlegungen aus der Weimarer Republik und den preußischen Entwurf von 1932 an. Ein we-

[1] LA AG SB 4.
[2] LA AG SB 81.
[3] LA AG SB 82.
[4] LA AG SB 146. Siehe auch unten S. 162.
[5] Siehe unten S. 136f.
[6] RGBl I, S. 529. Die nachstehenden Zitate und Paraphrasen aus dem Gesetzestext beziehen sich auf den im amtlichen Kommentar abgedruckten Wortlaut (Gesetz zur Verhütung erbkranken Nachwuchses vom 14. Juli 1933 nebst Ausführungsverordnungen. Bearbeitet und erläutert von Dr.

sentlicher Unterschied bestand jedoch darin, daß das Sterilisationsgesetz der Nationalsozialisten ein Zwangsgesetz war: Während der Preußische Landesgesundheitsrat die Durchführung der Sterilisation noch von der Zustimmung des Betroffenen abhängig machen wollte, verfügte § 12 des GzVeN ausdrücklich, daß der Eingriff »auch gegen den Willen des Unfruchtbarzumachenden« auszuführen sei. Der amtliche Gesetzeskommentar pries diesen Verzicht auf den Grundgedanken der Freiwilligkeit als »Bresche in das Geröll und die Kleinmütigkeit einer überholten Weltanschauung und einer übertriebenen, selbstmörderischen Nächstenliebe der vergangenen Jahrhunderte.«[8]

Für die Nationalsozialisten, die ihre Politik als »angewandte Biologie« verstanden wissen wollten,[9] hatte das Sterilisationsgesetz über die Bekämpfung von ›Erbkrankheiten‹ hinaus eine große symbolische Bedeutung. Im GzVeN sahen sie ein Mittel, um den Machtanspruch des totalen Staates auch in die unmittelbarste Privatsphäre der Menschen hineinzutragen und »das [sic] Primat und die Autorität des Staates [...] auf dem Gebiet des Lebens, der Ehe und der Familie« endgültig zu sichern.«[10]

§ 1 des Gesetzes zur Verhütung erbkranken Nachwuchses lautete:

> »(1) Wer erbkrank ist, kann durch chirurgischen Eingriff unfruchtbar gemacht (sterilisiert) werden, wenn nach den Erfahrungen der ärztlichen Wissenschaft mit großer Wahrscheinlichkeit zu erwarten ist, daß seine Nachkommen an schweren körperlichen oder geistigen Schäden leiden werden.
> (2) Erbkrank im Sinne dieses Gesetzes ist, wer an einer der folgenden Krankheiten leidet:
> 1. angeborenem Schwachsinn,
> 2. Schizophrenie,
> 3. zirkulärem (manisch-depressivem) Irresein,
> 4. erblicher Fallsucht,
> 5. erblichem Veitstanz (Huntingtonsche Chorea),
> 6. erblicher Blindheit,
> 7. erblicher Taubheit,
> 8. schwerer erblicher körperlicher Mißbildung.
> (3) Ferner kann unfruchtbar gemacht werden, wer an schwerem Alkoholismus leidet.«[11]

med. Arthur Gütt, Dr. med. Ernst Rüdin, Dr. jur. Falk Ruttke. Mit Beiträgen: Die Eingriffe zur Unfruchtbarmachung des Mannes und zur Entmannung. Von Geheimrat Dr. med. Erich Lexer, München. Die Eingriffe zur Unfruchtbarmachung der Frau. Von Prof. Dr. med. Heinrich Eymer, München. (2., neubearb. Aufl.). München, Berlin 1936, S. 73-76. [Zitierweise im folgenden: »Gütt, Rüdin, Ruttke (1936)«. Wird ausnahmsweise auf die erste Auflage des Gesetzeskommentars aus dem Jahr 1934 verwiesen, so wird diese Jahreszahl in Klammern vermerkt]).

7 Der zu diesem Zeitpunkt bereits entmachtete Reichstag war an der Verabschiedung des Gesetzes nicht beteiligt (Ingo von Münch (Hg.): Gesetze des NS-Staates. Dokumente eines Unrechtssystems. Zusammengestellt von Uwe Brodersen. Mit einer Einführung von Ingo von Münch. (3., neubearb. u. erweit. Aufl.). Paderborn, München, Wien, Zürich 1994, S. 15f.).

8 Gütt, Rüdin, Ruttke (1936), S. 5.

9 »Es ist von daher nicht abwegig, nationalsozialistische Politik als angewandte Biologie zu bezeichnen.« (J. Grunwald: Das Gesundheitswesen im Dritten Reich. In: W. Klein (Hg.): Der Amtsarzt. Ein Nachschlagewerk für Medizinal- und Verwaltungsbeamte. (2., völlig neu bearb. Aufl.). Jena 1943, Abschn. I, S. 3).

10 Gütt, Rüdin, Ruttke (1936), S. 5.

Auf den ersten Blick suggeriert die Formulierung »kann unfruchtbar gemacht werden« in § 1 des Gesetzes, daß die Sterilisation eine freiwilligen oder fakultativen Charakter hatte. Dies war jedoch keineswegs der Fall. Der bereits erwähnte § 12 bestimmte ausdrücklich, daß der Eingriff auch »gegen den Willen des Unfruchtbarzumachenden« vorgenommen werden sollte. In geradezu sophistischer Weise erklärte dazu der amtliche Gesetzeskommentar, daß aus dem »kann« ein »muß« werde, sobald das Gericht die Sterilisation beschlossen habe.[12]

Laut Gesetzeskommentar galt die Erblichkeit von angeborenem Schwachsinn, Schizophrenie, zirkulärem Irresein, erblicher Fallsucht und erblichem Veitstanz als »allgemein nachgewiesen.«[13] Für einen Menschen, der an einer dieser Krankheiten litt, bedeutete dies, daß er auch dann als ›erbkrank‹ zur Sterilisation verurteilt werden konnte, wenn in seiner Familie keine weiteren Krankheitsfälle aufgetreten waren. So erhielt beispielsweise der Sohn eines Patienten der saarländischen Heil- und Pflegeanstalt Merzig, der gegen die Einstufung seines Vaters als ›erbkrank‹ protestiert und dabei auch darauf hinwiesen hatte, daß alle Vorfahren der Familie gesund gewesen seien, von der Anstaltsleitung folgende Antwort:[14]

> »Wie Ihnen mitgeteilt wurde, leidet Ihr Vater an Schizophrenie. In § 1 des Gesetzes zur Verhütung erbkranken Nachwuchses heißt es: ›Erbkrank im Sinne des Gesetzes ist, wer an einer der folgenden Krankheiten leidet: 1. ...; 2. Schizophrenie; 3.; 4.‹ usw ... Danach ist ihr Vater als erbkrank zu betrachten. Das Gesetz erfordert nicht den Nachweis, daß bei den Vorfahren von heutigen Erbkranken Fälle von Schizophrenie nachgewiesen werden können.«

Auch der Merziger Patient Karl Manderscheid*, der an Schizophrenie litt, wurde pauschal als ›erbkrank‹ eingestuft.[15] Als seine Ehefrau sich darüber beschwerte, daß ihr aufgrund dieser Diagnose die staatliche Beihilfe für kinderreiche Familien verweigert worden war, obwohl alle ihre Kinder gesund seien, berief sich die Anstaltsleitung ebenfalls auf den Wortlaut des GzVeN:

---

11 Alkoholismus wurde im Gesetzestext in einem separaten Absatz genannt, weil er nicht per se als ›Erbkrankheit‹ galt. Der Gesetzeskommentar argumentierte jedoch, »daß ein schwerer, hartnäckiger Alkoholmißbrauch fast ausnahmslos auf konstitutionell erblicher psychopathischer Basis entsteht und daher Nachkommen aus diesem Grund nicht erwünscht sind.« (Gütt, Rüdin, Ruttke (1934), S. 127. – Siehe auch 2. Aufl. von 1936, S. 170-175). Siehe auch Herbert Linden: Erb- und Rassenpflege. In: Klein (Hg.): Amtsarzt, Abschn. IV, S. 68: »Der schwere Alkoholismus ist an und für sich keine Krankheit, sondern das Symptom einer geistigen Abwegigkeit. Gerade gegen diese geistige Abwegigkeit, die starke Erbkraft besitzt, richten sich unsere erbpflegerischen Maßnahmen.«

12 Gütt, Rüdin, Ruttke (1936), S. 110. Die Verwendung des Wortes »kann« wird im Kommentar damit erklärt, daß durch diese Formulierung »das nach früherer Rechtsauffassung als bestehend angenommene Verbot der Unfruchtbarmachung aus Gründen der Erbpflege aufgehoben« werde (Ebd.).

13 Ebd., S. 116. Bei erblicher Blindheit, erblicher Taubheit und schwerer erblicher körperlicher Mißbildung ging man dagegen davon aus, daß deren Erblichkeit zwar wahrscheinlich, aber nicht sicher sei und deshalb im Einzelfall begründet werden mußte. (Ebd. – Vgl. auch Ristow: Erbgesundheitsrecht, S. 88f.).

14 Alle Angaben und Zitate nach MZG 798.

15 Alle Angaben und Zitate nach MZG 485.

»Leider handelt es sich bei Ihrem Mann um eine Krankheit [sic], die unter das Erbgesetz fällt, und für die eine erbliche Anlage angenommen werden muß, selbst wenn in der Familie kein weiterer Fall vorgekommen ist.«

Das GzVeN sah vor, daß die Entscheidung, ob ein Mensch sterilisiert werden sollte, von einem sogenannten Erbgesundheitsgericht getroffen werden mußte.[16] Dieses Gericht, das unter Ausschluß der Öffentlichkeit tagte, trat in Aktion, wenn ihm ein schriftlicher »Antrag auf Unfruchtbarmachung« vorgelegt wurde. Den Antrag konnten der »Unfruchtbarzumachende« selbst, sein gesetzlicher Vertreter[17] oder aber – und das war in der Praxis der Regelfall – der Leiter des zuständigen Gesundheitsamtes oder ein anderer beamteter Arzt stellen. Analog zu den Amtsärzten waren bei den Insassen von Krankenhäusern, Heil- und Pflegeanstalten oder Gefängnissen die jeweiligen Anstaltsleiter antragsberechtigt.[18]

Die Erbgesundheitsgerichte waren den Amtsgerichten angegliedert und bestanden aus je einem Amtsrichter sowie einem beamteten und einem nicht-beamteten »für das Deutsche Reich approbierten Arzt, der mit der Erbgesundheitslehre besonders vertraut« sein sollte.[19] Das Gericht hatte das Recht, Zeugen und Sachverständige anzuhören, es konnte den »Unfruchtbarzumachenden« untersuchen lassen und bei Nichterscheinen zur Verhandlung seine polizeiliche Vorführung anordnen. Ärzte, »die als Zeugen oder Sachverständige vernommen« wurden, waren »ohne Rücksicht auf das Berufsgeheimnis zur Aussage verpflichtet«[20] und konnten sich nicht auf ihre Schweigepflicht berufen.[21] Nach mündlicher Beratung trafen der Amtsrichter und seine beiden ärztlichen Beisitzer mit einfacher Stimmenmehrheit die Entscheidung über die Durchführung der Sterilisation.[22]

Gegen den Gerichtsbeschluß konnten der Antragsteller, der für den Wohnort des ›Sterilisanden‹ zuständige Amtsarzt sowie der Angeklagte oder sein gesetzlicher Vertreter »binnen einer Notfrist von einem Monat nach der Zustellung« Beschwerde einlegen,[23] über die dann in zweiter und zugleich letzter Instanz ein Erbgesundheitsobergericht entschied, das beim jeweiligen Oberlandesgericht angesiedelt war und ebenfalls aus einem Juristen und zwei Medizinern bestand.[24]

16 GzVeN, §§ 4-8 (Gütt, Rüdin, Ruttke (1936), S. 74).
17 GzVeN, § 2 (Ebd., S. 73).
18 GzVeN, § 3 (Ebd., S. 73f).
19 GzVeN, § 6 (Ebd., S. 74).
20 GzVeN, § 7 (Ebd.).
21 Daum, Deppe: Zwangssterilisation in Frankfurt, S. 190.
22 GzVeN, § 8 (Gütt, Rüdin, Ruttke (1936), S. 74).
23 GzVeN, § 9 (Ebd., S. 74f.). Die Beschwerdefrist wurde durch das Gesetz zur Änderung des Gesetzes zur Verhütung erbkranken Nachwuchses vom 26. Juni 1935 auf zwei Wochen verkürzt (Ebd., S. 80).
24 GzVeN, § 10 (Ebd., S. 75).

Das Gesetz sah vor, daß der richterliche Sterilisationsbeschluß, sobald er rechtskräftig war, in einem Krankenhaus »durch einen für das deutsche Reich approbierten Arzt« vollstreckt werden mußte, wobei dieser nicht mit dem Antragsteller oder einem der ärztlichen Beisitzer des Gerichts identisch sein durfte.[25] Bei der Durchführung des Eingriffes erlaubte das GzVeN ausdrücklich auch die Anwendung von Zwangsmitteln bis hin zur polizeilichen Vorführung des Opfers im Krankenhaus.

Die Gerichtskosten trug laut Gesetz der Staat. Der ärztliche Eingriff mußte von den Krankenkassen, den Fürsorgeverbänden oder – wenn die anderen Kostenträger ausfielen – ebenfalls aus der Staatskasse bezahlt werden.[26] Begründet wurde die Übertragung der Kosten auf die Krankenkassen und die öffentliche Hand damit, daß diese durch die Sterilisationspolitik auf lange Sicht erhebliche finanzielle Entlastungen zu erwarten hätten, da sie danach nicht mehr für die Behandlung möglicher behinderter Nachkommen von ›Erbkranken‹ aufkommen müßten.[27]

Der Text des GzVeN, den Reichsinnenminister Wilhelm Frick am 14. Juli 1933 dem Kabinett vorlegte, war von Arthur Gütt, dem Medizinalreferenten im Reichsinnenministerium, in Zusammenarbeit mit dem Erbpsychiater Ernst Rüdin und dem Juristen Falk Ruttke (Geschäftsführer des Reichsausschusses für Volksgesundheit beim Reichsinnenministerium), ausgearbeitet worden, die auch den amtlichen Kommentar dazu verfaßten.[28] Noch eine Woche vor seiner Verabschiedung wurde der Entwurf des GzVeN auf einen Einspruch des Reichsjustizministers hin abgeändert: Ursprünglich hatte das Gesetz neben der eugenischen Sterilisation auch die Frage der Abtreibung von ›rassisch unerwünschtem Nachwuchs‹ sowie die Kastration von Sittlichkeitsverbrechern regeln sollen. Im Justizministerium befürchtete man jedoch, daß die Zusammenfassung von Straftätern und ›Erbkranken‹ in ein und demselben Gesetz zu Unmut unter den Mitgliedern der letztgenannten Gruppe führen könnte, auf deren Kooperationsbereitschaft man zu diesem Zeitpunkt durchaus hoffte.[29] Um den Anschein einer Kriminalisierung von Kranken und Behinderten zu vermeiden und um zu verhindern, daß die Sterilisation von ihnen als eine Strafe aufgefaßt würde, wurden die Maßnahmen gegen Sittlichkeitsverbrecher schließlich aus dem Entwurf für das GzVeN gestrichen und separat im Gesetz gegen gefährliche Gewohnheitsverbrecher und über Maßregeln der Sicherung und Besserung zusammengefaßt, das am 24. November 1933 verabschiedet wurde.[30] »Aus politischen Erwägungen zurückgestellt«[31] wurde auch die zu-

[25] GzVeN, § 11 (Ebd., S. 75).

[26] GzVeN, § 13 (Ebd., S. 76).

[27] Ebd., S. 79.

[28] Die nachstehenden Ausführungen zur Entstehungsgeschichte des GzVeN stützen sich – soweit nicht anders vermerkt – auf Bock: Zwangssterilisation, S. 84-87.

[29] So heißt es in der Gesetzesbegründung: »Das Gesetz geht davon aus, daß derjenige, dessen Unfruchtbarmachung zum Nutzen der Volksgesundheit notwendig ist, in vielen Fällen selbst die nötige Einsicht aufbringen wird, um die Sterilisierung zu beantragen.« (Gütt, Rüdin, Ruttke (1936), S. 78).

[30] RGBl I 1933, S. 995-999.

[31] So Gütt an das Sächsische Ministerium des Inneren, 4. Juli 1934.

nächst geplante gesetzliche Regelung für Abtreibungen an »erbkranken weiblichen Personen.«[32]

Auch in der Kabinettsitzung am 14. Juli, in der das Sterilisationsgesetz beschlossen wurde, gab es noch einige Einsprüche. Vizekanzler Franz von Papen warnte vor einer Durchführung der Sterilisation gegen den Willen der Betroffenen und schlug stattdessen vor, diese zwangsweise zu asylieren. Außerdem kritisierte er den Erblichkeitsbegriff und verwies auf Unsicherheiten bei der Erbprognose im Falle der Schizophrenie.[33] Vor allem aber befürchtete von Papen eine mögliche Beeinträchtigung des Verhältnisses zwischen dem Reich und der katholischen Kirche durch das GzVeN. Diese Rücksichtnahme auf die Wertvorstellungen und Interessen der Kirche hatte einen sehr konkreten Hintergrund: Sechs Tage nach der Kabinettsrunde vom 14. Juli stand die Unterzeichnung des Konkordats mit dem Vatikan an,[34] dessen Abschluß man nach Möglichkeit nicht gefährden wollte, zumal dieser Staatsvertrag für die neue Reichsregierung einen wichtigen außenpolitischen Prestigegewinn bedeutete. Aus diesem Grund wurde das GzVeN schließlich zwar am 14. Juli beschlossen, aus taktischen Gründen aber erst am 26. Juli bekanntgegeben.

Im Reichsgebiet trat das Gesetz zur Verhütung erbkranken Nachwuchses am 1. Januar 1934 in Kraft. Im Saarland, das zu diesem Zeitpunkt noch nicht wieder zum Deutschen Reich gehörte, sondern infolge des Ersten Weltkrieges unter Völkerbundsmandat stand, blieben die Menschen zunächst noch vor der Einführung der Zwangssterilisation verschont. Dies galt offenbar auch für Saarländerinnen und Saarländer, die in Anstalten im Reichsgebiet untergebracht waren oder sich aus anderen Gründen in Deutschland aufhielten. Mit Blick auf das politische Klima im Vorfeld der Saarabstimmung ordnete das Reichsinnenministerium im August 1934 an, daß vorläufig keine Sterilisationsverfahren gegen Menschen aus dem Saarland eröffnet werden sollten, die in Deutschland lebten.[35] Nachdem die Saar jedoch infolge der Volksabstimmung vom 13. Januar 1935 wieder ins Reich eingegliedert worden war, wurde das Gesetz auch hier eingeführt.[36] In einem Erlaß vom 18. Oktober 1935 verfügte der Reichsjustizminister die Einrichtung des Erbgesundheitsgerichtes Saarbrücken.[37] Damit wa-

---

[32] Zur Abtreibung siehe auch unten S. 148.

[33] Zur Kritik von Papens siehe Schmuhl: Rassenhygiene, Nationalsozialismus, Euthanasie, S. 154f. – Ganssmüller: Erbgesundheitspolitik, S. 42.

[34] Dem Abschluß des Konkordats stimmte die Reichsregierung in der gleichen Sitzung zu, in der auch das GzVeN verabschiedet wurde.

[35] Kramer: »Ein ehrenhafter Verzicht auf Nachkommenschaft«, S. 161f. Kramer begründete den Aufenthalt von saarländischen Psychiatriepatienten außerhalb des Saarlandes damit, daß »das Saargebiet über keine eigene ›Irrenanstalt‹ verfügte« (Ebd.). Diese Erklärung entspricht jedoch nicht den Tatsachen. Bis zum Kriegsbeginn wurden Geisteskranke im Saarland in der Heil- und Pflegeanstalt Merzig sowie in der psychiatrisch-neurologischen Abteilung des Landeskrankenhauses Homburg behandelt.

[36] Die Rechtsgrundlage hierfür bildete die »Verordnung über die Einführung reichsrechtlicher Vorschriften im Saarland« vom 27. Februar 1935 (RGBl. I, S. 1204).

[37] »Auf Grund des Art. 12 der Dritten Verordnung zur Ausführung des Gesetzes zur Verhütung erbkranken Nachwuchses vom 5.2.1935 (RGBl. I, S. 286) in Verbindung mit § 1 der Verordnung über die Einführung reichsrechtlicher Vorschriften im Saarland vom 27.2.1935 (RGBl. I, S. 1204) bestimme ich: Für das Saarland wird bei dem Amtsgericht Saarbrücken ein Erbgesundheitsgericht

ren auch im Saarland die Voraussetzungen für die Durchführung von Zwangssterilisationen geschaffen.[38]

2.2 Die Erfassung der potentiellen Sterilisationsopfer

Von zentraler Bedeutung für die Erfassung der späteren Sterilisationsopfer waren die Amtsärzte[39] und die von ihnen geleiteten Staatlichen Gesundheitsämter.[40] Die Institution des Staatlichen Gesundheitsamtes war durch das Gesetz über die Vereinheitlichung des Gesundheitswesens vom 3. Juli 1934 geschaffen worden.[41] Zu dem umfangreichen Aufgabenspektrum dieser Behörde gehörten neben der Zuständigkeit für Hygiene und gesundheitspolizeiliche Maßnahmen u.a. auch die Ehe- und Mütterberatung, die Schulgesundheitspflege, die »gesundheitliche Volksbelehrung«, die Fürsorge für Tuberkulöse, körperlich Behinderte und Süchtige sowie die amts-, gerichts- und vertrauensärztliche Tätigkeit. Außerdem wirkte das Gesundheitsamt bei der »Auswahl deutscher Bauernsiedler« und Beamtenanwärter mit. Selbst der Weg zur Würde eines »vorstädtischen Kleinsiedlers« führte zunächst einmal zum Amtsarzt, und auch bei der Annahme an Kindes Statt hatte das Gesundheitsamt durch eine entsprechende Begutachtung zu gewährleisten, »daß die Wohltat der Adoption nach Möglichkeit nur erbgesunden Kindern vermittelt wird.«[42]

Zusätzlich zu diesen Aufgaben waren die Staatlichen Gesundheitsämter von Anfang an auch auf die erbbiologische Erfassung und Überwachung der Bevölkerung hin ausgerichtet.[43] In den Gesundheitsämtern mußten Beratungsstellen

---

errichtet.« (Erlaß des Reichsjustizministers vom 18.10.1935 (Zit. nach Ristow: Erbgesundheitsrecht, S. 331f.)).

38 Anders als im Saarland ließen sich die Nationalsozialisten nach dem ›Anschluß‹ Österreichs im März/April 1938 wesentlich mehr Zeit für die Einführung des GzVeN: Hier erlangte das Sterilisationsgesetz erst zum 1. Januar 1940 Gültigkeit. Aufgrund der kriegsbedingten Einschränkungen des Sterilisationsverfahrens und weil viele psychisch Kranke bereits wenig später im Zuge der ›Euthanasie‹ ermordet wurden, war die Zahl der Sterilisationsopfer in Österreich jedoch deutlich niedriger als im sogenannten ›Altreich‹. (Hartmann Hinterhuber: Ermordet und vergessen. Nationalsozialistische Verbrechen an psychisch Kranken und Behinderten in Nord- und Südtirol. Innsbruck 1995, S. 11. – Susanne Mende: Die Wiener Heil- und Pflegeanstalt »Am Steinhof« im Nationalsozialismus. (Medizingeschichte im Kontext, hg. von Ulrich Tröhler und Karl-Heinz Leven, Bd. 3). Frankfurt/M., Berlin, Bern 2000, S. 29).

39 So stellte Ministerialdirigent Herbert Linden in einem Amtshandbuch für Amtsärzte fest: »Unzweifelhaft ist der Amtsarzt in den Mittelpunkt der Durchführung des Gesetzes gestellt.« (Ders.: Erb- und Rassenpflege, S. 69).

40 Blasius: »Einfache Seelenstörung«, S. 150. – Bock: Zwangssterilisation, S. 189.

41 RGBl. I, S. 215.

42 Aufgabenbeschreibung nach Arthur Gütt: Der Aufbau des Gesundheitssystems im Dritten Reich. Berlin 1935, S. 11, 27, 46, 57.

43 Ebd., S. 11. Nach Bock war die Erfassung von Erbkranken sogar der Hauptgrund für die Schaffung der Staatlichen Gesundheitsämter (Dies.: Zwangssterilisation, S. 187). Ähnliche Bewertung

für Erb- und Rassenpflege eingerichtet werden, die unter anderem für die Begutachtung von Heiratswilligen auf ›Ehetauglichkeit‹ zuständig waren.[44] Auf ideologische und politische Zuverlässigkeit des Personals wurde dabei großer Wert gelegt. Selbst von angestellten Hilfsärzten erwartete man, daß sie »auf dem Boden der nationalsozialistischen Weltanschauung« standen.[45]

Diese Vielzahl von Zuständigkeiten und Aufgabengebieten ermöglichte es den Staatlichen Gesundheitsämtern, eine regelrechte erbbiologische Schleppnetzfahndung in der Bevölkerung zu betreiben. Die Mitarbeiter der Behörde waren verpflichtet, »jede Person, über die im Gesundheitsamt [...] hinsichtlich der Erbgesundheit etwas bekannt geworden ist«, in einer »erbbiologischen Kartei« zu erfassen.[46] Auf diese Weise konnte ein Besuch auf dem Gesundheitsamt wegen der Gewährung einer Heiratserlaubnis, einer Beihilfe für Kinderreiche oder eines ›Ehestandsdarlehens‹ sehr schnell dazu führen, daß gegen den Betroffenen oder seine Angehörigen ein Sterilisationsverfahren eingeleitet wurde.[47]

Bei den Menschen, die im Saarland den Amtsärzten bei Routineuntersuchungen auffielen, handelte es sich häufig um Heiratswillige, die zur Erteilung eines sogenannten ›Ehetauglichkeitszeugnisses‹ vor den Amtsarzt zitiert worden waren oder sich um ein ›Ehestandsdarlehen‹ beworben hatten, das nur ›erbgesunden‹ Paaren gewährt werden durfte. Über einen Bergmann aus der Saarlouiser Gegend, für den im Oktober 1942 ein Sterilisationsantrag wegen angeborenen Schwachsinns gestellt wurde, berichtet das dem Antrag beigefügte amtsärztliche Gutachten: »Ist bei der Bestellung des Aufgebotes aufgefallen, weil er seinen Namen nicht richtig schreiben konnte.«[48] Im Antragsformular einer 24jährigen Witwe aus Saabrücken vermerkte der Amtsarzt: »Es handelt sich in diesem Falle um eine äußerst dringende Eilsache, da Schwangerschaft im dritten Monat besteht. Frau C.* beabsichtigt, sich wieder zu verheiraten.«[49]

Gerade wenn es um Eheschließungen ging, zeigt sich die besondere Perfidie der nationalsozialistischen Erb- und Rassenpolitik: Wiederholt kam es vor, daß Männer und Frauen, denen das Gesundheitsamt wegen eines Gebrechens die

bei Alfons Labisch, Florian Tennstedt: Gesundheitsamt oder Amt für Volksgesundheit? Zur Entwicklung des öffentlichen Gesundheitsdienstes seit 1933. In: Norbert Frei (Hg.): Medizin und Gesundheitspolitik in der NS-Zeit. (Schriftenreihe der Vierteljahrshefte für Zeitgeschichte, Sondernummer). München 1991, S. 35-66, hier S. 35. – In einem zeitgenössischen Kommentar heißt es zu dieser Frage: »Mit dem Tage, an welchem der Durchbruch des Nationalsozialismus endlich dem Grundsatz Geltung schaffte, daß der Wert einer Einzelperson nur nach dem Grade ihres Nutzens für das Volksganze bemessen werden kann, war in erhöhtem Maße die Notwendigkeit gegeben, im öffentlichen Gesundheitsdienst eine durchweg einheitliche Organisation für das ganze Reich zu schaffen.« (Werner Spohr: Gesetz über die Vereinheitlichung des Gesundheitswesens in amtlicher Begründung. In: Monatshefte für NS Sozialpolitik 2 (1934), S. 137. (Zit. nach Elisabeth Fenner: Zwangssterilisation, S. 1)).

[44] Bock: Zwangssterilisation, S. 188. – Daum, Deppe: Zwangssterilisation in Frankfurt, S. 45.

[45] Gütt: Der Aufbau des Gesundheitssystems, S. 24.

[46] Ebd., S. 45.

[47] Siehe die nachstehenden Beispiele.

[48] LA AG SB 257.

[49] LA AG SB 293. Weitere Beispiele für die Erfassung von ›Erbkranken‹ im Zusammenhang mit ›Ehetauglichkeitszeugnissen‹ und ›Ehestandsdarlehen‹: LA AG SB 103; 149; 165; 166; 189; 190; 251; 331; 334; 338 u.a.

Heiratserlaubnis verweigert hatte, schließlich von sich aus ihre eigene Sterilisation verlangten, weil sie hofften, nach dem Eingriff endlich heiraten zu dürfen. Ein drastisches Beispiel für diese Form erzwungener »Freiwilligkeit« ist der 29jährige Michel Lang*.[50] Gegen den Ziegeleiarbeiter war bereits im Mai 1939 vom zuständigen Amtsarzt ein Antrag wegen erblicher Taubheit gestellt worden; das Verfahren verzögerte sich jedoch durch den Krieg. Als Lang* im Dezember 1943 heiraten wollte, wurde ihm das ›Ehetauglichkeitszeugnis‹ verweigert. Der Mann wußte sich schließlich nicht anders zu helfen und bat das Erbgesundheitsgericht um seine eigene Sterilisation:

> »Laut beiliegender Bescheinigung des Gesundheitsamtes Saarlautern ist mir die Ehe versagt worden, weil ich an einer Krankheit nach § 1 Buchstabe des Gesetzes vom 18.10.35 leide. Gegen diese Versagung des Ehetauglichkeitszeugnisses lege ich hiermit Beschwerde ein. Gemäß § 1 2 steht der Bestimmung des Abs. 1 Buchstabe der Eheschließung nichts entgegen, wenn der Verlobte unfruchtbar ist. Ich bin daher einverstanden, daß die Unfruchtbarmachung an mir vorgenommen werden kann und verpflichte mich gleichzeitig, diese Kosten zu übernehmen. Ich bitte, meinem Ersuchen stattzugeben.«[51]

Auf ähnliche Weise wurden auch die 30jährige Frieda Coulot* und ihr Verlobter zur Einwilligung in die Sterilisation genötigt:[52] Die Frau, die am 25. November 1938 vom Erbgesundheitsgericht Saarbrücken wegen erblicher Taubheit zur Sterilisation verurteilt worden war, hatte zunächst gegen diese Entscheidung Beschwerde eingelegt. Die Entscheidung in zweiter Instanz durch das Erbgesundheitsobergericht Zweibrücken zog sich dann fast drei Jahre lang hin. Während dieser Zeit war es Frieda Coulot* verboten zu heiraten. Ihr Bräutigam wandte sich daraufhin verzweifelt an das Gericht:

> »Die Folgen einer Ablehnung kann ich heute noch nicht voraussehen, denn Sie müssen bedenken, daß ich diese Frau elf Jahre kenne, und diese elf Jahre sind nicht aus dem Leben auszuwischen. Ich kann mir nicht vorstellen, daß Sie hier die Genehmigung zur Ehe nicht erteilen werden, eine Ablehnung könnte ich nicht ertragen, ich muß diese Frau haben, sie ist für mich mein Leben.«

In einem weiteren Schreiben an das Erbgesundheitsobergericht signalisierte der junge Mann schließlich, daß er mit einer Sterilisation seiner Verlobten[53] einverstanden sei, wenn man ihr nur die Heirat erlaube:

> »Sie müssen immer bedenken, daß die elf Jahre, in denen ich Freud und Leid mit meiner Braut teile, nicht aus dem Leben auszudenken sind. Wenn es das Staats- und Volksinteresse verlangt, daß wir, d.h. meine Braut, auf Nachkommen verzichten muß, dann muß uns aber doch die Möglichkeit zur Heirat gegeben werden.«

---

[50] LA AG SB 83.

[51] Zit. nach ebd. Lang* wurde übrigens wenig später durch das Erbgesundheitsgericht Saarbrücken vom Vorwurf der erblichen Taubheit freigesprochen, nachdem sich herausgestellt hatte, daß er keineswegs taub war, sondern eine umgangssprachliche Unterhaltung noch auf eine Distanz von vier Metern verstehen konnte. (Siehe auch unten S. 119).

[52] Alle Angaben und Zitate nach LA AG SB 46.

[53] Randbemerkung: Man beachte, wer hier mit wessen Sterilisation einverstanden ist.

Ins Visier der Gesundheitsämter gerieten auch gesunde Brautleute, von denen sich Familienangehörige in Anstaltsbehandlung befanden: Vor der Erteilung der entsprechenden Heiratsgenehmigungen forderten die Gesundheitsämter bei Anstalten und Erbgesundheitsgerichten die Akten von Familienangehörigen an.[54] Auch hier kam es vor, daß die betroffenen Menschen sich gezwungenermaßen die Ausgrenzungskriterien der nationalsozialistischen Rassenpolitik zu eigen machten und den Ermittlungen der Behörden vorgriffen. So fragte am 9. Januar 1938 die Nichte der Merziger Patientin Mathilde Ludwig* bei der Anstaltsleitung nach der Art der Krankheit ihrer Tante: »Da ich es unbedingt wissen muß wegen meinem erbbiologischen Gesundheitszeugnis.«[55]

Auch die Einstellung in den öffentlichen Dienst[56] und die Gewährung beruflicher Aufstiegsmöglichkeiten waren häufig mit einer erbbiologischen Begutachtung verbunden: Im Herbst 1941 etwa wurde dem bei der Reichsbahn angestellten Schlosser Peter März* die Übernahme in die Lokomotivführerlaufbahn verweigert, nachdem der Saarbrücker Oberbahnarzt herausgefunden hatte, daß der Vater von März* Patient in der Heil- und Pflegeanstalt Merzig war.[57] Ähnlich wie bei den Eheschließungen versuchten auch hier die Verwandten von Anstaltspatienten, den Behörden durch eigene Nachforschungen zuvorzukommen und die Diagnose der Klinik durch zusätzliche Angaben über die Vorgeschichte des Leidens in ihrem Sinne zu beeinflussen. So schrieb kurz vor Weihnachten 1937 der Saarbrücker Johann Vollmar* an die Merziger Anstalt:

> »Hierdurch bitte ich um Übersendung einer Bescheinigung, aus der die Ursache des Leidens meines Vaters ganz deutlich hervorgeht. Mein Vater ist seit 1925 in der Anstalt, und ich denke doch, daß in dem Zeitraum von 12 Jahren endgültig feststeht, woher seine Krankheit stammt. Er hat 2 Jahre aktiv gedient und war von August 1914 bis Ende 1918 draußen im Weltkrieg. Hier möchte ich nur bemerken, daß er dortselbst schon an Malaria und anderen schweren Krankheiten litt und dann auch in Rußland, Serbien und bis November 1918 in französischer Gefangenschaft war. Über diese Richtigkeit sind Dokumente da. Da ich als Verwaltungsangestellter dringend eine solche Bescheinigung benötige, bitte ich höflichst um baldige Übersendung derselben.«[58]

Von der Anstalt erhielt der Sohn des Patienten daraufhin die Auskunft, sein Vater leide an Schizophrenie. »Es handelt sich dabei um eine erbliche Geisteskrankheit im Sinne des Gesetzes zur Verhütung erbkranken Nachwuchses.«[59] Auf diese

---

54 Beispiele für diese Vorgehensweise: MZG 362; 671; 669; 608; 563; 521; 478; 448; 430.

55 MZG 228.

56 So z.B. MZG 782.

57 Anmerkung: Die Anfrage an die Anstalt Merzig wurde am 9. April 1949 von der Direktion der »Chemins de fer de la Sarre« wiederholt: »Der Schlosser Peter März* [...], der sich um Aufnahme in die Lokomotivführerlaufbahn bewirbt, hat bei der oberbahnärztlichen Untersuchung angegeben, daß keiner seiner Angehörigen an Fallsucht oder Geisteskrankheiten gelitten habe. Nach den hier vorliegenden Angaben aus dem Jahre 1941 soll sich der Vater des März* [...] mehrere Jahre als Geisteskranker in Ihrer Anstalt befunden haben. Wir bitten um Nachprüfung.« Die Anstaltsleitung teilte daraufhin mit, daß es sich bei der Krankheit des Vaters aller Wahrscheinlichkeit nach nicht »um ein sogenanntes Erbleiden handelt« (MZG 380).

58 MZG 798.

59 Ebd.

Mitteilung hin beschwerte sich Johann Vollmar* bei der Anstaltsleitung und wies darauf hin, daß die Krankheit seines Vaters unmöglich erblich sein könne, da alle Vorfahren der Familie gesund gewesen seien. Erneut führte er die Entbehrungen des Ersten Weltkrieges als Ursache der Erkrankung seines Vaters an:

> »Das soll einem Mann nicht die Nerven angegriffen haben, daß er später geisteskrank wurde [...]? Unser Führer Adolf Hitler hat draußen im Felde gestanden und weiß, was los ist. Dementsprechend werde ich mich auch weiterwenden.«

Die Bemühungen von Johann Vollmar* blieben indes ohne Erfolg; die Anstalt berief sich auf den Kommentar zum GzVeN, wonach die Erblichkeit von Schizophrenie ohne weitere Untersuchung als generell erwiesen zu gelten habe.

Auch die SS stellte erbbiologische Nachforschungen über die »familiären Belastungen« ihrer Anwärter an. Mehrmals kam es vor, daß junge Männer sich vor einer Bewerbung um Aufnahme in die SS bei der Merziger Anstaltsleitung nach der Diagnose von dort behandelten Verwandten erkundigten.[60] Wollten SS-Männer heiraten, so überprüfte das »Rasse- und Siedlungshauptamt« die ›Erbgesundheit‹ der Familien ihrer Bräute.[61] Um einem solchen Ermittlungsverfahren gegen die Familie seiner Verlobten zuvorzukommen, wandte sich ein heiratswilliger SS-Mann am 14. Februar 1938 an die Merziger Anstalt:

> »Durch meine Braut habe ich erfahren, daß ein Onkel von ihr [...] in der dortigen Anstalt untergebracht ist. Ich wäre Ihnen sehr dankbar, wenn Sie mir mitteilen würden, um welche Art von Krankheit es sich hierbei handelt. Es ist mir an einer solchen Auskunft sehr viel gelegen, da ich beim Vorhandensein einer vererbten Krankheit gezwungen wäre, das Verhältnis mit meiner Braut zu lösen.«[62]

Als Begründung dafür, warum er diese Nachforschungen selbst anstellte, anstatt sie den zuständigen Behörden zu überlassen, erklärte er in einem späteren Schreiben an die Anstaltsleitung, daß er eine Untersuchung durch das »Rasse- und Siedlungshauptamt« der SS vermeiden wolle und sich deshalb »vor Einsendung der Unterlagen für die Heiratsgenehmigung [...] über den Fall im Klaren sein« möchte. Beispiele wie das zuletzt zitierte zeigen, wie im Dritten Reich selbst intime Bereiche des menschlichen Miteinanders durch die Diskriminierung von ›Erbkranken‹ und das Denken in rassenhygienischen Kategorien mit Angst und Mißtrauen vergiftet wurden.

Auch der Gewährung von sozialen Unterstützungsleistungen durch die Nationalsozialistische Volkswohlfahrt (NSV) gingen Untersuchungen über die Erbverfassung der zu fördernden Familien voraus.[63] Selbst die Vergabe von Orden[64] und die Zulassung zum Studium[65] waren mit erbbiologischen Nachforschungen verbunden.

---

[60] MZG 384; 750; 781.

[61] Beispiele hierfür: MZG 349; 328.

[62] MZG 542 (Die Anstalt verweigerte auf diese Anfrage die Auskunft und verwies den Bräutigam an das zuständige Gesundheitsamt).

[63] MZG 325; 663.

[64] MZG 495.

[65] So fragte die Ehefrau eines Merziger Patienten, der durch drei Kopfschüsse verletzt worden war, am 8. März 1936 bei der Anstalt nach, ob bei ihrem Mann ein erbliches Leiden vorliege, da ihre Tochter studieren wollte (MZG 129; Schilderung des Falles unten S. 119).

Erfassungsmöglichkeiten für ›Erbkrankverdächtige‹ boten sich den Gesundheitsämtern auch bei der Mütter- und Schwangerenberatung. So wurde die 20jährige landwirtschaftliche Arbeiterin Patricia Haas* aus Saarbrücken, schwanger im fünften Monat, im Sommer 1944 von einer Mitarbeiterin der Schwangerenberatungsstelle Dudweiler an den Amtsarzt Saarbrücken-Land verwiesen. Dort meldete sie sich mit den Worten: »Eine Frau hat mich hierher geschickt, ich wär' zu dumm da dürft' ich keine Kinder kriegen.«[66] Mitunter kam es in solchen Fällen vor, daß der Amtsarzt neben der Sterilisation der Mutter gleich auch eine Abtreibung in die Wege leitetete.[67]

Ähnlich wie bei der Gewährung von ›Ehestandsdarlehen‹ war auch die Vergabe von Beihilfeleistungen mit einer Untersuchung auf dem Gesundheitsamt verbunden, die von den Amtsärzten genutzt wurde, um ›erbkranke‹ Antragsteller zu ermitteln.[68] Manche Anwärter auf Kinderbeihilfe erkannten diesen Mechanismus und verzichteten deshalb von sich aus auf die Unterstützung. So teilte etwa die Ehefrau des Bergmannes Franz Rebmann* aus Wemmetsweiler, gegen den wegen einer ›Erbkrankheit‹ ermittelt wurde, am 7. Mai 1944 dem Erbgesundheitsgericht Saarbrücken mit:

> »Sie brauchen sich keine Mühe mehr zu geben und etwas zuzuschicken, was meine Kinder und mein [sic] Mann anbetrifft. Das bleibt unbeantwortet und kommt dorthin, wo es niemand zu sehen bekommt. Es hat sich bis heute keine Partei, keine Fürsorge und keine NSV um uns gekümmert, brauchen Sie sich jetzt um meine Familie auch nicht zu bemühen.«[69]

Um beim Gesundheitsamt aktenkundig zu werden, brauchte ein ›Erbkrankverdächtiger‹ nicht einmal unbedingt persönlich »aufgefallen« zu sein. Häufig wurde die Behörde bei einer Routineuntersuchung von Verwandten auf eine mögliche ›Erbkrankheit‹ in der Familie aufmerksam und leitete dann Ermittlungen gegen die übrigen Angehörigen ein.[70] In der Bevölkerung waren diese Zusammenhänge und die Zugriffsmöglichkeiten der Gesundheitsämter nicht unbekannt, weshalb man ihnen häufig mit einem gewissen Mißtrauen begegnete. Selbst Personen, die wegen an und für sich unbedenklicher Untersuchungen vorgeladen waren, erschienen manchmal entweder gar nicht oder erst nach mehrmaliger Aufforderung vor dem Amtsarzt. Die Angst vor dem Gesundheitsamt war in einzelnen Fällen so groß, daß die Betroffenen sogar bereit waren, finanzielle Nachteile in Kauf zu nehmen, um einer möglichen erbbiologischen Begutachtung zu entgehen: Der 40jährige Bergmann Fritz Hurth* aus Marpingen etwa war vom Gesundheitsamt vorgeladen worden, weil der Grad seiner Erwerbsminderung festgestellt werden sollte, um beim Finanzamt St. Wendel eine Steuerermäßigung für ihn zu beantragen. Hurth* erschien jedoch

---

66 LA AG SB 363. Ähnlicher Fall: LA AG SB 148. Siehe auch Daum, Deppe: Zwangssterilisation in Frankfurt, S. 54.

67 Siehe auch unten S. 148.

68 So z.B. LA AG SB 218; 253; 324.

69 LA AG SB 324.

70 Häufig wurden dabei Informationen zwischen verschiedenen Gesundheitsämtern ausgetauscht (z.B. MZG 34; 438; 358).

auch nach mehrmaliger Aufforderung nicht und mußte schließlich in seiner eigenen Wohnung untersucht werden.[71]

Um eine möglichst lückenlose Erfassung potentieller ›Erbkranker‹ zu ermöglichen, verpflichtete das GzVeN alle approbierten Ärzte und »sonstigen Personen, die sich mit der Heilbehandlung, Untersuchung oder Beratung von Kranken befassen«,[72] also beispielsweise auch Hebammen, Zahnärzte, Heilpraktiker oder Masseure[73] jeden Verdacht auf das Vorliegen einer ›Erbkrankheit‹ beim zuständigen Amtsarzt anzuzeigen. Doch obwohl den Ärzten bei einer Verletzung der Anzeigepflicht eine Geldbuße von 150 Reichsmark und der Entzug der Approbation drohten,[74] wurde diese Vorschrift offenbar nicht immer befolgt: Die vorliegenden Studien über die Tätigkeit der Erbgesundheitsgerichte in Köln und Frankfurt haben ergeben, daß in beiden Städten in mehr als 50 Prozent aller Fälle keine Anzeigeformulare in den Unterlagen vorhanden sind.[75] In Hamburg sah sich das Gesundheitsamt gezwungen, drei Ärzte zu ermahnen, die ihrer Anzeigepflicht nicht in dem erwarteten Umfang nachgekommen waren.[76] Im Saarland enthielten von 378 ausgewerteten Einzelfallakten des Erbgesundheitsgerichtes Saarbrücken lediglich 24 eine solche Anzeige. Von diesen 24 Anzeigen wiederum stammte die Hälfte von Musterungs- oder Truppenärzten – also von Medizinern, die von ihren Patienten nicht unter dem Gesichtspunkt der freien Arztwahl konsultiert worden waren, sondern unter institutionellem Zwang. Nur drei der 24 Anzeigen wurden von niedergelassenen Hausärzten erstattet, eine von einer Gesundheitspflegerin sowie je eine von einem Nerven- und einem Krankenhausarzt.[77]

Das Fehlen der Anzeigeformulare in der überwiegenden Zahl der Fälle aus dem Saarland könnte darauf hindeuten, daß die Kooperationsbereitschaft der niedergelassenen Ärzte hier – wie auch in den anderen bereits erwähnten Regionen – eher gering war. Allerdings ist die Tatsache, daß in den Gerichtsakten nur selten Anzeigen enthalten sind, möglicherweise auch darauf zurückzuführen, daß der Reichsinnenminister die Amtsärzte in einem Erlaß vom 26. November 1934 dazu verpflichtet hatte, die Namen der anzeigenden Ärzte geheim zu halten, da sich für diese sonst

> »sehr große Nachteile und Unannehmlichkeiten ergeben können. [...] Der antragstellende Arzt oder Amtsarzt ist nicht berechtigt, dem Erbkranken oder sonstigen Personen davon Mitteilung zu machen, wer die Anzeige erstattet hat. [...] Der Amts-

---

[71] LA AG SB 199. Ähnlich liegt der Fall von Petra Grün* (LA AG SB 290): Sie war zur Klärung eines Invalidenantrages vorgeladen, erschien jedoch nicht auf dem Amt und mußte schließlich polizeilich vorgeführt werden.

[72] Art. 3 der Ausführungsverordnung vom 5.12.1933 (Gütt, Rüdin, Ruttke (1936), S. 84).

[73] Erläuterungen zum GzVeN (Gütt, Rüdin, Ruttke (1936), S. 211). Zu Hebammen siehe auch Ganssmüller: Erbgesundheitspolitik, S. 46.

[74] Siehe vorige Fußnote. Außerdem Ristow: Erbgesundheitsrecht, S. 78f.

[75] In Köln fehlte das Anzeigeformular in mehr als der Hälfte aller Akten (Dalicho: Sterilisationen in Köln, S. 39). In Frankfurt begannen die Akten in der Regel erst mit dem Formblatt »Antrag« (So Prof. Hans-Ulrich Deppe in einem Schreiben vom 20. Februar 1992 an den Verfasser).

[76] Fenner: Zwangssterilisation, S. 53f.

[77] In den übrigen Fällen fehlt eine Angabe über die Funktion des Anzeigestellers.

arzt ist auch dem Erbgesundheitsgericht gegenüber zur Anzeige des Namens der anzeigenden Medizinalperson nur auf besonderes Ersuchen verpflichtet.«[78]

Aber selbst wenn die geringe Zahl der in den Gerichtsakten erhaltenen Anzeigeformulare möglicherweise auf diese Verschwiegenheitspflicht der Amtsärzte zurückgeführt werden kann und deshalb nicht per se als Beweis für eine mangelnde Kooperationsbereitschaft der niedergelassenen Ärzte gewertet werden kann, läßt die Tatsache, daß das Innenministerium es für nötig hielt, den anzeigenden Ärzten ausdrücklich Anonymität zuzusichern, darauf schließen, daß vielen von ihnen eine Mitwirkung am Sterilisationsverfahren unangenehm war. Innenminister Frick begründete den Geheimhaltungs-Erlaß vom 26. November 1941 damit, daß er fast täglich Beschwerden erhalte, wonach »Medizinalpersonen, welche Anzeige erstattet haben oder vor dem Erbgesundheitsgericht als Zeugen oder Sachverständige vernommen werden, [...] Nachteile [...] infolge des Bekanntwerdens ihres Namens haben.«[79] Zu diesen »Nachteilen« gehörte es auch, daß Patienten, die fürchteten, von ihrem Hausarzt als ›erbkrank‹ angezeigt zu werden, aus Angst entweder gar nicht mehr zum Arzt gingen oder sich von jüdischen Medizinern behandeln ließen, die ihrerseits nur jüdische ›Erbkranke‹ melden durften.[80] Im Saarland ist ein Abwandern von Patienten zu jüdischen Ärzten aufgrund des vorliegenden Materiales nicht nachweisbar. In Frankfurt dagegen nahm dieses Boykottverhalten gegen ›arische‹ Ärzte solche Ausmaße an, daß das Stadtgesundheitsamt und der Regierungspräsident in Wiesbaden schließlich vereinbarten, Listen der anzeigenden und nicht-anzeigenden Ärzte anzulegen, um letztere zur Rechenschaft zu ziehen.[81] Daß die niedergelassenen Ärzte sich vor Boykottmaßnahmen fürchteten, belegt auch ein Schreiben des Reichs- und Preußischen Justizministers vom 7. Dezember 1934.[82] Dort wird

[78] Gütt, Rüdin, Ruttke (1936), S. 312. Aus der Verschwiegenheitspflicht der Amtsärzte hinsichtlich der anzeigenden Ärzte folgerte der Jurist Matzner 1935, daß »die zur Antragstellung führende Anzeige [...] nicht zu den Gerichtsakten gegeben werden [darf], damit dem anzeigenden Arzt aus der Erfüllung seiner Anzeigepflicht nicht noch Ungelegenheiten erwachsen.« (Ders.: Das Verfahren vor den Erbgesundheitsgerichten. In: Der Öffentliche Gesundheitsdienst (Teilausgabe A) 1 (20.6.1935), S. 281-289, hier S. 282. – Vgl. auch Kramer: »Ein ehrenhafter Verzicht auf Nachkommenschaft«, S. 111). Eine so weitgehende Interpretation der Verschwiegenheitspflicht der Amtsärzte findet sich jedoch ansonsten in der zeitgenössischen Literatur nirgends: Im amtlichen Gesetzeskommentar wird in der Auflistung der dem Antrag an das Gericht beizufügenden Unterlagen das Anzeigeformular nicht ausdrücklich ausgeschlossen (Gütt, Rüdin, Ruttke (1936), S. 218f.). Herbert Linden (Reichsinnenministerium) erwähnte in seinem Beitrag über »Erb- und Rassenpflege« im »Amtsarzt«, einem einschlägigen »Nachschlagewerk für Medizinal- und Verwaltungsbeamte«, das ansonsten detailliert auf verschiedenste Verfahrensfragen eingeht, ein Verbot, Anzeigen an die Gerichte weiterzuleiten, ebenfalls nicht (Linden: Erb- und Rassenpflege). Auch in Ristows Handbuch zum »Erbgesundheitsrecht«, das eine Fülle von Gesetzen, Verordnungen und Erlassen zitiert, findet sich kein Hinweis auf eine solche Regelung (Ristow: Erbgesundheitsrecht).

[79] Ganssmüller: Erbgesundheitspolitik, S. 93. – Bock: Zwangssterilisation, S. 265.

[80] Auf Anordnung des Reichsministers der Justiz vom 1. Oktober 1936. Siehe dazu Bock: Zwangssterilisation, S. 355. – Bernd Neumüller: Die Erbgesundheitssachen in der Zeit des Dritten Reiches. In: Sven Paulsen (Hg.): 175 Jahre pfälzisches Oberlandesgericht. 1815 Appellationsgerichtshof, Oberlandesgericht 1990. Neustadt a.d.W. 1990, S. 257-265, hier S. 258.

[81] Daum, Deppe: Zwangssterilisation in Frankfurt, S. 90.

[82] LA AG SB 403.

berichtet, daß der »Arzt eine Schädigung seiner Praxis befürchten müsse [...], »wenn der Erbkranke aus dem Beschlusse des Erbgesundheitsgerichtes die Aussage des Arztes erfahre«.[83] Gerade im kleinräumigen und in weiten Teilen ländlich strukturierten Saarland dürfte die Angst der frei praktizierenden Ärzte vor einem Vertrauensverlust bei ihren Patienten besonders groß gewesen sein und ihre Anzeigebereitschaft eher gehemmt haben.

Die wenigen Anzeigen von freiberuflich tätigen Ärzten, die in den Akten des Erbgesundheitsgerichts Saarbrücken überliefert sind, betrafen häufig solche Menschen, die an besonders auffälligen gesundheitlichen Störungen litten, die auch einem medizinischen Laien kaum verborgen bleiben konnten. So stellte Dr. Mayer aus Marpingen im Februar 1937 bei der Behandlung eines schwerkranken Kindes fest, daß dieses ebenso wie sein Vater eine Gaumenspalte hatte, während der Mutter an der linken Hand fast alle Finger fehlten. Der Arzt zeigte daraufhin beide Eltern wegen schwerer erblicher körperlicher Mißbildung an.[84]

Bei der Erfassung von ›Erbkranken‹ spielte neben den Anzeigen durch niedergelassene Ärzte und der eigenen Ermittlungstätigkeit der Gesundheitsämter auch die Amtshilfe zwischen verschiedenen Behörden und Parteiorganisationen eine wichtige Rolle. Informationen über ›Erbkrankverdächtige‹ erhielten die Gesundheitsämter außerdem von Militärdienststellen[85] und Fürsorgeämtern, von nationalsozialistischen Wohlfahrtseinrichtungen[86] und auch von Bürgermeisterämtern.

Ein besonders drastisches Beispiel für diese Praxis ist das Schicksal der 16jährigen Irene Helfrich* aus einem Dorf im Kreis Merzig. Das Mädchen war offenbar einem Sexualverbrechen zum Opfer gefallen. Bei den Ermittlungen gegen den Täter – so das amtsärztliche Gutachten – »ergab sich [...], daß sie Lockungen leicht anheim fällt u. sex. hemmungslos ist.«[87] Der Merziger Amtsarzt erstattete daraufhin am 21. April 1942 pro forma bei sich selbst eine Anzeige gegen das Mädchen und stellte noch am gleichen Tag den Antrag auf Unfruchtbarmachung.[88] Bereits einige Zeit zuvor hatte eine NSV-Schwester nach einem Hausbesuch die Sterilisation von Irene gefordert:

> »Da die Irene Helfrich* schlecht begabt und außerordentlich dumm ist, jedoch ihren Reden nach schon frühreif zu sein scheint, wäre es dringend nötig, wenn bald eine Sterilisierung vorgenommen werden könnte.«

---

83 Aus diesem Grund wies der Justizminister die preußischen Oberlandesgerichtspräsidenten in diesem Schreiben an, die Urteile in Erbgesundheitsverfahren nach Möglichkeit so zu verfassen, daß die Anonymität der als Zeugen beteiligten Ärzte gewahrt blieb (Ebd.).

84 LA AG SB 134; 135.

85 Zitat aus einem Gutachten: »D.* wurde von der Wehrmacht wegen Schwachsinns vom Grade einer Debilität entlassen und dem hiesigen Gesundheitsamt gemeldet.« (LA AG SB 334). Weitere Beispiele: LA AG SB 115; 129; 159; 198; 242; 259; 310.

86 LA AG SB 333: »Von der NSV wurde die Familie als ›geistig minderwertig‹ gemeldet.«

87 LA AG SB 270. Alle Angaben hierzu nach ebd.

88 Um der Sterilisation zu entgehen, begab sich Irene Helfrich* am 3. Dezember 1942 freiwillig in eine konfessionelle Anstalt in Trier, worauf das Gesundheitsamt Merzig das Verfahren bis zu ihrer Entlassung von dort einstellte.

Ein ähnlicher Fall, in dem ebenfalls das mutmaßliche Opfer eines Sexualdeliktes unter dem Vorwurf der Debilität und Verführbarkeit dem Sterilisationsverfahren zugeführt wurde, ereignete sich 1941 in Riegelsberg: Eine ledige 24jährige, die als geistesschwach galt, hatte ein Kind geboren, ohne ihrer Familie gegenüber Angaben über den Vater zu machen. Ihre Schwester befürchtete, daß die Kindesmutter Opfer einer Vergewaltigung geworden sei, und zeigte diesen Verdacht beim örtlichen Bürgermeister an. Dieser nahm die Mitteilung der Schwester zu Protokoll, leitete jedoch keine Ermittlungen wegen eines Sexualverbrechens oder der ungeklärten Vaterschaftsfrage ein, sondern schickte das Protokoll mit dem Zusatz »Übersandt zum Zwecke der Anzeige [...] zur Einleitung des Verfahrens auf Unfruchtbarmachung« an das Staatliche Gesundheitsamt Saarbrücken-Land.[89]

Aber auch ohne derartige konkrete Anlässe beteiligten sich Kommunalverwaltungen und Bürgermeister – obwohl ihre Mitwirkung im Gesetz nicht ausdrücklich vorgesehen war – an der Ermittlung von ›Erbkranken‹.[90] Was die nicht-medizinischen Antragsteller im einzelnen zu diesem Schritt bewog, bleibt zumeist unklar. Nicht auszuschließen ist, daß bei derartigen Meldungen neben dem rassenhygienischen Eifer der Denunzianten auch persönliche Interessen eine Rolle spielten; eröffnete das Sterilisationsverfahren doch dank der dem Antragsteller zugesicherten Anonymität einen relativ bequemen Weg zur Austragung persönlicher Konflikte und Demütigung unliebsamer Personen.[91]

2.3 Die Antragstellung

2.3.1 Antragstellung durch Amtsärzte und Anstaltsleiter

Sobald den Gesundheitsämtern durch Anzeigen oder eigene Erhebungen eine Person bekannt wurde, bei der es Anhaltspunkte für das Vorhandensein einer ›Erbkrankheit‹ gab, leiteten sie ein Untersuchungsverfahren ein. Der Bürgermeister oder die Polizeidienststelle am Wohnort des ›Erbkrankverdächtigen‹[92] wurden um »vertrauliche Ermittlung« über dessen Lebensverhältnisse, eventuell bekannt gewordene Krankheiten sowie sonstige Auffälligkeiten in der Familie ersucht. Von den Schulen, die der Betroffene besucht hatte, verlangten die Gesundheitsämter Zeugnisabschriften und Gutachten über den ›Probanden‹ und gegebenenfalls auch über seine Geschwister und Kinder. Zum Teil erfolgten diese Auskunftsersuchen mit einem formlosen Schreiben; manchmal verschickten die Gesundheitsämter auch umfangreiche Fragebögen, in die u.a. auch

[89] LA AG SB 224.
[90] Vgl. die Ausführungen zum Schicksal der Familie Hartmann oben S. 54.
[91] Über einen derartigen Fall berichtet Reiter: Psychiatrie im Dritten Reich in Niedersachsen, S. 56f.
[92] So die amtliche Bezeichnung für diesen Personenkreis.

eingetragen werden mußte, ob es unter den Angehörigen der zu untersuchenden Person Fälle von »Selbstmord«, »Kriminalität (Gefängnis- und Zuchthausstrafen)«, »Arbeitsscheu« und »asozialem Verhalten« gab und ob Mitglieder der Familie Fürsorgeempfänger waren.[93] Dieser Fragekatalog, der neben medizinischen Aspekten auch das Sozialverhalten und die materielle Situation der Betroffenen und ihrer Angehörigen beleuchtete, ist ein Spiegelbild des diffusen Krankheitsbegriffs, der dem Sterilisationsverfahren zugrunde lag.

Nachforschungen unternahmen die Gesundheitsämter auch an der Arbeitsstelle der zu untersuchenden Person. Ähnlich wie den anzeigenden Ärzten wurde dabei auch den Arbeitgebern für ihre Auskünfte Vertraulichkeit zugesichert.[94] Dies hatte zur Folge, daß die Angeklagten in der Praxis kaum die Möglichkeit hatten, sich gegen die ihnen zur Last gelegten Vorwürfe zur Wehr zu setzen, da ihnen die Quelle der Anschuldigungen unbekannt blieb. Auch in den Fragebögen, die an die Arbeitgeber verschickt wurden, wurden neben formalen Angaben (Dauer der Beschäftigung, Art der Arbeit) Auskünfte über das Sozialverhalten der zu untersuchenden Person erhoben. So wollten die Amtsärzte unter anderem wissen, ob die berufliche Tätigkeit des Betroffenen »eigenes Denken« erfordere oder »rein mechanischer Natur« sei. Erfragt wurde außerdem, ob der ›Erbkrankverdächtige‹ seine Arbeit zur Zufriedenheit seiner Vorgesetzten leiste.[95] Durch diese Frage, die auf sozialmoralische Kategorien wie »Fleiß«, »Pflichterfüllung« und »Gehorsam« abzielte, wurde die Erfüllung von Leistungsnormen und Wertvorstellungen – und damit kein medizinischer, sondern ein sozialer Maßstab – zum Kriterium für »Gesundheit« und »Krankheit« erhoben.

Handelte es sich bei dem zu Untersuchenden um einen Mann, der bereits seinen Wehrdienst abgeleistet hatte oder zur Zeit gerade beim Militär war, so stellten Gesundheitsamt und Erbgesundheitsgericht häufig auch in seiner Truppeneinheit Nachforschungen an. Neben Auskünften über Auffälligkeiten im Verhalten während der Dienstzeit sowie über eventuell bekannt gewordene Erkrankungen interessierten sich die Amtsärzte auch dafür, wie weit der Betreffende seinen soldatischen Pflichten nachgekommen war. Ein Beispiel dafür ist der Fall des 23jährigen Rekruten Richard Schulz*. Nachdem der Amtsarzt von Saarbrücken-Land wegen »angeborenen Schwachsinns leichteren Grades« ein Sterilisationsverfahren gegen ihn eingeleitet hatte, verlangte das Erbgesundheitsgericht von seinem Kompaniechef nähere Auskünfte zur Person des jungen Mannes:

> »[Es] wird ergebenst um Auskunft ersucht, ob er sich den Anforderungen des Dienstes gewachsen zeigt, die dort zu Tage tretende Begabung, sein Auffassungsvermögen, seine Führung und sein kameradschaftliches Verhalten. Kann er selbständig

[93] Zitiert aus einem Fragebogen in LA AG SB 29.

[94] Auch hier kamen zum Teil Vordrucke zum Einsatz, auf denen der Arbeitgeber darauf hingewiesen wurde, daß man von ihm kein Dienstzeugnis im üblichen Sinne erwarte: »Die erbetene Auskunft soll vielmehr lediglich dem Arzt zur Beurteilung von Gesundheit oder Krankheit dienen und wird dementsprechend vertraulich behandelt, insbesondere auch dem Beurteilten gegenüber.« (Z.B. LA AG SB 62).

[95] Alle Fragen zit. nach ebd.

denken? Ist er bisher nie ›auffällig‹ geworden? Kann ihm das Prädikat eines ordentlichen Soldaten der Maschinengewehrkompagnie erteilt werden?«[96]

Auch dieser Fragekatalog zeigt, daß die Erfüllung von Leistungsvorgaben und Rollenbildern sowie die Einhaltung von sozialen und disziplinarischen Verhaltensregeln in die Diagnose des Sterilisationsverfahrens einfloß.

Zusätzlich zu ihren Erhebungen im sozialen Umfeld des als ›erbkrank‹ erfaßten Menschen forderten die Gesundheitsämter bei den Ärzten, die den Betreffenden in früherer Zeit behandelt hatten, eine »zeugenschaftliche Bekundung« über die Geschichte seines Leidens oder sonstige Auffälligkeiten bei ihm oder seinen Familienangehörigen an. War der ›Proband‹ bereits bei anderen Behörden wie Polizei, Wohlfahrtsamt, Jugendamt, Tuberkulose-Fürsorge, Krüppel-Fürsorge oder gar bei der Fürsorge für Nerven- und Gemütskranke aktenkundig geworden, so nahmen die Gesundheitsämter auch in die dort geführten Unterlagen Einsicht.[97] Außerdem wurde ein Auszug aus dem Strafregister angefordert. In einzelnen Fällen recherchierte das Gesundheitsamt auch in der Wohnung des »Verdächtigen«: Fürsorgerinnen machten überraschende Hausbesuche, kontrollierten, ob Familienangehörige ebenfalls krank waren, begutachteten die Sauberkeit der Haushaltes und erkundigten sich in der Nachbarschaft, am Arbeitsplatz oder in der Schule nach Auffälligkeiten in der betreffenden Familie.

Auf der Grundlage aller dieser Erhebungen fertigten die Gesundheitsämter dann eine Sippentafel an, die später dem amtsärztlichen Sterilisationsantrag beigelegt wurde. Zu dieser Sippentafel gehörte auch ein Fragebogen, in dem einzutragen war, wie es um die »wirtschaftlichen Verhältnisse der Familie des Betreffenden« stand, »welchen Eindruck die Wohnung« machte und »wie die allgemeine Haltung der Familie des Betreffenden« war. Als mögliche Antworten auf die letztgenannte Frage waren auf dem Formblatt vorgedruckt: »asozial«, »fleißig«, »gut«, »strebsam«.[98] Auch hier spielten also soziale Maßstäbe eine entscheidende Rolle.

Ergänzt wurden diese Fahndungsmaßnahmen schließlich durch eine amtsärztliche Untersuchung, zu der der ›Erbkrankverdächtige‹ beim Gesundheitsamt vorgeladen wurde.[99] Überprüft wurde dabei der allgemeine körperliche Gesundheitszustand; außerdem wurde der ›Proband‹ zu seinem eigenen Leiden und zu eventuell vorhandenen familiären Belastungen befragt. In einigen, offenbar diagnostisch unsicheren Fällen gaben die Gesundheitsämter zusätzlich zu ihren eigenen Untersuchungen noch Gutachten bei Fachärzten in Auftrag. Wenn es um die Feststellung von angeborenem Schwachsinn oder anderen Geisteskrankheiten[100] ging, mußte der ›Erbkrankverdächtige‹ zumeist auch eine sogenannte Intelligenzprüfung über sich ergehen lassen.

---

96 LA AG SB 25.

97 In einem »Fragebogen zur Sippentafel« wurde unter anderem die Frage gestellt: »Bestehen bereits Akten oder Vorgänge über die Familie der Betreffenden: Über wen? ... Welcher Art (Akt. vom Wohl.A., Jugend-A., Tbc.-Fürs., Krüppel-Fürs., Nerven-Akten usw.)?« (Siehe z.B. LA AG SB 13).

98 »Fragebogen zur Sippentafel« (Siehe z.B. LA AG SB 13).

99 Daum, Deppe: Zwangssterilisation in Frankfurt, S. 112.

100 Anders als in Frankfurt, wo Intelligenzprüfungen lediglich bei angeborenem Schwachsinn durchgeführt wurden (Daum, Deppe: Zwangssterilisation in Frankfurt, S. 19), finden sich in den Ak-

Zum Teil wurden bei diesen Intelligenztests vorgedruckte Fragebögen verwendet; zum Teil formulierte der untersuchende Arzt die Fragen auch selbst und protokollierte sie dann zusammen mit den Antworten.[101] Grundsätzlich liefen die Intelligenzprüfungen nach dem gleichen Schema ab: Zunächst wurde der ›Proband‹ nach seinem Namen, Beruf und Alter, dem Datum und Wochentag sowie dem Ort, an dem er sich gerade aufhielt, befragt. Auf diese Fragen zur allgemeinen »Orientierung«[102] folgten solche zum Schulwissen[103] sowie einige einfache Rechenaufgaben. Anschließend wurden Fragen zum »allgemeinen Lebenswissen«[104] sowie zum Beruf des Betroffenen gestellt. Dieser mußte außerdem seine Urteils- und Kombinationsfähigkeit an Begriffspaaren wie »Irrtum – Lüge«; »Borgen – Schenken« oder »Geiz – Sparsamkeit« unter Beweis stellen. Anschließend hatte der ›Proband‹ aus drei vorgegebenen Worten wie zum Beispiel »Jäger – Hase – Feld«; »Soldat – Krieg – Vaterland« oder »Schule – Bildung – Leben« Sätze zu bilden. Außerdem sah der »Intelligenzprüfungsbogen« das Erzählen und Interpretieren von Geschichten und Fabeln sowie die Deutung von Sprichwörtern vor. Zuletzt wurden »Gedächtnis und Merkfähigkeit« und die »sittlichen Allgemeinvorstellungen«[105] des »Kandidaten« untersucht. Dazu mußte er Fragen wie »Warum lernt man?« »Warum und für wen spart man?« »Wie denken Sie über Ihre Zukunft?« »Was würden Sie tun, wenn Sie das große Los gewönnen?« beantworten. Abschließend notierte der untersuchende Arzt seinen Eindruck vom Verhalten des »Kandidaten« im Prüfungsbogen.

Die angeführten Beispiele zeigen, wie unscharf bei der sogenannten Intelligenzprüfung die Grenzen zwischen einer psychologischen Untersuchung und dem Abfragen gesellschaftlicher Wertvorstellungen waren: Während man den Kombinations- und Merkfähigkeitsaufgaben eine gewisse Relevanz für die Beurteilung des Geisteszustandes eines Menschen nicht absprechen kann, rekurrierten Fragen wie die zu den »Sittlichen Allgemeinvorstellungen« oder zur »Urteilsfähigkeit« und »Sprichworterklärung« nicht in erster Linie auf die geistigen Fähigkeiten des ›Prüflings‹, sondern vielmehr auf seine Anpassung an sozialmoralische Normvorgaben wie »Sparsamkeit«, »Treue« oder »Bescheidenheit«.[106] Selbst die Wortfeldübungen waren nicht wertfrei angelegt, sondern for-

---

ten des Erbgesundheitsgerichtes Saarbrücken auch bei Schizophrenen und Fallsüchtigen (z.B. LA AG SB 295) derartige Intelligenztests.

101 Die Amtsärzte griffen im Lauf der Zeit verstärkt auf frei formulierte Fragen zurück, nachdem es wiederholt vorgekommen war, daß die Personen, die zur Prüfung vorgeladen waren, die Fragen und Antworten des vorgedruckten Formulares auswendig gelernt hatten (Siehe auch unten S. 162).

102 So die Kapitelüberschrift im Intelligenzprüfungsbogen.

103 »Hauptstadt von Deutschland?« »Hauptstadt von Frankreich?« »Wer war Luther?« »Wer war Bismarck?« »Welche Staatsform haben wir jetzt?« »Wer hat Amerika entdeckt?« »Wann ist Weihnachten?« usw. (Beim Zitieren von Fragen und Kapitelüberschriften aus dem vorgedruckten Intelligenzprüfungsbogen stützt sich diese Darstellung im folgenden auf LA AG SB 14).

104 So die Kapitelüberschrift im Intelligenzprüfungsbogen. Beispiele für die Fragestellungen: »Wo geht die Sonne auf?« – »Warum wird es Tag und Nacht?« – »Warum baut man Häuser in der Stadt höher als auf dem Land?« – »Warum gehen Kinder in die Schule?« – »Wozu sind die Gerichte da?« – »Preise von Lebensmitteln?«

105 So die Kapitelüberschriften im Intelligenzprüfungsbogen.

106 Begriffe aus dem hier bereits zitierten Vordruck in LA AG SB 14.

derten die Unterwerfung unter eine Ideologie, deren Eckpunkte Leistung, Pflichterfüllung und Dienst an der Volksgemeinschaft waren.

Bei einem 26jährigen Hüttenarbeiter aus der Gegend von ›Saarlautern‹, der 1943 zum Intelligenztest geladen wurde, überprüfte der Amtsarzt im Fragenkomplex »Wissen aus dem Beruf« sogar das Vorhandensein der amtlich propagierten Vorurteile gegen Ausländer und »Fremdarbeiter«. Der junge Mann hatte im Gespräch erwähnt, daß zu seinen Kollegen auf der Hütte auch ausländische Arbeiter gehörten. Daraufhin wollte der Amtsarzt von ihm wissen, ob diese denn »besonders fleißig« seien.[107] Einem 40jährigen Landwirt aus dem Bliestal, der 1941 und 1942 wegen »Verstoß' gegen das Heimtückegesetz« verurteilt worden war – der St. Ingberter Amtsarzt notierte diese Vorstrafe im ärztlichen Gutachten unter der Rubrik »Eigene Vorgeschichte des Erbkranken« –, legte man die Frage vor: »Wissen Sie, was Heimtücke ist?«[108] Einige Fragen des Intelligenzprüfungsbogens gingen auch in ausgesprochen zynischer Weise auf die persönliche Lage des ›Erbkrankverdächtigen‹ ein: Was sollte ein Mensch, dem man eine ererbte Krankheit zur Last legte, zur Bedeutung des Sprichwortes »Der Apfel fällt nicht weit vom Stamm« sagen?[109] Noch sarkastischer waren Fragen wie die nach dem Unterschied zwischen »Hengst und Wallach«[110] oder »Stier und Ochse«.[111] Einen 43jährigen Familienvater, der bei der Beantragung von Kinderbeihilfe aktenkundig geworden war, konfrontierte der Ottweiler Amtsarzt mit der Frage: »Kann man Erbkranke heilen?«[112] Fast prophetisch muß aus der Retrospektive die Antwort eines Fuhrmannes aus Lebach auf die Frage »Was ist das Dritte Reich?« anmuten. – Der 41jährige antwortete: »Nach dem Dritten Reich gibt es überhaupt nichts mehr.«[113]

Gelangte der Amtsarzt am Ende seiner Ermittlungen zu dem Schluß, daß die betroffene Person an einer sogenannten ›Erbkrankheit‹ litt, so stellte er einen förmlichen Antrag auf Unfruchtbarmachung, den er zusammen mit den bereits erhobenen Beweismitteln dem Erbgesundheitsgericht zur Entscheidung vorlegte.[114] Von seinem formalen Ablauf her läßt sich das Verfahren mit einem Strafprozeß vergleichen, wobei das Gesundheitsamt in der Rolle des Anklägers agierte.[115] So wie die Staatsanwaltschaft in einem Strafverfahren aufgrund einer Anzeige oder eigener Erkenntnisse Beweise sammelt, um Anklage vor Gericht zu erheben, gingen im Erbgesundheitsverfahren die Gesundheitsämter vor:[116] Sie nahmen Anzeigen entgegen, betrieben Fahndungen und Ermittlungen, ver-

---

107 LA AG SB 332.
108 LA AG SB 287.
109 Diese Frage stammt aus dem vorgedruckten Formular (Siehe z.B. LA AG SB 14).
110 LA AG SB 141.
111 LA AG SB 173.
112 LA AG SB 324.
113 LA AG SB 194.
114 Über die Zahl der Fälle, in denen es nach einem Ermittlungsverfahren nicht zur Antragstellung kam, läßt das untersuchte saarländische Aktenmaterial keine Rückschlüsse zu, da im Landesarchiv nur solche Fälle dokumentiert sind, in denen ein Antrag gestellt wurde.
115 Bock: Zwangssterilisation, S. 197.
116 Zur Analogie zwischen der Arbeitsweise von Amtsarzt und Staatsanwalt siehe auch Linden: Erb- und Rassenpflege, S. 69.

nahmen Zeugen und sicherten Beweisstücke, ehe sie schließlich auf der Grundlage dieser Vorarbeiten Anklage bei Gericht erhoben. Die Antragstellung durch Gefängnisdirektoren und Anstaltsleiter erfolgte sinngemäß in der gleichen Weise wie bei den Amtsärzten.

2.3.2 Manipulation und erzwungene Kooperation: Die »freiwillige« Antragstellung durch die Betroffenen

Neben der Antragstellung durch Amtsärzte und Anstaltsleiter sah das Gesetz auch die Möglichkeit vor, daß der ›Erbkranke‹ selbst oder sein gesetzlicher Vertreter die Sterilisation beantragen »konnten«.[117] Durch die Reihenfolge der Nennung der antragsberechtigten Personen und Behörden erweckt der Wortlaut des Gesetzes sogar den Eindruck, daß die Antragstellung durch den Betroffenen der eigentliche Regelfall sein sollte,[118] denn im Gesetzestext werden zunächst nur der ›Erbkranke‹ und dessen Vormund als Antragsberechtigte genannt: »Antragsberechtigt ist derjenige, der unfruchtbar gemacht werden soll.«[119] Erst in § 3 werden dann auch die übrigen Antragsberechtigten aufgelistet, wobei die Formulierung

> »Die Unfruchtbarmachung *können auch* beantragen:
> 1. der beamtete Arzt,
> 2. für die Insassen einer Kranken-, Heil- und Pflegeanstalt oder einer Strafanstalt der Anstaltsleiter«[120]

suggeriert, daß das Verfahren grundsätzlich auf Freiwilligkeit beruhte und daß die Amtsärzte und Anstaltsleiter nur in Ausnahmefällen anstelle des ›Erbkranken‹ in Aktion traten. Diesen Anschein unterstützte auch die amtliche Gesetzesbegründung, in der es heißt:

> »Das Gesetz geht davon aus, daß derjenige, dessen Unfruchtbarmachung zum Nutzen der Volksgesundheit notwendig ist, in vielen Fällen selbst die nötige Einsicht aufbringen wird, um die Sterilisierung zu beantragen. [...] Im Hinblick darauf, daß die Allgemeinheit ein erhebliches Interesse an der Sterilisierung haben kann, sollen auch der beamtete Arzt und bei Insassen von geschlossenen Anstalten der Anstaltsleiter antragsberechtigt sein.«[121]

Von den insgesamt 1.426 Sterilisationsanträgen, die in den Jahren 1935, 1936 und 1938[122] beim Erbgesundheitsgericht Saarbrücken eingereicht wurden, wur-

---

[117] GzVeN, § 2, Abs. 1 (Gütt, Rüdin, Ruttke (1936), S. 73).

[118] Ristow bezeichnete die Antragstellung durch den Betroffenen wörtlich als »Regel« und die durch andere Personen als »Ausnahmen«. »Der Gesetzgeber erwartet, daß derjenige, dessen U. angeordnet werden soll, so viel Verständnis für die Volksgesundheit aufbringt, daß er den Antrag selbst stellt.« (Ders.: Erbgesundheitsrecht, S. 66).

[119] GzVeN, § 2, Abs. 1 (Gütt, Rüdin, Ruttke (1936), S. 73).

[120] Ebd. (Hervorhebung »*können auch*« von cb.).

[121] Begründung zum GzVeN, §§ 2, 3 (Hier zit. nach Gütt, Rüdin, Ruttke (1936), S. 78).

[122] Aus diesen drei Jahren sind die Register des Erbgesundheitsgerichts Saarbrücken erhalten, die verläßliche Zahlenangaben zulassen.

den 264 von den ›Unfruchtbarzumachenden‹ oder ihren gesetzlichen Vertretern gestellt, was einem Anteil von 18,5 Prozent entspricht. Selbst wenn man berücksichtigt, daß der prozentuale Anteil der selbstgestellten Anträge im Saarland ab 1936 rückläufig war,[123] erscheint dieser Wert im Vergleich mit anderen Regionen dennoch auffallend hoch[124] und übertrifft sogar die offizielle Statistik des Reichgsgesundheitsamtes, das den Anteil der freiwillig gestellten Anträge 1934 mit zwölf und 1935 mit sechs Prozent bezifferte.[125]

Eine mögliche Erklärung für den vergleichsweise hohen Anteil der selbstgestellten Anträge im Saarland ergibt sich aus der ersten Ausführungsverordnung zum GzVeN. Um den Zwangscharakter des Gesetzes zu kaschieren, wurden die Amtsärzte in Artikel 3 dieser Verordnung dazu verpflichtet, in allen Fällen, in denen sie eine Sterilisation für notwendig erachteten, zunächst darauf hinzuwirken, »daß der Unfruchtbarzumachende selbst oder sein gesetzlicher Vertreter den Antrag stellt.« Erst wenn diese sich weigerten, sollte der Amtsarzt seinerseits die Sterilisation beantragen.[126] Vor dem Hintergrund dieser Regelung könnte die hohe Zahl der selbstgestellten Anträge im Saarland darauf hindeuten, daß die Menschen im ländlich-proletarischen Milieu dieser Region sich eher von den Amtsärzten dazu bewegen ließen, ihre eigene Sterilisation zu beantragen, als in großstädtischen Zentren wie Frankfurt oder Bremen, wo die Autoritätsgläubigkeit der Bevölkerung möglicherweise weniger stark ausgeprägt war. Daß bei den selbstgestellten Anträgen die Grenze zwischen gutem Zureden durch den Amtsarzt und offenkundiger Manipulation fließend war und daß in vielen Fällen von einer wirklich freiwilligen Antragstellung kaum die Rede sein kann, zeigen die nachstehend zitierten Beispiele aus dem Saarland.

Unter den 378 heute noch erhaltenen Einzelfallakten des Erbgesundheitsgerichtes Saarbrücken finden sich 16, bei denen der Antrag vom ›Erbkranken‹ selbst oder seinem Vormund gestellt wurde. Von diesen 16 Anträgen sind jedoch mehr als die Hälfte, nämlich neun, mit Schreibmaschine oder in der Handschrift des zuständigen Amtsarztes ausgefüllt;[127] lediglich die Unterschriften und in ei-

---

123 1936 lag im Saarland der Anteil der selbstgestellten Anträge bei 23,86 Prozent; bis 1938 sank er auf 9,52 Prozent. 1935 hatte der Anteil 7,14 Prozent betragen. Diese Zahl ist jedoch nur bedingt repräsentativ, da in diesem Jahr nur Anstaltspatienten sterilisiert wurden.

124 Für Frankfurt bezifferten Daum und Deppe – allerdings auf der Grundlage von Stichproben – den Anteil der freiwillig gestellten Anträge mit 3,2 Prozent (Dies.: Zwangssterilisation in Frankfurt, S. 107f.). In Bremen wurden im ersten Jahr nach der Einführung des GzVeN 9 Prozent der Anträge von den Betroffenen selbst gestellt (Güse, Schmacke: Zwangssterilisiert, S. 85f.). Für die späteren Jahre liegen dort keine auswertbaren Zahlen vor. Von den 836 Sterilisationsverfahren, die beim Erbgesundheitsgericht Marburg eingeleitet wurden, gingen 17 (= 2 Prozent) auf Anträge der Betroffenen oder ihrer Angehörigen zurück (Hilder: Zwangssterilisation, S. 39). Dieser auffallend niedrige Wert dürfte allerdings auch darauf zurückzuführen sein, daß 37 Prozent der Marburger Verfahren sich gegen Anstaltspatienten richteten, deren Anträge in der Regel von den Anstaltsleitern gestellt wurden.

125 Zit. nach Bock: Zwangssterilisation, S. 271. Kramer nannte die gleichen Zahlen, wies aber nicht darauf hin, daß sie aus einer zeitgenössischen amtlichen Statistik stammen und folglich möglicherweise manipuliert worden waren, um den Eindruck der Freiwilligkeit zu verstärken (Dies.: »Ein ehrenhafter Verzicht auf Nachkommenschaft«, S. 118).

126 A.a.O. Art. 3 (Gütt, Rüdin, Ruttke (1936), S. 85).

127 LA AG SB 200; 168; 177; 152; 253; 227; 39; 364; 38.

nigen Fällen auch die Angaben zur Person stammen von den Antragstellern selbst. In diesen Fällen liegt die Vermutung nahe, daß die betroffenen Personen von ihrem Amtsarzt oder Anstaltsleiter ein fertig ausgefülltes Formular vorgelegt bekamen, das sie lediglich noch unterschrieben oder mit einigen Angaben wie Geburtsdatum oder Anschrift ergänzten. Dies allein ist zwar noch kein sicherer Beweis für eine Manipulation, aber in einer Reihe von Fällen zeigte sich im weiteren Verlauf des Verfahrens, daß die Antragsteller sich offenbar über die Folgen ihrer Unterschrift keineswegs im klaren waren.[128] Der Merziger Patient Peter Jost*[129] etwa wurde am 25. November 1936 vom Erbgesundheitsgericht Saarbrücken »auf eigenen Antrag« zur Sterilisation verurteilt. »Als er hörte, daß er sterilisiert werden sollte, tobte er ganz wild«, berichtete später sein Vormund in einem Brief an die Anstaltsleitung.[130] Ein Tobsuchtsanfall als Reaktion auf die Ankündigung der Sterilisation, die der Betreffende zuvor selbst beantragt hatte, läßt entweder darauf schließen, daß er über die Bedeutung seines Antrages nicht aufgeklärt worden war oder aber daß er aufgrund seines Geisteszustandes zum Zeitpunkt der Antragstellung nicht in der Lage war, zu begreifen, was er unterschrieben hatte. In diesem Fall hätte er jedoch den Antrag laut Gesetz gar nicht stellen dürfen. Aber unabhängig davon, ob Jost* nun über die Folgen seines Antrages nicht informiert wurde oder ob er nicht fähig war, diese zu beurteilen, kann bei ihm von Freiwilligkeit kaum die Rede sein.

Auch die 22jährige Saarbrückerin Maria Jenal*[131] war offenbar nicht darüber aufgeklärt worden, daß es sich bei dem Formular, das sie am 2. Februar 1942 unterschrieb, als sie wegen der Erteilung eines ›Ehetauglichkeitszeugnisses‹ beim Gesundheitsamt vorgeladen war, um einen Antrag auf Unfruchtbarmachung handelte: Im gesamten Briefwechsel, den sie und ihr Bräutigam während der folgenden Wochen mit dem Amt und dem Erbgesundheitsgericht führten, ist niemals von einer möglichen Sterilisation die Rede, sondern immer nur von der Heiratserlaubnis, auf die die beiden jungen Leute – die Braut war zu diesem Zeitpunkt schwanger – ungeduldig warteten. Selbst als der Fall beim Erbgesundheitsgericht anhängig wurde, scheinen die beiden noch nicht geahnt zu haben, daß es in diesem Verfahren um weitaus mehr ging als um die Erteilung einer Ehegenehmigung. In diesem Fall kann man vermuten, daß der Amtsarzt des Gesundheitsamtes Saarbrücken-Land der schwangeren Braut ein ausgefülltes Antragsformular vorlegte, als sie wegen des ›Ehetauglichkeitszeugnisses‹ bei ihm vorstellig wurde, und dazu erklärte, daß sie dieses Papier unterschreiben müsse, um die Heiratserlaubnis zu erhalten.

Auf mangelnde Aufklärung – und auch darauf, daß der Antragsteller selbst nicht vom Sinn der Unfruchtbarmachung überzeugt war, – läßt auch die Gerichtsakte eines 15jährigen Mädchens aus Saarbrücken schließen, dessen Vater die Sterilisation seiner Tochter wegen angeborenen Schwachsinns beantragt

[128] Die gleiche Beobachtung machten auch Daum und Deppe in Frankfurt (Dies.: Zwangssterilisation in Frankfurt, S. 108).
[129] MZG 196.
[130] Brief des Vormundes vom 03.02.37 an die Anstaltsleitung (Zit. nach ebd.).
[131] LA AG SB 200.

hatte.[132] Ausgefüllt ist das Formblatt in der Handschrift des zuständigen Amtsarztes. Die Daten zur Person und die Unterschrift dagegen stammen vom Vater, der den vorgedruckten Satz »hiermit beantrage ich die Unfruchtbarmachung des/der ... wegen ...« mit dem folgenden Zusatz ergänzte: »falls das Erbgesundheitsgericht eine Unfruchtbarmachung für notwendig hält.« Diese einschränkende – in der Praxis aber wirkungslose – Zusatzklausel läßt darauf schließen, daß der Antragsteller seine Unterschrift nicht aus freier Überzeugung unter das ausgefüllte Formular gesetzt hatte, sondern offenbar erst auf Zureden des Amtsarztes. An diesem Einzelbeispiel läßt sich außerdem noch eine weitere Manipulation nachweisen: Der Vater stellte den Antrag auf Sterilisation seiner Tochter am 25. Januar 1938. Aber bereits fünf Tage vorher hatte das Gesundheitsamt ein amtsärztliches Gutachten über das Mädchen verfaßt. Demnach liefen in diesem Fall die Ermittlungsmaßnahmen bereits, ehe überhaupt ein Antrag beim Amt eingegangen war. Aufgrund dieser Unstimmigkeiten in der zeitlichen Abfolge der Verfahrensschritte liegt die Vermutung nahe, daß das Gesundheitsamt zunächst die 15jährige als ›erbkrankverdächtig‹ ermittelte, dann den Vater vorlud und ihm nahelegte, den Antrag zu stellen, was er schließlich widerstrebend tat, wie seine handschriftliche Ergänzung auf dem Formular vermuten läßt.

Daneben gibt es jedoch auch eine geringe Zahl[133] von selbstgestellten Anträgen, bei denen sich Manipulationen oder Fehlinformationen nicht nachweisen lassen.[134] So beantragte am 7. April 1942 eine ledige, 34jährige Frau aus Saarbrücken ihre Sterilisation wegen angeborenen Schwachsinns.[135] Im amtsärztlichen Gutachten dazu heißt es, die Frau sei unter anderem deshalb mit dem Eingriff einverstanden, weil sie unter einer Verengung des Beckens leide, und weil es deshalb bereits bei den Geburten ihrer beiden Kinder zu Komplikationen gekommen sei. Angesichts der Propaganda, die während des Dritten Reiches gegen die Anwendung von Verhütungsmitteln betrieben wurde,[136] ist zu vermuten, daß diese Frau, die bereits zwei uneheliche Kinder von ihrem Einkommen als Putzfrau zu versorgen hatte, ihre Sterilisation als Maßnahme zur Empfängnisverhütung beantragte. Sie tat dies nicht, weil sie fürchtete, schwachsinnigen Nachwuchs in die Welt zu setzen, sondern weil sie Angst vor dem gesundheitlichen Risiko weiterer Entbindungen hatte und weil sie sich als ledige Mutter wohl auch keine weiteren Kinder leisten konnte. Ähnliche Gründe dürften auch

[132] LA AG SB 38.

[133] Sieben von 16 selbstgestellten Anträgen aus insgesamt 378 ausgewerteten Einzelfällen.

[134] LA AG SB 356; 263(b); 48; 193; 262; 329; 101.

[135] LA AG SB 356.

[136] Vgl. die Ausführungen von Linden in seinem Beitrag zum Handbuch »Der Amtsarzt«: »Man kann nicht dem Volke beibringen, es sei verwerflich, gesunde Kinder dem Staate vorzuenthalten, wenn man die Mittel zur Empfängnisverhütung in aufdringlicher Weise anpreisen und an jeder Ecke verkaufen läßt. Das Volk hat für derartige Widersprüche ein sehr feines Empfinden und deshalb muß dieser Kampf gegen die Mißstände radikal und kompromißlos geführt werden.« (Ders.: Erb- und Rassenpflege, S. 15). Im Zusammenhang mit der Verabschiedung des GzVeN am 14. Juli 1933 dachte man in den Kreisen der Bevölkerungs- und Rassenpolitiker sogar über ein ausdrückliches Verbot von Verhütungsmitteln nach (Ganssmüller: Erbgesundheitspolitik, S. 117). Siehe hierzu auch Makowski: Eugenik, Sterilisationspolitik, ›Euthanasie‹, S. 247, 284f.

eine 22jährige, die bereits zwei uneheliche Kinder von ihrem Stiefvater bekommen hatte, zur Antragstellung bewogen haben.[137]

Neben diesen Frauen, die ihre eigene Sterilisation beantragten, weil sie aus verschiedenen Gründen eine Schwangerschaft vermeiden wollten, lassen sich auch einige Fälle nachweisen, in denen Männer ihre eigene Sterilisation betrieben. Aber auch bei ihnen waren die Motive nicht eugenischer, sondern eher pragmatischer Natur: So beantragte am 21. Februar 1938 ein 32jähriger Fabrikarbeiter aus dem Kreis Merzig seine Unfruchtbarmachung.[138] Der Mann, der an einem Wolfsrachen litt und bereits vier Kinder hatte, wollte sich sterilisieren lassen, weil er beabsichtigte, sich um eine Arbeitsstelle »im Reich«[139] zu bewerben, und weil er sich als »Erbkranker im Sinne des Gesetzes« nach einer Sterilisation offenbar bessere Chancen auf dem Arbeitsmarkt erhoffte. Auch dieser Mann stellte den Antrag demnach nicht etwa deshalb, weil er sich und der Volksgemeinschaft ›erbkranken Nachwuchs‹ ersparen wollte, sondern weil er hoffte, in einer nach biologischen Kriterien organisierten Gesellschaft durch diesen Schritt einer Diskriminierung als ›Erbkranker‹ entgehen zu können. Ähnlich wie das Schicksal der heiratswilligen Paare, denen das ›Ehetauglichkeitszeugnis‹ verweigert worden war und die schließlich keinen anderen Ausweg wußten, als auf die eigene Sterilisation zu drängen,[140] zeigt auch dieses Beispiel aus der Arbeitswelt, wie die systematische Ächtung vermeintlich ›Erbkranker‹ und ihre Ausgrenzung aus dem bürgerlichen Leben die Opfer schließlich zur Mitwirkung an einem Verfahren zwang, das gegen sie selbst gerichtet war.

Insgesamt bleibt damit festzuhalten, daß selbst in den wenigen Fällen, in denen bei selbstgestellten Anträgen keine behördliche Manipulation des Antragsformulares nachweisbar ist, bestenfalls von einer pragmatischen Selbstanpassung, keineswegs aber von einer freiwilligen Unterwerfung unter den »Primat der Volksgesundheit« die Rede sein kann.

Pragmatische Gründe spielten auch dann eine Rolle, wenn Eltern oder gesetzliche Vertreter die Sterilisation ihrer Kinder oder Mündel beantragten. Diese Anträge betrafen fast ausschließlich Mädchen oder junge Frauen, deren Eltern zum Teil aus gegebenem Anlaß befürchteten, daß ihre Töchter schwanger werden könnten. Als der Vater der 16jährigen Karoline Zorn* im September 1942 auf Heimaturlaub nach Hause kam und dabei feststellte, daß seine Tochter sich »fast täglich herumtrieb« – und zwar »mit Belgiern und Franzosen« – und »erst spät in der Nacht nach Hause kam,«[141] wandte er sich an das zuständige Ge-

---

[137] LA AG SB 263(b). Zwei ähnliche Beispiele bei Bock: Zwangssterilisation, S. 276. In den Augen der NS-Rassenhygieniker stellten Anträge dieser Art einen Mißbrauch des Gesetzes dar. So erklärte Erich Ristow in seinem Gesetzeskommentar: »Diese Erwägungen können nie zu einer Unfruchtbarmachung führen, sondern es kommt immer nur auf die Art der Krankheit an, nicht auf den Zweck, der von den Betroffenen damit verfolgt wird. Allerdings kann das Gericht beim Vorliegen der gesetzlichen Voraussetzungen die Unfruchtbarmachung auch anordnen, wenn daneben ein zu mißbilligender Erfolg erreicht wird.« (Ristow: Erbgesundheitsrecht, S. 96).

[138] LA AG SB 193.

[139] Niederschrift des Staatl. Gesundheitsamtes Merzig vom 21.02.1938 (Ebd.).

[140] Siehe oben S. 61.

[141] Alle Zitate aus einem Aktenvermerk des Gesundheitsamtes Saarbrücken Stadt (LA AG SB 262).

sundheitsamt und bat, »ihm behilflich zu sein, aus seiner Tochter einen anständigen Menschen zu machen«, was die Behörde dann auch mit den ihr eigenen Mitteln tat. Angst vor einer Schwangerschaft ihrer Tochter bewog auch die Mutter einer 32jährigen, die offenbar tatsächlich geistig behindert war, zur Beantragung der Sterilisation.[142] Die junge Frau war zuvor von ihrem Stiefvater vergewaltigt worden. Die Mutter befürchtete nun, die Tochter könne erneut einem solchen Vergehen zum Opfer fallen, da sie sehr arglos sei und »während ihrer [gemeint ist der Mutter; cb.] Abwesenheit jedem die Tür öffnet.« Aus ähnlichen Gründen beantragte auch die Mutter einer 18jährigen Saarbrückerin die Sterilisation ihrer Tochter.[143] Diese hatte bei der Polizei erklärt, von ihrem Vater geschlechtlich mißbraucht worden zu sein.[144] Daraufhin stellte die Mutter – wohl aus Angst vor den möglichen Folgen einer Wiederholung dieses Vorfalles – einen entsprechenden Antrag, den das Gesundheitsamt Saarbrücken als »Dringlichkeitsfall« deklarierte, da die Tochter – wie es wörtlich im Antragsformular heißt – »als sehr fortpflanzungsgefährdet anzusehen ist«.[145]

Was an diesen Schicksalen am meisten bedrückt, ist die Selbstverständlichkeit, mit der manche Eltern die Dienste der staatlichen Erbgesundheitsbürokratie in Anspruch nahmen, um die schlimmsten Folgen unerträglicher familiärer Verhältnisse, kindlicher Arglosigkeit oder eigener Erziehungsfehler zu verhindern, indem sie ihre eigenen Kinder sterilisieren ließen. Aber selbst bei diesen Beispielen bleibt festzuhalten, daß die Beweggründe der beteiligten Väter und Mütter nicht eugenischer Natur waren: Eltern ließen ihre Töchter nicht deshalb sterilisieren, weil diese schwachsinnig, epileptisch oder schizophren waren und diese Eigenschaften weitervererben konnten, sondern weil sie Angst vor unerwünschten Schwangerschaften und allen damit verbundenen Konsequenzen hatten. Auch das Handeln dieser Eltern – so sehr man es verurteilen mag – war also letztlich nicht von rassenhygienischen Motiven bestimmt.

Aus pragmatischen Gründen beantragten auch manche Anstaltspatienten ihre eigene Sterilisation. Die erste Durchführungsverordnung des Gesetzes zur Verhütung erbkranken Nachwuchses sah nämlich vor, daß die Sterilisation von Patienten, die dauernd anstaltspflegebedürftig waren[146] oder sich auf eigene Kosten in eine geschlossene Anstalt aufnehmen ließen,[147] für die Dauer ihres Aufenthaltes ausgesetzt werden konnte. Umgekehrt durfte ein fortpflanzungsfähiger ›Erbkranker‹ nur dann aus der Anstalt entlassen oder beurlaubt werden, wenn er vorher unfruchtbar gemacht worden war.[148] Unter Berufung auf diese

142 Alle Angaben und Zitate hierzu nach LA AG SB 101.

143 Alle Angaben und Zitate hierzu nach LA AG SB 329.

144 »Der Vater wurde nicht bestraft, da die Angaben des Mädchens nicht als zuverlässig angesehen werden konnten.« (Ebd.).

145 Im amtsärztlichen Gutachten wurden dem Mädchen neben einem »ausgesprochenen Defekt auf intellektuellem Gebiet« auch »Defekte im Gefühls- und Willensleben« attestiert (Ebd.).

146 Art. 1 der 1. Ausführungsverordnung vom 5.12.33 (Hier zit. nach Gütt, Rüdin, Ruttke (1936), S. 84).

147 Art. 6 der 1. Ausführungsverordnung vom 5.12.33 (Hier zit. nach Gütt, Rüdin, Ruttke (1936), S. 86. Siehe auch ebd., S. 179).

148 Art. 1 der 1. Ausführungsverordnung vom 5.12.33 (Gütt, Rüdin, Ruttke (1936), S. 84). »Falls eine erbkranke Person zwar dauernd in einer Anstalt sich befindet, aber im übrigen Bewegungsfrei-

Regelung verweigerten die Anstalten oft die Entlassung von nichtsterilisierten Patienten. So wurden in Merzig Anfragen von Familienangehörigen nach der Möglichkeit der Entlassung ihrer Verwandten häufig mit Sätzen wie den nachstehend zitierten beantwortet: »Da es sich bei ihr um eine Erbkrankheit handelt, wird eine Entlassung erst nach Durchführung der Unfruchtbarmachung möglich sein.«[149] »Zudem kann Frau Schmidt* nicht entlassen werden, bis über den Antrag betr. Sterilisation vor dem Erbgesundheitsgericht entschieden ist.«[150] Oder: »Eine Entlassung Ihres Mannes ist vor Durchführung der Unfruchtbarmachung nicht möglich.«[151]

Einem Anstaltsinsassen, der an einer ›Erbkrankheit‹ litt und unbedingt wieder nach Hause kommen wollte, blieb somit nichts anderes übrig, als seine Sterilisation abzuwarten oder sie unter Umständen sogar selbst zu beantragen.[152] Mitunter ist zu beobachten, daß Patienten oder ihre Angehörigen nach einer Antragstellung durch die Klinikleitung ihrerseits informell auf eine Beschleunigung des Verfahrens drängten, um eine möglichst baldige Entlassung zu bewirken. So bat im Oktober 1937 die Mutter des damals 17jährigen Georg Naumann* die Merziger Anstalt um eine rasche Durchführung der Sterilisation, »damit ich meinen Sohn so schnell wie möglich nach Hause bekomme.«[153] Der Ehemann der 30jährigen Bettina Brandt* aus Dudweiler schrieb von Juni bis Dezember 1936 alle vier Wochen einen Brief an die Anstaltsleitung, in dem er um die beschleunigte Sterilisation seiner Frau bat, um sie endlich aus der Anstalt holen zu können.[154] Diese Beispiele zeigen, daß auch bei Anstaltspatienten die Beweggründe für eine »freiwillige« Sterilisation nicht etwa rassenhygienischer Natur waren, sondern vielmehr einen pragmatischen Hintergrund hatten – nämlich den Wunsch nach Entlassung aus der Klinik.

Neben den Patienten selbst und ihren Angehörigen hatten auch die Kostenträger ein Interesse an einer baldigen Entlassung der Betroffenen. So drängte etwa der Bürgermeister von Neunkirchen auf die Sterilisation einer 35jährigen Patientin, die auf Kosten des Landesführsorgeverbandes in Merzig untergebracht war.[155] Die gleichen ökonomischen Überlegungen spielten auch für den Preußischen Justizminister eine Rolle, als er in einem Rundschreiben vom 24. Februar 1934 alle Oberlandesgerichtspräsidenten dazu aufforderte, »zur Vermeidung höherer Mehrkosten [...] die Anträge auf Unfruchtbarmachung von Personen, die in geschlossenen Anstalten untergebracht sind und zur Entlassung kommen sollen, bevorzugt [zu behandeln].«[156]

heit in oder außerhalb der Anstalt für sich in Anspruch nehmen will oder beurlaubt zu werden wünscht, so darf diesem Wunsche erst dann stattgegeben werden, wenn die Unfruchtbarmachung vorher erfolgt ist.« (Ebd., S. 184).

149 MZG 428.

150 MZG 549.

151 MZG 648. Siehe auch die Beispiele MZG 449; 92; 577.

152 Z.B. MZG 181; 431. Beispiele hierzu auch bei Bock: Zwangssterilisation, S. 272.

153 MZG 424.

154 MZG 11.

155 MZG 569.

156 LA AG SB 403, S. 5f. Ebenso argumentierte Linden: Erb- und Rassenpflege, S. 70.

Nicht immer jedoch erreichten Anstaltspatienten und ihre Angehörigen durch einen »freiwillig« gestellten Sterilisationsantrag oder die Bitte um Beschleunigung des Verfahrens auch den gewünschten Zweck: So verlangten am 8. März 1936 die Geschwister der Merziger Patientin Elisabeth Albert* eine rasche Sterilisation ihrer Schwester, um diese zu sich nach Hause holen zu können: »Wollen Sie uns bitte nicht im Wege stehen und den nötigen operativen Eingriff so bald wie möglich veranlassen?«[157] Tatsächlich wurde die Patientin zwei Monate später vom Erbgesundheitsgericht Saarbrücken zur Sterilisation verurteilt und kurz darauf operiert. Als schließlich im September des gleichen Jahres die Geschwister nachfragten, warum ihre Schwester immer noch in Merzig sei, erklärte der Merziger Anstaltsarzt Dr. Emil Weidner: »Die Patientin ist wesentlich kränker, als Sie das beurteilen zu können glauben«. Das Drängen der Verwandten hatte zwar in diesem Fall möglicherweise die Sterilisation beschleunigt, nicht aber zur Entlassung geführt. Ähnlich erging es auch dem 48jährigen Fabrikarbeiter Michael Neuschwander*, der selbst einen Sterilisationsantrag gestellt hatte, dem das Erbgesundheitsgericht Saarbrücken am 3. Juli 1936 zustimmte.[158] Neuschwander* wurde daraufhin sterilisiert. Eine Entlassung des Mannes, der zuvor schon 19 Jahre lang in der Anstalt gelebt hatte, erfolgte dennoch nicht. In anderen Fällen kam es nach der Sterilisation zwar tatsächlich zur Entlassung, aber die Betroffenen mußten schon kurze Zeit später aufgrund ihrer Leiden erneut wieder aufgenommen werden.[159]

Zusammenfassend bleibt somit festzustellen, daß der vom Gesetzestext suggerierte »Regelfall« der freiwillig beantragten Sterilisation in Wirklichkeit die Ausnahme war. Bei einem beträchtlichen Teil der selbstgestellten Anträge ist zudem davon auszugehen, daß sie durch Manipulation oder Fehlinformation seitens der Behörden zustande kamen. Und selbst bei dem dann noch verbleibenden Rest der offenbar tatsächlich freiwillig ausgefüllten Anträge fällt auf, daß kein einziger von ihnen aufgrund eugenischer Überlegungen gestellt wurde, sondern durchweg aus pragmatischen Gründen. Insofern verfehlte die anfangs von den Nationalsozialisten mit großem Aufwand betriebene propagandistische Hochstilisierung der freiwilligen Sterilisation zum Opfer für die Volksgesundheit und das Wohl kommender Generationen ihren Zweck.

Ähnlich perfide wie die Suggestion der Freiwilligkeit war auch eine andere Bestimmung des GzVeN: Das Gesetz sah vor, daß eine vom Erbgesundheitsgericht angeordnete Sterilisation nicht ausgeführt werden durfte, wenn die Verurteilung aufgrund eines vom Betroffenen selbst gestellten Antrages erfolgt war und der ›Erbkranke‹ diesen Antrag wieder zurückgezogen hatte.[160] Diese Mög-

[157] Zit. nach MZG 819. Alle folgenden Angaben hierzu nach ebd.

[158] MZG 431.

[159] MZG 424; 11.

[160] GzVeN, § 12: »Hat das Gericht die Unfruchtbarmachung endgültig beschlossen, so ist sie auch gegen den Willen des Unfruchtbarzumachenden auszuführen, sofern nicht dieser allein den Antrag gestellt hat.« (Zit. nach Gütt, Rüdin, Ruttke (1936), S. 75). Begründet wurde diese Einschränkung in der ersten Auflage des Amtlichen Gesetzeskommentares damit, »daß der Unfruchtbarzumachende bei einem von ihm allein gestellten Antrag jederzeit Herr des Verfahrens bleiben soll.« (Gütt, Rüdin, Ruttke (1934), S. 163). In der zweiten Auflage von 1936 fehlt dieser Hinweis.

lichkeit zur Zurücknahme des Antrages, die das Gesetz einräumte, um den bereits angesprochenen Anschein der »Freiwilligkeit« des Verfahrens zu unterstreichen, bestand jedoch nur auf dem Papier, denn in der Ausführungsverordnung zum GzVeN, in den Erläuterungen zum Gesetz und in verschiedenen Erlassen des Reichsinnenministeriums wurden die Amtsärzte dazu aufgefordert, von ihrer eigenen »Antragsbefugnis Gebrauch zu machen«, wenn sie in einem solchen Fall trotz der Zurücknahme des Antrages durch den Betroffenen »die Unfruchtbarmachung für geboten« hielten.[161]

In der Praxis bedeutete das, daß die Amtsärzte in den Fällen, in denen ein ›Erbkranker‹ seine eigene Sterilisation beantragte, parallel dazu ihrerseits einen zweiten Antrag stellten. Zog nun der Betroffene nach erfolgter Verurteilung seinen eigenen Antrag zurück – was ihm vom Gesetz her ausdrücklich erlaubt war –, so trat automatisch der Antrag des Amtsarztes in Kraft, und das Verfahren konnte nun auch gegen den erklärten Willen des vermeintlich »Freiwilligen« fortgeführt werden. Fast alle ausgewerteten Selbst-Anträge aus dem Bereich des Erbgesundheitsgerichtes Saarbrücken tragen auf dem Antragsformular neben der Unterschrift des ›Erbkranken‹ oder seines Erziehungsberechtigten den vom Amtsarzt unterzeichneten Zusatz: »Ich schließe mich dem Antrag an.« In einigen Fällen wurde dem Antrag des ›Probanden‹ auch ein zweites Antragsformular beigelegt, das dann vom Amtsarzt ausgefüllt und abgezeichnet wurde.

Die Tatsache, daß die Behörden bei der freiwilligen Antragstellung, die im Gesetzeskommentar[162] und in der zeitgenössischen Propaganda als sterilisationspolitischer Normalfall dargestellt wurde, grundsätzlich eine Doppelstrategie anwandten, indem sie zwar die Selbstanzeige förderten, ihre Rücknahme jedoch durch Stellung eines zweiten Antrages unmöglich machten, zeigt ebenfalls, daß der Aspekt der Freiwilligkeit im Sterilisationsverfahren im wesentlichen nur eine kosmetische Funktion besaß und dazu diente, den Zwangscharakter des Gesetzes zu kaschieren. Angesichts dieser Verschleierungstaktik und der Diskrepanz zwischen Wortlaut und Inhalt des Gesetzes bleibt festzustellen, daß das GzVeN nicht erst in seiner praktischen Anwendung den Boden der Legalität verließ, sondern daß es bereits in seinem Wortlaut nichts anderes war als Unrecht in Gesetzesform.

161 So heißt es in einem Runderlaß des Reichsinnenministers vom 1. Juni 1934: »In Fällen der nach § 2 Selbstbeantragung oder durch gesetzliche Vertreter der Sterilisation empfiehlt es sich, daß der Amtsarzt oder der Anstaltsleiter vorsorglich sich dem Antrag anschließt, um einer Zurücknahme des Antrages entgegenzuwirken.« (Zit. nach Daum, Deppe: Zwangssterilisation in Frankfurt, S. 108). Den gleichen Inhalt hatte auch eine Ausführungsverordnung des Preußischen Justizministers vom 4. Juni 1934: »In allen Fällen, in den [sic] nach § 2 des Gesetzes der Unfruchtbarzumachende selbst oder dessen gesetzlicher Vertreter die Unfruchtbarmachung beantragt, empfiehlt es sich im allgemeinen, daß der Amtsarzt oder der Anstaltsleiter alsbald vorsorglich sich dem Antrag anschließt, es sei denn, daß offensichtlich die Voraussetzung für die Unfruchtbarmachung gemäß § 1 aaO. nicht gegeben ist oder der Antrag nach Art. 1 Abs. 2 der Ausführungsverordnung nicht gestellt werden soll. Damit würde von vornherein ein [sic] Unzuträglichkeit wirksam begegnet, die sich aus einer nach § 2 Abs. 3 des Gesetzes jederzeit zulässigen Zurücknahme eines Antrages des Unfruchtbarzumachenden oder seines gesetzlichen Vertreters ergeben kann.« (Durchführung des Gesetzes zur Verhütung erbkranken Nachwuchses. AV. d. Pr. JM. v. 4.6.1934 (I 9768). Deutsche Justiz, S. 725. Hier zit. nach LA AG SB 403).

162 Gütt, Rüdin, Ruttke (1936), S. 78.

Aufschlußreich für das Verständnis von »Freiwilligkeit«, das dem Gesetz zugrunde lag, ist eine Formulierung von Walter Groß, dem Leiter des Rassenpolitischen Amtes der NSDP:

> »Ein solcher Erbkranker ist kein schlechter Mensch. [...] Er versagt irgendwo und irgendwann im Leben, und deshalb *zwingt* ihn das Gesetz, *freiwillig* auf Nachkommen zu verzichten, das heißt, sich der Sterilisierung zu unterziehen.«[163]

2.3.3 Statistische Auswertung der Anträge

Graphik 1: Sterilisationsanträge beim Erbgesundheitsgericht Saarbrücken

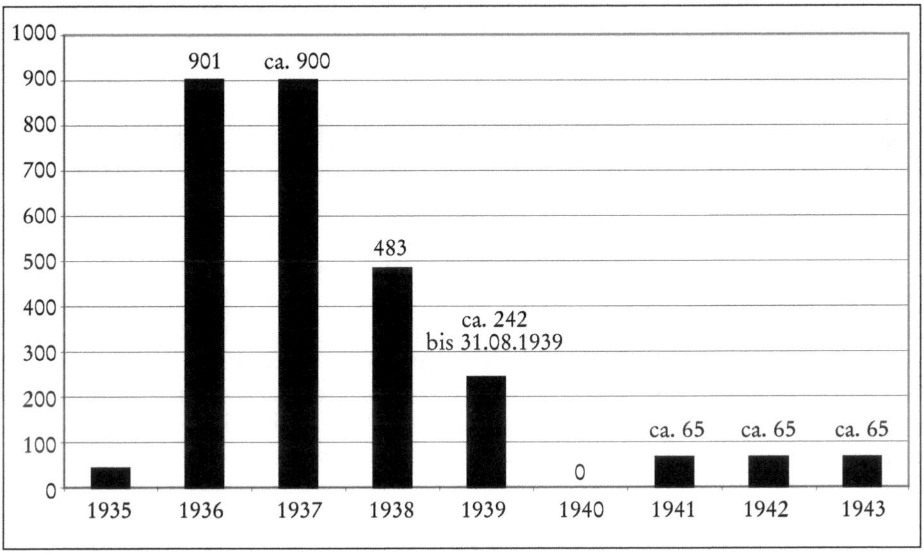

Für die Zeit zwischen Oktober 1935 und Januar 1944 lassen sich insgesamt 2.986 Sterilisationsanträge nachweisen, die beim Erbgesundheitsgericht Saarbrücken gestellt wurden.[164] Darüber hinaus liegt für die Jahre 1935, 1936 und 1938 ein Register vor, das für jeden einzelnen Fall aus diesen Jahren Angaben über Antragsteller, Diagnose und Urteil enthält.[165] Demnach wurden 1935, im

[163] Vortrag am 14. März 1940 in Linz. Hier zit. nach ›Gemeinschaftsfremde‹. Quellen zur Verfolgung von ›Asozialen‹ 1933-1945. Bearbeitet von Wolfgang Ayaß. (Materialien aus dem Bundesarchiv, Heft 5). Koblenz 1998, S. 242-244, hier S. 242. (Hervorhebungen von cb.).

[164] Die Zahl ergibt sich aus den Übersendungsbelegen, die bei der Rücksendung der einzelnen Akten nach Abschluß des Verfahrens an das jeweils zuständige Gesundheitsamt angelegt wurden (2.608 Fälle; Übersendungsbelege in LA AG SB 404), sowie aus den beim Gericht verbliebenen Einzelfallakten (378 Stück).

[165] 1935: LA AG SB 400. – 1936: LA AG SB 397. – 1938: LA AG SB 399.

ersten Jahr der Gültigkeit des GzVeN an der Saar, 42 Sterilisationsanträge eingereicht. 1936 erhöhte sich ihre Zahl auf 901. 1938 ging sie auf 483 zurück. Für die übrigen Jahre lassen sich die Antragszahlen ebenfalls relativ exakt ermitteln, und zwar anhand der Listen, die das Erbgesundheitsgericht anlegte, wenn die Akten nach Abschluß eines Verfahrens an das jeweils zuständige Gesundheitsamt zurückgesandt wurden.[166] Aus diesen Versandlisten ergibt sich, daß 1937 zwischen 850 und 900 Anträge bei Gericht bearbeitet wurden. 1939 waren es 242 – wobei zu berücksichtigen ist, daß diese Zahl sich nur auf den Zeitraum vom 1. Januar bis zum 31. August 1939 bezieht, da Teile des Saarlandes bei Kriegsbeginn geräumt wurden und die Tätigkeit des Gerichtes, dessen Sitz ebenfalls im evakuierten Grenzgebiet zu Frankreich lag, bis Ende 1940 eingestellt wurde.[167] Für den Zeitraum von April 1941 bis Januar 1944 weisen die Übersendungslisten nochmals 197 Anträge aus, was einem Jahresdurchschnitt von etwa 65 Fällen entspricht. Aus der Zeit nach dem 19. Januar 1944 liegen keine Versandlisten vor.

Die vergleichsweise geringe Zahl der Anträge im Jahr 1935 und die starke Zunahme in den folgenden Jahren läßt sich dadurch erklären, daß im Saarland in den ersten Monaten nach der Rückgliederung ans Reich noch keine funktionsfähige Infrastruktur zur Ermittlung und Erfassung von potentiellen ›Sterilisationskandidaten‹ vorhanden war.[168] Das Erbgesundheitsgericht in Saarbrücken wurde erst im Herbst 1935 auf Verfügung des Reichsjustizministers vom 18. Oktober errichtet.[169] Auch die Einarbeitung von Richtern,[170] Ärzten und Verwaltungskräften in die neue Rechtslage und nicht zuletzt die propagandistische Einstimmung der Bevölkerung auf das Sterilisationsprogramm dürften einige Zeit in Anspruch genommen haben. Diese besonderen Rahmenbedingungen trugen dazu bei, daß im ersten Jahr der Gültigkeit des Sterilisationsgesetzes an der Saar lediglich 42 Anträge gestellt wurden – und zwar bis auf

166 LA AG SB 404.

167 Das genaue Datum, an dem das Erbgesundheitsgericht Saarbrücken den Dienst nach der Evakuierung wieder aufnahm, läßt sich aus den erhaltenen Gerichtsakten nicht feststellen. Die ersten Unterlagen nach der Rückkehr wurden am 2. April 1941 an die Gesundheitsämter verschickt. Da es sich dabei nur um 39 Akten handelte und die letzte Übersendung am 10. August 1939 stattfand, ist anzunehmen, daß das Gericht seine Arbeit erst wenige Wochen vor der April-Übersendung wieder aufgenommen hatte. Die überwiegende Mehrheit der evakuierten saarländischen Zivilbevölkerung kehrte in der zweiten Jahreshälfte 1940 zurück (Hans-Walter Herrmann: Die Freimachung der Roten Zone 1939/40. Ablauf und Quellenlage. In: Zeitschrift für die Geschichte der Saargegend 32 (1984), S. 64-89, hier S. 76f.). Insofern könnte man den Jahreswechsel 1940/41 als plausibles Datum für die Wiederaufnahme der Dienstgeschäfte des Erbgesundheitsgerichtes betrachten.

168 »Während die Wiedereinführung der übrigen Gesetze keine großen Schwierigkeiten machte, mußten dagegen zur Durchführung des Sterilisationsgesetzes erhebliche Vorarbeiten geleistet werden, so Neuordnung und Gliederung der Gesundheitsämter, Erfassung des Krankenmaterials, Einrichtung der Erbgesundheitsgerichte, was bei einem Bevölkerungsstand von über 800.000 Personen schon erhebliche Anstrengungen erforderte.« (Karl Strouvelle: Erfahrungen bei der Sterilisation weiblicher Erbkranker auf Grund von 630 Fällen des Landeskrankenhauses Homburg/Saar. Würzburg 1939, S. 5).

169 LA AG SB 403, S. 2.

170 Bock: Zwangssterilisation, S. 197.

eine Ausnahme nur für Anstaltspatienten. Im übrigen ist auch zu beachten, daß das Erbgesundheitsgericht Saarbrücken seine Tätigkeit erst im Herbst aufnahm, so daß die Zahl von 42 Anträgen sich nicht auf ein ganzes Jahr, sondern auf einen Zeitraum von etwa zwei Monaten bezieht. Die erste Sterilisationsoperation im Saarland wurde am 5. Dezember 1935 durchgeführt.[171] Anfang 1936 dürften die organisatorischen Anfangsschwierigkeiten bereits weitgehend behoben gewesen sein, denn in diesem und dem folgenden Jahr wurden jeweils rund 900 Sterilisationsanträge gestellt.

Zwischen 1937 und 1938 kam es zu einer annähernden Halbierung der Antragszahlen. Ein denkbarer Grund für diesen starken Rückgang, der sich auch im folgenden Jahr fortsetzte, könnte darin bestanden haben, daß die meisten ›Erbkranken‹ des Saarlandes schon in den drei Jahren zuvor erfaßt worden waren, so daß nun entsprechend weniger Fälle ermittelt werden konnten. Denkbar ist aber auch, daß sich die Einstellung der Bevölkerung zum GzVeN schon nach kurzer Zeit verändert hatte.[172] Ein Indiz für einen solchen Akzeptanzverlust ist der bereits erwähnte starke Rückgang der Zahl der – angeblich oder tatsächlich – selbstgestellten Anträge: Lag die Selbstbeteiligung 1936, im Jahr mit der insgesamt höchsten Zahl von Anträgen, im Saarland noch bei 23,86 Prozent, so waren es zwei Jahre später nur noch 9,52 Prozent. Dies ist – bei aller Problematik der vermeintlich freiwilligen Antragstellung – ein deutliches Indiz für die wachsende Ablehnung der Sterilisationspolitik in der Bevölkerung.[173]

Daß das GzVeN in der Öffentlichkeit immer weniger Akzeptanz fand, belegt auch ein Bericht des Sicherheitshauptamtes von Anfang 1939, aus dem hervorgeht, daß sogar einige Amtsärzte sich scheuten, Sterilisationsanträge zu stellen, weil sie den wachsenden Unmut der Bevölkerung fürchteten:

> »Ein großer Teil der Amtsärzte steht den Fragen der Erb- und Rassenpflege uninteressiert gegenüber. Vielfach wird die Bearbeitung dieses wichtigen Aufgabengebietes den jungen Hilfsärzten überlassen, während sich die Arbeit des Amtsarztes auf das Notwendigste beschränkt. Wurden in den ersten Jahren sehr viele Erbkranke der Unfruchtbarmachung zugeführt, so ist in der letzten Zeit stellenweise die Zahl der Sterilisationsanträge stark zurückgegangen. Die Gründe zu diesem Verhalten der Amtsärzte sind weniger in bösem Willen oder in oppositioneller Absicht zu suchen, als vor allem in den Schwierigkeiten, die sich der Fortführung der bisher eingehaltenen Linie allmählich entgegenstellen. Stellenweise wurde der Druck der Bevölkerung auf die Amtsärzte – oft gestärkt durch maßgebliche Kreise der Partei – derartig, daß sie von der bisherigen Handhabung des Gesetzes zur Verhütung erbkranken Nachwuchses absahen und ihre Anträge auf Unfruchtbarmachung einschränkten. Zum anderen wurden sie durch manchmal unverständliche Entschei-

---

171 Strouvelle: Erfahrungen bei der Sterilisation, S. 5.

172 »Großenteils war aber die Einschränkung der Sterilisationsaktivität ihrer Unpopularität und dem wachsenden Widerstand zu verdanken, der sie um 1937 in eine Krise führte.« (Bock: Zwangssterilisation, S. 234): Siehe dazu auch: Daum, Deppe: Zwangssterilisation in Frankfurt, S. 22.

173 Eine weitere Ursache für die rückläufige Tendenz bei den Anträgen ab 1937 sah Gisela Bock in Unstimmigkeiten innerhalb der NSDAP über den Sinn der Sterilisation (Dies.: Zwangssterilisation, S. 339-350).

dungen der Erbgesundheitsgerichte kopfscheu gemacht, zumal schon von vornherein die Verantwortungsfreudigkeit aller Amtsärzte nicht gegeben war.«[174]

Der Kriegsbeginn führte zu einem zusätzlichen Einbruch der Antragszahlen: Am 31. August 1939 erhielten die Amtsärzte Anweisung, Sterilisationsanträge nur noch dann »zu stellen, wenn die Unfruchtbarmachung wegen besonders großer Fortpflanzungsgefahr nicht aufgeschoben werden darf.«[175] Alle noch nicht rechtskräftig erledigten Verfahren konnten von nun an nur auf besonderen Antrag des Amtsarztes wieder aufgenommen bzw. zu Ende geführt werden.[176] Neben diesen administrativen Vorgaben gab es während des Krieges auch eine Reihe praktischer Gründe für den Rückgang der Zahl der Anträge: Viele Ärzte wurden zum Wehrdienst einberufen[177] und Krankenhäuser zu Lazaretten umfunktioniert, so daß sie für Sterilisationsoperationen nicht oder nur noch eingeschränkt zur Verfügung standen. Zu diesen Kliniken gehörte auch das Landeskrankenhaus Homburg, wo bis zum Kriegsbeginn die Mehrzahl der saarländischen Sterilisationsopfer operiert worden war.[178] Hinzu kam im Saarland die bereits erwähnte zweimalige Evakuierung der Zivilbevölkerung der grenznahen Gebiete und der dort ansässigen Behörden, zu denen auch das Erbgesundheitsgericht Saarbrücken gehörte.[179]

Zusammenfassend läßt sich die Sterilisationspraxis im Saarland in vier Phasen unterteilen, nämlich in eine Anlaufphase, die die letzten Monate des Jahres 1935 umfaßt; eine Aktionsphase mit hohen Antragszahlen (1936-1937); eine Regressionsphase (1938-1939), während der diese Zahlen stark zurückgingen, ohne daß bereits der Krieg dafür verantwortlich gemacht werden könnte; und schließlich eine Phase der kriegsbedingten Restriktion (ab September 1939), in deren Verlauf es zu einem weiteren Rückgang der Antragszahlen und zeitweise zur völligen Einstellung der Tätigkeit des Erbgesundheitsgerichtes kam. Dieses Verlaufsmuster läßt sich auch in anderen Teilen Deutschlands beobachten.[180]

---

174 Heinz Boberach (Hg.): Meldungen aus dem Reich. 1933-1945. Die geheimen Lageberichte des Sicherheitsdienstes der SS. 17 Bde. Herrsching 1984, Bd. 2, S. 269. Im Gegensatz zu dieser Beobachtung des Sicherheitshauptamtes vertrat Makowski die These, daß die Amtsärzte sich der Mitwirkung bei der Anwendung des GzVeN in der Regel nicht entzogen hätten (Dies.: Eugenik, Sterilisationspolitik, ›Euthanasie‹, S. 153).

175 Verordnung zur Durchführung des Gesetzes zur Verhütung erbkranken Nachwuchses und des Ehegesundheitsgesetzes vom 31.8.1939 – RGBl. I, S. 1560 (Hier zit. nach LA AG SB 403).

176 Ebd. Siehe auch: Daum, Deppe: Zwangssterilisation in Frankfurt, S. 22. – Bock: Zwangssterilisation, S. 234. Dieses Verfahren ist auch in einer Reihe von saarländischen Fällen nachweisbar. In einem Erlaß des Reichsinnenministers vom 13. September 1939 wurde diese Regelung nochmals ausdrücklich bestätigt (Daum, Deppe: Zwangssterilisation in Frankfurt, S. 22).

177 LA AG SB 405: Mitteilungen von zwei ärztlichen Beisitzern des Erbgesundheitsgerichtes Saarbrücken, wonach sie aufgrund ihrer Einberufung zur Wehrmacht nicht mehr für eine richterliche Funktion zur Verfügung standen.

178 Zur Bedeutung des LKH Homburg als Sterilisationsklinik siehe unten S. 142.

179 Gleiches gilt für die Südpfalz, Baden und den Raum Trier.

180 So betrug die Zahl der Sterilisationsverfahren in Frankfurt/Main 1934 520; 1935 stieg sie auf 843; 1936 lag sie bei 806, um in den folgenden Jahren bis Kriegsbeginn (1937 – 585; 1938 – 391; 1939 – 191) stark zurückzugehen. Während des Krieges schwankte die Zahl der Verfahren pro Jahr zwischen 18 und 88 (Daum, Deppe: Zwangssterilisation in Frankfurt, S. 21). Auch bei den Erbgesundheitsgerichten Göttingen und Verden zeichnete sich nach 1936 ein deutlicher Rückgang

Auch hier ging die Zahl der Anträge schon vor den kriegsbedingten Einschränkungen sehr deutlich zurück. Allerdings fällt auf, daß die Entwicklung der Antragszahlen im Saarland im Vergleich mit den Verlaufsmustern im übrigen Reichsgebiet eine Verzögerung von etwa einem Jahr aufweist, was vermutlich auf die spätere Einführung des GzVeN an der Saar zurückzuführen ist.

Insgesamt stammten 386 der 1.426 Anträge, die im Saarland in den Jahren 1935, 1936 und 1938 gestellt wurden, von Anstaltsleitern. Das entspricht einem Anteil von 27,06 Prozent. In Frankfurt betrug der Anstalts-Anteil bei der Antragstellung 26,9 Prozent[181]. In Marburg, wo es eine große Landesheilanstalt gab, lag er bei 37 Prozent.[182] Reichsweit gingen in den Jahren 1934 und 1935 etwa 35 Prozent der Sterilisationsanträge auf Anstaltsleiter zurück.[183] Insgesamt ist zu beobachten, daß der Anteil der von den Anstaltsleitern gestellten Anträge über die Jahre erheblichen Schwankungen unterworfen war: Die 42 Anträge, die 1935 beim Erbgesundheitsgericht Saarbrücken gestellt wurden, also in der Zeit, in der das GzVeN im Saarland eingeführt wurde und die entsprechende Infrastruktur noch im Aufbau begriffen war, betrafen – sieht man von einem Strafgefangenen ab – ausschließlich Anstaltspatienten aus Homburg und Merzig.[184] Im folgenden Jahr wurden insgesamt 901 Anträge gestellt, davon 239 (26,5 Prozent) von Anstaltsleitern. 1938 entfielen 105 von 483 Anträgen auf Anstaltsinsassen (21,7 Prozent).[185] Parallel zum Rückgang des Anstaltsanteils wuchs die Zahl der Anträge, die von den Gesundheitsämtern gestellt wurden.

---

der Zahl der Verfahren ab (Reiter: Psychiatrie im Dritten Reich in Niedersachsen, S. 134f.). Ähnliches ist in Marburg zu beobachten. Das dortige Erbgesundheitsgericht fällte insgesamt 836 Urteile, die sich wie folgt verteilen: 1934 – 103; 1935 – 289; 1936 – 175; 1937 – 90; 1938 – 84; 1939 – 29; 1940 – 10; 1941 – 22; 1942 – 16; 1943 – 9; 1944 – 9 (Hilder: Zwangssterilisation, S. 40). In der Universitätsfrauenklinik Göttingen erreichten die Sterilisationszahlen 1935 ihren Höchststand und gingen bis 1937 auf fast die Hälfte zurück (Koch: Zwangssterilisation, S. 24). 40 Prozent der insgesamt 3.128 Sterilisationsanzeigen, die die Hamburger Fürsorgebehörde an das Gesundheitsamt richtete, entfielen auf das Jahr 1935; 1936 waren es nur noch 32 Prozent (Fenner: Zwangssterilisation, S. 62. – Vgl. auch Rothmaler: Sterilisationen, S. 210). Ähnlich war die Entwicklung der Antragszahlen in der württembergischen Anstalt Zwiefalten (Johannes May, Hermann Josef Pretsel, Martin Rexer, Bodo Rüdenberg: ›Euthanasie‹ in den staatlichen Heilanstalten Zwiefalten und Schussenried. Die Rechtfertigung, Vorbereitung und Durchführung der ›Vernichtung lebensunwerten Lebens‹ in der nationalsozialistischen Aktion T4. Zwiefalten 1991, S. 16). Dagegen scheint das Verlaufsmuster der Antragszahlen in Köln etwas anders ausgeprägt gewesen zu sein: Dort wurde bereits 1934, im Jahr der Einführung des GzVeN, die Höchstzahl von 800 Anträgen registriert; zwischen 1935 und 1937 schwankte die Zahl der Anträge zwischen 637 (1937) und 738 (1936); danach ging sie weiter zurück (Dalicho: Sterilisationen in Köln, S. 13). Auch bezogen auf das gesamte Reich läßt sich ein Ansteigen der Antragszahlen bis etwa 1935 beobachten (Bock: Zwangssterilisation, S. 232).

181 Daum, Deppe: Zwangssterilisation in Frankfurt, S. 107.

182 Hilder: Zwangssterilisation, S. 39.

183 Bock: Zwangssterilisation, S. 232.

184 Als Antragsteller weist das Register des Erbgesundheitsgerichtes für dieses Jahr den Direktor der Strafanstalt Saarbrücken (ein Antrag), den Anstaltsdirektor von Merzig und den Amtsarzt von Homburg aus, wobei letzterer 1935 ausschließlich für Anstaltsinsassen Anträge stellte. Nicht berücksichtigt sind in dieser Aufzählung drei Anträge von Stellen außerhalb des Saarlandes.

185 Reichsweit hat Gisela Bock die gleiche Entwicklung beobachtet: Zwischen 1935 und 1936 stiegt der Anteil der von den Amtsärzten gestellten Anträge von 70 auf 90 Prozent. (Dies.: Zwangssterilisation, S. 265).

Ein Grund für diese Verschiebung dürfte darin liegen, daß im Saarland in den ersten Monaten nach dem Anschluß ans Deutsche Reich außerhalb der Anstalten noch keine Infrastruktur für die Erfassung von ›Erbkranken‹ vorhanden war, so daß die Anträge sich zunächst auf die psychiatrischen Kliniken konzentrierten. Nach einigen Monaten setzte dann die Ermittlungstätigkeit der Gesundheitsämter ein, was zu einem deutlichen Rückgang des prozentualen Anteils der Anstalts-Anträge führte. Daß auch die absolute Zahl der Anträge gegen Anstaltspatienten ab 1936 zurückging, könnte damit zusammenhängen, daß das leicht verfügbare Potential dieses Personenkreises schon nach wenigen Jahren ausgeschöpft war.[186]

Nachdem die Anlaufschwierigkeiten für das GzVeN im Saarland bewältigt waren, stammte das Gros der Anträge von den acht Gesundheitsämtern, die es im Landesgebiet gab. Die meisten Anträge gingen in den Jahren 1936 und 1938, für die exakte Zahlen vorliegen,[187] vom Gesundheitsamt Saarbrücken-Land ein (278). Das Gesundheitsamt Saarbrücken-Stadt stellte 251 Anträge, St. Ingbert 115, Ottweiler 113, St. Wendel 83, Saarlouis 72 und Merzig 37. Aus Homburg kamen 1936 und 1938 insgesamt 208 Anträge. Da das Homburger Gesundheitsamt jedoch zumindest während der ersten beiden Jahre der Gültigkeit des GzVeN auch die Antragstellung für die Patienten des örtlichen Landeskrankenhauses betrieb – ein eigenes Büro für die erbbiologische Bestandsaufnahme wurde in der Klinik erst 1937 eingerichtet[188] –, ist diese Zahl nicht unbedingt repräsentativ.[189] Setzt man die Antragszahlen jedes Gesundheitsamtes in Relation zur Einwohnerzahl seines Bezirks, so zeigt sich, daß die Antragshäufigkeit in den einzelnen Kreisen sehr unterschiedlich war.

In St. Wendel wurden – bezogen auf die Einwohnerzahl des Kreises – fast sechsmal soviele Anträge gestellt wie im Nachbarkreis ›Saarlautern‹. Dieser große Unterschied dürfte wohl kaum dadurch zu erklären sein, daß im Kreis St. Wendel womöglich mehr ›Erbkranke‹ lebten als in den übrigen Regionen des Saarlandes. Vielmehr deuten die großen Abweichungen im Antragsverhalten der einzelnen Gesundheitsämter darauf hin, daß das GzVeN offenbar sehr uneinheitlich gehandhabt wurde. Aller amtlich postulierten »Vereinheitlichung des Gesundheitswesens«[190] zum Trotz scheint es für die Amtsärzte bei der Anwendung des Gesetzes sehr große Ermessens- und Handlungsspielräume[191] gegeben zu haben, die sie in unterschiedlicher Weise nutzten.

---

186 Ebd., S. 241: »In den ersten Jahren wurden vor allem die Anstalten durchkämmt, und dieses Reservoir war 1935 teilweise erschöpft.«

187 Exakte Zahlen gehen aus den für 1935, 1936 und 1938 erhaltenen Registereintragungen des Erbgesundheitsgerichtes Saarbrücken hervor. Da 1935 nur Anträge gegen Anstaltspatienten gestellt wurden, sind die Zahlen dieses Jahres beim Vergleich zwischen den Gesundheitsämtern unerheblich. Die Übersendungslisten für die Jahre 1937 und 1939-1944 geben zwar Auskunft über das für den Wohnort des ›Erbkranken‹ zuständige Gesundheitsamt, lassen aber keinen Rückschluß auf den Antragsteller zu. Daher muß sich diese statistische Auswertung auf die Jahre 1936 und 1938 beschränken.

188 Hanns Heinrich Heene, Rudolf Leppien: Zehn Jahre Nervenabteilung am Landeskrankenhaus Homburg-Saar. In: Psychiatrisch-Neurologische Wochenschrift 42 (1940), S. 155-158, hier S. 158.

189 Homburg wird deshalb in der nachstehenden Tabelle nicht berücksichtigt.

190 Vgl. die Formulierung »Gesetz zur Vereinheitlichung des Gesundheitswesens«.

191 Siehe dazu auch unten S. 173-178.

Tabelle 1: Antragszahlen der einzelnen Gesundheitsämter in Relation zur Einwohnerzahl ihrer Bezirke

Gesundheitsamt	a.) Anträge 1936	b.) Anträge 1938	Summe a.) b.)	Einwohnerzahl des jeweiligen Bezirks	Anträge in Relation zur Einwohnerzahl
St. Wendel	51	32	83	34.837	0,23%
SB-Stadt	175	76	251	129.085	0,19%
St. Ingbert	81	34	115	57.577	0,19%
SB-Land	215	63	278	211.402	0,13%
Merzig	33	4	37	38.929	0,09%
Ottweiler	55	58	113	143.708	0,07%
›Saarlautern‹	33	39	72	146.690	0,04%

Stand der Einwohnerzahlen: 1935. Quelle: Statistik des Deutschen Reiches. Band 469, S. 1/4. Tab. 1

Es erscheint naheliegend, die Ursachen für das unterschiedliche Antragsaufkommen in den einzelnen Landkreisen auch in den jeweiligen regionalen Milieus zu suchen. Allerdings zeigt sich bei näherer Betrachtung der vorliegenden Zahlen, daß das Verhältnis zwischen der Verteilung der Antragszahlen und bestimmten Milieuprägungen nicht unbedingt gängigen Vorstellungen entspricht: So wäre zum Beispiel aufgrund der unterschiedlichen Position der beiden großen Kirchen zur Eugenik zu erwarten gewesen, daß die Antragshäufigkeit in ländlich-katholischen Regionen niedriger ausfallen müßte als in protestantisch oder städtisch geprägten Gegenden. Diese Vermutung läßt sich jedoch nicht bestätigen. Zwar wurden im Kreis ›Saarlautern‹, dessen Einwohner 1935 zu 95,37 Prozent katholisch waren, in der Tat deutlich weniger Sterilisationsanträge gestellt als in anderen Teilen des Saarlandes; aber andererseits war der Kreis St. Wendel, der mit einem Katholikenanteil von 84,71 Prozent ebenfalls über dem Landesdurchschnitt von 72,51 Prozent lag, der Spitzenreiter in der Antragsstatistik.[192] Auch zwischen dem Urbanisierung- und Industrialisierungsgrad einer Region und der Häufigkeit von Sterilisationsanträgen scheint es offenbar keine direkte Korrelation gegeben zu haben. Diese Uneinheitlichkeiten deuten darauf hin, daß das Antragsaufkommen vermutlich weniger von Milieufaktoren als vielmehr von der Intensität der amtlichen Propaganda und vor allem von der Person des jeweiligen Amtsarztes abhängig war.[193]

192 Konfessionsverteilung der Kreise nach Statistik des Deutschen Reiches, Bd. 469. Volks-, Berufs- und Betriebszählung im Saarland 1935. Bearbeitet im Statistischen Reichsamt. Berlin 1937, S. 1/9. Gisela Bock gelangte bei einem deutschlandweiten Vergleich hinsichtlich der Korrelation zwischen der Konfessionsverteilung und der Häufigkeit von Sterilisationen zu einem ähnlichen Ergebnis. Sie folgerte daraus, »daß das Mehr oder Weniger an Rigorosität und die Höhe der Sterilisationszahlen nicht bzw. nicht notwendig mit der unterschiedlichen Konfession der betreffenden Gebiete zusammenfiel.« (Dies.: Zwangssterilisation, S. 253).

193 Leider liegen über die meisten Amtsärzte, die während des Dritten Reiches im Saarland tätig waren, keine näheren biographischen Informationen vor. Als exemplarischer Einzelfall wird im Rahmen dieser Darstellung (unten S. 152 und 174f.) die Karriere des Saarbrücker Obermedizinalrates Dr. Horst Friedel dargestellt.

2.3.4 Verteilung nach Diagnosen

Graphik 2: Verteilung der Antragsdiagnosen im Saarland in den Jahren 1935, 1936, 1938

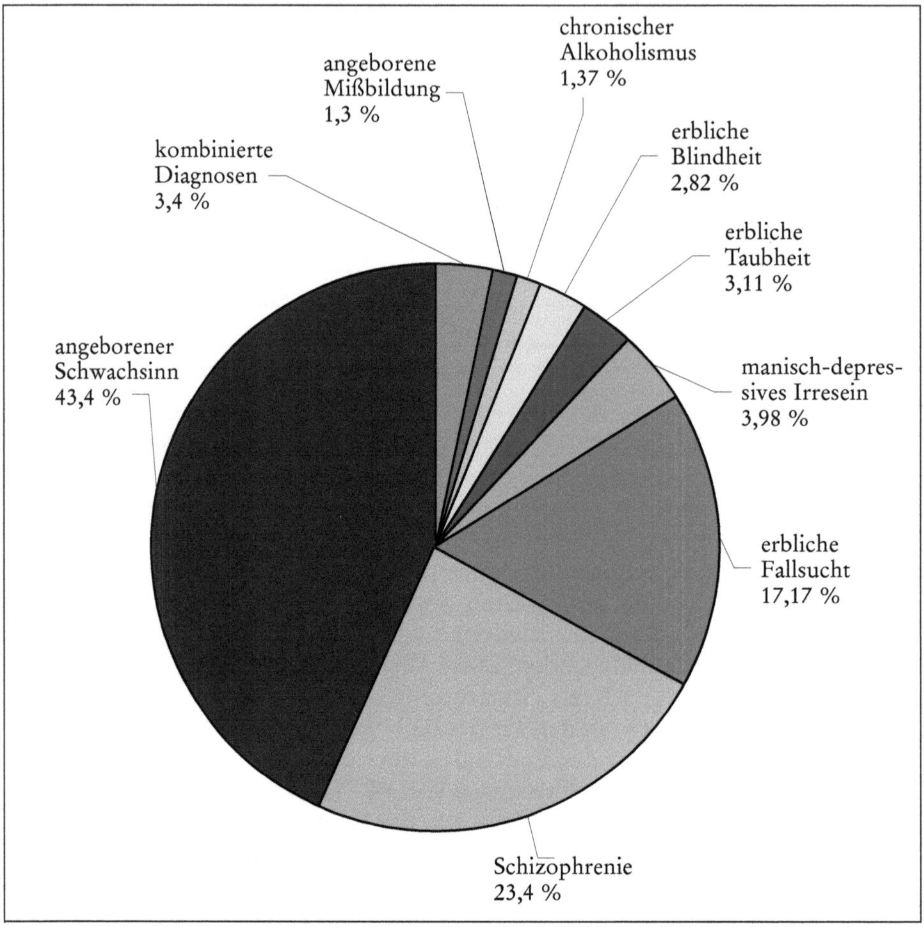

Eine Auswertung der Register des Erbgesundheitsgerichts Saarbrücken ergibt, daß im Saarland in den Jahren 1935, 1936 und 1938 die mit Abstand meisten Anträge wegen angeborenen Schwachsinns gestellt wurden. 599 Anträge tragen diese Diagnose. Das entspricht einem Anteil von 43,4 Prozent. Die zweithäufigste Diagnose war Schizophrenie (323 Anträge = 23,4%). Es folgten erbliche Fallsucht (237 Anträge = 17,17%), manisch-depressives Irresein (55 Anträge = 3,98%), erbliche Taubheit (43 Anträge = 3,11%), erbliche Blindheit (39 Anträge = 2,82%), chronischer Alkoholismus (19 Anträge = 1,37%) und schwere erbliche körperliche Mißbildung (18 Anträge = 1,3%). Daneben gab es noch 47 (3,38%) Fälle mit Kombinationsdiagnosen, etwa »angeborener Schwachsinn und schwere angeborene körperliche Mißbildung« oder »angeborener Schwachsinn und Epilepsie«. Im Vergleich mit anderen Regionalstudien ergibt sich bei der Verteilung der einzelnen Sterilisationsdiagnosen folgendes Bild:

Tabelle 2: Verteilung der Antragsdiagnosen in verschiedenen Regionen Deutschlands

	Saar[194]	Frankfurt[195]	Hamburg[196]	Köln[197]	Marburg[198]	Göttingen[199]
Angeb. Schwachsinn	43,4%	50,4%	57,6%	53%	48,7%	57,6%
Schizophrenie	23,4%	18,4%	7,0%	19,3%	20,3%	21,9%
Erbl. Fallsucht	17,17%	11,3%	17,4%	18,9%	10,0%	9,5
Alkoholismus	1,37%	9,9%	11,0%	2,5%	1,8%	0,1%
Man.-depr. Irresein	3,98%	6,4%	1,2%	1,3%	7,3%	5,0%
Erblicher Veitstanz	-	-	0,9%	0,2%	0,4%	0,1%
Erbliche Blindheit	2,82%	1,8%	0,6%	1,2%	3,3%	0,5%
Erbliche Taubheit	3,11%	1,4%	1,7%	2,1%	1,7%	0,8%
Körperliche Mißbildg.	1,3%	0,4%	1,7%	1,1%	3,4%	0,7%

Diese Aufstellung zeigt, daß die Häufigkeit der einzelnen Diagnosen regional sehr stark variiert. Zum Teil dürften diese Abweichungen mit der unterschiedlichen statistischen Basis und mit lokalen Besonderheiten zusammenhängen. So beziehen sich die hier genannten Zahlen aus Marburg ausschließlich auf Anstaltspatienten, unter denen der Anteil der an Schizophrenie erkrankten Personen naturgemäß höher war als in der Gesamtbevölkerung. Die Göttinger Studie beschäftigt sich ausschließlich mit Frauen, was vermutlich die Ursache dafür ist, daß hier die Diagnose »schwerer Alkoholismus« stark unterrepräsentiert ist, die wiederum in Hamburg auffällig häufig war, da dort auch die Fürsorge- und Sozialbehörden intensiv an der Fahndung nach ›Erbkranken‹ beteiligt waren. Dennoch reichen diese lokalen Besonderheiten allein nicht aus, um die oft erheblichen Unterschiede bei den einzelnen Diagnosen zu erklären: Wie war es

194 In den Jahren 1935, 1936 und 1938.

195 Daum, Deppe: Zwangssterilisation in Frankfurt, S. 110.

196 Rothmaler: Sterilisationen, S. 48. Die Aufstellung von Rothmaler unterscheidet zwischen angeborenem (54,4%) und moralischem Schwachsinn (3,2%). Beide Werte wurden hier unter Angeborener Schwachsinn zusammengefaßt. Der auffallend hohe Anteil der Sterilisationen wegen angeborenen Schwachsinns und Alkoholismus in Hamburg dürfte damit zusammenhängen, daß hier die Fürsorge- und Sozialbehörden sehr intensiv an der Fahndung nach angeblich ›Erbkranken‹ beteiligt waren (Ebd., S. 52).

197 Dalicho: Sterilisationen in Köln, S. 45f.

198 Hilder: Zwangssterilisation, S. 37. Hinweis: Die hier genannten Zahlen beziehen sich nicht auf die Gesamtbevölkerung, sondern nur auf die Patienten der Landesheilanstalt Marburg.

199 Koch: Zwangssterilisation, S. 23. Hinweis: Die Göttinger Zahlen beziehen sich ausschließlich auf Frauen, die in der Universitätsklinik sterilisiert wurden.

beispielsweise möglich, daß im Saarland fünfmal soviel Menschen wegen erblicher Blindheit verfolgt wurden wie in Hamburg oder Göttingen? Und sollte die Häufigkeit von schweren erblichen körperlichen Mißbildungen in Marburg tatsächlich achtmal höher gewesen sein als in Frankfurt? Regionale Diskrepanzen wie diese deuten darauf hin, daß beim Sterilisationsverfahren ein erhebliches Maß an Willkür im Spiel war.

Insgesamt ist zu beobachten, daß körperliche – und damit auch einigermaßen objektiv nachweisbare – Leiden wie Mißbildungen, Blindheit oder Taubheit in allen untersuchten Regionen nur einen sehr geringen Teil der Antragsdiagnosen ausmachten. Die überwiegende Mehrzahl der Anträge wurde wegen psychischer Auffälligkeiten gestellt, und unter ihnen wiederum dominierte mit deutlichem Abstand die Diagnose »angeborener Schwachsinn«.

Auch im Saarland wurden die meisten Anträge wegen angeborenen Schwachsinns gestellt. Allerdings ist der Anteil dieser Diagnose hier mit 43,4 Prozent geringer als in den anderen Regionen. Wie in den folgenden Kapiteln noch dargelegt wird, wurde die Diagnose »angeborener Schwachsinn« häufig genutzt, um sozial auffällige oder politisch mißliebige Personen, die aber nicht im eigentlichen Sinne krank waren, dem Sterilisationsverfahren zu unterwerfen.[200] Vor diesem Hintergrund könnte der niedrigere Anteil der Anträge wegen angeborenen Schwachsinns im Saarland darauf hindeuten, daß derartige Fälle von Rechtsbeugung hier nicht ganz so häufig vorkamen wie in den anderen Teilen Deutschlands, über die bislang Untersuchungen vorliegen.

Die statistische Verteilung der Antragsdiagnosen blieb über die Jahre hinweg keineswegs konstant. So wurden 1935, im ersten Jahr der Gültigkeit des GzVeN im Saarland, 61,53 Prozent aller Anträge wegen Schizophrenie gestellt, 15,38 Prozent wegen angeborenen Schwachsinns, 12,82 Prozent wegen manisch-depressiven Irreseins und 10,25 Prozent wegen Epilepsie. Bereits ein Jahr später sank der Schizophrenie-Anteil auf 21,31 Prozent, während die Diagnose »angeborener Schwachsinn« auf 42,03 Prozent anstieg (Epilepsie: 19,28 Prozent, manisch-depressives Irresein: 4,55 Prozent). 1938 erhöhte sich der Anteil der Anträge wegen angeborenen Schwachsinns auf 47,17 Prozent.

Die Ursache für den starken Rückgang der Antragsdiagnose »Schizophrenie« zugunsten des angeborenen Schwachsinns zwischen 1935 und 1938 besteht zum einen in der bereits erwähnten Tatsache, daß 1935 im Saarland ausschließlich Anstaltspatienten an das Erbgesundheitsgericht gemeldet wurden. Da in diesem Personenkreis der Anteil der an Schizophrenie leidenden Menschen naturgemäß deutlich höher war als in der Gesamtbevölkerung, erscheint der hohe Prozentsatz dieser Antragsdiagnose in diesem Jahr durchaus nachvollziehbar. Als dann ab Anfang 1936 nach Bewältigung der Anlaufschwierigkeiten des Sterilisationsverfahrens auch die übrige Bevölkerung des Saarlandes den Erfassungsmechanismen des GzVeN unterworfen wurde, nahm der prozentuale Anteil der Anstaltspatienten – und damit auch der Anträge wegen Schizophrenie – ab. Umgekehrt rückten nun Menschen mit leichteren Verhaltensauffälligkeiten, die man

[200] Siehe unten S. 93-111.

Graphik 3: Prozentualer Anteil Schizophrenie/Angeborener Schwachsinn

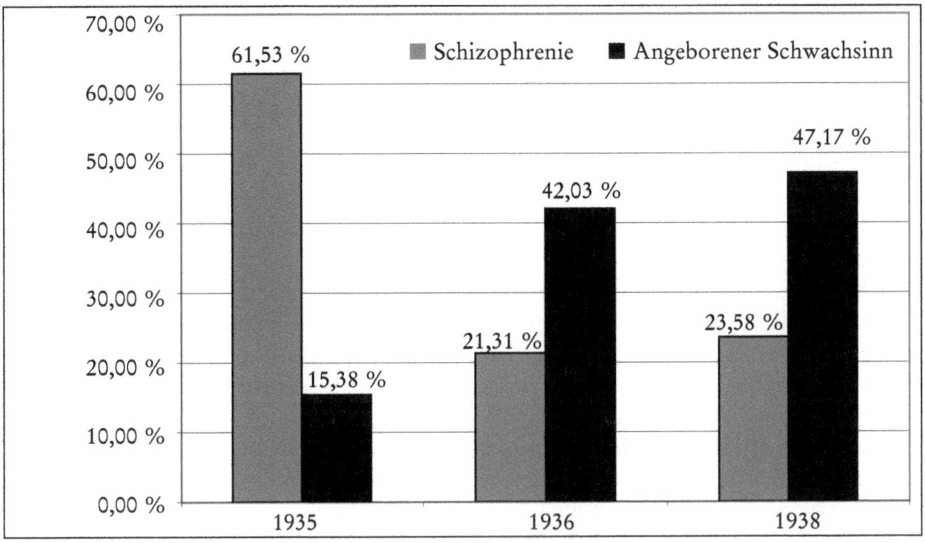

unter dem diagnostischen Sammelbegriff »angeborener Schwachsinn« zusammenfaßte, in den Mittelpunkt des Interesses der Gesundheitspolitik.[201]

Der wachsende Anteil der Anträge wegen angeborenen Schwachsinns dürfte jedoch auch damit zusammenhängen, daß diese Diagnose sich als weitaus flexibler erwies als die übrigen, die selbst im Dritten Reich an einen einigermaßen exakten medizinischen Nachweis gebunden waren. Schwachsinn dagegen war – wie im folgenden Kapitel gezeigt wird – ein Sammelbegriff, unter den sich neben einer eingeschränkten geistigen Leistungsfähigkeit auch die verschiedensten Formen sozialer oder moralischer Unangepaßtheit subsumieren ließen. Die stetige Zunahme dieser Antragsdiagnose deutet daher auch auf eine fortschreitende inhaltliche Aushöhlung des GzVeN hin: Die antragstellenden Ärzte stützten sich im Laufe der Zeit immer stärker auf eine faktische Generalklausel, die es ermöglichte, das Sterilisationsgesetz bei seiner praktischen Umsetzung nahezu beliebig zu beugen.

2.4 Nicht-medizinische Kriterien in der Antragsdiagnostik

»Angeborener Schwachsinn. Sie wurde am 10.12.1935 dem Herrn Kreisarzt von St. Goar als an angeborenem Schwachsinn leidend und anstaltsverwahrt gemeldet. Früher zogen die Eltern umher und handelten mit Hunden. Der Vater war oft betrun-

201 Bezogen auf das gesamte Reich konnte Gisela Bock eine ähnliche – wenn auch weniger stark ausgeprägte – Verschiebung der Diagnosehäufigkeit beobachten: Während der Anteil der Anträge

ken. Seit 1925 ist er entmündigt und befand sich s.Zt. in der Heil- und Pflegeanstalt Ebernach. Er hat großen Hang zur Unsittlichkeit und ist diebisch veranlagt. Die Mutter steht in sittlicher Beziehung in schlechtem Ruf. Sie geht mit Schuhriemen und Hemdenknöpfen hausieren. Eine Schwester von Sabine ist im Waisenhaus zu St. Wendel untergebracht. [...] Augenblicklicher Befund im Charakter: Unordentlich, salopp in Kleidung und Pflege des Äußeren. Sie lügt und ist sexuell triebhaft veranlagt.«*[202]

Dieses Gutachten, das der Anstaltsarzt des »Herz-Jesu-Hauses« in Kühr-Niederfell im Mai 1938 über die 14jährige Sabine Georgens* anläßlich ihrer Verlegung nach Merzig verfaßte, zeigt auf anschauliche Weise, daß der Diagnose »angeborener Schwachsinn«, die den meisten Sterilisationsopfern zum Verhängnis wurde, ein äußerst schillernder Krankheitsbegriff zugrundelag, der neben psychiatrischen Kriterien auch eine Fülle von nicht-medizinischen Wertvorstellungen und Vorurteilen umfaßte. Das Herumvagabundieren der Familie als »nicht normale« Lebensform, Kriminalität, Alkoholismus, Unsittlichkeit, ein vernachlässigtes Äußeres, ein in den Augen der Umgebung unangepaßtes Sexualverhalten – all dies wurde bei Sabine Georgens* und ihrer Familie als Indizien für das Vorhandensein einer sogenannten ›Erbkrankheit‹ gewertet.

Eine solche Verquickung zwischen medizinischen, sozialen und moralischen Maßstäben ist geradezu typisch für die Begründung der Diagnose »angeborener Schwachsinn«. Ein drastisches Beispiel für diese soziale Diagnostik bietet auch das Gutachten, mit dem der Amtsarzt von St. Wendel im Sommer 1939 das Sterilisationsverfahren gegen eine 22jährige Hausangestellte einleitete.[203] Im Antragsformular notierte der Arzt unter der Rubrik »Angaben über das Sexualleben«: »Hat schon nach eigenen Angaben frühzeitig Geschlechtsverkehr geübt, sich offenbar überall mit mehreren Männern betätigt, so gibt sie auch für das Jahr 1938, als sie geschwängert wurde, 1 Mann in Koblenz, 2 Männer (Vettern) in Winterbach an.« Vervollständigt wurde die sozialmoralische Abqualifizierung der Betroffenen in diesem Fall noch durch die Feststellung, daß ihre Tante gerne dem Alkohol zugesprochen habe und deswegen in ihrem Heimatort »Saufgret« genannt werde, daß bei ihrer Schwester »noch als verheirateter Frau Kopfläuse in Mengen festgestellt wurden« und daß die Eltern sowie drei Geschwister an Lungentuberkulose verstorben seien, was – wie es in dem Gutachten weiter heißt – »für die Erziehung der Kinder kein Verlust« gewesen sei, denn »den Eltern fehlte Sinn und Kraft zur Einwirkung«.

Beispiele wie diese werfen ein bezeichnendes Licht auf den Krankheitsbegriff, der beim Sterilisationsverfahren angewandt wurde. Ob ein Mensch als gesund oder als krank zu gelten hatte, hing nach nationalsozialistischem Verständnis nicht nur von seiner individuellen Befindlichkeit ab, sondern auch von seiner Anpassungsbereitschaft an seine soziale Umgebung und seiner Nützlichkeit für die Gemeinschaft:

---

wegen Schizophrenie zwischen 1934 und 1935 von 25 auf 20 Prozent zurückging, stieg der Anteil der Anträge wegen angeborenen Schwachsinns im gleichen Zeitraum von 53 auf 60 Prozent. Den Rückgang der Zahl der wegen Schizophrenie gestellten Anträge begründete Bock ebenfalls mit dem hohen Anstalts-Anteil im ersten Jahr (Dies.: Zwangssterilisation, S. 365).

202 MZG 131.

203 LA AG SB 124. Alle folgenden Angaben und Zitate hierzu nach ebd.

> »Gesundheit ist zweckmäßig, Krankheit und Entartung sind zweckwidrig. [...] Wer entartet ist, ist entweder für sich selbst oder für seine Mitwelt oder für beide ungünstig beschaffen.«[204]

Ähnlich wie Robert Gaupp, von dem dieses Zitat stammt, favorisierte während des Dritten Reiches eine Reihe prominenter Universitätspsychiater einen utilitaristischen Krankheitsbegriff, in dessen Mittelpunkt nicht die einzelne Person, sondern ihr »biologischer Wert« für die Gemeinschaft stand.[205] Einer der akademischen Wortführer dieser Bestrebungen war Professor Friedrich Mauz, der ab Herbst 1939 im Rahmen der sogenannten ›Euthanasie‹ auch an der Selektion der zur Ermordung bestimmten Geisteskranken mitwirkte. In einem Aufsatz aus dem Jahr 1939 setzte Mauz sich mit der Frage auseinander, wo in der Psychiatrie die Grenze zwischen »normal« und »unnormal« zu ziehen sei. Dabei plädierte er dafür, nicht die Eigenschaften der Bevölkerungsmehrheit – also einen Durchschnittswert – als Richtgröße für Normalität zu betrachten, sondern allein die »Zweckmäßigkeit« und »Wünschenswertigkeit« des Verhaltens der zu bewertenden Person:[206]

> »Bei dieser Unterscheidung dreht es sich nicht um ein mehr oder weniger abnorm, sondern um die saubere Trennung des biologisch Unerwünschten von dem biologisch Erwünschten. Es bedarf keiner weiteren Begründung, daß hiefür [sic] eine Betrachtungsweise, die sich ausschließlich im Psychologischen bewegt, nicht ausreichend ist.«[207]

Diese Biologisierung des Sozialverhaltens führte dazu, daß die Verletzung sozialer Normen nicht primär als eine Folge der Prägung durch Familie, Umwelt und Sozialmilieu betrachtet wurde, sondern als eine Form von »Krankheit« – und somit als ein medizinisches Problem. Sehr deutlich zeigt sich diese Verflechtung zwischen medizinischen und sozialmoralischen Vorstellungen auch in der Definition, mit der das Rassenpolitische Amt der NSDAP den Begriff der »Asozialität« umschrieb:

> »Gemeinschaftsunfähig sind Personen, die auf Grund einer anlagebedingten und daher nicht besserungsfähigen Geisteshaltung nicht in der Lage sind, den Mindestanforderungen der Volksgemeinschaft an ihr persönliches, soziales und völkisches Empfinden zu genügen.«[208]

---

204 Robert Gaupp: Die Quellen der Entartung von Mensch und Volk und die Wege der Umkehr. Stuttgart 1934, S. 8.

205 Friedrich Mauz: Grundsätzliches zum Psychopathiebegriff. In: Allgemeine Zeitschrift für Psychiatrie 113 (1939), S. 86-97, hier S. 91.

206 Ebd., S. 92.

207 Ebd., S. 93. Die gleiche Sichtweise vertrat auch der Rassenhygieniker Martin Staemmler: »Es gibt kein gleiches Recht für alle. Jeder hat soviel Recht, wie er für das Volk wert ist. Das muß stärker betont werden als bisher. Und der Staat hat das Recht, ja die Pflicht, den Unterschied zu machen zwischen hochwertig und minderwertig, wobei die Wertigkeit immer wieder auf das Volksganze bezogen werden muß.« (Ders.: Die Sterilisierung Minderwertiger vom Standpunkt des Nationalsozialismus. In: Eugenik – Erblehre – Erbpflege 3 (1933), S. 97-100. Hier zit. nach: Jochen-Christoph Kaiser, Kurt Nowak, Michael Schwartz: Eugenik, Sterilisation, ›Euthanasie‹. Politische Biologie in Deutschland 1895-1945. Eine Dokumentation. Berlin 1992, S. 151).

208 Diese Definition für »Asozialität«, die ursprünglich aus einem Merkblatt stammt, das vom Rassenpolitischen Amt der Gauleitung Niederdonau herausgegeben worden war, wurde 1940 vom

Im Sinne dieser Beschreibung war »Gemeinschaftsunfähigkeit« keine soziale Erscheinung, sondern eine Art ›Erbkrankheit‹. Als Ausdrucksformen von »Gemeinschaftsunfähigkeit« wurden in der Definition u.a. Kriminalität, Unsittlichkeit, soziale Bedürftigkeit und sogar politisches Dissidententum genannt.[209] Nach nationalsozialistischem Verständnis war ein unerwünschtes Sozialverhalten Ausdruck negativer biologischer Eigenschaften: Kam ein Mensch mit seiner Umgebung, seinen beruflichen Aufgaben, seiner Familie oder mit sich selbst nicht zurecht, erfüllte er vorgegebene Normen und Rollenbilder nicht oder war er sonst in irgendeiner Weise »anders als die anderen«, so konnte diese Auffälligkeit als Symptom einer ›Erbkrankheit‹ gedeutet werden. Es entsprach dieser Denkweise, daß in den verschiedenen Entwürfen für ein Gesetz über die Behandlung Asozialer als Sanktion gegen diesen Personenkreis neben polizeilichen Maßnahmen auch die Sterilisation vorgesehen war:

> »Versager und Taugenichtse, bei denen ein für die Volksgemeinschaft unerwünschter Nachwuchs zu erwarten ist, sind unfruchtbar zu machen.«[210]

Zwar wurde dieses Gesetz gegen ›Gemeinschaftsfremde‹ nie verabschiedet. Dennoch läßt sich anhand zahlreicher Beispiele nachweisen, daß das GzVeN von den Rassenpolitikern des Dritten Reiches genutzt wurde, um unbeliebte oder sozial auffällige Personen unter einem medizinischen Vorwand zu sterilisisieren.

Um die Verletzung sozialer Wertmaßstäbe im Zwangssterilisationsverfahren in eine medizinische Diagnose zu übersetzen, griffen die Rassenhygieniker zumeist auf die Diagnose »Angeborener Schwachsinn« zurück, über die es im amtlichen Gesetzeskommentar hieß:

Rassenpolitischen Amt der NSDAP reichsweit übernommen (Klaus Scherer: Asozial im Dritten Reich. Die vergessenen Verfolgten. Münster 1990, S. 51 (Zitat stammt von dort). – Bock: Zwangssterilisation, S. 365).

209 Wörtlich heißt es dazu: »Gemeinschaftsunfähig ist also, wer 1. infolge verbrecherischer, staatsfeindlicher und querulatorischer Neigungen fortgesetzt mit den Strafgesetzen, der Polizei und anderen Behörden in Konflikt gerät; – oder 2. wer arbeitsscheu ist (trotz Arbeitsfähigkeit schmarotzend von sozialen Einrichtungen lebt, Rentenjäger, Versicherungsschmarotzer usw. ist); – oder 3. wer den Unterhalt für sich und seine Kinder laufend öffentlichen oder privaten Wohlfahrtseinrichtungen, der NSV, dem WHW aufzubürden sucht; hierunter sind auch solche Familien zu rechnen, die ihre Kinder offensichtlich als Einnahmequelle betrachten und sich deswegen für berechtigt halten, einer geregelten Arbeit aus dem Wege zu gehen; – oder 4. wer besonders unwirtschaftlich und hemmungslos ist und aus Mangel an eigenem Verantwortungsbewußtsein weder einen geordneten Haushalt zu führen noch Kinder zu brauchbaren Volksgenossen zu erziehen vermag; – oder weiters 5. Trinker, die einen wesentlichen Teil ihres Einkommens in Alkohol umsetzen und von ihrer Sucht so beherrscht werden, daß sie und ihre Familien darüber zu verkommen drohen; – oder 6. Personen, die durch unsittlichen Lebenswandel aus der Volksgemeinschaft herausfallen bzw. ihren Lebensunterhalt ganz oder teilweise durch ihr unsittliches Gewerbe verdienen. Hierzu gehören Straßendirnen, Zuhälter, Sittlichkeitsverbrecher, Homosexuelle usw.« (Zit. nach Scherer: Asozial im Dritten Reich, S. 51. – Vgl. auch Wolfgang Ayaß: ›Asoziale‹ im Nationalsozialismus. Stuttgart 1995, S. 113f.).

210 Entwurf eines Gesetzes über die Behandlung Asozialer (Gemeinschaftsfremder) von Ministerialrat Otto Ritzsch (Reichsjustizministerium) vom 1. Februar 1943. Hier zit. nach: ›Gemeinschaftsfremde‹, S. 325.

»Mit größter Wahrscheinlichkeit liegt aber dann Schwachsinn vor, wenn der Betreffende nicht fähig ist, in einem geordneten Berufsleben seinen eigenen Unterhalt zu verdienen, noch sonst sich sozial einzufügen. Solche Schwachsinnigen fallen auf durch eine kümmerliche Entwicklung und Verbildung ihrer sittlichen Begriffswelt, durch Unfähigkeit, sich eine richtige Einsicht in die Ordnung der menschlichen Gesellschaft zu bilden. [...] Dazu kommen dann noch Abschwächung der ethischen Vorstellungen, des ethischen Gefühls und grobe Charakterfehler, was alles zusammen als Ganzes einen erbmäßig angelegten Komplex von Ausfallerscheinungen ausmacht, der unter dem Begriff des angeborenen Schwachsinns zusammengefaßt wird.«[211]

Waren die Normverletzungen, die einer Person zur Last gelegt wurden, sexueller Natur, so taucht in den Sterilisationsanträgen und Urteilsbegründungen häufig auch die Diagnose »moralischer Schwachsinn« auf.[212] So bescheinigte etwa der stellvertretende Amtsarzt von ›Saarlautern‹ am 1. April 1942 einer Frau aus Siersburg, die drei uneheliche Kinder hatte und seit mehr als zehn Jahren in »wilder Ehe« mit einem Mann zusammenlebte, daß sie an »moralischem Schwachsinn« leide.[213]

Zur Begründung für das Vorliegen von angeborenem oder moralischem Schwachsinn wurde in der Antragsdiagnostik häufig darauf verwiesen, daß die betroffene Person sich »im Leben nicht bewährt« habe. So warf beispielsweise das Staatliche Gesundheitsamt Saarbrücken-Stadt einem 48jährigen Hausierer vor, daß er an angeborenen Schwachsinn leide, weil er häufig die Arbeitsstelle gewechselt hatte, was in den Augen des Amtsarztes Ausdruck »mangelnder Lebensbewährung« war:[214]

»Auch spricht die mangelnde Lebensbewährung (Leineweber* hat keinen Beruf erlernt, hat nie lange in einer Lehrstelle ausgehalten, hat die Lehrstellen häufig gewechselt, übt jetzt eine sehr primitive und mechanische Tätigkeit als Hausierer aus) für Schwachsinn.«[215]

2.4.1 Sexuelle Normverletzungen

Die Normverstöße, die mittels der Argumentationsfigur der »fehlenden Lebensbewährung« Eingang in die Sterilisationsdiagnostik fanden, lassen sich inhaltlich im wesentlichen in drei Gruppen einteilen: Neben dem Bruch straf-

211 Gütt, Rüdin, Ruttke (1936), S. 125.

212 Zur Definition des moralischen Schwachsinns siehe Ristow: Erbgesundheitsrecht, S. 94f. In ihrer rechtshistorischen Untersuchung über die Rechtsprechung des Erbgesundheitsobergerichtes Celle bezeichnete Sabine Kramer die Diagnose »moralischer Schwachsinn« treffend als eine »ungeschriebene Erbkrankheit«. (Dies.: »Ein ehrenhafter Verzicht auf Nachkommenschaft«, S. 181-183.

213 LA AG SB 280. Vgl. auch LA AG SB 380.

214 LA AG SB 344.

215 Ebd.

rechtlicher Regeln und der Vernachlässigung »bürgerlicher Tugenden« in Haushaltsführung und Beruf spielten vor allem Verletzungen der Sexualmoral eine wichtige Rolle in der sozialen Diagnostik des Zwangssterilisationsverfahrens: So verfügte das Erbgesundheitsgericht Saarbrücken die Sterilisation einer 43jährigen Frau aus St. Ingbert wegen angeborenen Schwachsinns mit folgender Begründung:

> »Ihrem geistigen Tiefstand entsprechend hat sie sich im Leben nicht bewährt. Sie hat drei uneheliche Kinder von drei verschiedenen Vätern, von denen einer erst 17 Jahre alt war.«[216]

Mit einer ähnlichen Argumentation attestierte das Staatliche Gesundheitsamt Saarbrücken-Stadt einer 34jähigen Frau, daß sie an angeborenem Schwachsinn leide, weil »die Tatsache, daß sie 2 illegitime Kinder von verschiedenen Vätern hat, eine gewisse Schwäche der inneren Haltung« zeige.[217] Die Verletzung sexueller Normvorstellungen durch Geschlechtsverkehr mit wechselnden Partnern wurde hier als Zeichen von »Lebensuntüchtigkeit« und damit als Symptom einer »Krankheit« interpretiert. Ähnlich erging es einer 27jährigen Haushälterin aus Bliesransbach.[218] Als das Erbgesundheitsgericht Saarbrücken die Frau am 1. März 1939 wegen angeborenen Schwachsinns zur Sterilisation verurteilte, begründete es diesen Schritt nicht nur mit ihrem mangelnden »Schul- und Lebenswissen« und Schwächen im »Denken und Urteilen«, sondern auch mit einem Hinweis auf ihren Lebenswandel:

> »Im Leben hat sie bisher versagt (2 uneheliche Kinder, 9monatige Freiheitsstrafe wegen Meineids im Unterhaltsprozeß ihres ersten Kindes).«[219]

Diese biologische Diskriminierung von unverheirateten Müttern, die sozial ohnehin stigmatisiert waren, wurde 1940 zusätzlich verschärft. Nachdem uneheliche Mutterschaft schon vorher als Indiz für angeborenen Schwachsinn gegolten hatte, wurde sie nun als pauschaler Ausschlußgrund in die neu erlassenen »Richtlinien für die Beurteilung der Erbgesundheit« aufgenommen:

> »Weibliche Personen, die uneheliche Kinder von verschiedenen Erzeugern haben, müssen, falls sich nicht aus besonderen Umständen das Gegenteil ergibt, als haltlos und damit erbbiologisch unerwünscht angesehen werden.«[220]

Es entspricht der perversen Logik des nationalsozialistischen Erblichkeitswahns, daß nicht nur die unehelichen Mütter als »erbbiologisch unerwünscht« galten, sondern auch deren Kinder. Denn da uneheliche Mutterschaft als Ausdruck von moralischer Haltlosigkeit und angeborenem Schwachsinn bewertet wurde und dieser per Definition als ›Erbkrankheit‹ galt, mußten im Sinne der

---

216 LA AG SB 281.

217 LA AG SB 356. Ähnliche Argumentation auch in LA AG SB 142; 380; 255.

218 LA AG SB 47.

219 Ebd. Der weitere Wortlaut der Urteilsbegründung: »Die Familie ihrer Mutter ist stark lungenkrank. Der Aufenthalt ihres natürlichen Vaters ist unbekannt. Danach war zufolge des GzVeN die Unfruchtbarmachung der Erbkranken wegen angeborenen Schwachsinns zu beschließen.«

220 »Richtlinien für die Beurteilung der Erbgesundheit«, Runderlaß des RMI vom 18. Juli 1940 (Hier zit. nach ›Gemeinschaftsfremde‹, S. 253. Siehe auch Bock: Zwangssterilisation, S. 223).

NS-Ideologie auch die unehelich geborenen Kinder schwachsinnig sein. Dieser erbbiologische Zirkelschluß schlug sich auch in der Sterilisationsdiagnostik nieder. So ist etwa in einem Antrag, den der stellvertretende Amtsarzt von ›Saarlautern‹ wegen angeborenen Schwachsinns gegen eine 16jährige aus Dillingen stellte,[221] der Satz »Vater und Mutter waren nicht verheiratet«, unterstrichen. Auch dem 19jährigen Fridolin Lorent* wurde die Tatsache zum Verhängnis, daß er als uneheliches Kind zur Welt gekommen war.[222] Als das Erbgesundheitsgericht ihn wegen angeborenen Schwachsinns zur Unfruchtbarmachung verurteilte, begründete es diese Entscheidung unter anderem mit folgender Feststellung:

> »Der Erbkranke ist ein uneheliches Kind, dessen Vater infolge Mehrverkehr seiner Mutter nicht festgestellt werden konnte. Von mütterlicher Seite liegt erbbiologische Belastung vor (Trinker, Arbeitsscheue, sittenloser Lebenswandel).«

Neben Promiskuität, unehelicher Mutterschaft und – unmittelbar damit zusammenhängend – illegitimer Geburt galt auch sexuelle Frühreife als Zeichen von »Debilität« oder »mangelnder Lebensbewährung«. Einer 24jährigen Frau, die in einer schlecht beleumundeten Pflegefamilie aufgewachsen war, bescheinigte der Amtsarzt von Saarbrücken-Stadt, daß sie an angeborenem Schwachsinn leide,[223] da sie »sich schon in der Schulzeit viel mit Buben herum [getrieben hat] und auch nach einem Eingeständnis der Lehrerin gegenüber 2 mal geschlechtlich verkehrt [hat].«[224] In ähnlicher Weise begründete das Gesundheitsamt Saarbrücken-Stadt den angeblichen angeborenen Schwachsinn eines Dienstmädchens: Die Tatsache, daß sie mit 17 Jahren erstmals illegitim schwanger geworden sei, spreche für eine »schlechte Lebensbewährung«.[225]

Als besonders schwerwiegend wurden sexuelle Normverletzungen betrachtet, an denen Ausländer oder sogenannte »Fremdrassige« beteiligt waren. Das amtsärztliche Gutachten über eine 34jährige Saarbrückerin enthält unter der Rubrik »Angaben über das Sexualleben« den Eintrag »1. illeg. Geburt. Kindsvater war Kriegsgefangener,«[226] wobei der letzte Satz unterstrichen ist. In ähnlicher Weise berichtet ein Aktenvermerk über die hier bereits erwähnte Karoline Zorn*: »In der Wahl ihres Männerverkehrs ist sie absolut nicht wählerisch. Sie hat es mit Belgiern und Franzosen, in ihrer Tasche finden sich Bilder von Männer mit ausgeprägten Verbrecherphysiognomien.«[227]

Über eine 21jährige aus Saarbrücken, die beabsichtigte, einen französischen Dienstverpflichteten zu heiraten,[228] heißt es in einer Akte der Kriminalpolizei:

> »Aus bevölkerungspolitischen Gründen erscheint es ratsam, dahin zu wirken, daß die Heirat zwischen dem Neveu* und der Helga Bachmeier* verhindert wird. Es er-

[221] LA AG SB 196.
[222] LA AG SB 152.
[223] LA AG SB 293.
[224] Ebd.
[225] LA AG SB 347.
[226] Zit. nach LA AG SB 373.
[227] Zit. nach LA AG SB 262.
[228] LA AG SB 382.

scheint wünschenswert, zu prüfen, ob Helga Bachmeier* nicht für Sterilisation in Frage kommt.«[229]

Über einen Fall von doppelter – nämlich rassischer und sexueller – Normverletzung berichtet auch das amtsärztliche Gutachten über Karl Langer* aus Homburg, dem der örtliche Amtsarzt nicht nur zur Last legte, daß seine Mutter Bettlerin und einer seiner Brüder Landstreicher war, sondern auch, daß seine Schwester ein Kind von einem Marokkaner habe.[230]

Auch bei Homosexuellen wurde aus der Verletzung der geltenden Sexualmoral auf das Vorhandensein von angeborenem Schwachsinn geschlossen. So schrieb der Amtsarzt von Saarbrücken-Stadt in seinem Gutachten über die 32jährige Gertrud Hauptmann*, die wegen »Blutschande« im Saarbrücker Gefängnis saß, nachdem sie zwei uneheliche Kinder von ihrem Stiefvater geboren hatte:

»Willenssphäre: Kaut an Fingernägeln. [...] Sexuelle Perversionen: Gleichgeschlechtlicher Verkehr mit Mädchen in den Fürsorgeanstalten.«[231]

Selbst die Opfer von Vergewaltigungen waren vor dem voyeuristischen Fahndungseifer der Gesundheitsämter und vor dem Vorwurf der »mangelnden Lebensbewährung« nicht sicher: Der 16jährigen Frieda Paulus*, die als elfjähriges Mädchen geschlechtlich mißbraucht worden war, attestierte der Amtsarzt von Saarbrücken-Land, daß sie an Schwachsinn leide, und daß bei ihr eine »erhöhte Fortpflanzungsgefahr« bestehe, »da sie sich viel herumtreibt und häufig mit Männern einläßt.«[232] Diese gänzliche Verkennung der Schuldfrage entsprang der keineswegs nur NS-typischen und bis heute unterschwellig immer noch verbreiteten Vorstellung, vergewaltigte Frauen seien an ihrem Schicksal »selbst nicht ganz unschuldig« oder hätten ein solches Verbrechen durch ihr Verhalten provoziert. Insofern fand hier ein gängiges, zynisches und im übrigen aus der Männer-Perspektive formuliertes Vorurteil Eingang in die Diagnostik des GzVeN – mit der fatalen Folge, daß den Opfern eines solchen Verbrechens nach der Tat im Sterilisationsverfahren noch ein zweites Mal Gewalt angetan wurde.

Auffällig ist in diesem Zusammenhang, daß sexuelle Normverletzungen im Erbgesundheitsverfahren überwiegend Frauen zur Last gelegt wurden. In den untersuchten Fällen fand sich nicht ein einziger Beleg dafür, daß auch ein Mann wegen »sexueller Frühreife«, unehelicher Vaterschaft, »Verführbarkeit« oder Promiskuität verfolgt worden wäre. Offenbar galten diese Verhaltensweisen nur

---

229 Zit. nach ebd. Gegen die Frau wurde daraufhin ein Verfahren wegen angeborenen Schwachsinns eingeleitet, das als »Dringlichkeitsfall« deklariert wurde. Über den Ausgang des Verfahrens ist nichts bekannt.

230 LA AG SB 376 (Vermutlich handelte es sich bei dem Kindsvater um einen französischen Besatzungssoldaten).

231 LA AG SB 263(b).

232 LA AG SB 362. Ähnlich argumentierte der Amtsarzt von Stade bei einer 15jährigen aus dem Warndt, die zu Kriegsbeginn mit ihrer Familie nach Norddeutschland evakuiert worden war: »Die Genannte ist 15 1/2 Jahre alt und infolge ihres Schwachsinns nicht in der Lage, sich gegen sexuelle Verführungen zu schützen, wenn die ausgeübte Aufsicht einmal nicht mehr ausreichen sollte.« (LA AG SB 128).

bei Frauen als verwerflich – und damit auch als Ausdruck einer erblichen »Geisteskrankheit«. Mit dieser ungleichen Geschlechtermoral knüpfte die Antragsdiagnostik des Sterilisationsgesetzes an die traditionellen Wertmaßstäbe und Rollenbilder eines bürgerlichen Tugendkataloges an. Und so, wie dort das Verhalten von Männern und Frauen mit zweierlei Maß bewertet wurde, wurden auch bei der Anwendung des GzVeN geschlechtsrollenspezifische Maßstäbe angelegt, die Männern einen weitaus größeren Freiraum zugestanden als Frauen, die auf die Rolle der Hausfrau und Mutter festgelegt waren. Lediglich im Zusammenhang mit Vergewaltigung und »widernatürlicher Unzucht« finden sich in den ausgewerteten Akten auch Anträge, die gegen Männer gerichtet sind.[233]

Unter den sexuellen Normverletzungen, die durch die Sterilisation sanktioniert wurden, waren auch solche, die erst durch die Anwendung des GzVeN provoziert worden waren: Der Amtsarzt von Homburg stellte am 26. Mai 1939 gegen die 38jährige Susanne Hartmann*,[234] deren Ehemann bereits wegen angeborenen Schwachsinns sterilisiert worden war,[235] einen Antrag auf Unfruchtbarmachung wegen »angeborenen Schwachsinns leichteren Grades«. Zuvor hatte der zuständige Ortsamtsleiter der Nationalsozialistischen Volkswohlfahrt (NSV) berichtet, daß die Frau seit der Sterilisation ihres Ehemannes und angeblich sogar mit dessen Einverständnis (»Von mir hat sie ja doch nichts; sie soll wo anders was suchen.«[236]) mit einem Arbeitskollegen ihres Mannes geschlechtlich verkehre, was angesichts der beengten Wohnverhältnisse auch den Kindern nicht verborgen bleibe.[237] Wenn dieser Vorwurf stimmt, würde dies bedeuten, daß die Frau offenbar »fremdging«, weil das Verhältnis mit ihrem sterilisierten Mann unbefriedigend für sie war. Aufgrund des Antrages des Homburger Amtsarztes wurde Frau Hartmann* schließlich sterilisiert. Bei näherer Betrachtung war dieser Eingriff die Reaktion auf eine Normverletzung, die ihrerseits wiederum als Folge der Anwendung des GzVeN auf den Ehemann interpretiert werden kann.

Ähnlich wie Susanne Hartmann* fielen auch einige andere Frauen nach ihrer Sterilisation durch einen in den Augen ihrer Umwelt zügellosen Lebenswandel auf. So beklagte sich der Ehemann einer ehemaligen Merziger Patientin, die 1937 sterilisiert und anschließend nach Hause entlassen worden war, daß seine Frau nun »fast jeden Sonntag tanzen« gehe und »sich dann nachts von Männern nach Hause bringen« lasse. »Als ich sie suchen ging, traf ich sie mit einem Jungen von 18-19 Jahren, mit dem sie die ganze Nacht zusammen war.«[238] Eine Ursache für derartige Verhaltensweisen dürfte darin bestanden haben, daß die betroffenen Frauen sich nach der Sterilisation nicht mehr vor einer möglichen

---

233 Ähnliches berichtet Elisabeth Fenner aus Hamburg. Dort wurde eine Geschlechtskrankheit bei Frauen weitaus eher als Indiz für das Vorhandensein einer Erbkrankheit angeführt als bei Männern, während umgekehrt die Antragsdiagnose »Alkoholismus« sich in der überwiegenden Zahl der Fälle gegen Männer richtete. (Dies.: Zwangssterilisation, S. 66).

234 LA AG SB 82. Alle folgenden Angaben hierzu nach ebd.

235 Näheres über diese Familie siehe oben S. 54.

236 Zit. nach LA AG SB 82, S. 10.

237 LA AG SB 82.

238 Sachverhalt und Zitate nach MZG 11. Ähnliches Beispiel: MZG 819.

Schwangerschaft fürchten mußten. Insofern kann man sagen, daß das Sterilisationsgesetz sich bei ihnen als eine Art selbsterfüllende Prophezeiung erwies, denn durch seine Anwendung begünstigte es genau jene sittlichen Verfehlungen, gegen die es sich zu richten vorgab.

2.4.2 Kriminalität, Verletzung »bürgerlicher Tugenden« und Rollenbilder

»Die Betten waren um 12$^{1}/_{2}$ Uhr mittags noch nicht gemacht.«[239]

Ähnlich wie Verletzungen sexueller Normen wurden auch kriminelle Neigungen als Ausdruck von angeborenem Schwachsinn interpretiert: »Er sieht sein Unrecht kaum ein und macht den unbedingten Eindruck, als ob seine diebischen Neigungen krankhafter Art und Veranlagung seien«, heißt es in den Sterilisationsakten eines jungen Mannes aus Ottweiler, gegen den wegen angeborenen Schwachsinns ermittelt wurde.[240] Ähnlich lautete das Urteil, mit dem das Erbgesundheitsgericht Saarbrücken am 26. Mai 1937 die Sterilisation eines 29jährigen Heizers verfügte:

> »Infolge seines Schwachsinns hat er nicht die genügenden Hemmungen, um sich in die Staatsordnung einzufügen. Immerfort läßt er sich Diebstähle, Betteleien usw. zu schulden kommen. Er ist auch nicht imstande, in seinem Beruf sich ausreichend zu ernähren.«[241]

In einem anderen Urteil des Erbgesundheitsgerichtes heißt es:

> »Er ist wegen Bettelei und Landstreicherei öfters gerichtlich bestraft worden. Der Anstaltsdiagnose ›Schizophrenie‹ war darnach [sic] beizutreten und infolge des GzVeN [...] die Unfruchtbarmachung des Erbkranken zu beschließen.«[242]

An Beispielen wie diesen läßt sich die Richtigkeit der These von Gisela Bock belegen, wonach mit dem GzVeN »faktisch eine seit dem 19. Jahrhundert eingeführte Trennung von Schuld und Krankheit rückgängig gemacht« wurde.[243]

Neben sexuellen und strafrechtlichen Normen nahmen in der sozialen Diagnostik des Sterilisationsverfahrens auch die Einhaltung gewisser »bürgerlicher Tugenden« und die Unterwerfung unter bestimmte Rollenbilder, die insbesondere im Arbeitsleben und im familiären Bereich galten, einen breiten Raum ein. Ein Beispiel für die Verletzung derartiger Normvorstellungen in der Arbeitswelt ist der Fall eines wegen angeborenen Schwachsinns angeklagten 29jährigen Hilfsarbeiters aus Homburg, über den sein Arbeitgeber in einem Zeugnis für das Gesundheitsamt schrieb:[244]

---

239 Zit. nach LA AG SB 285.
240 LA AG SB 110.
241 MZG 353.
242 MZG 138.
243 Bock: Zwangssterilisation, S. 197.
244 LA AG SB 171.

»Obengenannter macht uns den Eindruck eines Menschen, der sich verkannt fühlt und nie zu der Stellung kommt, die ihm aufgrund seiner vermeindlichen [sic] Veranlagung zukommt. Er ist mit einer außerordentlichen Rednergabe behaftet, die er mangels aller gesunden Sozialbegriffe und infolge krankhafter Neigung zu Unwahrheit Arbeitern gegenüber in gefährlicher Weise benützt. Er ist schwer zu behandeln, besonders dann, wenn er seine periodisch auftretenden Fälle von Widerspenstigkeit durchmacht. Zu allem Tun und Lassen anderer hat er eine auffallend kritische Einstellung. Gemeinschaftssinn scheint ihm zu mangeln, weiter fehlt ihm der Begriff für normale Unterordnung. Uns scheint es, daß er neben seiner unglücklichen Veranlagung auch noch in einer ungesunden Umgebung aufgewachsen ist. In normalen Zeiten würden wir ihn als Gefolgschaftsmitglied ablehnen, weil er für den Betriebsfrieden immer eine Gefahr sein wird.«

Dieses Arbeitgeberzeugnis ist ein anschaulicher Beleg für die Einbeziehung von Kategorien wie Fleiß, Leistung und Wohlverhalten in die medizinische Diagnostik. Daneben zeigt dieses Beispiel auch, welche Eigendynamik das Denken in den Kategorien »krank« und »gesund« im allgemeinen Sprachgebrauch entwickelt hatte: Da ist die Rede von »krankhafter Neigung zu Unwahrheit« und von »gesunden Sozialbegriffen«, von »normaler Unterordnung« und einer »ungesunden Umgebung«. Formulierungen wie diese sind ein deutlicher Hinweis auf die Biologisierung sozialen Verhaltens im Sinne der nationalsozialistischen Weltanschauung.

Mit mangelndem Arbeitseifer und »unnormalem« Benehmen wurde auch der Sterilisationsantrag gegen Erika Gerber* begründet.[245] Über sie und ihren Mann berichtete ein amtsärztliches Gutachten des Gesundheitsamtes St. Ingbert: »Beide arbeiten nichts und gaben auch sonst durch ihr Verhalten Ärgernis. Die Frau erschien in schmutzigen Kleidern und unrein zur Untersuchung.« Einer 27jährigen Köchin aus dem westlichen Saarland, für die das Gesundheitsamt einen Antrag wegen Schizophrenie gestellt hatte, warf ihr Arbeitgeber in seinem Zeugnis vor:[246]

»Sie benötigt eine starke Führung und hat bald gegebene Anweisungen wieder vergessen. Reinlichkeit, Sauberkeit und die Erhaltung einer appetitlichen Küche machen ihr Schwierigkeiten, sodaß wir mehrmals die Kündigung androhen mußten.«

Bei Frauen boten mangelnde Sauberkeit und ungeordnete häusliche Verhältnisse eine schier unerschöpfliche Quelle für den Nachweis »fehlender Lebensbewährung« und damit für das Vorhandensein von angeborenem Schwachsinn.[247] Der Wemmetsweiler Bürgermeister berichtete im Oktober 1943 dem Staatlichen Gesundheitsamt Ottweiler über die Zustände im Elternhaus einer 17jährigen Fabrikarbeiterin, für die wegen angeborenen Schwachsinns ein Sterilisationsantrag gestellt worden war:[248]

»Die häuslichen Verhältnisse der Familie Simon Quirin* aus Wemmetsweiler sind als unsauber zu bezeichnen. Frau Quirin* versteht es nicht, einen ordentlichen

245 LA AG SB 290.
246 LA AG SB 151.
247 Auch hier zeigt sich ein geschlechtsrollenspezifisches Denken.
248 LA AG SB 326.

Haushalt zu führen. Es wird wenig geflickt und gestopft. Sowohl die Eheleute Quirin* selbst als auch ihre Kinder sind immer nur in einem unordentlichen Zustand anzutreffen.«

Noch drastischer ist das Bild, das im Dezember 1943 eine Gesundheitspflegerin des Staatlichen Gesundheitsamtes Saarbrücken-Stadt nach einem Hausbesuch bei einer 26jährigen, verheirateten Frau zeichnete, gegen die drei Monate später ein Antrag wegen angeborenen Schwachsinns gestellt wurde:[249]

»Bei meinem Hausbesuch fand ich die Wohnung von Frau Dengel* verschlossen. Die drei Kinder im Alter von 8, 7 und 6 Jahren waren eingeschlossen. Auf mein Befragen nach Frau Dengel* bei der auf der gleichen Etage wohnenden Frau Ludwig* gab diese an, daß Frau Dengel* wieder ins Kino gegangen sei. Sie lasse sehr oft ihre Kinder allein eingeschlossen in der Wohnung, gehe ins Kino und abends kämen Männer zu ihr hinauf, jetzt sogar Ausländer. Auch würde des öfteren von fremden Männern nach Frau Dengel* gefragt, so daß man den Eindruck gewinnen muß, als ob es sich um einen ständigen Absteigeplatz für Männer handele. Ein festes Verhältnis habe sie z.Zt. mit einem in Scheidung stehenden Mann aus Burbach. (Ihr eigener Mann ist zwecks Abbüßung einer Diebstahlsstrafe im Zuchthaus. Sie selbst wird mit ihren Kindern vom Fürsorgeamt unterstützt.) Durch das viele Alleinsein der Kinder kämen diese auf allen möglichen Unfug, spielten sehr oft mit Streichhölzern und einer offenen Carbidlampe, sodaß dadurch die Kinder und das Haus in steter Gefahr stünden. Auch seien die Kinder sittlich derart durch das Beispiel ihrer Mutter gefährdet, daß sie untereinander unsittliche Handlungen ausführten. Während ich noch mit der Nachbarin verhandelte, kam Frau Dengel* zurück, und ich bat um Einlaß in ihre Wohnung. Die Wohnung besteht nur aus einem kleinen Wohnraum, der einen äußerst verwahrlosten Eindruck machte. Der Raum war von Rauch ausgefüllt, der von den glühenden Kohlen herrührte, die die Kinder aus dem Ofen auf den Fußboden geworfen hatten. Der Raum ist sehr eng, klein und notdürftig eingerichtet. Überall lagen schmutzige Wäsche, fast Lumpen zu nennen, herum. Das Linoleum des Tisches zeigte große verbrannte Stellen. Als Schlafgelegenheit dient nur ein großes Bett und ein sehr kleines Kinderbett. Das große Bett ist scheinbar der Spielplatz der Kinder, denn darauf hatten sie eine Kiste mit Kleinholz, Kohlenstücke und alte Lumpen ausgebreitet und turnten selbst noch darauf herum. Die Kinder waren in einem äußerst ungepflegten, schmutzigen Zustand. Die Haare des einen Mädchens waren total verlaust, bei der anderen waren die Haare ganz kurz abgeschnitten. Durch Nachfrage in der Schule stellte ich fest, daß die Kinder auch dort ungepflegt und unpünktlich zur Schule kommen und sehr oft unentschuldigt fehlen.«

Dieser Frau konnte man gleich ein ganzes Bündel von Normverletzungen vorwerfen: Sie erschien als »Rabenmutter«, die ihre Kinder allein ließ, um sich diversen Vergnügungen hinzugeben; sie neigte zu sexueller Promiskuität und schreckte dabei selbst vor Ausländern nicht zurück. Sie hatte einen kriminellen Ehemann; führte einen verwahrlosten Haushalt und fiel mit ihrer Familie als Fürsorgeempfängerin der Allgemeinheit zur Last.

Auch in weniger dramatischen Fällen hatten Fürsorgerinnen, Gesundheitspflegerinnen und Lehrer, die Kinder aus »belasteten« Familien unterrichteten,

[249] LA AG SB 342.

ein waches Auge auf unangepaßtes Verhalten und Abweichungen von dem, was als »normal« galt. So berichtete eine Gesundheitspflegerin im Mai 1940 über einen Hausbesuch bei einer Saarbrückerin:[250]

> »Der Haushalt der Frau Theobald*, der aus Schlafzimmer und Küche besteht, macht einen sehr schmutzigen und ziemlich verwahrlosten Eindruck. Das Schlafzimmer ist dunkel und nur durch die Küche zu lüften. Die Betten waren um 12 $^1/_2$ Uhr mittags noch nicht gemacht, auch war in der Küche noch nichts für das Mittagessen gerichtet.«

Zwei Jahre später teilte die Lehrerin eines Kindes von Frau Theobald* dem Gesundheitsamt folgendes mit:

> »Maria* ist eine schwache Schülerin, die sich nicht recht in den Schulbetrieb einfügen kann. Ich vermute, daß die schlechten häuslichen Verhältnisse daran schuld sind. Die Mutter läßt Haushalt und Kinder verkommen. Durch ihren im Feld stehenden Mann bezieht sie einen reichlichen Familienunterhalt, den sie aber nicht nutzbringend anzuwenden versteht. Sie raucht stark. Das Kind Maria* kam heute ohne Schlüpfer zur Schule (1. Dezember).«

Sechs Wochen später beantragte der Amtsarzt von Saarbrücken-Stadt die Sterilisation der Mutter wegen angeborenen Schwachsinns. Die zitierten Berichte über Frau Theobald* lassen eine Reihe von Rückschlüssen auf das Frauenbild der nationalsozialistischen Rassenhygieniker zu: Die »ideale« – will meinen: die »gesunde« – deutsche »Musterfrau« hatte ihren häuslichen Pflichten nachzukommen und propere, erfolgreiche und anpassungsfähige Kinder pünktlich zur Schule zu schicken. Ungemachte Betten zur Mittagszeit waren ein Zeichen von Liederlichkeit, und um zwölf Uhr hatte das Essen auf dem Tisch zu stehen. Mit dem teuer verdienten Geld des Ehemannes, der »draußen im Felde« die Heimat verteidigte, war sorgfältig und sparsam zu wirtschaften, und das Rauchen schickte sich für die »deutsche Frau« sowieso nicht ...

Die »fehlende Lebensbewährung« wurde vor allem in solchen Fällen als Indiz für angeborenen Schwachsinn herangezogen, in denen sich ansonsten keine medizinisch nachweisbaren Gründe für das Vorhandensein einer ›Erbkrankheit‹ finden ließen. So vermerkte im Februar 1939 der Saarbrücker Obermedizinalrat Dr. Horst Friedel unter seinem Antrag auf Sterilisation eines 20jährigen Hausmädchens:[251]

> »Wenn es sich im Bezug auf die intellektuellen Defekte auch nur um einen Grenzfall handelt, so erscheint Antragstellung doch notwendig wegen der mangelnden Bewährung im Leben und der charakterlichen Abwegigkeiten bei schwerer erblicher Belastung.«

Einer anderen jungen Frau aus Saarbrücken konnte der Amtsarzt im März 1943 noch nicht einmal eine »familiäre Belastung« nachweisen.[252] Stattdessen begründete er seinen Antrag damit, daß sie sich an ihrer Arbeitsstätte als »denkbar un-

---

[250] LA AG SB 285. Alle folgenden Angaben und Zitate hierzu nach ebd.
[251] LA AG SB 97.
[252] LA AG SB 304. Alle folgenden Angaben hierzu nach ebd.

brauchbar für jede mechanische Arbeit« erwiesen habe. Die Schlußbemerkung des amtsärztlichen Gutachtens lautete: »Antragstellung ist trotz des Fehlens von erblicher Belastung nötig wegen des ausgesprochenen Schwachsinns ohne nachweisbare exogene Ursache bei fehlender Lebensbewährung.« Diese Beispiele zeigen, daß die »fehlende Lebensbewährung« den Charakter einer Generalklausel hatte.

»Fehlende Lebensbewährung« als Ausdruck von angeborenem Schwachsinn bescheinigte man auch der 38jährigen Brigitte Peters* aus Völklingen:[253] Im »Intelligenzprüfungsbogen« der Frau, deren amtsärztliches Gutachten den Vermerk »ist als ausgesprochen asozial anzusehen« trägt, heißt es: »Die Intelligenzprüfung zeigt keine groben, so doch deutliche Ausfälle der Denkfähigkeit. – Unter Berücksichtigung der fehlenden Lebensbewährung ist die Peters* als schwachsinnig anzusehen.« Auch in ihrem Fall lag weder eine klassische psychiatrische Diagnose wie »Schizophrenie« oder »Epilepsie« vor, noch war eine erbliche Belastung nachweisbar. Selbst der Intelligenztest offenbarte keine massiven Geistesschwächen. Was dieser Frau zum Verhängnis wurde, war die »Lebensbewährung«, deren »Fehlen« bei Brigitte Peters* nach damals geltenden Wertvorstellungen in der Tat nicht schwer nachzuweisen war: Sie hatte Kinder von vier verschiedenen Männern, ihr Ehemann war im Konzentrationslager ums Leben gekommen, wo auch sie nach dem Urteil einer Fürsorgerin, die die Familie im Herbst 1943 besucht hatte, am besten ebenfalls hingehört hätte, »da sie unmöglich ein Glied einer Gemeinschaft sein kann.«

Auffällig ist, daß das Kriterium der »Lebensbewährung« sowohl von den Antragstellern als auch später vor Gericht nur selten zugunsten der Angeklagten angewandt wurde. »Fehlende Lebensbewährung« hatte die Sterilisation zur Folge. – Vorhandene »Lebensbewährung« wurde dagegen als selbstverständlich vorausgesetzt und war kein Grund, um auf den Eingriff zu verzichten. So blieben denn auch in den Gerichtsverfahren die Bemühungen der Betroffenen, durch gute Schul- oder Arbeitgeberzeugnisse, durch den Nachweis einer ordentlichen Haushaltsführung oder eines intakten familiären Umfeldes ihre ›Erbgesundheit‹ zu beweisen, in der Regel erfolglos. Vielmehr wurden »eine gewisse soziale Brauchbarkeit, eine straflose Lebensführung, wie auch ausreichende sittliche Allgemeinvorstellungen«[254] von den Ärzten und Richtern nicht etwa als eine erwähnenswerte positive Eigenschaft betrachtet, die für den Angeklagten sprach, sondern als eine Selbstverständlichkeit, aus der keine Ansprüche auf Anerkennung als »gesund« oder »normal« abzuleiten waren. Bei den wenigen Ausnahmen, in denen »Lebensbewährung« tatsächlich zur Entlastung des

---

253 LA AG SB 339. Alle folgenden Angaben und Zitate hierzu nach ebd.

254 Aus einem fachärztlichen Gutachten von Dr. Hanns Heinrich Heene, Landeskrankenhaus Homburg, über eine 21jährige Saarbrückerin, die unter Berufung auf ihren erfolgreichen Schulbesuch, ein ungekündigtes Beschäftigungsverhältnis und einen sittlich einwandfreien Lebenswandel Beschwerde gegen ihre erstinstanzliche Verurteilung wegen angeborenen Schwachsinns eingelegt hatte. Auf Heenes Gutachten hin, in dem der Psychiater argumentierte, daß der Schwachsinns-Vorwurf auch durch die positive Lebensbewährung der Frau nicht zu entkräften sei, wurde sie in zweiter Instanz verurteilt und am 4.1.1944 im Bürgerhospital Saarbrücken sterilisiert (LA AG SB 286).

›Probanden‹ vom Vorwurf der ›Erbkrankheit‹ beitrug, handelte es sich durchweg um solche Fälle, in denen die Diagnose auch aus anderen Gründen nicht zu halten war.[255] Insofern bleibt festzustellen, daß das Argument der »Lebensbewährung« nicht nur ausgesprochen schwammig und unmedizinisch war, sondern außerdem auch irreversibel.[256] »Fehlende Lebensbewährung« wurde häufig zur Belastung der Angeklagten herangezogen, während ihr Vorhandensein nur in sehr wenigen Fällen zum »Freispruch« führte – und auch das nur, wenn es sich dabei sowieso um einen diagnostischen Grenzfall handelte. Durch diese Einseitigkeit der Beweiswürdigung wurden die Verteidigungsmöglichkeiten der Angeklagten stark eingeschränkt, was ebenfalls ein Beleg für den Unrechtscharakter des Sterilisationsverfahrens ist.

Die Einbeziehung sozialer Kriterien in die Sterilisationsdiagnostik führte dazu, daß Normverletzungen in Beruf und Haushalt, im täglichen Zusammenleben sowie auf sexuellem und strafrechtlichem Gebiet medizinisch interpretiert und sanktioniert wurden. Dies hatte zur Folge, daß die Sterilisation nicht nur solchen Menschen drohte, die an einer klassischen ›Erbkrankheit‹ litten, sondern weitaus größeren Kreisen der Bevölkerung. Christiane Rothmaler hat in diesem Zusammenhang anhand von Beispielen aus Hamburg festgestellt, daß die soziale Diagnostik dazu führte, daß die unteren Bevölkerungsschichten von der Sterilisation wegen angeborenen Schwachsinns überproportional stark betroffen waren.[257]

Die nicht-medizinischen Wertmaßstäbe, die im Zuge des Zwangssterilisationsverfahrens für die Entscheidung über »Gesundheit« und »Krankheit« herangezogen wurden, entstammten im wesentlichen einem Tugendkanon, der im Grunde nur wenig originär nationalsozialistisches Gedankengut enthielt: Die bei der Sterilisationsdiagnostik angewandten Sexualnormen entsprachen in ihrer Prüderie durchaus einem öffentlichen Wertekonsens, den es nicht nur in Deutschland und im übrigen bereits lange vor 1933 gab. Das gleiche gilt für die Anwendung unterschiedlicher Maßstäbe beim sexuellen »Fehlverhalten« von

---

[255] So lehnte das Erbgesundheitsgericht Saarbrücken am 1. April 1938 die Unfruchtbarmachung einer 36jährigen Hausfrau und Mutter dreier Kinder aus einem Dorf im Bliestal ab, deren Sterilisation wegen erblicher Fallsucht vom Amtsarzt St. Ingbert beantragt worden war, weil sie an Ohnmachtsanfällen litt. Das Gericht berief sich dabei auf ein ärztliches Gutachten, in dem es über die Frau hieß: »Die Diagnose gemeine Epilepsie kann in vorliegendem Fall nicht mit der nötigen Sicherheit gestellt werden. Beim Abwägen sämtlicher Tatsachen, die für und gegen gemeine Epilepsie sprechen, ist man geneigt, letzteren das Übergewicht zu geben [...] Im übrigen möchte ich bemerken, daß Frau Klein* ein sozial wertvoller Mensch ist, in geordneten Verhältnissen lebt und 3 gesunde Kinder hat.« (LA AG SB 19) Demnach wurde diese Frau nicht in erster Linie durch ihren »sozialen Wert« und ihre Anpassung an herrschende Normen, zu denen nicht nur ein geordneter Hausstand, sondern auch die Erfüllung der vorgegebenen Mutterrolle gehörten, vor der Sterilisation gerettet, sondern weil die ihr zur Last gelegte Krankheit nicht nachzuweisen war. Ähnlich erging es einem Hilfsarbeiter aus Bexbach, dessen Gutachten darauf hinweist, daß seine Eltern »als ordentliche und saubere Leute geschildert [werden und] seine Geschwister [...] gute Schüler« gewesen seien. Zu seinen Gunsten sprach jedoch vor allem die Tatsache, daß sein Schwachsinn die Folge einer Hirnhautentzündung war, die er sich als Kind zugezogen hatte (LA AG SB 119).

[256] Siehe auch Bock: Zwangssterilisation, S. 307.

[257] Rothmaler: Sterilisationen, S. 51.

Frauen und Männern. Auch die Geschlechtsrollenbilder, die der sozialen Diagnostik des GzVeN zugrunde lagen, rekurrierten im wesentlichen auf allgemein gültige »bürgerliche Tugenden«, wonach der Mann[258] im Erwerbsleben fleißig, eifrig und seinen Vorgesetzten gegenüber gehorsam zu sein hatte und in der Lage sein mußte, seine Familie zu ernähren, während die Frau[259] einen sauberen Haushalt führen, die Kinder erziehen und ihrem Gatten eine treu ergebene Stütze sein sollte. Ausgesprochen nationalsozialistisch war an diesem Frauenbild lediglich die ausgeprägte Betonung der Mutterrolle. Auch die Ächtung von Kriminalität, wirtschaftlicher Erfolglosigkeit und unsolider Lebensführung knüpfte an Wertvorstellungen an, die schon lange vor Beginn des Dritten Reiches von weiten Kreisen der Gesellschaft geteilt wurden – und das nicht nur in Deutschland. Faßt man die verschiedenen Wertmaßstäbe zusammen, die bei der sozialen Diagnostik des GzVeN angewandt wurden, so zeigt sich, daß der »Idealtyp«, der dem Gesetz als Schablone zugrunde lag, keineswegs ein genuin nationalsozialistisches Konstrukt war. Neu waren nicht die gesellschaftlichen Normen, die durch das Gesetz sanktioniert wurden – wohl aber der Umstand, daß man zu ihrer Durchsetzung auf die Anwendung eines medizinischen Zwangsmittels zurückgriff.

2.4.3 Politische Diagnostik im Sterilisationsverfahren

»Treibt sich abends auf der Straße herum und hält kommunistische Reden.«[260]

Zu dem disparaten Normengefüge, auf das man sich bei der Sterilisationsdiagnose »angeborener Schwachsinn« berief, gehörten auch politische Kriterien, wie sie in der nachstehend zitierten Sippentafel der 15jährigen Elfriede Conrad* aus Saarbrücken deutlich werden.[261] Dort heißt es unter der Rubrik »Charaktereigenschaften, auffallende Begabungen«:

> »Vater: Zeitw. Trinker, früher Spitzel in franz. Dienst. Im Soldatenrat tätig. Wegen Diebstahl, fahrl. Handl. u. Körperverletzung bestraft. Bruder des Vaters: War von 1922 – [nicht lesbar; cb.] in F.E. [gemeint ist Fürsorgeerziehung; cb.] in Hamburg, Fremdenlegionär, 4 Mon. Gef. w. Diebstahl. Schwester des Vaters: Schlechter Lebenswandel, war öfters geschlechtskrank. Stand unter Verdacht der Prost. Bruder des Vaters: War in F.E. entwichen, Fremdenlegionär, w. Mordversuchs Gefängnisstrafe.«

Eine Fürsorgerin hatte zuvor über die gleiche Familie berichtet:

> »Conrad* und seine Frau sind in der Nachbarschaft als außerordentlich brutale Menschen bekannt. Conrad* hat nach dem Krieg während der Besatzungszeit französischen Spitzeldienst übelster Art geleistet und die hiesige Bevölkerung terrorisiert. Als Beweis niedrigster Gesinnung muß es bezeichnet werden, daß er sogar in

[258] Zum Männerbild des Nationalsozialismus siehe Scherer: Asozial im Dritten Reich, S. 38.
[259] Zum Frauenbild des Nationalsozialismus siehe ebd.
[260] Siehe unten S. 110, Fußnote 267.
[261] LA AG SB 38. Alle folgenden Zitate und Angaben hierzu nach ebd.

> der damaligen Zeit seinem Hunde das E.K. [gemeint ist das »Eiserne Kreuz«; cb.] anhängte und öffentlich spazierenführte, nur um alles Deutsche zu verhöhnen.«

Neben den bereits beschriebenen sozialen Kriterien wurden hier auch politische Wertmaßstäbe für die Beurteilung der Erbverfassung einer Familie herangezogen: Dienst in der Fremdenlegion, Kollaboration mit französischen Besatzungstruppen, Mitarbeit im Soldatenrat, Verunglimpfung von nationalen Symbolen – aus nationalsozialistischer Sicht waren dies schwerwiegende politische Normverletzungen, die am ehesten mit dem Begriff »Vaterlandsverrat« umschrieben werden konnten.

Ähnlichen Vorwürfen sah sich auch der 29jährige Bauhilfsarbeiter Bruno Schuhmacher* ausgesetzt, der am 26. Oktober 1938 vom Erbgesundheitsgericht Saarbrücken wegen »familiären Schwachsinns« zur Sterilisation verurteilt worden war.[262] Über ihn berichtete eine Gesundheitspflegerin des Staatlichen Gesundheitsamtes Saarbrücken-Stadt nicht nur, daß er Analphabet sei, daß seine Großväter als Trinker gälten, daß sein Vater zwölfmal vorbestraft und daß seine Mutter schon »mehrfach am Arm von fremden Männern in der Stadt gesehen« worden sei, sondern auch, daß »die ganze Familie Schuhmacher* [...] während der Rückgliederung des Saarlandes nach Frankreich emigriert [war], denn der Vater Schuhmacher* soll sich früher stark als Kommunist betätigt haben.« Der Vorwurf, daß die Familie nach »Frankreich emigriert« gewesen sei und der Vater als »Kommunist« gelte, wurde offenbar als besonders schwerwiegend erachtet, denn die entsprechende Passage in dem Bericht wurde vom Amtsarzt mit grünem Stift[263] dick unterstrichen.

Politisches Fehlverhalten wurde auch der Familie des 16jährigen Bauhilfsarbeiters Korbinian Jungblut* vorgeworfen:[264] Gegen den jungen Mann, der als Analphabet galt und außerdem wegen »widernatürlicher Unzucht« angeklagt war, ermittelte das Staatliche Gesundheitsamt Saarbrücken-Land wegen angeborenen Schwachsinns. Auf eine entsprechende Anfrage des Amtes berichtete der Ortsbürgermeister:

> »In der Familie Jungblut* liegt Schwachsinn vor, sodaß auch bei dem angefragten Korbinian Jungblut* Schwachsinn angenommen wird. Beide Elternteile konnten ihrem Nachwuchs wenig wertvolles Erbgut vermitteln. Die Mutter stammt aus einer Familie, deren Angehörige alle Unterstützungsempfänger waren und stark asozial sind. Die Mutter ist im Haushalt besonders unordentlich und unsauber und kann auch dem Haushalt infolge Schwachsinns nicht vorstehen. Die Familie Jungblut* war schon den verschiedensten politischen Richtungen angehörig, was aber nicht auf eine falsche politische Orientierung, sondern vielmehr auf den Schwachsinn in der Familie zurückzuführen ist.«

Im letzten Satz dieses Zitates wird deutlich, mit welcher Argumentationsfigur politisch Andersdenkende im Dritten Reich als ›Erbkranke‹ denunziert und

---

[262] Alle Angaben und Zitate hierzu nach LA AG SB 43.

[263] Grün ist bis heute im amtlichen Schriftverkehr die Signierfarbe des Behördenleiters. Insofern ist davon auszugehen, daß die Unterstreichung entweder vom Amtsarzt oder vom Vorsitzenden Richter des Erbgesundheitsgerichtes stammt.

[264] Alle Angaben und Zitate hierzu nach LA AG SB 44.

dem Sterilisationsverfahren unterworfen wurden: Nach nationalsozialistischem Verständnis waren abweichende politische Überzeugungen nicht unbedingt Ausdruck einer persönlichen Entscheidung oder einer Milieuprägung, sondern das Resultat einer erblichen Orientierungsunfähigkeit. Politisches Dissidententum wurde auf diese Weise als Folge einer Krankheit interpretiert; der betroffene Mensch wurde zu einem »Fall« für den Arzt oder Psychiater.

So erging es auch dem 35jährigen Klaus Ilbringer*, der aus Württemberg stammte und 1938 bei Saarbrücken an der deutsch-französischen Grenze verhaftet wurde, als er versuchte, illegal nach Spanien zu reisen, um sich dort der »Internationalen Brigade« anzuschließen.[265] Am 28. Mai 1938 wurde Ilbringer* als »politischer Häftling in U-Haft«[266] aus dem Saarbrücker Gefängnis in die Heil- und Pflegeanstalt Merzig überführt, wo er am 16. Dezember des gleichen Jahres wegen Schizophrenie zur Sterilisation verurteilt wurde. Die Urteilsbegründung lautete:

> »Er leidet unter ausgesprochenen Sinnestäuschungen [...] und Wahnideen. Er ist in seinem Wesen unstet, was ihn auf die Wanderschaft ins Ausland trieb, wo er versuchte, zur Roten Armee in Spanien zu gelangen.«

Auch wenn es im nachhinein nicht auszuschließen ist, daß Klaus Ilbringer* möglicherweise tatsächlich an Schizophrenie litt, so bleibt doch festzuhalten, daß sich die Urteilsbegründung nicht in erster Linie auf medizinische Fakten berief, sondern auf die Bewertung der politischen Haltung des Betroffenen.

Neben den amtsärztlichen Gutachten zum Sterilisationsantrag verraten auch die Aufnahmeformulare, die bei der Anstaltseinweisung von Geisteskranken angelegt wurden, daß die politische Weltanschauung der Betroffenen durchaus ein Kriterium bei der Beurteilung ihres Gesundheitszustandes war: Im Aufnahmefragebogen eines Mannes,[267] der 1934 in eine Bad Kreuznacher Anstalt eingeliefert wurde und später nach Merzig kam, wurde die vorgedruckte Frage »Auf welchen Erscheinungen fußt vorwiegend die Diagnose des Blödsinns?« wie folgt beantwortet:

> »Treibt sich abends auf der Straße herum und hält kommunistische Reden, wäscht sich nicht und steht morgens nicht auf.«

Selbst wenn es stimmt, daß dieser Mann krank war und aufgrund einer geistigen Beeinträchtigung wirre Äußerungen von sich gab, die von seiner Umgebung mit Befremden zur Kenntnis genommen wurden, ist es doch bezeichnend für das diagnostische Koordinatensystem der Ärzte, daß diese Reden in einem medizinischen Dokument nicht etwa als »unverständlich«, »zusammenhanglos« oder »irre« bezeichnet wurden, sondern daß man zu ihrer Beschreibung ausdrücklich das Adjektiv »kommunistisch« verwendete; gerade so, als wäre das Bekenntnis zum Kommunismus ein Synonym für Irrsinn.

---

[265] Alle Angaben und Zitate hierzu nach MZG 187.

[266] So der Aufnahmefragebogen der Anstalt Merzig (Ebd.).

[267] MZG 39. Alle folgenden Angaben und Zitate hierzu nach ebd. Bad Kreuznach gehörte nicht zum Saarland und stand somit zum fraglichen Zeitpunkt schon unter nationalsozialistischer Herrschaft.

Die hier genannten Beispiele zeigen, wie dehnbar und wie wenig medizinisch der Krankheitsbegriff war, der dem GzVeN zugrunde lag. Selbst soziale Unangepaßtheit und Kriminalität, Rollenverletzungen und unerwünschte politische Einstellungen wurden von der NS-Rassenhygiene als Ausdruck von ›Erbkrankheiten‹ bewertet. Diese Sichtweise ist die Konsequenz aus einer Biologisierung und Medikalisierung aller Lebensbereiche bis hin zur Politik bei gleichzeitiger Pathologisierung alles Fremden und Andersartigen. Daneben wirft sie auch ein bezeichnendes Licht auf das Menschenbild des Nationalsozialismus. Denn wenn ein auffälliges Verhalten, eine Abweichung von der herrschenden politischen Weltanschauung oder auch ein krimineller Akt nicht mehr als Ausdruck einer freien Willensentscheidung verstanden wurden, sondern als Folge einer krankhaften, erblichen – und damit unausweichlich determinierten – Disposition, so zeigt dies, wie belanglos der freie Wille des Individuums in den Augen der Nationalsozialisten war. Die Rassenhygieniker glaubten nicht an die personale Würde und Willensfreiheit des einzelnen, sondern beriefen sich auf ein mystisch überhöhtes Diktat der Gene. Auf der juristischen Ebene schließlich veranschaulicht die Anwendung der Schwachsinns-Klausel des GzVeN auf politisch Andersdenkende, wie weit dieses Gesetz in seiner praktischen Anwendung von jener medizinisch-psychiatrischen Auslegung entfernt war, die sein Wortlaut auf dem Papier suggerierte.

2.4.4 Physiognomie

»Er sieht aus wie ein Verbrecher«[268]

Nicht nur die Verhaltensweisen, sondern auch das Aussehen eines Menschen spielte in der Diagnostik der Sterilisationsverfahrens eine Rolle. So begründete das Erbgesundheitsgericht Saarbrücken sein Urteil gegen den 43jährigen Merziger Anstaltsinsassen Wilhelm Uhl*, der am 3. März 1938 in der Heil- und Pflegeanstalt wegen Schizophrenie unfruchtbar gemacht wurde, unter anderem mit dessen äußerem Erscheinungsbild:

> »Der Patient leidet an Schizophrenie; die eingehende Beobachtung in der Irrenabteilung des Gefängnisses in Köln und in der Heil- und Pflegeanstalt in Düren, anschließend in der Heil- und Pflegeanstalt in Merzig, beweist das Vorhandensein dieses Leidens. Schon der äußere Eindruck ist der eines geistig anormalen, schwachsinnigen [sic! Die Urteilsdiagnose lautete »Schizophrenie«; cb.] Menschen, er sieht aus wie ein Verbrecher.«

Ähnlich erging es auch einem Hilfsarbeiter aus Saarbrücken, den das Erbgesundheitsgericht am 24. März 1943 wegen angeborenen Schwachsinns zur Sterilisation verurteilte.[269] In der Urteilsbegründung berief sich das Gericht unter anderem darauf, daß der 20jährige einen Hang zum »Lügen« und »Renommie-

---

[268] Zit. nach MZG 738 (Von dort stammen auch der nachstehend geschilderte Sachverhalt und das dort wiedergegebene Zitat).

[269] Alle folgenden Angaben und Zitate hierzu nach LA AG SB 144.

ren« habe, daß er ein »dumm-dreistes Benehmen« an den Tag lege und außerdem auch schon mit dem Strafgesetz in Konflikt geraten sei. Ein weiteres Indiz für angeborenen Schwachsinn sahen die Richter in Größe und Körperbau des jungen Mannes:

> »Der geistigen Abnormität des Prüflings entspricht die körperliche durch ein vermehrtes Längenwachstum von 1,90 m mit Tatzenhänden und übergroßen Füßen (48 Schuhgröße).«

Ein Einspruch des Vaters, der darauf hinwies, daß die Schuhgröße seines Sohnes nicht 48, sondern 46 betrage, und daß dieser im übrigen »keine Tatzenhände« habe, sondern Hände, »wie sie ein großer Mann hat«, blieb erfolglos. Am 27. Oktober 1943 wurde die Sterilisation von Dr. Kordowich im Saarbrücker Bürgerhospital ausgeführt.

Wie fragwürdig die Methoden für die Untersuchung des äußeren Erscheinungsbildes waren, zeigt auch das Beispiel eines 22jährigen, gegen den wegen »erblicher Fallsucht und angeborenen Schwachsinns« ermittelt wurde. Im November 1943 beurteilte der Psychiater Dr. Rudolf Leppien[270] die ›erbliche Belastung‹ des jungen Mannes. Als diagnostisches Hilfsmittel für sein Gutachten diente ihm dabei ein Foto, das den Bruder des Angeklagten zeigte,[271] aus dessen Nasenform Leppien Rückschlüsse auf den Gesundheitszustand des ›Probanden‹ ziehen wollte. Das Gutachten von Leppien fiel zwar zugunsten des Betroffenen aus; es zeigt aber auch, daß es mit dem naturwissenschaftlichen Anspruch der nationalsozialistischen Erbgesundheitspolitik in der Praxis nicht weit her war. Stattdessen werfen die Ausführungen von Leppien ein bezeichnendes Licht auf das hohe Potential an Willkür, das im Sterilisationsverfahren lag. So heißt es in dem Gutachten unter anderem:

> »Auch bezüglich Schwachsinns scheint Schwemm* erblich nicht ausgesprochen belastet zu sein. Sein einziger Bruder jedenfalls scheint nicht schwachsinnig zu sein und macht auf einer Photographie, die mir vorgelegt wurde, einen wesentlich aufgeweckteren Eindruck als unser Proband; er ist bei der Wehrmacht. Was schließlich das prima vista ziemlich schwachsinnige Aussehen des Schwemm* anbetrifft, so muß berücksichtigt werden, daß er einen besonders hohen Nasensattel hat mit entsprechender Beeinträchtigung der Nasenatmung, weshalb er schon von Facharzt Dr. Wehberg operiert sein will. Sein Gesichtsausdruck hat durch diese Nasenverhältnisse, durch den leicht geöffneten Mund und die ziemlich weit auseinanderliegenden Augen mit den habituell etwas herunterhängenden Oberlidern in der Tat etwas leicht Blödes an sich. Er bietet eine Physiognomie, wie sie bei Schwachsinnigen sehr häufig vorkommt.«

Aufgrund dieses – rein äußerlichen – Befundes gelangte Leppien zu dem Schluß, daß der zu Untersuchende, obwohl er »zweifellos nicht« als »besonders erbbiologisch wertvoll« anzusehen sei, doch als »Grenzfall« betrachtet werden müsse.

---

270 Leppien war nach dem Krieg wieder als Psychiater im Landeskrankenhaus Homburg tätig und veröffentlichte 1975 eine Chronik des Hauses, in der die Ereignisse der Jahre 1935 bis 1939 jedoch unerwähnt blieben (Rudolf Leppien: Das Landeskrankenhaus Homburg-Saar. »Keimzelle der Universität des Saarlandes«. In: Saarheimat. 19 (1975), S. 149-155).

271 Alle Angaben und Zitate hierzu nach LA AG SB 313.

2.4.5 Erblichkeitsdogma[272]

Unmedizinisch waren nicht nur die meisten der Kriterien, die bei der Feststellung von ›Erbkrankheiten‹ angewandt wurden, sondern auch die Vorstellungen über die angebliche Erblichkeit dieser auf fragwürdige Weise diagnostizierten »Leiden«. Einigermaßen nachvollziehbar erscheint die Berufung auf eine »erbliche Belastung« noch in den Fällen, in denen bei der Diagnose darauf hingewiesen werden konnte, daß Familienangehörige an ähnlichen Krankheiten litten oder sich deswegen in Anstaltsbehandlung befanden. Wenn sich etwa das Erbgesundheitsgericht Saarbrücken bei der Verurteilung von Josef Kohl* wegen angeborenen Schwachsinns auf die Tatsache berief, daß sowohl sein Bruder als auch sein Vater schon mehrmals in Anstalten untergebracht werden mußten,[273] so mag das zwar aus heutiger Sicht nicht unbedingt ein Beweis für eine tatsächliche Erkrankung des Betreffenden sein, wohl aber ein deutliches Indiz dafür, daß in der Familie eine gewisse Häufung von Geisteskrankheiten vorlag, die für die Erblichkeit des Leidens sprach.

Der Erblichkeitsbegriff, der bei der Anwendung des GzVeN gebraucht wurde, bezog sich jedoch nicht nur auf tatsächliche Erkrankungen, sondern auch auf die sozialen und politischen Auffälligkeiten und Regelverletzungen, die – wie oben dargestellt – als medizinische Phänomene interpretiert wurden. Dies hatte zur Folge, daß angebliche oder tatsächlich vorhandene moralische Normverletzungen, sexuelle Perversionen, verbrecherische Neigungen und im Sinne der geltenden Weltanschauung »abwegige« politische Vorstellungen nicht nur den betroffenen Personen selbst zur Last gelegt wurden, sondern auch deren Nachkommen und Familienangehörigen.

So begründete etwa der Homburger Amtsarzt einen Sterilisationsantrag gegen eine 29jährige Küchenhilfe wegen »angeborenen Schwachsinns und sehr starker sexueller Minderwertigkeit (moralischer Schwachsinn)« unter anderem damit, daß ihr Großvater einen bordellähnlichen Betrieb unterhalten habe und deswegen zu 15 Jahren Zuchthaus verurteilt worden sei, während ihr Vater wegen Zuhälterei und Kuppelei sechs Monate im Gefängnis gesessen habe.[274]

Die Fragwürdigkeit der Erblichkeitsvorstellungen, die dem Sterilisationsverfahren zugrunde lagen, zeigt sich auch am Schicksal der 21jährigen Kunigunde Friedrichs*, die aus ›Saarlautern‹ stammte.[275] Ihre Sterilisation wegen angeborenen Schwachsinns begründete das Erbgesundheitsgericht Saarbrücken am 27. Mai 1942 unter anderem damit, daß »ihr unehelicher Vater, der Polizist und spä-

---

272 Geprägt wurde dieser Begriff von Hans-Georg Güse und Norbert Schmacke (Dies.: Psychiatrie, Bd. 1, S. 395f.).

273 »Da sein Bruder gleichfalls in Anstalten sein Leben fristet, und der Vater, der verschollen ist [...] mehrfach in der Heil- und Pflegeanstalt Merzig aufgenommen werden mußte, ist die erbliche Bedingtheit des Leidens bei dem Erbkranken unverkennbar.« (MZG 242). Siehe auch MZG 274: »Die Erblichkeit des Leidens wird durch die Tatsache gesichert, daß Vater und dessen Mutter wiederholt in Anstalten wegen geistiger Störungen – beim Vater zirkuläres Irresein – untergebracht waren.«

274 LA AG SB 380.

275 LA AG SB 175. Alle folgenden Angaben hierzu nach ebd.

tere Krankenpfleger Franz Rapp* [...] sich nie um sie gekümmert und freiwillig keine Unterhaltsbeiträge bezahlt [habe]«, obwohl er rechtskräftig dazu verurteilt gewesen sei. Es mutet geradezu zynisch an, daß in dieser Urteilsbegründung einem Menschen, der als Kind von seinem Vater finanziell vernachlässigt worden war, eben diese väterlichen Unterhaltsversäumnisse als Ausdruck einer erblichen Disposition zur Last gelegt wurden. Ähnlich erging es auch dem Merziger Patienten Martin Jakobs*, den das Erbgesundheitsgericht Frankfurt am 22. November 1935 wegen Schizophrenie zur Sterilisation verurteilte. Neben seinen eigenen »Wahnideen, Körperveränderungsgefühlen, Größen- und Beeinträchtigungsideen« wurde ihm auch vorgeworfen, daß sein Vater seine Familie verlassen habe, eine Urkundenfälschung begangen habe und nach Australien ausgewandert sei.[276]

Diagnosen und Urteile wie die hier zitierten, in denen individuelle Verhaltensweisen, Umwelteinflüsse und exogene Faktoren zu »erblichen Belastungen« umgedeutet und dann auch auf Familienangehörige übertragen wurden, zeigen, daß die Gesundheitspolitik des Dritten Reiches nicht nur unmenschlich, sondern auch unwissenschaftlich war. Dabei wurden nicht nur augenscheinliche Milieubelastungen wie Kriminalität oder ein auffälliges Sexualverhalten als erbliche Eigenschaften interpretiert und auf die Angehörigen der Betroffenen übertragen, sondern auch subtilere Fehlleistungen wie etwa wirtschaftliche Erfolglosigkeit: So beantragte der Ottweiler Amtsarzt am 4. Juni 1942 die Sterilisation eines Mädchens aus Wiebelskirchen wegen angeborenen Schwachsinns.[277] Die Begründung dieser Diagnose geht aus einem Schreiben des Ortsbürgermeisters an das Erbgesundheitsgericht hervor:

> »Der Vater Anton Lang* ist ebenfalls schwachsinnig. Er hat trotz seines großen Landbesitzes nur eine bescheidene Landwirtschaft und im ganzen Ort den ungeschicktesten und schlampigsten Betrieb. Oft ist er nicht in der Lage, die wenigen Erzeugnisse der Landwirtschaft nach Hause zu bringen. Da hierdurch die Familie nicht ernährt werden kann, betreiben die Eheleute noch ein Fuhrgeschäft. Lang* selbst ist nicht in der Lage, seinem landwirtschaftlichen Betrieb vorzustehen. Dies besorgt die Ehefrau. Lang* verrichtet lediglich Hilfsarbeiten. Alles Geschäftliche regelt die Mutter. Die Familie Lang* gilt als asozial.«

Dieser Brief belegt zum einen, daß der geschäftliche Mißerfolg des Vaters und seine – worauf auch immer zurückzuführende – Unfähigkeit zu planmäßigem und erfolgreichem Wirtschaften als Symptome für das Vorhandensein von Schwachsinn betrachtet wurden. Gleichzeitig wurde diese Diagnose jedoch nicht nur auf den Betroffenen selbst bezogen, sondern auch auf seine Kinder übertragen – in diesem Fall auf ein 13jähriges Mädchen, über das der Bürgermeister im gleichen Schreiben berichtete, daß es als das »geistig regste Kind der Familie« gelte und die reguläre Volksschule besuche.

Im Fall von Friederike Trautmann* aus Saarbrücken ging der Erblichkeitswahn der amtlichen Gesundheits- und Rassenpfleger sogar so weit, daß man aus dem Musikgeschmack ihres Bruders, der bei einem Rundfunkorchester als Di-

276 MZG 185.

277 LA AG SB 237. Alle folgenden Angaben und Zitate hierzu nach ebd.

rigent tätig war, Rückschlüsse auf den angeblichen Schwachsinn der Schwester ziehen wollte:

> »Zu bemerken ist, daß er [der Bruder; cb.] im Rundfunk ja auch nur leichteste Caféhaus- und Tanzmusik dirigiert. Vielleicht kann Frau Trautmann* [die Schwester; cb.] von Ihnen aus bestellt und nachgeprüft werden, ob eine Sterilisation aus erbpflegerischen Gründen infrage kommt. Für einen entsprechenden Bescheid wäre ich dankbar.«[278]

Ähnlich wie bei der »Lebensbewährung« zeigt sich auch bei der Anwendung des Erblichkeitspostulats in der Beweiswürdigung ein deutliches Ungleichgewicht zum Nachteil der angeklagten Personen: Wenn in der Familie eine Erkrankung oder eine sonstige Auffälligkeit nachweisbar war, so sprach dies gegen die Betroffenen. War die Familie dagegen nachgewiesenermaßen »gesund«, so bedeutete das noch lange nicht, daß ein einzelnes Familienmitglied nicht trotzdem als ›erbkrank‹ verurteilt werden konnte. In diesen Fällen griffen die Amtsärzte und Richter auf die Mendelsche Erblehre zurück, die zwischen dominanten und rezessiven Merkmalen unterscheidet: Ließen sich unter den Vorfahren des ›Erbkrankverdächtigen‹ die entsprechenden Krankheitsbilder (oder das, was man dafür hielt) nachweisen, so galt die Erblichkeit des »Leidens« als erwiesen – und zwar auch dann, wenn der Betroffene selbst keine Symptome zeigte. Waren von den Vorfahren jedoch keine Krankheiten oder Auffälligkeiten bekannt, so argumentierte man damit, daß es sich bei ihnen um »rezessive Erbträger« gehandelt habe, »die, äußerlich völlig geordnet erscheinend, die Anlage zu der Krankheit verborgen in sich getragen und weiter vererbt haben.«[279] So wurde eine Beschwerde gegen ein Sterilisationsurteil des Erbgesundheitsgerichtes Saarbrücken, die sich auf die Tatsache berief, daß kein Familienmitglied oder Vorfahre der ›Probandin‹ an der ihr zur Last gelegten Schizophrenie gelitten habe, vom Erbgesundheitsobergericht Köln als unbegründet zurückgewiesen, da »es nicht von Bedeutung ist, ob in der Familie der Kranken sonstige Fälle der gleichen oder ähnlichen Krankheit in die Erscheinung getreten sind.«[280] Lag dagegen in der Familie eine Auffälligkeit vor, die als »Erbkrankheit« gedeutet werden konnte, so war dieser Umstand sehr wohl »von Bedeutung« und fand Eingang in Anzeigen, Anträge und Urteilsbegründungen.[281]

Insofern trug auch die dem Sterilisationsverfahren zugrundeliegende Vorstellung von Erblichkeit zu einer ungleichen Verteilung der Beweislast und einer Erweiterung des Ermessensspielraums der Antragsteller und Richter bei. Für die Angeklagten bedeutete dies einen weiteren Verlust an Rechtssicherheit.

---

278 Aus einem Schreiben der Beratungsstelle für Erb- und Rassenpflege Saarbrücken, erbbiologische Landeszentrale, an das Staatliche Gesundheitsamt Saarbrücken-Stadt vom 21.01.39 (LA AG SB 118). Das Erbgesundheitsgericht Saarbrücken lehnte die Sterilisation dieser Frau am 10.09.1941 ab.

279 Aus einer Urteilsbegründung des Erbgesundheitsobergerichtes Köln zu einem saarländischen Fall (LA AG SB 2). Siehe auch Bock: Zwangssterilisation, S. 334f.

280 LA AG SB 2. Ähnlich LA AG SB 3. Auf den Einwand des Angeklagten, daß seine Vorfahren gesund gewesen seien, reagierte das Gericht mit der Feststellung, daß es »nicht erheblich [sei], ob eine familiäre Belastung« bestehe.

281 Siehe auch MZG 177; 358; 485.

2.5 Widersprüche in der Diagnostik des Sterilisationsverfahrens

Die beschriebene Vermischung unterschiedlichster Kriterien und Maßstäbe bei der Diagnostik und der große Ermessensspielraum, über den die Antragsteller und Richter aufgrund verkappter Generalklauseln verfügten, hatten quantitative und qualitative Auswirkungen. Zum einen führten sie zu einer Ausweitung des Kreises der potentiellen Opfer auch auf Personen, die im medizinischen Sinne keineswegs ›krank‹ waren. Dies dürfte auch ein Hauptgrund dafür gewesen sein, daß in Deutschland während des Dritten Reiches wesentlich mehr Menschen der Sterilisation zum Opfer fielen als in anderen Ländern, in denen es ähnliche Gesetze gab, deren Anwendung jedoch auf einen engeren Personenkreis beschränkt blieb.

Darüber hinaus hatte die oft willkürliche Auslegung des Gesetzes diagnostische Widersprüche und Ungereimtheiten zur Folge, die zum Teil so eklatant waren, daß die auf ihnen beruhenden Anträge und Urteile selbst aus der Perspektive ihrer Zeit nur als krasse Fehlentscheidungen bezeichnet werden können. So wurde im Februar 1936 die aus dem Saarland stammende Helene Roth*, damals Patientin in der Marburger Heil- und Pflegeanstalt, vom dortigen Erbgesundheitsgericht wegen angeborenen Schwachsinns zur Sterilisation verurteilt. Der Eingriff wurde ausgeführt und Helene Roth* ein Jahr später nach Merzig verlegt. Die dortige Anstaltsleitung erstattete am 5. Februar 1938 erneut Anzeige gegen die zu diesem Zeitpunkt schon seit mehr als einem Jahr sterilisierte Frau. Im Gegensatz zu ihren Marburger Kollegen diagnostizierten die Merziger Ärzte dieses Mal Schizophrenie,[282] was zumindest auf eine gewisse Oberflächlichkeit bei der Untersuchung der Patientin und bei der Auswertung ihrer Personalakte schließen läßt.[283]

Diagnostische Beliebigkeit läßt sich auch im Verfahren gegen die Brüder Franz*[284] und Karl Adams*[285] beobachten. Während das Staatliche Gesundheitsamt St. Ingbert für Karl*, den Älteren der beiden, am 19. Juni 1939 einen Antrag wegen Schizophrenie stellte, wurde sein Bruder Franz zwei Monate später von der gleichen Behörde wegen angeborenen Schwachsinns beim Erbgesundheitsgericht gemeldet. Zwar ist es theoretisch nicht auszuschließen, daß in ein und derselben Familie zwei verschiedene ›Erbkrankheiten‹ vorliegen, aber

---

282 MZG 776.

283 Die Merziger Krankenakte enthielt auch ein Exemplar des Marburger Urteils. Eine ähnliche Oberflächlichkeit lag auch im Falle des Merziger Anstaltspatienten Wilhelm Zucker* (MZG 752) vor: Die Anstalt reichte für ihn einen Antrag auf Unfruchtbarmachung bei seinem Heimat-Gesundheitsamt ein, ohne überhaupt eine Diagnose zu benennen (Brief des Staatlichen Gesundheitsamtes Saarbrücken-Land an die Anstalt Merzig vom 1. Juni 1939). Ähnlich der Fall von Anna Rudolf* aus Konz (MZG 535): Obwohl die 35jährige Studentin bereits sterilisiert war, wurde sie von der Anstalt Merzig erneut angezeigt.

284 LA AG SB 130.

285 LA AG SB 131.

merkwürdig erscheint diese Konstellation dennoch.[286] Auch bei den Geschwistern Irma*[287] und Fritz Carolus*, die beide wegen erblicher Taubheit vor Gericht standen, wurden unterschiedliche Maßstäbe angelegt: Während Fritz* am 25. März 1938 wegen erblicher Taubheit sterilisiert wurde, blieb Irma* der Eingriff erspart, weil sie nach einem Gutachten der Frankfurter HNO-Klinik nur an »erworbener Schwerhörigkeit« litt – also nicht an einer ›Erbkrankheit‹, sondern an einem exogenen Leiden. Den Frankfurter HNO-Ärzten lag dabei auch die Krankengeschichte des Bruders vor, auf die sie in ihrem Gutachten sogar ausdrücklich Bezug nahmen, was sie jedoch nicht davon abhielt, bei der Schwester zu einer abweichenden Diagnose zu gelangen.

Wie groß der Ermessensspielraum der beteiligten Ärzte war und welche Bandbreite an unterschiedlichen und zum Teil auch widersprüchlichen Diagnosen er zuließ, läßt sich vor allem in den Fällen nachweisen, bei denen verschiedene Gutachter zur gleichen Person zu Rate gezogen wurden. Ein Beispiel dafür bietet das Schicksal von Sebastian Uhlmann*.[288] Der ehemalige Theologiestudent, der vom Erbgesundheitsgericht Saarbrücken wegen Schizophrenie zur Sterilisation verurteilt worden war, hatte gegen diesen Beschluß Beschwerde eingelegt. Im Zuge dieses Berufungsverfahrens erstattete die Nervenklinik der Stadt und Universität Frankfurt/Main im April 1937 ein Gutachten, das das Urteil aus erster Instanz bestätigte:

> »In diesem Zusammenhang ist wichtig, daß ein Bruder von Sebastian Uhlmann* an Krämpfen – wenn auch bei Keuchhusten – gelitten hat und daran gestorben ist. Der Epilepsie verwandte Züge können auch in dem strengen und aufbrausenden Wesen des Vaters von Sebastian Uhlmann* und in der in der Vatersfamilie ausgeprägten Frömmigkeit gesehen werden. [...] Die Mitglieder der Muttersfamilie sind zwar ebenfalls zum Teil religiös veranlagt, unterscheiden sich aber sonst erheblich von denen der Vatersfamilie. Die Mutter selbst und zwei Brüder werden als besonders gemütswarme Menschen, die Mutter als sehr weich, feinfühlend und musikalisch geschildert. Dazu kommt der zarte, feingliedrige Körperbau der Mutter und die Anfälligkeit gegenüber Tuberkulose bei der Mutter [...] Der schwächliche Körperbau und die Bereitschaft zur Tuberkulose sind Eigenschaften, die man häufig auch bei Schizophrenen und bei deren Blutsverwandten findet, und das weiche, feinfühlige, emotive Wesen der Mutter hat vielleicht gemeinsame Züge mit der empfindsamen und scheuen Art mancher schizoider Persönlichkeiten. Sebastian Uhlmann* ähnelt mehr der Mutter und deren Blutsverwandten. Auch er ist ein ausgesprochen gemütswarmer und in seinem Gemütsleben leicht beeindruckbarer Mensch mit musi-

286 Eine denkbare Erklärung für die unterschiedlichen Diagnosen besteht darin, daß der Antrag des Bruders Karl* vom St. Ingberter Amtsarzt Dr. Kuhn gestellt wurde, während bei Franz* der Homburger Amtsarzt Dr. Wiedenbrüg den Antrag »in Vertretung« für seinen St. Ingberter Kollegen ausfüllte. Aber selbst die Tatsache, daß die Anträge der Brüder Adams* von zwei verschiedenen Amtsärzten gestellt wurden, kann die unterschiedlichen Diagnosen nicht rechtfertigen. Die Verfahren von Franz* und Karl Adams* wurden im übrigen wegen des Kriegsausbruches nie zum Abschluß gebracht. Über einen ähnlichen Fall berichtete Dalicho aus Köln. Dort waren zwei Zwillingsschwestern zur gleichen Zeit an Schizophrenie erkrankt. Zur Sterilisation wurde jedoch nur eine von ihnen verurteilt (Ders.: Sterilisationen in Köln, S. 88).

287 LA AG SB 46. Alle folgenden Angaben hierzu nach ebd.

288 Alle Angaben und Zitate nach LA AG SB 8.

kalischer und religiöser Begabung, aber er ist auch nach seiner eigenen Schilderung empfindlich, eigenwillig, rechthaberisch und geneigt, sich in sich zurückzuziehen, wie man es bei schizoiden Veranlagungen findet. Der ihm eigene schlanke (leptosome) Körperbau mit einer Mißbildung der Füße (Hohlfüße) und mit Zeichen einer erhöhten Schilddrüsentätigkeit kommt auch beim Schizophrenen und schizoiden Menschen häufig vor. [...] Die vom Erbgesundheitsgericht beschlossene Unfruchtbarmachung erscheint mir daher gerechtfertigt.«

Zwei Jahre später kam der Homburger Psychiater Hanns Heinrich Heene, den das Erbgesundheitsobergericht Zweibrücken um eine erneute Beurteilung des gleichen Mannes gebeten hatte, zu einem gegenteiligen Schluß, wobei er nicht nur das Resultat, sondern auch die Methodik seiner Frankfurter Kollegen mit einiger Ironie bedachte:

»Es ist immer reizvoll, aber für die objektive Begutachtung oft auch verwirrend, die Symptome einer geistigen Erkrankung psychologisch zu zerpflücken und alle Möglichkeiten abzuwägen. Allein der Ausgangspunkt einer solchen psychologischen Studie über eine psychische Gesamtpersönlichkeit und ihre Krankheit muß doch der eigentliche Krankheitsinhalt bleiben, und andere Möglichkeiten der Diagnostik, die Gesichtspunkte voraussetzen, welche auf den betr. Fall nicht zutreffen, sondern nur im Rahmen allgemein psychiatrischer Überlegungen wertvoll und wichtig sind, dürfen nicht für die Gesamtbeurteilung eines Falles stärker in die Waagschale geworfen werden, wie [sic] die objektiven Ergebnisse einer Beobachtung, die im Krankenblatt eindeutig niedergeschrieben sind. [...] Aus allen diesen Gründen kann heute nicht mehr mit der vom Gesetz zur Verhütung erbkranken Nachwuchses geforderten Sicherheit bewiesen werden, daß die damals durchgemachte, klinisch als 1. schizophrener Schub imponierende kurzdauernde Geisteskrankheit tatsächlich als eine Erbkrankheit im Sinne des Gesetzes bezeichnet werden kann. Deshalb muß das Verfahren nunmehr eingestellt werden.«

Zwar ist es auch in einem rechtsstaatlichen Gerichtsverfahren nichts Ungewöhnliches, daß verschiedene Gutachter den gleichen Sachverhalt unterschiedlich bewerten. Was den hier zitierten Fall jedoch von einem konventionellen Expertenstreit unterscheidet, ist die Tatsache, daß beide Sachverständige auf gänzlich verschiedene Methoden zurückgriffen: Die Frankfurter Universitätsklinik »zerpflückte« die Psyche der Eltern und konstruierte aus der Musikalität der Mutter, der religiösen Strenge des Vaters und den Hohlfüßen des Sohnes eine »Erblast«, die nach damaliger Logik dessen Sterilisation wegen Schizophrenie geboten lassen erschien. Der Homburger Psychiater dagegen konzentrierte sich bei seinem Gutachten stärker auf den vorliegenden Einzelfall, blendete das, was seine Kollegen für »erbliche Belastung« hielten, aus, und gelangte auf diese Weise zu dem Schluß, daß der Patient nicht an einer ›Erbkrankheit‹ im Sinne des Gesetzes leide. Auf den methodischen Unterschied zwischen beiden Gutachten ging das Gericht nicht ein. Vielmehr schloß es sich der Einschätzung Heenes ohne weiteren Kommentar an und hob das Sterilisationsurteil aus erster Instanz auf.

Besonders drastische Fehlurteile lagen in den Fällen vor, in denen Erkrankungen, deren exogene Ursache klar nachweisbar war, bei der Antragstellung und im Gerichtsverfahren dennoch als endogen – also als erblich – betrachtet wurden. So wurde die Näherin Astrid Hennes* aus Landsweiler am 12. Dezember 1921 mit einer »symptomatischen Epilepsie infolge Schädelmißbildung«[289] – also wegen einer Geisteskrankheit, die nicht psychisch, sondern organisch bedingt war – in die Heil- und Pflegeanstalt in Merzig aufgenommen. Am 22. Dezember 1937 erstattete die Anstalt Anzeige beim zuständigen Gesundheitsamt: wegen »genuiner« – also erblicher – Epilepsie. Ähnlich widersprüchlich verlief das Verfahren von Philipp Jost* aus Rehlingen, gegen den wegen angeborener Taubstummheit ermittelt wurde.[290] Bei einer späteren Untersuchung stellte sich heraus, daß Jost* weder stumm noch taub, sondern bestenfalls schwerhörig war, nachdem er 26 Jahre lang in einem Blechwalzwerk gearbeitet hatte. Eine ähnliche Fehldiagnose lag bei Michel Lang* aus Nalbach vor, gegen den der Amtsarzt von ›Saarlautern‹ einen Sterilisationsantrag wegen erblicher Taubheit stellte.[291] In der Verhandlung vor dem Erbgesundheitsgericht Saarbrücken zeigte sich, daß Lang* in der Lage war, einer umgangssprachlichen Unterhaltung aus vier Metern Entfernung zu folgen, ohne von den Lippen abzulesen.

Ähnlich gravierend war die Fehldiagnose bei Heinrich Gerster* aus Fraulautern, der in der Nacht vom 1. auf den 2. April 1922 durch drei Kopfschüsse lebensgefährlich verletzt worden war und in der Folgezeit mehr als zwei Jahre lang dienstunfähig blieb.[292] Anfang Juli 1924 begann er wieder als Postbediensteter zu arbeiten, stürzte jedoch schon nach wenigen Tagen mit dem Fahrrad und verletzte sich am Kopf so schwer, daß er in Rente geschickt wurde. In der nächsten Zeit verschlechterte sich sein Zustand; im Februar 1925 wurde er zur Beobachtung in Merzig eingewiesen, nach knapp drei Wochen aber als »nicht geisteskrank« wieder entlassen. Zwei Jahre später kam er endgültig nach Merzig. Im März 1936 – also nach der Einführung des GzVeN im Saarland – erkundigte sich seine Ehefrau bei der Anstalt nach der Ursache des Leidens und erhielt die Antwort: »Es scheint eine angeborene schizophrene Componente bei ihm vorzuliegen.« Wieder ein Jahr später stellte die Stadtfürsorgerin von ›Saarlautern‹, an die sich die 17jährige Tochter des Patienten im Zusammenhang mit ihrer Berufswahl gewandt hatte,[293] erneut Erkundigungen in Merzig an. Ihr wurde seitens der Anstalt mitgeteilt:

> »Herr Heinrich Gerster* ist seit dem Jahre 1927 ununterbrochen in der hiesigen Anstalt untergebracht. Die Beobachtungen in diesem Zeitraum haben ergeben, daß er an Schizophrenie leidet, und daß die im Jahre 1919 [die Jahreszahl ist falsch, richtig ist 1922; cb.] erlittene Schußverletzung für den Ausbruch seiner Erkrankung bedeutungslos ist. Der Patient leidet also an einer Erbkrankheit.«

Die Ehefrau, die offenbar besorgt um die berufliche und private Zukunft ihrer Kinder war, schaltete daraufhin das Gaurechtsamt ein, das seinerseits die Anstalt um Mitteilung der Diagnose bat. Und die lautete nun auf einmal:

289 Diagnose von Dr. Weidner, Merzig, vom 28.01.1932 (MZG 159).
290 Alle Angaben und Zitate hierzu aus LA AG SB 222.
291 Alle Angaben und Zitate hierzu aus LA AG SB 83.
292 Alle Angaben und Zitate hierzu aus MZG 129.
293 Das Mädchen wollte Volkspflegerin werden und mußte für die Bewerbung um einen Ausbildungsplatz eine ›erbgesunde‹ Abstammung nachweisen.

»Bisher wurde die bestehende Geisteskrankheit als schizophren, also erbbedingt, angesehen. Jedoch ist zuzugeben, daß durch die erlittenen Kopfverletzungen eine organische Schädigung des Gehirns möglich ist.«

Zwar kam es bei Heinrich Gerster* nie zu einer Antragstellung mit dem Ziel der Sterilisation, da der Patient dauernd anstaltspflegebedürftig war. Dennoch veranschaulicht dieses Beispiel, wie leichtfertig selbst bei einer nachgewiesenermaßen exogenen Belastung Urteile über die vermeintliche »Erblichkeit« von Krankheiten gefällt (und in diesem Falle schließlich auch wieder revidiert) wurden.

Nur selten wurden diagnostische Fehler und Widersprüche im weiteren Verlauf des Verfahrens von ärztlicher oder gerichtlicher Seite festgestellt und korrigiert.[294] Manchmal geschah das buchstäblich in letzter Minute, wie etwa bei dem 15jährigen Manfred Hornberger*, der sich bereits zur Durchführung der Sterilisation wegen erblicher Fallsucht im Landeskrankenhaus Homburg eingefunden hatte, als man dort bei der Aufnahmeuntersuchung feststellte, daß er gar nicht an Epilepsie litt.[295] Ähnlich erging es der 16jährigen Charlotte Ludwig* aus Piesbach, die Ende Juli 1939 ebenfalls in Homburg sterilisiert werden sollte.[296] Vor der Durchführung des Eingriffes stellte man dort fest, daß das Mädchen gar nicht operationsfähig war und im übrigen nicht an angeborenem, sondern an erworbenem Schwachsinn litt und folglich nicht als ›Erbkranke‹ im Sinne des Gesetzes anzusehen war.[297] So erfreulich dieses späte Einsehen der Ärzte aus der Sicht der Betroffenen auch gewesen sein mag, so bedenklich ist doch die Tatsache, daß es bei der Antragstellung und bei der Beweisaufnahme vor Gericht zu derart gravierenden diagnostischen Fehlern kommen konnte, die wohl auch auf einen gewissen eugenischen Übereifer der antragstellenden Ärzte hindeuten.

2.5.1 Selbst Kriegsversehrte galten als ›erbkrank‹

Unter den Fehldiagnosen bei der Feststellung vermeintlicher ›Erbkrankheiten‹ nehmen diejenigen eine Sonderstellung ein, bei denen die zugrundeliegende Geisteskrankheit auf Kriegsverletzungen aus dem Ersten Weltkrieg zurückzuführen war. Obwohl in diesen Fällen objektiv nachweisbar und zumeist auch durch frühere Untersuchungsberichte dokumentiert war, daß das Leiden nicht ererbt, sondern infolge äußerer Verletzungen oder durch ein psychisches

294 So reklamierte im Falle des Merziger Patienten Paul Freyler* die Erbbiologische Landeszentrale bei der Anstaltsleitung: »Sie geben bei dem Obengenannten als Diagnose ›Schizophrenie‹ an. Bei der hier vorhandenen Karteikarte des Landeskrankenhauses Homburg wurde als Diagnose ›Stammganglientumor‹ angegeben. Ich bitte um gefl. Nachprüfung, ob die Diagnose ›Schizophrenie‹ oder die andere zurecht besteht.« (MZG 123).

295 LA AG SB 72. Das Verfahren wurden daraufhin noch einmal neu aufgenommen und 1939 ausgesetzt.

296 LA AG SB 92.

297 Ebd. Das Erbgesundheitsgericht Saarbrücken hob daraufhin das Sterilisationsurteil gegen die junge Frau auf.

Trauma entstanden war, plädierten saarländische Anstalts- und Amtsärzte nach 1935 in einigen Fällen sogar bei Kriegsversehrten für das Vorhandensein von ›Erbkrankheiten‹. So zeigte die Heil- und Pflegeanstalt Merzig am 17. November 1936 den ehemaligen Bergmann Volker Maurer*, der sich seit 1920 in Anstaltspflege befand, wegen Schizophrenie an, obwohl den Ärzten ein Bescheid der Kriegsbeschädigten-Fürsorge der Stadt Saarbrücken vom 25. April 1921 vorlag, aus dem hervorging, daß »die Geistesgestörtheit des Maurer* wegen seiner Verwundung am Kopfe – Verlust des rechten Auges – auf die Folgen des Krieges zurückzuführen« sei.[298] Auch im Falle des Landwirts Friedrich Emrich*, der am 1. März 1920 in Merzig aufgenommen worden war, wechselten die Ärzte 1935 mit der herrschenden politischen Weltanschauung auch die Diagnose:[299] In Emrichs* Aufnahmeformular aus dem Jahre 1920 waren als Ursachen seiner Geisteskrankheit noch ein Streifschuß am Kopf und eine Verschüttung genannt worden. 16 Jahre später teilte die Anstalt dem Staatlichen Gesundheitsamt ›Saarlautern‹ auf Anfrage mit, daß es sich bei der Schizophrenie des Patienten um ein ›Erbleiden‹ handele.[300]

Da in Fällen dieser Art der Zusammenhang zwischen Kriegsverletzungen und Geisteskrankheit auch aus damaliger Sicht kaum von der Hand zu weisen war, argumentierten die Ärzte zumeist damit, daß durch das Kriegserlebnis oder die Verletzung ein bereits latent vorhandenes ›Erbleiden‹ offen zum Ausbruch gebracht worden sei. Die Kriegsereignisse wurden somit bestenfalls als Anlaß, nicht aber als Ursache der Geisteskrankheit interpretiert. Selbst bei Kopfschüssen und Nervengasvergiftungen hielt man am Erblichkeitsprinzip fest. So beschloß das Erbgesundheitsgericht Saarbrücken am 16. Juni 1937 die Sterilisation eines hochdekorierten Kriegsteilnehmers aus ›Saarlautern‹, der 1917 vor Verdun verschüttet worden war.[301] Der ehemalige Soldat, dem mehrere Kriegskameraden eine »außergewöhnliche Tapferkeit« bescheinigten, war außerdem auch mit Kampfgas in Berührung gekommen. In der Urteilsbegründung lösten Amtsgerichtsrat Dr. Fürst und die ärztlichen Beisitzer Dr. Hoffmann und Dr. Schneiderhöhn das Dilemma zwischen der faktisch nachweisbaren Kriegsverletzung, die dem Betreffenden unter anderem das Eiserne Kreuz erster Klasse eingetragen hatte, und der Erblichkeit der Schizophrenie, indem sie folgendermaßen argumentierten:

> »Aufgrund einer Reihe bei den Versorgungsakten befindlichen zum Teil recht ausführlichen Gutachten besteht bei dem Kranken eine Schizophrenie, die sich seit der im August 1917 im Kriege erlittenen Verschüttung sowie Gasvergiftung ausgelöst hat. [...] Die ohne besondere körperliche Verletzung erfolgte Verschüttung kann

[298] MZG 311.

[299] MZG 671.

[300] Vergleichbare Fälle: Der Merziger Patient Martin Sauer* (MZG 558) war von 1915 bis 1918 Soldat an der Westfront, kam verstört aus dem Krieg zurück und wurde 1928 nach Merzig gebracht. 1936 weigerte sich die Anstalt, ihn unsterilisiert zu entlassen, da seine Krankheit unter das GzVeN falle. Ähnlich MZG 196: Der Patient wurde am 25.11.1936 vom Erbgesundheitsgericht Saarbrücken zur Sterilisation verurteilt, obwohl seine Geisteskrankheit als Kriegsbeschädigung anerkannt war. Siehe außerdem MZG 362.

[301] Alle Angaben und Zitate hierzu nach LA AG SB 11.

ebensowenig wie die Vergiftung durch die Einatmung des damals an der Front verwendeten leichten Gases als verursachend angesehen werden. Sie haben lediglich auslösend hinsichtlich der bereits in Anlage vorhandenen Krankheiten gewirkt.«[302]

Für manche Soldaten, die aus dem Ersten Weltkrieg geistige Schädigungen davongetragen hatten und nicht mehr erwerbsfähig waren, hatte die auf diese Weise konstruierte Einstufung als ›Erbkranke‹ nicht nur zur Folge, daß sie unter das GzVeN fielen, sondern auch, daß sie mit erheblichen finanziellen Nachteilen rechnen mußten: Denn wenn eine Kriegsverletzung nun nicht mehr als Ursache, sondern lediglich als Auslöser eines angeblich schon immer latent vorhandenen Leidens interpretiert wurde, dann bedeutete das für den Betreffenden auch, daß er unter Umständen seinen Anspruch auf Kriegsopferversorgung verlor. So erging es auch dem hier erwähnten EK-1-Träger aus ›Saarlautern‹: Seit 1925 hatte er unter Anerkennung einer Erwerbsminderung von zunächst 30, später 50 und schließlich 80 Prozent eine Kriegsopferrente wegen »Schizophrenie, ausgelöst durch Dienstbeschädigung« erhalten. Am 26. Mai 1937 wurde sein Versorgungsbescheid »berichtigt« und die Rente mit der Begründung gestrichen, daß »ein anlagebedingtes und kein zur Versorgung berechtigendes Leiden vorläge, da es durch eine Dienstbeschädigung weder entstanden, noch verschlimmert worden sei.«

Genauso erging es dem Merziger Anstaltspatienten Siegfried Jung*, der 1923 als »kriegsbeschädigt« erstmals in stationäre Behandlung aufgenommen worden war.[303] Auch er verlor 1937 seine Kriegsopferrente und mußte danach die Kosten seiner Anstaltsunterbringung aus eigener Tasche bestreiten. Auch Ferdinand Cullmann*, 1914 verwundet und verschüttet, danach zu 30 Prozent erwerbsunfähig, wurde im September 1937 die Rente gestrichen, »weil für dieses Leiden keine Dienstbeschädigung mehr anerkannt wird.«[304]

Auswirkungen auf die Gewährung von Sozialleistungen hatte das Endogenitätsprinzip nicht nur bei Kriegsversehrten aus dem Ersten Weltkrieg: Selbst unehelich geborene Kinder, deren Väter als Soldaten im Zweiten Weltkrieg gefallen waren, konnten ihren Anspruch auf Kriegswaisenrente verlieren, wenn sich herausstellte, daß ihre Väter oder Mütter als ›erbkrank‹ galten, und die Kinder somit »aus einem Verkehr hervorgegangen [waren], für den nach dem Ehegesetz vom 6.7.38 §§ 4, 5, 6 und 10 Eheverbot [bestand]«.[305] So hatte etwa die 16jährige Elfriede Mayer* aus Saarbrücken, gegen die ein Verfahren wegen angeborenen Schwachsinns anhängig war, ein uneheliches Kind von einem Soldaten bekommen, der wenig später ums Leben kam. Daraufhin wandte sich das Jugendamt der Stadt Saarbrücken an das Erbgesundheitsgericht und bat um Beschleu-

302 Die Behauptung, der Patient habe die Verschüttung während des Krieges »ohne besondere körperliche Verletzung« überstanden, dürfte kaum haltbar sein, zumal er anschließend mehrere Wochen lang im Lazarett behandelt werden mußte. In zweiter Instanz wurde der Betroffene am 15. August 1938 vom Erbgesundheitsobergericht Köln freigesprochen, nachdem seine Ehefrau auf eigene Initiative die Einholung eines Fachgutachtens über die Auswirkungen von Kohlenmonoxidvergiftungen durchgesetzt hatte.

303 MZG 217.

304 LA AG SB 99.

305 Alle Angaben hierzu und zum nachstehenden Einzelfall nach LA AG SB 235.

nigung des Gerichtsverfahrens, da von dem Urteil über den Schwachsinn der Mutter die Frage der »Legitimität« der Zeugung des Kindes und damit letztlich dessen Anspruch auf Kriegswaisenrente abhängig sei. Das Erbgesundheitsgericht ließ sich mit der Entscheidung zwei Jahre Zeit und sprach die Mutter schließlich 1944 vom Vorwurf des Schwachsinns frei.

2.5.2 Anzeigen und Anträge trotz nachgewiesener Fortpflanzungsunfähigkeit oder hohen Alters

Generell sah das GzVeN vor, daß nur diejenigen ›Erbkranken‹ unfruchtbar gemacht werden mußten, deren Nachkommen »mit großer Wahrscheinlichkeit« an »schweren körperlichen oder geistigen Erbschäden leiden werden.«[306] Das bedeutete, daß Personen, die aufgrund ihres Alters oder einer Erkrankung auf Dauer zeugungsunfähig waren, nicht sterilisiert zu werden brauchten.[307] Dennoch kam es im Saarland vor, daß Menschen trotz organisch bedingter und zweifelsfrei nachweisbarer Unfruchtbarkeit wegen einer ›Erbkrankheit‹ angezeigt, verurteilt und schließlich sogar zur Durchführung des Eingriffes in ein Krankenhaus vorgeladen wurden. So entdeckte man bei dem 29jährigen Hilfsarbeiter Albert Klein* aus Homburg[308] erst nach seiner Einweisung zur Sterilisationsoperation im Bürgerhospital Saarbrücken, daß er »nur« über »angedeutete kleine Leistenhoden« verfügte, »die ja erfahrungsgemäß keine Zeugungsfähigkeit mehr bedingen.«[309] Die Tatsache, daß hier ein fortpflanzungsunfähiger Mann, dessen Unfruchtbarmachung laut Gesetz nicht notwendig war, dennoch angezeigt, zur Sterilisation verurteilt und zur Vornahme des Eingriffs in eine Klinik eingewiesen worden war, wirft ein bezeichnendes Licht auf die Qualität der ärztlichen Voruntersuchungen, bei denen dieser Ausschlußgrund eigentlich hätte festgestellt werden müssen.[310] Auch hier liegt die Vermutung nahe, daß Antragsteller und Richter sich von einem gewissen eugenischen Übereifer hatten leiten lassen.

---

306 GzVeN, § 1, Abs. 1 (Gütt, Rüdin, Ruttke (1936), S. 73).

307 Art. 1 der 1. Ausführungsverordnung vom 5.12.1933: »Der Antrag auf Unfruchtbarmachung soll nicht gestellt werden, wenn der ›Erbkranke‹ infolge hohen Alters oder aus anderen Gründen nicht fortpflanzungsfähig ist.« (Gütt, Rüdin, Ruttke (1936), S. 84). Die Aussage wird an anderer Stelle präzisiert: Als untere Altersgrenze der Fortpflanzungsfähigkeit werden hier zwölf Jahre genannt; die obere Altersgrenze wird bei Frauen mit 45-50 Jahren beziffert und an das Ausbleiben der Menstruation infolge des Klimakteriums gekoppelt. Bei Männern wird eine obere Altersgrenze nicht vorgegeben, sondern eine ärztliche Überprüfung im Einzelfall gefordert. Als Gründe für Fortpflanzungsunfähigkeit werden hier neben dem Alter auch »operative Maßnahmen«, »Mißbildungen«, »Siechtum«, »Fehlen der Samentierchen« und andere Gründe anerkannt, die vom Amtsarzt bescheinigt werden mußten (Ebd., S. 180f.).

308 LA AG SB 84.

309 Brief des Bürgerhospitals Saarbrücken an das Staatliche Gesundheitsamt Homburg vom 18.01.41 (Ebd.). Zwei weitere Untersuchungen des Amtsarztes Homburg bestätigten anschließend den Befund.

310 In dem zum Antrag von Klein* gehörenden Untersuchungsprotokoll vom 16.09.39 hatte der Homburger Amtsarzt Wiedenbrüg unter Punkt »III.1.b) Organbefund (Lunge, Herz, sonstige Eingeweide, Geschlechtsorgane [sic!], Schilddrüse)« lediglich notiert: »Herz und Lunge o.B. [= ohne Befund; cb.]« (Ebda).

Ein über das Gesetz hinausgehender Übereifer der Antragsteller spricht auch aus der Altersstatistik der ›Sterilisationskandidaten‹: Der älteste ›Erbkrankverdächtige‹ des Saarlandes,[311] für den ein Sterilisationsantrag gestellt wurde, war ein 70jähriger Mann,[312] der dann allerdings vom Erbgesundheitsgericht Saarbrücken freigesprochen wurde. Das Verfahren gegen eine 63jährige Frau[313] wurde – wohl ebenfalls aus Altersgründen – eingestellt. Gleiches gilt für einen knapp 62jährigen Mann,[314] den die Anstalt Merzig am 2. März 1936 wegen manisch-depressiven Irreseins angezeigt hatte, sowie für eine 61jährige Frau,[315] die ebenfalls Patientin in Merzig war.[316] Zwar verzichtete das Gericht auf die weitere Verfolgung dieser Menschen. Gleichwohl stellt sich die Frage, warum die Amtsärzte bzw. Anstaltsleiter in diesen Fällen überhaupt einen Antrag gestellt hatten.

Der jüngste ›Sterilisationskandidat‹, der beim Erbgesundheitsgericht Saarbrücken aktenkundig wurde, war zum Zeitpunkt der Antragstellung am 30. Dezember 1937 zehn Jahre alt.[317] Der Junge aus dem Warndt wurde einige Wochen nach seinem elften Geburtstag wegen erblicher Blindheit zur Sterilisation verurteilt; die Durchführung des Eingriffes wurde jedoch einige Zeit später vom Staatlichen Gesundheitsamt Saarbrücken-Land bis zum Erreichen des 14. Lebensjahres aufgeschoben. Während des Krieges wurde der Fall offenbar nicht mehr weiter verfolgt. Die jüngsten im Saarland nachweisbaren Opfer, deren Sterilisation nicht nur beantragt, sondern auch durchgeführt wurde, waren zwei 13jährige Mädchen und ein gleichaltriger Junge.[318] Der älteste ›Sterilisand‹ war ein Mann, der zum Zeitpunkt der Operation 61 Jahre alt war.[319]

Die Handhabung der Altersgrenzen erfolgte offenbar relativ willkürlich: Während manche Ärzte noch 50jährige Frauen und 60jährige Männer anzeigten und zum Teil auch sterilisierten, setzten andere Kollegen die Durchführung rechtskräftiger Verurteilungen bereits bei weitaus jüngeren Personen aus Altersgründen aus. So hob etwa das Staatliche Gesundheitsamt Merzig-Wadern am 28. November 1941 einen Sterilisationsbeschluß mit der Begründung auf, daß eine Fortpflanzung für »unwahrscheinlich« zu erachten sei, »da die Patientin in Kürze 39 Jahre alt« werde.[320] Selbst bei ein und derselben Person kamen die ver-

[311] Diese Ausführungen beziehen sich auf die in den Registern von 1935, 1936 und 1938 erfaßten Fälle.

[312] LA AG SB 397, lfd. Nr. 220.

[313] LA AG SB 397, lfd. Nr. 399.

[314] MZG 2.

[315] MZG 678.

[316] Weitere Beispiele für die altersbedingte Einstellung des Verfahrens: MZG 59; 180.

[317] LA AG SB 28.

[318] LA AG SB 397, lfd. Nr. 113, 119, 292. Im Zusammenhang mit einem Fall von ›Kinder-Euthanasie‹ findet sich in Unterlagen des Hauptstaatsarchivs Wiesbaden ein Hinweis auf die Sterilisation eines achtjährigen Jungen in Schleswig (HStA, Abt. 631a, Nr. 281).

[319] LA AG SB 397, lfd. Nr. 824. Zum Vergleich: Von 1.690 sterilisierten Frauen in Frankfurt/Main waren 31 unter 15 und zwei zwischen 51 und 55 Jahren alt; in Frankfurt wurden 17 Männer unter 15 und zwei über 70 Jahren sterilisiert (Männer gesamt: 1.266) (Daum, Deppe: Zwangssterilisation in Frankfurt, S. 172).

[320] LA AG SB 2. Ähnlich argumentierte das Staatliche Gesundheitsamt Ottweiler bei einer 45jährigen (LA AG SB 45).

schiedenen beteiligten Behörden mitunter zu sehr unterschiedlichen Vorstellungen über die Altersgrenze, jenseits derer eine Sterilisation nicht mehr nötig sein sollte. So verzichtete das Staatliche Gesundheitsamt Saarburg bei einem 64jährigen pensionierten Bergmann[321] aus Altersgründen auf die Beantragung der Sterilisation. Wenig später wurde der gleiche Mann wegen zirkulären Irreseins in die Anstalt Merzig eingewiesen, wo man ihn trotz seines Alters und seiner Asylierung in der Anstalt durchaus noch für »fortpflanzungsgefährlich« hielt und deshalb einen Antrag stellte. Diese Widersprüche deuten darauf hin, daß es auch in der Frage des Sterilisationsalters offensichtlich einen breiten Ermessensspielraum gab, der vom Gericht und von den beteiligten Ärzten sehr unterschiedlich ausgelegt wurde.

2.5.3 Verfahrensfehler und Manipulationen bei der Antragstellung

Das GzVeN – dies haben die vorstehenden Beispiele deutlich gemacht – war ein Unrechtsgesetz, dem ein Krankheitsbegriff zugrunde lag, der sich nicht nur auf medizinische, sondern auch auf soziale und ideologische Kriterien stützte. Hinter der scheinbar formal korrekten Oberfläche des Gesetzes verbargen sich eine Reihe von faktischen Generalklauseln, die den beteiligten Ärzten und Behörden einen erheblichen Ermessensspielraum sicherten, dem die von der Sterilisation bedrohten Menschen nur wenig entgegenzusetzen hatten. Darüber hinaus schreckten die Amtsärzte und das Erbgesundheitsgericht in einigen Fällen auch vor gezieltem Rechtsbruch nicht zurück. Die Akten des Erbgesundheitsgerichtes Saarbrücken dokumentieren eine Reihe von formalen Verfahrensfehlern und Manipulationen zum Nachteil der Angeklagten.

So fehlt in der überwiegenden Mehrzahl der ausgewerteten saarländischen Akten die vorgeschriebene »ärztliche Bescheinigung gemäß § 2 Abs. 2 des Gesetzes zur Verhütung erbkranken Nachwuchses«, in der der Arzt mit Datum und Unterschrift bestätigen mußte, daß er die betroffene Person »über das Wesen und die Folgen der Unfruchtbarmachung« informiert und ihr ein entsprechendes »Merkblatt« ausgehändigt hatte.[322] Auch bei Untersuchungen in anderen Regionen Deutschlands wurde festgestellt, daß die Antragsteller ihrer Aufklärungspflicht gegenüber den zu sterilisierenden Personen nur selten nachkamen.[323]

Daß viele ›Erbkrankverdächtige‹ über die drohende Sterilisation offenbar nicht unterrichtet worden waren, läßt sich nicht nur aus dem Fehlen der entsprechenden Formblätter in den Akten ableiten, sondern auch aus dem Verhalten der Betroffenen während des weiteren Verfahrens. Manche Männer und Frauen, die bei der ›Ehetauglichkeitsuntersuchung‹ durch den Amtsarzt »auffäl-

321 Alle Angaben hierzu nach LA AG SB 132.

322 GzVeN, § 2, Abs. 2 (Gütt, Rüdin, Ruttke (1936), S. 73).

323 Vgl. Köln: Dort sind nur in 25 von insgesamt 2.651 ausgewerteten Fällen die entsprechenden Formblätter über die Aufklärung der Patienten erhalten, was Dalicho als Indiz für eine Manipulation zum Nachteil der ›Erbkrankverdächtigen‹ interpretiert hat (Ders.: Sterilisationen in Köln, S. 38f.).

lig« geworden waren, glaubten selbst dann, als sie die Vorladung zur Sitzung des Erbgesundheitsgerichtes erhielten, daß es bei dieser Verhandlung nur um ihre Eheangelegenheit gehe. Einige von ihnen waren dabei so arglos, daß sie das Erbgesundheitsgericht sogar eigens noch um Beschleunigung des Verfahrens baten, weil sie mit der Heirat nicht mehr länger warten wollten.[324] Ein ›Sterilisationskandidat‹ aus dem Kreis St. Wendel[325] schrieb am 9. Dezember 1941, fünf Wochen nachdem er wegen der Gewährung eines ›Ehestandsdarlehens‹ von Medizinalrat Dr. Frankenberg auf dem Gesundheitsamt untersucht worden war, in einem Brief an das Erbgesundheitsgericht, daß ihm der heimische Amtsarzt lediglich gesagt habe, er müsse in Saarbrücken noch ein weiteres Mal untersucht werden und könne dort sein Anliegen noch einmal vortragen. Wie bereits im Zusammenhang mit der angeblichen Freiwilligkeit von selbstgestellten Anträgen erläutert wurde, merkten viele der Sterilisationsopfer erst vor Gericht, daß sie nicht etwa wegen der Erteilung einer Ehegenehmigung, eines Darlehens oder einer Beihilfe vorgeladen worden waren, sondern zur richterlichen Anordnung ihrer Sterilisation.[326] Erstaunlich allerdings ist, daß die Betroffenen in keinem der untersuchten Fälle diese offenkundige Formverletzung zum Anlaß für eine Beschwerde gegen das Urteil nahmen.

Neben dem Verschweigen von Sinn und Zweck des Antrages kam es auch vor, daß die Personen, gegen die sich das Verfahren richtete, unter Angabe falscher Gründe zur amtsärztlichen Untersuchung geladen wurden. Einen 39jährigen Rechtsanwalt, der sich mißtrauisch allen Vorladungen des Gesundheitsamtes Saarbrücken-Stadt widersetzt hatte,[327] lockte der Amtsarzt im März 1942 unter dem Vorwand auf die Behörde, seine »Untersuchung erfolge aufgrund einer Anfrage des Wehrbezirkskommandos«, was die Mitteilungsfreudigkeit des ›Probanden‹, der sich offenbar in seiner soldatischen Ehre geschmeichelt fühlte, stark erhöhte, wie der Amtsarzt in seinem Antrag notierte. Das Reichsinnenministerium hatte den Amtsärzten derartige Täuschungsmanöver in einem Rundschreiben vom 18. Juni 1934 ausdrücklich nahegelegt:

> »In manchen Fällen wird es sich empfehlen, daß dem Erbkranken oder Alkoholiker der eigentliche Anlaß der Vorladung in dem Ladungsschreiben überhaupt nicht bekanntgegeben, sondern erst vom Amtsarzt mündlich eröffnet wird.«[328]

Auch das Ausspionieren der Privatsphäre der Betroffenen durch Mitarbeiter des Gesundheitsamtes – im Fall eines Lehrers aus Saarbrücken schreckte die Behörde noch nicht einmal vor dem Bruch des Telefongeheimnisses zurück[329] –

324 LA AG SB 200; 173; 266.
325 LA AG SB 173. Alle Angaben hierzu nach ebd.
326 Siehe oben S. 76.
327 LA AG SB 212.
328 Zit. nach Ristow: Erbgesundheitsrecht, S. 308.
329 In einem Brief des Erbgesundheitsgerichtes Koblenz an das Staatliche Gesundheitsamt Saarbrücken-Land heißt es über die Vorgeschichte der angeblichen Erkrankung eines Mannes: »Bestätigt fand ich diese Angaben durch ein von der Fürsorgerin Frl. Schmidt* angehörtes Telefongespräch zwischen Herrn Oberregierungsrat Knapp*, Saarbrücken, und Herrn Direktor Meiser*, Saarbrücken.« (LA AG SB 60).

läßt starke Zweifel an der Rechtmäßigkeit des Verfahrens aufkommen. Formale Fehler lagen auch dann vor, wenn Ortsbürgermeister formlose »Anträge« auf Sterilisation verfaßten,[330] wozu sie rechtlich eigentlich gar nicht befugt waren, oder wenn Parteidienststellen ohne gesetzliche Grundlage in Anstalten »Ermittlungen« über dort lebende Patienten anstellten.[331]

2.6 Das Verfahren vor dem Erbgesundheitsgericht und dem Erbgesundheitsobergericht

2.6.1 Das Erbgesundheitsgericht Saarbrücken

Über die Sterilisationsanträge hatten laut Gesetz die sogenannten Erbgesundheitsgerichte zu entscheiden. Die ersten von ihnen hatten Anfang April 1934 ihre Tätigkeit aufgenommen.[332] 1936 gab es in ganz Deutschland 205 dieser Gerichte.[333] Für das Gebiet des Saarlandes wurde nach der Rückgliederung an das Reich auf Verfügung des Reichsjustizministers vom 18. Oktober 1935 ein Erbgesundheitsgericht eingerichtet, das beim Amtsgericht Saarbrücken angesiedelt war.[334] Zum Vorsitzenden des Erbgesundheitsgerichts für das Saarland – so die offizielle Bezeichnung der neuen Dienststelle – bestellte der Saarbrücker Landgerichtspräsident Dr. Schäfer den Amtsgerichtsrat Dr. Fürst; als Stellvertreter für ihn wurde Amtsgerichtsrat Müller berufen.[335] Beide übten ihr Amt bis zur endgültigen Einstellung der Gerichtstätigkeit anläßlich der zweiten kriegsbedingten Evakuierung im Spätherbst 1944 aus.[336] Unterbrochen war die Tätigkeit

---

330 LA AG SB 4.

331 Beispiele siehe oben S. 63-68. Siehe auch Daum, Deppe: Zwangssterilisation in Frankfurt, S. 92.

332 LA AG SB 403, S. 32.

333 Zahl nach Bock: Zwangssterilisation, S. 198. Ferner existierten 1936 18 Erbgesundheitsobergerichte. Von den etwa 10.000 Richtern im Deutschen Reich waren bis 1939 etwa 500 mit Erbgesundheitssachen betraut (Zahlen nach ebd.).

334 LA AG SB 403, S. 2, 14.

335 Ebd., S. 2.

336 Zur Feststellung des Zeitpunktes der Einstellung der Tätigkeit des Erbgesundheitsgerichtes Saarbrücken: Durch die 7. Verordnung zur Durchführung des GzVeN vom 14.11.1944 (RGBl I, S. 330) wurde die Tätigkeit aller deutschen Erbgesundheitsgerichte aufgrund der Kriegslage »bis auf weiteres« eingestellt (Vgl. Neumüller: Erbgesundheitssachen, S. 260). Möglicherweise legte das Erbgesundheitsgericht Saarbrücken den Dienstbetrieb angesichts der amerikanischen Vorstöße in Lothringen schon einige Wochen früher nieder. In der Stadt Saarbrücken konnten sich Frauen mit Kindern, alte und gebrechliche Personen bereits vom 18. September 1944 an freiwillig für die Evakuierung melden. Befohlen wurde die Räumung des linken Saarufers und der Stadt Saarbrücken am 30. November 1944 (Hans-Walter Herrmann: Endkampf und Durchbruch im Saarraum 1944-1945. In: Geschichte und Landschaft. 1964, Nr. 48, S. 2). Da keine Unterlagen über die Schließung des Erbgesundheitsgerichtes Saarbrücken vorliegen, ist auf der Grundlage dieser Daten davon auszugehen, daß das Gericht seine Tätigkeit zwischen Ende September (der frühesten Evakuierung von Zivilpersonen aus Saarbrücken) und dem 14. November 1944 (dem

des Erbgesundheitsgerichtes Saarbrücken von Kriegsbeginn bis Mitte 1940, als die Behörde ebenso wie die Zivilbevölkerung des Grenzgebietes evakuiert war.[337]

Die überwiegende Mehrzahl der Erbgesundheitsprozesse leitete Dr. Fürst; Amtsgerichtsrat Müller vertrat ihn nur ausnahmsweise. Seine Diensträume hatte das Erbgesundheitsgericht für das Saarland in der Roonstraße 2 in Saarbrücken.[338] Die Verhandlungen fanden jedoch nicht nur dort statt, sondern bei Bedarf auch in der Heil- und Pflegeanstalt Merzig, im Verwaltungsgebäude des Landeskrankenhauses Homburg oder im kleinen Sitzungssaal des Ottweiler Kreishauses.[339] Die Abhaltung der Gerichtstermine in Wohnortnähe wurde in der Durchführungsverordnung zum GzVeN vom 4. Juni 1934 vor allem deshalb empfohlen, weil man dadurch den aufwendigen Transport von Anstaltspatienten zum Sitz des Erbgesundheitsgerichtes vermeiden konnte.[340]

Die Angliederung der Erbgesundheitsgerichte an vorhandene Amtsgerichte war im GzVeN ausdrücklich vorgesehen.[341] Begründet wurde diese Zuordnung im amtlichen Gesetzeskommentar mit einer formalen Analogie zwischen dem Sterilisations- und dem Entmündigungsverfahren, das ebenfalls vor dem Amtsgericht verhandelt wurde.[342] Zum Vorsitzenden jedes Erbgesundheitsgerichtes sollte aus diesem Grund nach Möglichkeit auch ein Amtsrichter berufen werden, »der Entmündigungssachen bearbeitet oder sonst über besondere Erfahrung in familienrechtlichen Fragen verfügt.«[343] Diese Anlehnung an den Entmündigungsprozeß ist u.a. darauf zurückzuführen, daß der Gesetzgeber peinlich bemüht war, jede Ähnlichkeit mit einem Strafverfahren zu vermeiden,[344]

Tag der allgemeinen Beendigung der Erbgesundheitsgerichtsbarkeit in ganz Deutschland) einstellte.

337 Daten zur allgemeinen Evakuierung nach Herrmann: Freimachung, S. 64-89. Während sich das Datum der Evakuierung bis auf wenige Tage eingrenzen läßt (31. August bis 3. September; in den Akten des Gerichtes selbst finden sich keine Hinweise auf den genauen Räumungstermin), bleibt der exakte Zeitpunkt der Wiederaufnahme der Dienstgeschäfte des Erbgesundheitsgerichtes Saarbrücken im Sommer 1940 unklar: Die Mehrheit der Zivilbevölkerung der Roten Zone kehrte im Juli und August 1940 in ihre Heimat zurück (Herrmann: Freimachung, S. 76f.), so daß anzunehmen ist, daß auch die Behörden in dieser Zeit ihre Tätigkeit wieder aufnahmen.

338 LA AG SB 403, S. 14.

339 Ortsangaben aus dem Verfügungsvordruck, den der Vorsitzende des Erbgesundheitsgerichts Saarbrücken für die Anberaumung von Verhandlungen benutzte und der in praktisch jeder Akte abgeheftet wurde (Hier zit. nach LA AG SB 21, S. 12).

340 Deutsche Justiz (1934), Teil 1, S. 725, als Abschrift in LA AG SB 403, S. 17ff.

341 GzVeN, § 6, Abs. 1: »Das Erbgesundheitsgericht ist einem Amtsgericht anzugliedern. Es besteht aus einem Amtsrichter als Vorsitzendem, einem beamteten Arzt und einem weiteren für das Deutsche Reich approbierten Arzt, der mit der Erbgesundheitslehre besonders vertraut ist.« (Gütt, Rüdin, Ruttke (1936), S. 74).

342 Begründung zu §§ 4-10 (Gütt, Rüdin, Ruttke (1936), S. 78f.).

343 Ebd.

344 »Die Vorschriften über das Verfahren lehnen sich nach Möglichkeit an die für das Entmündigungsverfahren geltenden an; jeder Anklang an den Strafprozeß ist zu vermeiden.« (Ebd.) »Die Ärzte sollen auch darauf achten, daß alles, was an Strafverfahren usw. erinnert, vermieden wird. Der Erbkranke wird nicht zur Unfruchtbarmachung verurteilt, sondern seine Unfruchtbarmachung wird angeordnet oder beschlossen, es wird auch kein Urteil gefällt, sondern es ergeht ein Beschluß usw.« (Linden: Erb- und Rassenpflege, S. 73).

obwohl diese in der Praxis durchaus gegeben war. Stattdessen versuchte man, eine Interessenharmonie zwischen Ärzten, Richtern und ›Erbkranken‹ vorzutäuschen.[345]

Neben dem Amtsrichter als Vorsitzendem gehörten dem Erbgesundheitsgericht außerdem noch zwei ärztliche Beisitzer an, von denen einer beamtet und der andere »mit der Erbgesundheitslehre besonders vertraut«[346] sein sollte. Eine Empfehlung des Reichsministers der Justiz sah vor, daß diese Beisitzer im Einvernehmen mit der Partei berufen werden sollten.[347] Frauen waren als Beisitzer nicht zugelassen.[348] In der Gerichtsverhandlung hatten der Jurist und die beiden Mediziner, die häufig auch als »sachverständige Richter« oder »ärztliche Mitrichter«[349] bezeichnet wurden, nach der Prüfung des Sachverhaltes und der Beweisaufnahme über das Urteil abzustimmen, wobei einfache Stimmenmehrheit für die Entscheidung genügte.[350]

Insgesamt gehörten dem Erbgesundheitsgericht Saarbrücken auf Verfügung des Präsidenten des Oberlandesgerichtes Köln sechs beamtete und ebensoviele nicht-beamtete Ärzte als Beisitzer an.[351] Für jeden von ihnen wurde außerdem ein Stellvertreter ernannt, so daß pro Berufungszeitraum im Saarland 24 Ärzte in richterlicher Funktion an der Sterilisationsrechtsprechung beteiligt waren. Berufen wurden diese Beisitzer vom Saarbrücker Landgerichtspräsidenten.[352] Für den Zeitraum von Herbst 1935 bis 31. Dezember 1937[353] sowie vom 1. Januar 1938 bis 31. Dezember 1939[354] sind die entsprechenden Berufungslisten noch erhalten. Ein Vergleich dieser Berufungslisten zeigt, daß der Kreis der Ärzte, die als Beisitzer am Gerichtsverfahren beteiligt waren, über die Jahre hinweg nahezu unverändert blieb, wenn man einmal von einer geringfügigen Fluktuation durch Versetzung, Ruhestand oder Tod absieht. In die Gruppe der beamteten Ärzte wurden zum 1. Januar 1938 nur zwei neue Mitglieder hinzuberufen. Bei den nicht-beamteten Ärzten ergab sich – sieht man von einem einzelnen versetzungsbedingten Austausch ab – überhaupt keine Veränderung.

Zusammenfassend kann man daher festhalten, daß die Zahl der im Saarland als Richter am Erbgesundheitsverfahren beteiligten Ärzte relativ klein war und insgesamt noch nicht einmal 30 Personen umfaßte. Statistisch gesehen war nur etwa jeder 16. saarländische Mediziner in richterlicher Funktion an der Entscheidung über die Sterilisation von ›Erbkranken‹ beteiligt.[355] Die Zusammen-

---

345 Bock: Zwangssterilisation, S. 200f.

346 GzVeN, § 6, Abs. 1 (Gütt, Rüdin, Ruttke (1936), S. 74).

347 Neumüller: Erbgesundheitssachen, S. 264.

348 Bock: Zwangssterilisation, S. 207f.

349 Bezeichnungen zit. nach ebd., S. 197.

350 GzVeN, § 8 (Gütt, Rüdin, Ruttke (1936), S. 74).

351 LA SB AG 403, S. 3.

352 Ebd.

353 Berufungsliste des Landgerichtspräsidenten Saarbrücken vom 8.11.1935 (LA AG SB 403, S. 3f. bzw. 405, S. 1f.).

354 Berufungsliste des Landgerichtspräsidenten Saarbrücken vom 19.11.1937 (Ebd., S. 5).

355 Grundlage für den Vergleich: Am 1. Januar 1938 waren im Saarland 486 Ärzte tätig. (Mitteilungen des Statistischen Amtes des Saarlandes, Nr. 19, April/Dezember 1938. (Beilage zum Amtsblatt des Reichskommissars für das Saarland vom 11. März 1939), S. 124).

setzung dieser Gruppe blieb über die Jahre weitgehend unverändert. Die Hälfte der an den Gerichtsverhandlungen beteiligten Mediziner, nämlich die beamteten Ärzte, übte außerdem bei der Sterilisation eine Doppelfunktion aus, da sie nicht nur als Richter, sondern auch als Antragsteller in das Verfahren verwickelt waren: Ob Antragstellung oder Gerichtsverhandlung – es sind immer wieder die gleichen Ärztenamen, die in den Akten in Erscheinung treten.

Anstaltspsychiater und Krankenhausärzte aus Merzig und Homburg waren im übrigen unter den ärztlichen Beisitzern des Erbgesundheitsgerichtes nicht vertreten, wohl aber unter denen des Erbgesundheitsobergerichtes. So gehörte der Merziger Anstaltsarzt Dr. Weidner, der sich später in Saarbrücken als niedergelassener Arzt selbständig machte und dann auch als Gutachter in Erbgesundheitsprozessen auftrat, dem Erbgesundheitsobergericht Köln an;[356] Beisitzer dieses Gerichtes war auch der Leiter der psychiatrisch-neurologischen Abteilung des Landeskrankenhauses Homburg, Dr. Hanns Heinrich Heene.[357]

Die Tatsache, daß es sich bei den nicht-beamteten Ärzten, die als Richter am Sterilisationsverfahren mitwirkten, um eine relativ kleine Gruppe handelte, spricht für die bereits im Zusammenhang mit der geringen Kooperationsbereitschaft niedergelassener Ärzte bei der Erfassung von ›Erbkranken‹ festgestellte »Zurückhaltung« weiter Kreise der saarländischen Ärzteschaft bei der Umsetzung des GzVeN.

Die Reihenfolge, in der die ärztlichen Beisitzer bei den Verhandlungen zum Einsatz kamen, bestimmte der Vorsitzende des Erbgesundheitsgerichtes. Er hatte dabei besonders darauf zu achten, daß keiner der beamteten Beisitzer in einem Fall als Richter fungierte, in dem er selbst im Rahmen seiner Tätigkeit als Amtsarzt einen Antrag gestellt hatte.[358] Diese in Paragraph sechs des GzVeN gesetzlich vorgeschriebene Trennung zwischen Ankläger und Richter wurde im Saarland jedoch nicht immer eingehalten. So stellte am 20. Februar 1939 Dr. Wiedenbrüg, seines Zeichens Amtsarzt am Staatlichen Gesundheitsamt in Homburg, gegen die damals 38jährige Klara Schwarz* einen Antrag wegen angeborenen Schwachsinns.[359] Ein Vierteljahr später beschloß das Erbgesundheitsgericht Saarbrücken ihre Sterilisation. Einer der ärztlichen Beisitzer bei dieser Verhandlung war wiederum Amtsarzt Dr. Wiedenbrüg.[360] Nach dem Urteil bat Klara Schwarz* das Gericht um »Begnadigung«[361] und drohte mit Selbstmord. Auf den Fehler im Verfahrensablauf ging sie dabei jedoch nicht ein: Offenbar war die Frau, die sich wie die meisten »Sterilisationskandidaten« nicht durch einen Anwalt vertreten ließ, nicht näher über die Prozeßordnung aufgeklärt worden, so daß ihr das notwendige Wissen fehlte, um sich gegen diesen eindeutigen Formfehler zur Wehr zu setzen.[362]

356 LA AG SB 6; 98.
357 LA AG SB 20.
358 GzVeN, § 6, Abs. 2 (Gütt, Rüdin, Ruttke (1936), S. 74).
359 LA AG SB 68.
360 Aus Göttingen ist ein ähnlicher Fall bekannt (Koch: Zwangssterilisation, S. 52).
361 Wörtlich in einem Schreiben vom 8.6.39 (LA AG SB 68).
362 Die Sterilisation dieser Frau wurde zu Kriegsbeginn ausgesetzt, »weil damals keine Ärzte zur Durchführung der Unfruchtbarmachung vorhanden waren.« (Ebd.) In zwei anderen Fällen des

2.6.2 Der Ablauf des Gerichtsverfahrens

Das Erbgesundheitsgericht wurde aktiv, wenn ihm ein Antrag auf Unfruchtbarmachung vorgelegt wurde. Daraufhin teilte das Gericht dem sogenannten ›Erbkrankverdächtigen‹ mit, daß ein Verfahren gegen ihn anhängig geworden sei. Außerdem ergänzte das Gericht die Ermittlungen der Gesundheitsämter, indem es in den Fällen, in denen das noch nicht geschehen war, Auszüge aus dem Strafregister, Arbeitgeberbescheinigungen, Berichte des Hausarztes und Schulzeugnisse anforderte. Wenn diese Unterlagen beisammen waren, wurde ein Sitzungstermin anberaumt und der Betroffene oder gegebenenfalls sein Vormund geladen. Die Zeitspanne zwischen dem Eingang des Antrages bei Gericht und der Verhandlung betrug im Saarland in der Vorkriegszeit durchschnittlich etwa drei Monate.[363] Während des Krieges verlängerte sich diese Frist in Einzelfällen erheblich, wenn etwa Ärzte, die als Zeugen im Verfahren gehört werden sollten, zum Militär einberufen waren und deshalb dem Gericht nicht zur Verfügung standen, oder wenn Zeugnisse und Unterlagen in den Kriegswirren verloren gingen. Einige Verfahren konnten aus diesen Gründen bis Kriegsende überhaupt nicht zum Abschluß gebracht werden.[364]

Während es bei anderen Erbgesundheitsgerichten häufig vorkam, daß der ›Sterilisationskandidat‹ bei seiner Verhandlung überhaupt nicht anwesend war – in Frankfurt wurden mehr als 60 Prozent der Fälle »in Abwesenheit des Betroffenen im Schnellverfahren entschieden«[365] – waren bei den Sitzungen des Erbgesundheitsgerichtes Saarbrücken der Angeklagte oder, falls er entmündigt war, sein gesetzlicher Vertreter, fast immer zugegen[366] und wurden – soweit sich das aus den Urteilen entnehmen läßt – auch »zur Sache« vernommen. Damit entsprach das Saarbrücker Gericht einer Forderung des Reichsjustizministers,[367] der den Anspruch des ›Erbkranken‹ auf »rechtliches Gehör« wiederholt hervorgehoben hatte. Allerdings ging es dem Justizministerium dabei wahrscheinlich weniger um die Wahrung eines rechtsstaatlichen Grundsatzes als vielmehr

Erbgesundheitsgerichtes Saarbrücken erklärte sich der beamtete ärztliche Beisitzer selbst für befangen und verzichtete auf die Teilnahme am Verfahren. Beide Male handelte es sich um den Dudweiler Amtsarzt Dr. Frankenberg (LA AG SB 133 und 140).

363 Soweit sich das aus den ausgewerteten Akten erschließen läßt.

364 Vgl. etwa LA AG SB 164: Das Verfahren konnte nach 1942 nicht weiter fortgesetzt werden, da die Schule, die der ›Erbkrankverdächtige‹ besucht hatte, wegen Fliegergefahr ausgelagert worden war und die archivierten alten Schulzeugnisse nicht mehr greifbar waren.

365 Daum, Deppe: Zwangssterilisation in Frankfurt, S. 118f. Die Prozentzahl wurde auf der Grundlage von 282 repräsentativ ausgewählten Verfahren ermittelt.

366 Unter den ausgewerteten rund 400 Einzelfällen aus dem Saarland findet sich keiner, in dem der ›Sterilisand‹ oder sein Vertreter bei der Verhandlung nicht anwesend waren. Allerdings bestätigte der Vorsitzende des Erbgesundheitsgerichtes Saarbrücken, Dr. Fürst, am 29.1.1939 in einer Stellungnahme an den Saarbrücker Landgerichtspräsidenten, daß »die persönliche Anhörung des Erbkranken« in einigen Fällen »aufgrund großer Entfernung« nicht möglich gewesen sei. Dabei habe es sich zumeist um Personen gehandelt, die nach der Antragstellung in eine außerhalb des Saarlandes gelegene Anstalt verlegt worden seien. In diesen Fällen, so Fürst, sei man allerdings bemüht gewesen, das Verfahren an das für den neuen Wohnsitz zuständige Erbgesundheitsgericht abzugeben (LA AG SB 403, S. 38).

367 Rundschreiben des RMJ vom 9.5.35, LA AG SB 403, S. 26ff.

darum, Proteste von seiten der Betroffenen zu vermeiden. Begründet wurde die Notwendigkeit der Anhörung nämlich damit, »daß der Erbkranke nach Abschluß des Verfahrens nicht das Gefühl hat, daß ihm nicht in ausreichendem Maße Gelegenheit gegeben worden sei, seine Belange vor dem Erbgesundheitsgericht zu vertreten.«[368] Ein weiteres Rundschreiben des Justizministers vom 22. April 1936[369] betonte ebenfalls die psychologische Bedeutung der Vernehmung des ›Sterilisanden‹:

> »Außerdem bietet die persönliche Anhörung den nicht zu unterschätzenden Vorteil, daß auch der Unfruchtbarzumachende selbst das Gefühl erhält, daß seiner Angelegenheit die ihr zukommende Bedeutung beigemessen und daß sie mit der erforderlichen Sorgfalt geprüft wird. Der Zweck der persönlichen Anhörung wird nur dann vollständig erreicht, wenn dem Unfruchtbarzumachenden, seinem gesetzlichen Vertreter oder Pfleger oder seinem Bevollmächtigten in weitestem Umfang Gelegenheit zur Äußerung gegeben wird. Der Unfruchtbarzumachende muß alles sagen dürfen, was er ›auf dem Herzen‹ hat.«[370]

Der wiederholte Hinweis des Justizministeriums auf die Wichtigkeit der persönlichen Anhörung der Betroffenen kann verschiedene Gründe gehabt haben. Neben der psychologischen Beruhigung der Angeklagten und dem Versuch, die Fassade eines rechtsstaatlichen Verfahrens zu wahren, könnte hier auch die Tatsache eine Rolle gespielt haben, daß die Justiz zuvor wegen der Sterilisation verdienter Parteigenossen unter politischen Druck geraten war und deshalb gegenüber der Partei und dem Innenministerium möglichst wenig Angriffsfläche wegen formaler Fehler bieten wollte.[371]

In der Praxis scheint die Gewährung rechtlichen Gehörs jedoch nur wenig Einfluß auf die Urteilsfindung gehabt zu haben: So war der Anteil derer, die zur Sterilisation verurteilt wurden, im Saarland, wo praktisch alle Betroffenen vom Gericht »angehört« wurden, mit 79 bis 83 Prozent[372] etwa gleich hoch wie in Frankfurt, wo das Erbgesundheitsgericht noch nicht einmal die Hälfte der Angeklagten zu Gesicht bekam,[373] aber dennoch ebenfalls in etwa 80 Prozent[374] aller Fälle auf Sterilisation entschied.[375] Hätte die persönliche Anhörung der Betroffenen tatsächlich den Zweck einer ernsthaften, individuellen Auseinandersetzung mit dem Einzelfall gehabt, dann wäre eigentlich zu erwarten gewesen, daß die Zahl der Verurteilungen im Saarland, wo diese Anhörungen ja weitaus häufiger waren als in Frankfurt, auch entsprechend geringer hätte ausfallen müssen.

---

368 Zit. nach ebd.

369 LA AG SB 403, S. 32-34.

370 Zit. nach ebd.

371 So die These der Juristin Sabine Kramer in ihrer Untersuchung über die Urteilspraxis des Erbgesundheitsobergerichts Celle (Dies.: »Ein ehrenhafter Verzicht auf Nachkommenschaft«, S. 142f.).

372 Zur Urteilsstatistik siehe unten S. 136f.

373 Daum, Deppe: Zwangssterilisation in Frankfurt, S. 118f.

374 Zahl nach Ebd., S. 120.

375 Reichsweit kommt Gisela Bock auf eine Verurteilungsrate von 89 Prozent (Dies.: Zwangssterilisation, S. 233).

Der Anteil der ›Sterilisanden‹ die zum Zeitpunkt der Gerichtsverhandlung entmündigt waren und unter Pflegschaft standen, war im Saarland[376] geringer als in Frankfurt, wo nur knapp ein Drittel der Angeklagten vor Gericht auch die Möglichkeit hatte, rechtskräftig für sich selbst zu sprechen,[377] während die übrigen entweder minderjährig, wegen Geisteskrankheit entmündigt oder eigens für die Dauer des Verfahrens unter Pflegschaft gestellt worden waren, um dieses »möglichst reibungslos und ohne Widerspruch bzw. Widerstand seitens der Betroffenen durchzuführen.«[378]

Relativ gering ist im Saarland auch die Zahl der Fälle, in denen die Angeklagten sich vor Gericht durch einen Rechtsanwalt vertreten ließen. Wenn überhaupt, wurde ein Rechtsbeistand häufig erst in zweiter Instanz eingeschaltet, wenn es galt, vor dem Erbgesundheitsobergericht einen Widerspruch gegen eine bereits erfolgte Verurteilung zu formulieren.[379] Durch den Verzicht auf einen Anwalt kamen viele der Opfer ihren Verfolgern ungewollt entgegen, denn dem Gesetzgeber war die Mitwirkung von Verteidigern am Erbgesundheitsverfahren ohnehin suspekt, weshalb ihre Teilnahme am Prozeß erst ab 1935 gestattet wurde – aber auch das grundsätzlich nur auf eigene Kosten des ›Sterilisanden‹[380] und mit erheblichen Einschränkungen: So durften sie keine Einsicht in Krankengeschichten nehmen und konnten vom Verfahren ausgeschlossen und in Einzelfällen sogar strafrechtlich belangt werden, wenn sie »sich auf die Verteidigung von ›Sterilisationskandidaten‹ spezialisierten oder zu erkennen gaben, daß sie mit der ›rassegesetzlichen Erblehre‹ nicht übereinstimmten«.[381] Die eigentliche Aufgabe des Rechtsbeistandes im Erbgesundheitsverfahren bestand nicht in der Verteidigung seines Mandanten und der Wahrung von dessen Interessen, sondern vielmehr darin, »ihn von der Notwendigkeit des Eingriffes zu überzeugen.«[382]

Fast immer fällte das Erbgesundheitsgericht Saarbrücken bereits in erster Sitzung ein Urteil. War die Diagnose unklar oder lag der Zeitpunkt der Antragstellung schon länger zurück, so gab das Gericht seinerseits fachärztliche Gutachten in Auftrag und vertagte die Entscheidung bis zu deren Vorlage. Zur Begutachtung wurden die ›Probanden‹ bei Verdacht auf Geisteskrankheiten zumeist zu dem Psychiater Dr. Hanns Heinrich Heene[383] in die psychiatrisch-neurologische Abteilung des Landeskrankenhauses Homburg eingewiesen, wo sie bis zu vier Wochen stationär beobachtet wurden.[384] Psychiatrische Begutachtungen

---

376 Soweit sich das auf der Grundlage der ausgewerteten Einzelfallakten abschätzen läßt.

377 Daum, Deppe: Zwangssterilisation in Frankfurt, S. 116.

378 Ebd., S. 115.

379 Siehe z.B. LA AG SB 20; 98; 253; 286.

380 Bock: Zwangssterilisation, S. 198.

381 Ebd., S. 199.

382 Grunau: 5 Jahre, S. 472, Anm. 12. Hier zit. nach Bock: Zwangssterilisation, S. 199 (Bei Bock leider keine genaueren bibliographischen Angaben zu diesem Zitat).

383 Zur Person von Dr. Heene siehe auch unten S. 188, 199, 249. Heene war außerdem Beisitzer beim Erbgesundheitsobergericht Köln (LA AG SB 20). Er starb 1948 (Rudolf Leppien: Dr. med. Hanns Heinrich Heene. † 13.4.1948 [Nachruf]. In: Saarländisches Ärzteblatt 1949/5, S. 153).

384 Heene, Leppien: Zehn Jahre Nervenabteilung, S. 157. Auf Verfügung des Reichsstatthalters in der Westmark und Chefs der Zivilverwaltung in Lothringen vom 19.11.41 (LA AG SB 403) sollten

nahm in Einzelfällen auch der frühere Merziger Anstaltsarzt Dr. Emil Weidner vor, der sich in Saarbrücken als Nervenarzt selbständig gemacht hatte.[385] Bei organischen Leiden wie Blindheit oder Taubheit erfolgte die Begutachtung auch ambulant durch niedergelassene Ärzte wie z.B. den Augenarzt Dr. Wiedersheim in Saarbrücken[386] oder den HNO-Arzt Dr. Nieder in Völklingen.[387]

Das Urteil, das das Gericht schließlich fällte, ging in der Regel nicht auf die Aussagen der angeklagten Person während der Verhandlung ein, sondern berief sich entweder auf die Angaben des Antragstellers oder in den Fällen, in denen das Gericht selbst ein Gutachten in Auftrag gegeben hatte, auf dessen Ergebnis. Bei Anstaltspatienten oder deren Angehörigen zog man zur Urteilsfindung außerdem auch die Krankenblätter heran. Häufig wurden in den Urteilstexten ganze Passagen aus den Antragsformularen und Gutachten abgeschrieben, ohne daß sie als Zitate kenntlich gemacht wurden. Die in den meisten Fällen kritiklose Übernahme der Antragsdiagnostik durch die Gerichte hatte zur Folge, daß in den Urteilen auch die diagnostischen Ungereimtheiten und formalen Fehler wiederkehrten, die hier bereits im Zusammenhang mit der Antragstellung erläutert wurden: Soziale Diagnostik, die Vermischung von Krankheitsbegriffen, strafrechtlichen Forderungen, bürgerlichen Tugenden und politischen Normvorstellungen, das Ganze unter dem dogmatischen Postulat der unbedingten Erblichkeit, tauchten auch in den Urteilsbegründungen wieder auf.

Unter den ausgewerteten knapp 400 Einzelfällen aus dem Saarland fand sich nur ein einziges Beispiel dafür, daß das Erbgesundheitsgericht das Verhalten eines ›Erbkrankverdächtigen‹ in der Verhandlung zugunsten des Betroffenen wertete. In der entsprechenden Urteilsbegründung heißt es:

> »Er ist als fleißiger und ordentlicher Arbeiter bekannt, außer seiner Schicht auf der Ziegelei arbeitet er täglich mehrere Stunden bei einem Bauunternehmer. In der Unterhaltung zeigt er ausreichendes Wissen über sein Arbeitsgebiet und ist über das Zeitgeschehen einigermaßen unterrichtet. In seiner Darstellung zeigte er Überlegung.«[388]

Ansonsten fand das Benehmen der Angeklagten vor Gericht höchstens in den Fällen Berücksichtigung, in denen es zu ihren Ungunsten ausgelegt werden konnte. So begründete das Erbgesundheitsgericht Saarbrücken am 26. Juli 1938 sein Urteil gegen die 18jährige Büroangestellte Else Lenz*, die wegen erblicher Fallsucht sterilisiert werden sollte, unter anderem mit dem Verhalten der jungen Frau während der Gerichtsverhandlung:

> »Außerdem besteht bei der Kranken eine stark hysterische Reaktionsbereitschaft, wie aus ihrem reizbaren Benehmen bei der Gerichtsverhandlung hervorging. Psy-

während der folgenden Kriegsjahre Beobachtungen in Erbgesundheitssachen nur noch im Landeskrankenhaus Homburg und in der Anstalt »Lörchingen« (französisch: Lorquin) in Lothringen durchgeführt werden.

385 Weidner war als Gutachter und Beisitzer des Erbgesundheitsobergerichtes Köln tätig (LA AG SB 6; 98).

386 LA AG SB 36; 37.

387 LA AG SB 58; 59.

388 LA AG SB 78.

chisch fiel auf, daß sie außerordentlich reizbar und rechthaberisch und in Bezug auf ihre vorgekommenen Krampfanfälle vollkommen uneinsichtig ist.«[389]

Die Tatsache, daß die Angeklagte sich verteidigte, wurde ihr von den Richtern als »Uneinsichtigkeit« zur Last gelegt; ihre Empörung über die vorgebrachten Vorwürfe wurde als »Reizbarkeit« und »Rechthaberei« gedeutet und als Symptom einer Geisteskrankheit (»hysterische Reaktionsbereitschaft«) interpretiert.[390] Dabei war die Empörung der jungen Frau durchaus angebracht, denn in ihrem Fall lagen dem Gericht sowohl eine Zeugenaussage des Hausarztes als auch ein Gutachten des Landeskrankenhauses Homburg vor, die beide das Vorhandensein einer Epilepsie für fraglich hielten bzw. sogar ganz ausschlossen. Dennoch setzte sich das Gericht über diese beiden Fachmeinungen hinweg und beschloß die Sterilisation der 18jährigen. In ihrer Beschwerdeschrift protestierte die Büroangestellte gegen diese einseitige Gewichtung der Beweismittel:

»Vor der Entscheidung über eine für mich so lebenswichtige Frage hätte das Gericht alle Feststellungen treffen müssen, die ein absolut sicheres Urteil über die Frage, ob ich an erblicher Fallsucht leide oder nicht, ermöglicht hätten. Dies ist aber nicht nur nicht geschehen, sondern das Gericht hat sich mit mehr als unsicheren Unterlagen begnügt und alle Umstände, die gegen das Vorliegen einer Erbkrankheit sprechen, unbeachtet gelassen. Die ärztlichen Atteste usw., die dem Gericht vorgelegen haben, verneinen entweder das Vorhandensein erblicher Fallsucht oder lassen diese Frage als zweifelhaft unentschieden. Keiner der in Frage kommenden Ärzte hat die Feststellung behauptet, ich leide an erblicher Fallsucht. Ferner stützt sich das Gericht auf die Aussage des unbeeideten Zeugen Drumm*. Dieser aber hat keine eigenen Wahrnehmungen vorgetragen, sondern lediglich das, was er von dritter Seite gehört haben will. Derartige Aussagen können jedoch niemals genügen, die Entscheidung über eine so wesentliche Angelegenheit zu begründen. Die Untersuchung vor Gericht hat sich auf die Feststellung der Biegsamkeit meiner Finger wie des Vorhandenseins von Narben an meiner Zunge beschränkt; auch diese kann nicht ausreichen, den Nachweis einer derartigen Erbkrankheit zu führen.«[391]

Trotz der Subjektivität, die einer solchen Verteidigungsschrift zwangsläufig innewohnt, bietet sie doch eine Reihe von Hinweisen, die den rechtmäßigen Ablauf des Gerichtsverfahrens mehr als fraglich erscheinen lassen: Das Erbgesundheitsgericht gewichtete die Aussage eines medizinischen Laien, der von einer Erkrankung der Frau nur »vom Hörensagen« wußte, stärker als die Gutachten zweier Ärzte. Es stützte sich bei seinen eigenen Untersuchungen auf dubiose körperliche Befunde und blendete alle Indizien und Beweise aus, die zu Gunsten der Betroffenen sprachen. Auf ihre Beschwerde hin entschied schließlich das Erbgesundheitsobergericht Köln in zweiter Instanz, daß Else Lenz* nicht sterilisiert werden sollte, nachdem ein weiteres Gutachten ihr lediglich »Übererregbarkeit«, nicht aber Epilepsie bescheinigt hatte.

---

389 LA AG SB 40.
390 Vgl. unten S. 158.
391 LA AG SB 40.

2.6.3 Statistische Auswertung der Urteile des Erbgesundheitsgerichtes Saarbrücken

Für die Jahre 1935,[392] 1936[393] und 1938[394] lassen sich aus den erhaltenen Registern des Erbgesundheitsgerichtes Saarbrücken exakte Angaben über die Zahl der eingegangenen Anträge, über die Urteile und die Vornahme des Eingriffes entnehmen. Insgesamt wurden dem Gericht in diesen Jahren 1.426 Anträge vorgelegt. In 1.134 Fällen entschied es auf Sterilisation, was einer Verurteilungsquote von 79,5 Prozent entspricht. 1935, im ersten Jahr der Geltung des GzVeN an der Saar, wurden 42 Anträge gestellt, von denen 38 mit der Verurteilung zur Sterilisation endeten (90,5 Prozent). 1936 lag der Anteil der Sterilisationsurteile bei 78,8 und 1938 bei 79,9 Prozent.[395]

Läßt man den hohen Wert für 1935 unberücksichtigt, der dadurch zu erklären ist, daß in diesem Jahr nur gegen Anstaltspatienten ermittelt wurde, so zeichnet sich für das Saarland eine Verurteilungsquote von knapp 80 Prozent ab. Damit unterschied sich das Saarland nicht wesentlich von anderen Regionen: Auch das Frankfurter Erbgesundheitsgericht entschied in fast 80 Prozent aller Fälle auf Sterilisation,[396] in Köln endeten 79,1 und in Marburg sogar 85,4 Prozent aller Verfahren mit einem Sterilisationsurteil.[397] Der auffallend hohe Marburger Wert könnte damit zusammenhängen, daß der Anteil der Anstaltspatienten unter den dort verurteilten Personen relativ hoch war. Bezogen auf das gesamte Deutsche Reich gelangte Gisela Bock für die Jahre 1934 bis 1936 zu dem Schluß, daß 85 Prozent[398] aller Anträge zu einem Sterilisationsbeschluß führten.[399] Monika Daum und Hans-Ulrich Deppe haben den Umstand, daß der Frankfurter Regionalwert im Vergleich dazu deutlich niedriger lag, dahingehend interpretiert, »daß das Frankfurter Erbgesundheitsgericht nicht zu den eifrigsten Sterilisationsgerichten gehörte«.[400] Das ist sicherlich eine denkbare Erklärung, die dann freilich analog auch für die Erbgesundheitsgerichte in Köln und Saarbrücken gelten müßte. Aber angesichts der auffälligen Übereinstimmung der Kölner, Frankfurter und Saarbrücker Werte stellt sich hier die Frage, ob nicht die von Gisela Bock ermittelten Zahlen einer leichten Korrektur nach unten bedürfen.[401]

392 LA AG SB 400.
393 LA AG SB 397.
394 LA AG SB 399.
395 1936: 901 Anträge – 710 Verurteilungen zur Sterilisation; 1938: 483 Anträge – 386 Verurteilungen.
396 Daum, Deppe: Zwangssterilisation in Frankfurt, S. 120.
397 Kölner Zahlen nach Dalicho: Sterilisationen in Köln, S. 15. Marburger Zahlen nach Hilder: Zwangssterilisation, S. 41.
398 Bock: Zwangssterilisation, S. 233.
399 Bock gebrauchte in diesem Kontext den unscharfen Begriff »Sterilisationsgericht«, so daß ihrer Darstellung nicht entnommen werden kann, ob sich die genannte Zahl auf die Urteile in erster Instanz (Erbgesundheitsgericht) bezieht oder auf die der rechtskräftigen Beschlüsse, die ja zum Teil erst in zweiter Instanz (Erbgesundheitsobergericht) gefällt worden waren.
400 Daum, Deppe: Zwangssterilisation in Frankfurt, S. 121.
401 Ein Ansatzpunkt für mögliche Kritik an der Statistik von Gisela Bock besteht darin, daß sie die überproportional hohe Verurteilungrate von 93 Prozent während des ersten Sterilisationsjahres nicht als statistischen Ausreißer interpretierte, der aufgrund einer besonderen Konstellation (vor-

Zwischen 1935 und der endgültigen Einstellung der Gerichtstätigkeit im Spätherbst 1944 wurden beim Erbgesundheitsgericht Saarbrücken insgesamt 2.986 Anträge gestellt.[402] Überträgt man die oben für die Jahre 1936 und 1938 ermittelte durchschnittliche Verurteilungsquote von knapp 80 Prozent auf diese Gesamtzahl, so dürften während des Dritten Reiches im Saarland etwa 2.350 Menschen zur Sterilisation verurteilt worden sein.

Der Anteil der Frauen unter den zur Sterilisation Verurteilten betrug im Saarland 1935 26,31 Prozent; 1936 stieg er auf 42,39, 1938 auf 44,55 Prozent. Für die niedrige Zahl weiblicher Sterilisationsopfer im Jahr 1935 gibt es keine schlüssige Erklärung. Zwar standen in diesem Jahr ausschließlich Anstaltspatienten vor Gericht, doch der durchschnittliche Frauenanteil in dieser Gruppe entsprach mit 48,41 Prozent annähernd dem in der Gesamtbevölkerung.[403] Auch die Werte von bis zu 44 Prozent, die der Prozentsatz der verurteilten Frauen in den späteren Jahren erreichte, liegen immer noch unter dem Frauenanteil in der saarländischen Gesamtbevölkerung, der im Jahre 1937 50,57 Prozent betrug. Insgesamt kann man also sagen, daß im Saarland das Risiko, einer Zwangssterilisation zum Opfer zu fallen, für Männer höher war als für Frauen.[404]

2.6.4 Berufungsverhandlungen vor dem Erbgesundheitsobergericht

Gegen den Beschluß des Erbgesundheitsgerichtes konnten der Antragsteller, die betroffene Person selbst und der für deren Wohnort zuständige Amtsarzt innerhalb von vier Wochen nach Zustellung des erstinstanzlichen Urteils Beschwerde einlegen.[405] Diese auch als »Notfrist«[406] bezeichnete Zeitspanne wurde am 25. Juni 1935 auf zwei Wochen halbiert.[407] Über die Beschwerde, die eine aufschiebende Wirkung hatte, mußte in zweiter und zugleich letzter Instanz das Erbgesundheitsobergericht entscheiden, dessen Spruch endgültig war.[408] Die Zusammensetzung und Arbeitsweise des Erbgesundheitsobergerichtes, das organisa-

---

nehmlich Anstaltspatienten, relativ klare Diagnosen) zustande kam, die in dieser Höhe später nicht mehr gegeben war, sondern ihn unrelativiert in die Berechnung des Gesamtdurchschnitts einfließen ließ, der damit entsprechend höher ausfällt.

402 Die Zahl ergibt sich als Summe der insgesamt 2.608 Einzelfälle, die in den Übersendungslisten (LA AG SB 404) ausgewiesen sind, und der 378 nicht zurückgesandten Einzelfallakten, die bis Kriegsende beim Erbgesundheitsgericht verblieben.

403 Der Frauenanteil der Merziger Anstaltspatienten wurde anhand der Akten der 1938/39 in der Anstalt untergebrachten Patienten ermittelt: Von insgesamt 820 Insassen waren 397 weiblichen Geschlechts.

404 Nach den Ergebnissen der Volkszählung vom 25.6.1935 (Statistik des Deutschen Reiches, Bd. 469). Ähnlich stellt sich die Situation in Köln dar, wo 47,94 Prozent der zur Sterilisation Verurteilten Frauen waren (Dalicho: Sterilisationen in Köln, S. 15). Auch in Niedersachsen wurden mehr Männer als Frauen sterilisiert (Reiter: Psychiatrie im Dritten Reich in Niedersachsen, S. 23f.). Dagegen scheinen in Frankfurt wesentlich mehr Frauen vom GzVeN betroffen gewesen zu sein als Männer (Daum, Deppe: Zwangssterilisation in Frankfurt, S. 29).

405 GzVeN, § 9 (Gütt, Rüdin, Ruttke (1936), S. 74f.).

406 Ebd.

407 Bock: Zwangssterilisation, S. 200.

408 GzVeN, § 9 (Gütt, Rüdin, Ruttke (1936), S. 74f.).

torisch beim Oberlandesgericht angesiedelt war,[409] entsprachen denen des Erbgesundheitsgerichtes. Die Urteilsfindung lag auch hier in den Händen eines Richters sowie eines beamteten und eines nicht-beamteten Arztes, »der mit der Erbgesundheitslehre besonders vertraut« sein sollte.[410]

In der Praxis leitete das Erbgesundheitsobergericht zumeist keine eigenen Ermittlungen mehr ein, sondern beschränkte sich auf eine nochmalige Überprüfung der bereits in der ersten Instanz vorgelegten Beweismittel. In Einzelfällen beantragte das Erbgesundheitsobergericht jedoch auch eine erneute Begutachtung des ›Probanden‹ durch Sachverständige.

Beschwerdeinstanz für das Saarbrücker Erbgesundheitsgericht war nach dessen Gründung im Oktober 1935 zunächst das Erbgesundheitsobergericht Köln. Zu den Berufungsverhandlungen reisten Oberlandesgerichtsrat Feldmann[411] und seine beiden ärztlichen Beisitzer entweder nach Saarbrücken, um in den Räumen des Erbgesundheitsgerichtes ihre Sitzungen abzuhalten, oder man bestellte die ›Probanden‹ an einen anderen Tagungsort im Bezirk des Oberlandesgerichtes Köln.[412] Im Herbst 1938[413] wurde das Erbgesundheitsgericht Saarbrücken der Zuständigkeit des Erbgesundheitsobergerichtes Zweibrücken unterstellt, das dem dortigen Oberlandesgericht angegliedert war. Die Verhandlungen dieses Gerichtes fanden entweder an seinem Sitz in Zweibrücken oder in verschiedenen pfälzischen Städten wie z.B. Bad Dürkheim[414] oder Ludwigshafen[415] statt.

In den Jahren 1935, 1936 und 1938, für die in den Registern des Erbgesundheitsgerichts Saarbrücken exakte Zahlen vorliegen,[416] wurden im Saarland insgesamt 1.134 Menschen in erster Instanz zur Sterilisation verurteilt. 193 von ihnen (17 Prozent) legten beim Erbgesundheitsobergericht Beschwerde gegen dieses Urteil ein. 20 dieser Beschwerden (10,4 Prozent) waren erfolgreich. Unter der Annahme, daß die hier ermittelte Beschwerdehäufigkeit von 17 Prozent auch in den übrigen Jahren galt, könnte man folgern, daß die Bereitschaft der saarländischen Sterilisationsopfer, sich durch Ausschöpfung ihrer Rechtsmittel gegen den Eingriff zur Wehr zu setzen, geringfügig über dem Reichsdurchschnitt lag, den Gisela Bock mit maximal 15 Prozent veranschlagt hat.[417] Bock wies dabei darauf hin, daß die Beschwerdehäufigkeit regional sehr unterschied-

[409] GzVeN, § 10 (Ebd., S. 75).

[410] Ebd.

[411] Name nach LA AG SB 40; ein anderer Richtername taucht in den ausgewerteten saarländischen Einzelfallakten für das Erbgesundheitsobergericht Köln nicht auf.

[412] Z.B. nach Aachen (LA AG SB 40).

[413] Ein exaktes Datum geht aus den Akten des Erbgesundheitsgerichtes Saarbrücken nicht hervor, jedoch läßt sich der Zeitpunkt des Wechsels anhand einzelner Fälle ziemlich genau eingrenzen: Den letzten nachweisbaren saarländischen Fall behandelte das Erbgesundheitsobergericht Köln am 11.11.1938 (LA AG SB 40). Allerdings wurde ein anderer Fall aus dem Saarland bereits am 28.10.1938 vor dem Erbgesundheitsgericht Zweibrücken verhandelt (LA AG SB 22), so daß anzunehmen ist, daß der Zuständigkeitswechsel sich in diesem Zeitraum vollzog.

[414] LA AG SB 330.

[415] LA AG SB 78.

[416] LA AG SB 397; 399; 400.

[417] Bock: Zwangssterilisation, S. 281.

Tabelle 3: Urteils- und Beschwerdestatistik des Erbgesundheitsgerichtes Saarbrücken für die Jahre 1935, 1936 und 1938

	1935	**1936**	**1938**	**Summe 1935, 1936, 1938**
Anträge in erster Instanz (insgesamt)	42	901	483	**1.426**
– Zur Sterilisation verurteilt	38 90,3%	710 78,8%	386 79,9%	**1.134** 79,5%
– Sterilisation abgelehnt	4 9,5%	119 13,2%	86 17,8%	**209** 14,6%
– unerledigte/eingestellte Fälle		72 7,9%	11 2,3%	**83** 5,8%
Beschwerden der Betroffenen	7 18,4%	95 13,4%	91 23,6%	**193** 17%
– davon in zweiter Instanz erfolgreich	0	10 10,5%	10 11%	**20** 10,4%
Beschwerden der Antragsteller	0	13 10,9%	6 7%	**19** 9,1%
– davon in zweiter Instanz erfolgreich		4 30,8%	3 50%	**7** 36,8%
Beschwerden insgesamt	7 18,4%	108 12%	97 20,5%	**212** 15,8%
– davon in zweiter Instanz erfolgreich	0	14 13,4%	13 13,4%	**27** 12,7%

lich war und in ländlichen und katholischen Gebieten mit bis zu 70 Prozent am höchsten ausgefallen sei.[418] Diese konfessionelle Interpretation wird jedoch durch neuere Studien nicht bestätigt. So legten etwa in der eher protestantisch geprägten Großstadt Frankfurt am Main im Durchschnitt 32,7 Prozent aller in erster Instanz Verurteilten Einspruch gegen ihre Sterilisation ein.[419] In Marburg gingen 20,6 Prozent der Betroffenen in Revision,[420] in Göttingen 18,2 Prozent.[421] Gemessen an diesen Zahlen erscheinen sowohl die Beschwerdeneigung der saarländischen Sterilisationsopfer als auch der bei Bock genannte Durchschnittswert für das gesamte Reich auffallend niedrig.

Auch die Antragsteller – in der Regel also die Amtsärzte oder Anstaltsleiter – waren beschwerdeberechtigt und konnten einen erstinstanzlichen Freispruch anfechten. Im Saarland machten sie in den Jahren 1935, 1936 und 1938 bei 19 von insgesamt 209 Freisprüchen von diesem Recht Gebrauch (9,1 Prozent). Sieben dieser 19 Beschwerden führten zu einer Aufhebung des Urteils (36,8 Prozent).[422]

An den saarländischen Beschwerdezahlen fällt auf, daß der Anteil der zur Sterilisation Verurteilten, die sich mit diesem Schicksal nicht abfanden und dagegen

[418] Ebd. Die erwähnte Zahl von 70 Prozent bezieht sich auf das Erbgesundheitsgericht Münster. In München lag der entsprechende Wert bei 30 Prozent.

[419] Daum, Deppe: Zwangssterilisation in Frankfurt, S. 121f.

[420] 17,7 Prozent von ihnen hatten Erfolg. Alle Angaben zum Beschwerdeverhalten in Marburg nach Hilder: Zwangssterilisation, S. 41f.

[421] Die Erfolgsquote betrug hier 20 Prozent. Alle Angaben zum Beschwerdeverhalten in Göttingen nach Koch: Zwangssterilisation, S. 51.

[422] Zum Vergleich: In Marburg wurden 5,3 Prozent aller Freisprüche von den Antragstellern angefochten (alle mit Erfolg).

das legale Rechtsmittel der Beschwerde ergriffen, sich nach einem anfänglichen Rückgang[423] von 1936 bis 1938 fast verdoppelte: Legte 1936 nur knapp jeder achte erstinstanzlich Verurteilte Berufung ein, so war es 1938 schon fast jeder vierte. Das läßt zum einen auf den hier schon mehrmals erwähnten Akzeptanzverlust der Sterilisationspolitik in der Bevölkerung schließen; zum anderen aber auch darauf, daß sich im Lauf der Zeit immer mehr Angeklagte ihrer Rechtsmittel bewußt wurden und diese auch einzusetzen wagten. Diese wachsende Abwehrhaltung der Opfer gegen das Verfahren dürfte auch einer der Gründe gewesen sein, warum die Beschwerdefrist durch die Gesetzesänderung vom 25. Juni 1935 auf 14 Tage verkürzt worden war.

Die zweite Auffälligkeit, die sich aus den vorliegenden Beschwerdezahlen ablesen läßt, besteht in dem Mißverhältnis zwischen den Erfolgschancen der Antragsteller und der ›Erbkranken‹: Während im Schnitt nur sieben bis zehn Prozent aller Beschwerden von verurteilten ›Sterilisanden‹ zu einer Aufhebung des erstinstanzlichen Urteils führten, hatten die Beschwerden der Amtsärzte in rund 40 Prozent aller Fälle Erfolg – und das mit steigender Tendenz.

Aus den Beschwerdeschriften der Betroffenen gegen Sterilisationsurteile des Erbgesundheitsgerichtes lassen sich zwei Argumentationslinien ablesen, die beide durch das GzVeN vorgegeben waren: Entweder versuchten die zur Sterilisation verurteilten Menschen, das gegen sie gerichtete Urteil zu widerlegen, indem sie bestritten, an einer ›Erbkrankheit‹ im Sinne des Gesetzes zu leiden, oder sie gestanden diese Diagnose zwar ein, betonten aber zugleich, daß bei ihnen aufgrund ihres Alters, einer vorliegenden Zeugungsunfähigkeit oder ihrer Lebensverhältnisse keine Aussicht auf Fortpflanzung bestehe und daß sie folglich nicht sterilisiert zu werden brauchten. Die weitaus häufigere Strategie war die erstgenannte: Häufig dementierten die Beschwerdeführer dabei nicht generell das Vorliegen eines Leidens, sondern nur dessen Erblichkeit. So versuchte etwa eine 30jährige Kontoristin aus Saarbrücken, die wegen erblicher Taubheit verurteilt worden war,[424] obwohl sie selbst noch so gut hörte, daß sie ihren Beruf ausüben konnte, in ihrer Beschwerde glaubhaft zu machen, daß die Taubheit ihrer Mutter, die man ihr als genetische Belastung angerechnet hatte, nicht erblich, sondern auf eine Erkrankung im Kindesalter zurückzuführen sei. Tatsächlich bestätigte ein später vom Erbgesundheitsobergericht Zweibrücken in Auftrag gegebenes Gutachten der Frankfurter Universitäts-HNO-Klinik, daß das Ohrenleiden der Mutter die Folge einer Hirnhautentzündung und somit exogen war. Das Erbgesundheitsobergericht hob den Sterilisationsbeschluß aus erster Instanz auf. Erfolgreich war auch die Beschwerde eines 30jährigen Elektrikers aus Saarbrücken, der wegen erblicher Fallsucht verurteilt worden war.[425] Der ledige Mann konnte zwar diese Diagnose nicht widerlegen; durch ein ärztliches Attest gelang es ihm jedoch, zu beweisen, daß seine Spermien bewegungsunfä-

---

423 Angesichts der insgesamt geringen Zahl von 38 Verurteilungen und sieben Beschwerden im Jahre 1935 stellt sich die Frage nach der Aussagekraft des Zahlenverhältnisses in diesem Jahr. Der anfängliche Rückgang der Beschwerderate zwischen 1935 und 1936 von 18,42 auf 13,38 Prozent sollte deshalb m.E. nicht überbewertet werden.

424 LA AG SB 46. Alle folgenden Angaben hierzu nach ebd.

425 LA AG SB 330. Alle folgenden Angaben hierzu nach ebd.

hig waren. Daraufhin nahm das Erbgesundheitsobergericht Zweibrücken trotz des Vorliegens einer ›Erbkrankheit‹ den Sterilisationsbeschluß des Erbgesundheitsgerichtes Saarbrücken zurück.

2.7 Die Durchführung der Sterilisation

Ziel der Sterilisation war es, die Fortpflanzungsfähigkeit der dazu verurteilten Männer und Frauen dauerhaft zu zerstören.[426] Im Gegensatz zur Kastration mit ihren weitreichenden Nebenwirkungen auf den Hormonhaushalt des Opfers erreichte man dieses Ziel bei der Sterilisation nicht durch eine Entfernung der Keimdrüsen, sondern indem man die Ei- oder Samenleiter durchtrennte, ganz oder teilweise entfernte oder auf andere Weise unpassierbar machte.[427] Die operative Sterilisation, die in der ursprünglichen Fassung des GzVeN vom 14. Juli 1933 vorgeschrieben war,[428] führte jedoch insbesondere bei Frauen oft zu erheblichen Komplikationen und auch zu zahlreichen Todesfällen,[429] die in der Öffentlichkeit eine gewisse Beunruhigung auslösten. Im Sommer 1935 ließ Hitler deshalb prüfen, ob der chirurgische Eingriff nicht durch ein anderes Verfahren mit niedrigerer Mortalitätsrate ersetzt werden könne. Daraufhin wurde in der 5. Ausführungsverordnung zum GzVeN vom 25. März 1936 festgelegt, daß Frauen, die entweder über 38 Jahre alt waren oder aber bei denen mit gesundheitlichen Beeinträchtigungen durch eine Operation zu rechnen war, auch durch Behandlung mit Röntgen- oder Radiumstrahlen sterilisiert werden konnten.[430] Dennoch blieb der chirurgische Eingriff auch nach Einführung der Bestrahlungstechnik das mit Abstand am häufigsten angewandte Verfahren.[431]

---

[426] Strouvelle berichtete, daß eine Reihe von Operateuren bei der Entwicklung neuer Techniken besonderen Wert darauf legten, daß eine Rückgängigmachung der Sterilisation durch eine spätere Operation nicht mehr möglich sein sollte, während andere Kollegen diese Bestrebungen als »Mißtrauensvotum gegenüber den gesamten deutschen Gynäkologen, bei denen eine derartige Sabotage des Gesetzes sicher nicht zu befürchten ist«, ausgelegt hätten. (Ders.: Erfahrungen bei der Sterilisation, S. 10. Siehe dazu auch: Bock: Zwangssterilisation, S. 374).

[427] Die verschiedenen Verfahren zur Durchführung des Eingriffes bei Frauen und Männern werden erläutert in Gütt, Rüdin, Ruttke (1936), S. 319-346.

[428] GzVeN, § 1, Abs. 1 (Ebd., S. 73).

[429] Zur Mortalität bei Sterilisationsoperationen siehe unten S. 144f.

[430] Die vorstehenden Ausführungen zur Zulassung der Strahlensterilisation stützen sich auf Bock: Zwangssterilisation, S. 375. – Ganssmüller: Erbgesundheitspolitik, S. 91f. – Daum und Deppe wiesen außerdem auf die besondere Bedeutung der Strahlensterilisation als »rationelles« Verfahren für geplante, nicht durch das GzVeN geregelte Massensterilisationen an Juden und Zigeunern in Konzentrationslagern hin. (Dies.: Zwangssterilisation in Frankfurt, S. 33). – Bock betonte in diesem Zusammenhang, daß es sich bei der Strahlensterilisation de facto nicht um eine Sterilisation, sondern um eine Kastration gehandelt habe, da bei diesem Verfahren die Keimdrüsen zerstört wurden. (Dies.: Zwangssterilisation, S. 96).

[431] Ebd., S. 375.

Durchgeführt wurden die Zwangssterilisationen in verschiedenen Krankenhäusern, die per Verordnung zur Vornahme des Eingriffes ermächtigt waren. Im Saarland waren dies 1936 das Landeskrankenhaus Homburg und die Heil- und Pflegeanstalt Merzig. Das LKH Homburg hatte außerdem die Erlaubnis, eugenisch indizierte Abtreibungen vorzunehmen.[432] In späteren Jahren wurde der Kreis der durchführungsberechtigten Krankenhäuser im Saarland offenbar erweitert. Jedenfalls werden in den Gerichtsakten nun auch das Kreiskrankenhaus Merzig und das Bürgerhospital Saarbrücken als Sterilisationskliniken genannt. In Einzelfällen fanden Sterilisationen von Saarländerinnen und Saarländern bereits vor Kriegsbeginn auch im Evangelischen Krankenhaus in Trier statt.[433] Zur Durchführung von Strahlensterilisationen waren im Saarland Prof. Hans Dietlen (LKH Homburg) und Dr. Erbsen (Bürgerhospital Saarbrücken) ermächtigt.[434]

Im Saarland wurde die überwiegende Mehrzahl der Sterilisationen sowohl von Frauen als auch von Männern in der Chirurgischen Abteilung des LKH Homburg ausgeführt, das von Professor Oskar Orth geleitet wurde. Auch Menschen aus der benachbarten Pfalz wurden hier sterilisiert.[435] Die erste Sterilisation auf der Grundlage des GzVeN im Saarland wurde am 5. Dezember 1935 in Homburg vorgenommen.[436] Am 25. Mai 1937 registrierte das LKH bereits den 726. Eingriff dieser Art.[437] Demnach wurden in Homburg während dieser knapp anderthalb Jahre etwa zwei Drittel aller Sterilisationen ausgeführt, die das Erbgesundheitsgericht Saarbrücken innerhalb des gleichen Zeitraumes verhängt hatte. In einem Referat bei der Jahrestagung der Vereinigung Niederrheinisch-Westfälischer Chirurgen in Wuppertal erläuterte Professor Orth am 11. Februar 1939, daß im LKH Homburg bis zu diesem Zeitpunkt insgesamt 800 Männer und rund 600 Frauen sterilisiert worden seien.[438] Zumindest bei den Frauen dürfte diese Zahl vermutlich sogar noch etwas höher gewesen sein, denn Orths Mitarbeiter Karl Strouvelle berichtete in seiner hier schon mehrmals zitierten Doktorarbeit aus dem Jahr 1939, daß zwischen den 5. Dezember 1935 und dem 5. Dezember 1938 in Homburg 630 Frauen durch chirurgischen Eingriff sterilisiert worden seien.[439] Über die weiteren Operationen bis zur Schliessung der Klinik bei Kriegsbeginn liegen keine Zahlen vor, so daß die Zahl von

[432] Gütt, Rüdin, Ruttke (1936), S. 372.

[433] Siehe dazu LA AG SB 395. (Bei diesem Bestand handelt es sich um eine unvollständige Sammlung von Vollzugsmeldungen für die Zeit vom Mai 1938 bis März 1941, die die Krankenhäuser nach Vornahme des Eingriffes an das Erbgesundheitsgericht schickten).

[434] Stand der Angaben: 1936 (Gütt, Rüdin, Ruttke (1936), S. 379). Prof. Dietlen wechselte im Jahr 1936 ans Reppersberg-Krankenhaus in Saarbrücken (Else Müller: Homburger Reminiszenzen. In: Saarländisches Ärzteblatt 46 (1993), S. 115-118, hier S. 115). In welchem Umfang er in Homburg oder ab 1936 in Saarbrücken Strahlensterilisationen vorgenommen hat, ist unbekannt.

[435] Heene, Leppien: Zehn Jahre Nervenabteilung, S. 156.

[436] Strouvelle: Erfahrungen bei der Sterilisation, S. 5.

[437] LA AG SB 10.

[438] Referat von Prof. Oskar Orth, dokumentiert in: 94. Tagung der Vereinigung Niederrheinisch-Westfälischer Chirurgen zu Wuppertal-Barmen am 11. Februar 1939 (Offizieller Bericht) (Fortsetzung). In: Zentralblatt für Chirurgie 66 (1939), S. 1723-1789, hier S. 1735f.

[439] Strouvelle: Erfahrungen bei der Sterilisation, S. 13.

630 weiblichen und 800 männlichen Opfern als Mindestwerte angenommen werden müssen.[440] Bis auf wenige Ausnahmen[441] sind alle erhaltenen Operationsprotokolle der Chirurgischen Abteilung des Homburger LKH von Professor Orth unterschrieben worden. In einigen Fällen ist nachweisbar, daß er auch selbst Sterilisationen vorgenommen hat.[442]

In seiner Dissertation über »Erfahrungen bei der Sterilisation weiblicher Erbkranker auf Grund von 630 Fällen des Landeskrankenhauses Homburg/Saar«[443] erläuterte Strouvelle, daß 57,1 Prozent der in Homburg sterilisierten Frauen wegen angeborenen Schwachsinns unfruchtbar gemacht wurden, 18,9 Prozent wegen Schizophrenie und 14 Prozent wegen erblicher Epilepsie.[444] Das Alter der weiblichen Sterilisationsopfer bewegte sich laut Strouvelle zwischen 13 und 45 Jahren; jede fünfte von ihnen war jünger als 20 Jahre.[445] Strouvelle berichtete, daß der Eingriff in Homburg unter Äthernarkose vorgenommen wurde.[446] Die durchschnittliche Verweildauer in der Klinik habe bei den Frauen 8,7 Tage betragen. Gelegentlich seien jedoch auch Krankenhausaufenthalte von mehr als einem Monat und in einem Fall sogar von 72 Tagen vorgekommen.[447]

440 Eine exaktere quantitative Aussage ist nicht möglich, da der Verfasser dieser Darstellung bislang keinen Zugang zu den entsprechenden Unterlagen des Landeskrankenhauses Homburg erhielt. Die »ärztlichen Berichte«, die Rückschlüsse auf Ort und Art der Operation zulassen, sind im Landesarchiv Saarbrücken nur unvollständig erhalten. Die meisten der erhaltenen Operationsberichte verweisen jedoch auf Homburg. Laut Strouvelle war das LKH Homburg »mit der Durchführung der gesamten Sterilisationen für das ganze Saargebiet betraut« gewesen. Dies ist jedoch nicht richtig, da bereits vor dem Krieg auch im Kreiskrankenhaus Merzig und in der dortigen Heil- und Pflegeanstalt Sterilisationen vorgenommen wurden (Siehe die vorstehenden Ausführungen).

441 In diesen Fällen unterzeichnete Dr. Otmar Hasslocher die Operationsberichte (z.B.: LA AG SB 66; 395).

442 Die saarländische Landesregierung hat am 3. März 1994 den Ausschuß für Wissenschaft und Kultur des saarländischen Landtages darüber informiert, daß aus Operationsbüchern der chirurgischen Abteilung des ehemaligen LKH hervorgehe, daß Prof. Orth auch persönlich Sterilisationsoperationen vorgenommen habe und daß die Personalakte von Orth unauffindbar sei. (Protokoll der Sitzung des Landtagsausschusses für Wissenschaft und Kultur vom 3. März 1994, TOP 2. Siehe auch Berichterstattung in der Saarbrücker Zeitung vom 5. März 1994. Siehe außerdem Sitzungsprotokoll des Landtagsausschusses für Bildung, Kultur und Wissenschaft vom 7. Mai 1997, TOP 3. Das hier erwähnte Operationsbuch war dem Verfasser dieser Studie bisher nicht zugänglich.). Prof. Oscar Orth (1876-1958, in älteren Unterlagen wird der Vorname mit »k« geschrieben) wurde am 31. Oktober 1947 »für die großen Verdienste seiner 25jährigen Tätigkeit als Leiter des Landeskrankenhauses Homburg und seinen hervorragenden chirurgischen Einsatz für die gesamte Bevölkerung der Stadt Homburg und darüber hinaus« die Ehrenbürgerwürde der Stadt Homburg verliehen. (Karlheinz Spielmann: Ehrenbürger und Ehrungen in Geschichte und Gegenwart. Eine Dokumentation zur deutschen und mitteleuropäischen Geschichte. (3., wesentl. erweit. Aufl.) 2 Bde. Dortmund 1967, Bd. 1, S. 400).

443 So der Titel von Strouvelles Dissertation. In seiner Studie zeichnete der Arzt ein positiv eingefärbtes Zerrbild des Sterilisationsverfahrens: »Die bei den 630 Sterilisationsoperationen gemachten Erfahrungen rechtfertigen demnach den hier eingeschlagenen Weg vollkommen und dürften sicher dazu beitragen, dem Sterilisationsgesetz weitere Achtung und Anerkennung zu verschaffen.« (Ders.: Erfahrungen bei der Sterilisation, S. 27).

444 Ebd., S. 13.

445 Ebd., S. 14.

446 Ebd., S. 17.

447 Diesen ungewöhnlich langen Krankenhausaufenthalt von 72 Tagen begründete Strouvelle mit einem vereiterten Bauchdeckenabszeß und einem Suizidversuch der Patientin (Ebd., S. 25).

Von den 630 Frauen, die zwischen 1935 und 1938 in der Chirurgischen Abteilung des Landeskrankenhauses Homburg unter Leitung von Professor Oskar Orth sterilisiert wurden, kamen laut Strouvelle drei infolge der Operation ums Leben.[448] Wenn diese Angabe stimmt, würde dies bedeuten, daß das Mortalitätsrisiko für Frauen im Landeskrankenhaus Homburg 0,47 Prozent betrug. Dieser Wert entspricht in etwa den Sterblichkeitsziffern, die auch in anderen zeitgenössischen Veröffentlichungen genannt wurden. So ermittelte der Königsberger Gynäkologe von Mikulicz-Radecki 1936 aufgrund der Daten von 6.032 weiblichen Sterilisationsopfern eine Sterblichkeit von 0,41 Prozent.[449] Nach einer Statistik des Reichsgesundheitsamtes aus dem Jahr 1934 betrug die Mortalität bei Frauen 0,58 und bei Männern 0,16 Prozent.[450] Auch wenn man diesen offiziellen Angaben grundsätzlich mit einer gewissen Skepsis begegnen sollte, zeigen Regionalstudien aus der Nachkriegszeit, daß die genannten Zahlen offenbar durchaus realistisch sind: In Köln starben 0,3 Prozent der weiblichen Sterilisationsopfer an den Folgen des Eingriffes,[451] in Göttingen 0,4 Prozent.[452] In Marburg läßt sich eine Mortalität von 0,98 Prozent ermitteln, die jedoch aufgrund einer sehr schmalen Zahlenbasis ermittelt wurde und deshalb nicht unbedingt repräsentativ ist.[453] Irritierend wirkt in diesem Zusammenhang eine Zahlenangabe von Gisela Bock, die in ihrer Monographie über »Zwangssterilisation im Nationalsozialismus« ausführte, daß »die medizinische Fachpresse« noch 1935 »von weiblichen Mortalitätsziffern bis zu 5%« berichtet habe.[454] Bock erwähnte jedoch nicht, daß die Quelle, aus der diese Zahl stammt,[455] im Grunde nichts anderes als eine wissenschaftlicher Werbetext für die zu diesem Zeitpunkt noch verbotene Strahlensterilisation war, dessen Verfasser ein Interesse daran hatte, die Umstände der operativen Sterilisation besonders dramatisch darzustellen.[456]

448 Ebd., S. 25-27.

449 K. H. Bauer, F. von Mikulicz-Radecki: Die Praxis der Sterilisierungsoperationen. Leipzig 1936, S. 136f.

450 Hier zit. nach Hilder: Zwangssterilisation, S. 86.

451 Dalicho: Sterilisationen in Köln, S. 146.

452 Koch: Zwangssterilisation, S. 47.

453 Von 102 Frauen, die in Marburg sterilisiert wurden, starb eine im Anschluß an die Operation (Hilder: Zwangssterilisation, S. 92).

454 Bock: Zwangssterilisation, S. 377.

455 C.J. Gauß: Die Anwendung der Strahlenmenolyse bei der gesetzlichen Unfruchtbarmachung der Frau. In: Münchener Medizinische Wochenschrift 82 (1935), S. 488-492.

456 Vgl. Ebda, S. 489, 491. Die von Bock zitierte Sterblichkeitsziffer von fünf Prozent ermittelte der Autor dieses Beitrages, der Gynäkologe C.J. Gauß, nicht etwa anhand seiner eigenen Erfahrungswerte aus der Würzburger Universitäts-Frauenklinik, an der er tätig war, sondern aufgrund einer ziemlich eigenwilligen Schätzung: Gauß nahm an, daß die Operationsmortalität »bei gesunden Individuen und völlig einwandfreier Technik« zwischen einem und drei Prozent liege. »Diese Schätzung trifft aber bei den zur Unfruchtbarmachung eingewiesenen Frauen in der großen Mehrheit nicht mehr zu, da es sich bei ihnen fast durchweg um nicht nur geistig, sondern auch körperlich minderwertige Menschen handelt, deren allgemeine Widerstandskraft naturgemäß sehr stark herabgesetzt ist. Das wird jeder zugeben, der diese bedauernswerten Jammergestalten in ihrer geistigen und körperlichen Unbeholfenheit einmal gesehen hat. Man geht daher kaum fehl, wenn man für sie eine Sterblichkeitsziffer von ca. 5 Proz. annimmt.« (Ebd., S. 489). Auch an anderen Stellen des Aufsatzes bemühte sich der Autor, durch eine besonders drastische Schilderung der chirurgischen Sterilisation die vermeintlichen Vorzüge des Bestrahlungsverfahrens her-

Unter den drei Todesopfern im Landeskrankenhaus Homburg, über die Strouvelle berichtete, war ein 15jähriges Mädchen, das im November 1937 wegen angeborenen Schwachsinns sterilisiert wurde.[457] Durch eine Unachtsamkeit verletzten die Ärzte bei dem Eingriff die Blase der Patientin. Daraufhin vernähten sie die Schnittstelle und brachen die Operation zunächst ab. Drei Wochen später versuchte man erneut, die Sterilisation durchzuführen. Dieses Mal gelang es auch, die Eileiter zu unterbinden. Aber drei Tage nach der Operation bekam das Mädchen Fieber, und zwei Tage später starb es. Bei der anschließenden Sektion wurde eine »eitrige Peritonitis im unteren Bauchabschnitt« festgestellt. Eine 33jährige Frau starb zwei Tage nach dem Eingriff, bei dem außerdem auch eine Abtreibung vorgenommen wurde, an einer Lungenentzündung.[458] Die Umstände des dritten Homburger Todesfalles blieben offenbar ungeklärt.[459] Erschreckend ist die Gleichgültigkeit, mit der Oberarzt Strouvelle in seiner Dissertation den tödlichen Ausgang dieser Sterilisationen kommentierte: »Die Mortalität läßt sich wohl bei keiner Operationsmethode ganz vermeiden.«[460] Neben den Todesfällen berichtete Strouvelle auch darüber, daß bei 13 Prozent der in Homburg sterilisierten Frauen schwerere Komplikationen wie Bronchitiden, Bronchopneumonien, Bauchdeckenabszesse oder Thrombosen aufgetreten seien.[461]

Der operierende Arzt war verpflichtet, die Patienten vor der Durchführung des Eingriffes auf mögliche Gegenanzeigen und Operationsrisiken zu untersuchen[462] und in den Fällen, in denen die Operation »mit Lebensgefahr für den

auszustellen: »Die fast immer überbelegte operative Abteilung bekam in mancher Hinsicht den Charakter einer psychiatrischen Klinik mit blöd einhersehenden Menschen in vergitterten Räumen; mit unruhigen, schreienden, tobenden Kranken, vor denen man die Nachbarn schützen mußte; mit körperlichen Jammergestalten, die künstlicher Ernährung bedurften und trotzdem zum Teil jede Nahrungsaufnahme verweigerten. [...] Alle diese Beobachtungen drängen geradezu auf eine Abänderung der operativen Unfruchtbarmachung in ein leichter durchführbares und vor allem ungefährliches Verfahren. [...] Wir haben, wie ich schon eingangs sagte, in der Strahlensterilisation ein Verfahren, das einfach, billig, sicher wirksam und ungefährlich ist.« (Ebd., S. 488f.). Bock begründete die Diskrepanz zwischen der von Gauß genannten Mortalität von fünf Prozent und der amtlichen Statistik damit, daß letztere manipuliert gewesen sei. Dies ist selbstverständlich nicht auszuschließen. Dennoch deutet die breite Übereinstimmung zwischen verschiedenen Regionalstudien aus jüngerer Zeit darauf hin, daß die Sterblichkeit bei der Zwangssterilisation von Frauen vermutlich zwischen 0,4 und 0,6 Prozent lag und daß die von Bock genannten Zahlen entsprechend korrigiert werden müssen. Kein Zweifel: Jede Zwangssterilisation war ein Unrecht und jedes Todesopfer eines zuviel. Dennoch stellt sich die Frage, ob Bock den Frauen, die bei diesem Eingriff ums Leben kamen, wirklich gerecht wurde, als sie über sie formulierte: »Ihr Tod war nicht ein mißliches ›Nebenprodukt‹ einer ›nur‹ auf Sterilisation und ›nicht‹ auf Mord zielenden Geburtenpolitik, sondern geplanter und bewußter Massenmord.« (Dies.: Zwangssterilisation, S. 380).

457 Schilderung nach Strouvelle: Erfahrungen bei der Sterilisation, S. 23f.

458 Ebd., S. 23.

459 Ebd., S. 24f.

460 Ebd., S. 23.

461 Ebd., S. 22.

462 K.H. Bauer unterstrich den obligatorischen Charakter dieser Voruntersuchung: »So eindeutig die erbbiologische Klärung und die Indikationsstellung zur Operation Sache der anzeigenden Ärzte, des Staates bzw. des Gerichtes ist, so eindeutig ist die für die Operation unerläßliche klinische Untersuchung und die Berücksichtigung von Gegenanzeigen Sache des Operateurs. Eine einge-

Erbkranken verbunden oder aus einem anderen wichtigen Grunde nicht alsbald durchführbar« war, beim zuständigen Amtsarzt einen Aufschub des Eingriffes zu beantragen.[463] Im LKH Homburg wurden mit dieser Begründung neun Frauen (1,4 Prozent) von der Operation zurückgestellt.[464] Verglichen mit anderen Kliniken erscheint diese Zahl jedoch eher gering: In Frankfurt betrug der Anteil der Zurückstellungen 2,1 Prozent,[465] in Marburg lag er bei 3,6 Prozent.[466]

Zu Beginn des zweiten Weltkrieges mußte das LKH Homburg geräumt werden. Die Kranken wurden in andere Anstalten in grenzferneren Regionen des Deutschen Reiches evakuiert.[467] Während des Krieges dienten die Klinikgebäude in Homburg als Verbandsplatz, Lazarett, Gefangenenlager und Divisionsstabssitz.[468] Die letzte nachweisbare Sterilisationsoperation in Homburg wurde eine Woche vor Kriegsausbruch, am 23. August 1939, an dem damals gerade 18jährigen Ulrich Leibrock* vorgenommen.[469] Infolge der kriegsbedingten Schließung des Landeskrankenhauses und im Zusammenhang mit der Evakuierung der grenznahen Gebiete wurden Saarländer nach 1939 auch außerhalb des Landes sterilisiert – so etwa in Neustadt an der Weinstraße[470] oder im Städtischen Krankenhaus Ludwigshafen.[471] Bei den Opfern handelte es sich durchweg um Frauen. Eine Merziger Anstaltspatientin,[472] die am 23. Juni 1939 wegen Schizophrenie verurteilt worden war und die man wie viele andere Patienten der Anstalt Merzig am 1. September 1939 ins Gebiet des heutigen Bundeslandes Hessen verlegt hatte, wurde am 10. Oktober 1940 im »Städtischen Hilfskrankenhaus I für Frauen« in Kassel-Wilhelmshöhe sterilisiert.[473]

Auch nach der Beendigung des Frankreichfeldzuges und der Rückkehr der Bevölkerung des Grenzgebietes in ihre alte Heimat im Spätsommer 1940 nahm das Landeskrankenhaus Homburg seine Tätigkeit als Sterilisationsklinik offenbar nicht wieder auf; stattdessen wurden die meisten Eingriffe dieser Art nun im Saarbrücker Bürgerhospital durchgeführt. Für die Sterilisation von Männern

hende klinische Untersuchung hat genau so zu erfolgen, wie bei jedem anderen zu einer Operation Bestimmten.« (Bauer, Mikulicz-Radecki: Praxis der Sterilisierungsoperationen, S. 18). Die Publikation von Bauer und Mikulicz-Radecki war in Zusammenarbeit mit Herbert Linden vom Reichsinnenministerium verfaßt worden und hat insofern einen amtlichen Charakter (Ebd., S. IV).

463 Wörtlich: »Ist der Eingriff nach dem Urteil des ausführenden Arztes wegen besonderer Umstände mit Lebensgefahr für den Erbkranken verbunden oder aus einem anderen wichtigen Grunde nicht alsbald durchführbar, so kann der zuständige Amtsarzt auf Antrag des Arztes, der den Eingriff ausführen soll, anordnen, daß die Vornahme des Eingriffs einstweilen unterbleibt.« (Gütt, Rüdin, Ruttke (1936), S. 276). Selbstmordgefahr oder eine drohende Verschlimmerung der Grundkrankheit galten im übrigen ausdrücklich nicht als »besondere Umstände«, die einen Aufschub der Operation rechtfertigten (Ebd., S. 276f.).

464 Strouvelle: Erfahrungen bei der Sterilisation, S. 16.

465 Daum, Deppe: Zwangssterilisation in Frankfurt, S. 123f.

466 Hilder: Zwangssterilisation, S. 92.

467 Siehe unten S. 194-208.

468 Leppien: Das Landeskrankenhaus Homburg-Saar, S. 154.

469 LA AG SB 395. Spätere Sterilisationen lassen sich in Homburg nicht nachweisen.

470 LA AG SB 82.

471 Drei Fälle sind in LA AG SB 395 überliefert.

472 MZG 274.

473 LA AG SB 395.

war hier Dr. Kordowich (Chirurgische Abteilung) zuständig.[474] Die weiblichen Opfer wurden von Dr. Kiefer in der Frauenklinik des Bürgerhospitals sterilisiert.[475] Die letzte dokumentierte Sterilisation aufgrund des GzVeN im Saarland wurde am 18. Mai 1944 von Dr. Kiefer an einer 21jährigen Frau vorgenommen.[476]

Vor Kriegsbeginn waren im Bürgerhospital auch Röntgensterilisationen durchgeführt worden: In den Jahren 1938 und 1939 machte Dr. H. Erbsen, der Chefarzt der Röntgendiagnostik und der Strahlenabteilung des Krankenhauses mindestens drei Frauen durch Strahlenbehandlung unfruchtbar.[477]

In den Registern des Erbgesundheitsgerichtes Saarbrücken wurde auch die Ausführung der einzelnen Sterilisationsurteile vermerkt. Aufgrund dieser Register, die für die Jahre 1935,[478], 1936[479] und 1938[480] erhalten sind, ist es daher möglich, die Zahl der durchgeführten Sterilisationen in diesen Jahren zu ermitteln und in Relation zu den Urteilen zu setzen, die das Gericht in diesem Zeitraum fällte.[481] Demnach wurden von den 38 Verurteilungen zur Sterilisation, die auf Anträge aus dem Jahr 1935 zurückgingen, 37 vollstreckt (97,36 Prozent). Von den 710 Sterilisationsurteilen, die aufgrund von Anträgen aus dem Jahre 1936 gefällt worden waren, wurden 645 ausgeführt (90,84 Prozent), während von den 386 Sterilisationsbeschlüssen, die das Gericht auf der Grundlage von Anträgen des Jahres 1938 faßte, lediglich 133 auch tatsächlich zur Vornahme des Eingriffes führten (34,45 Prozent). Hinweise auf mögliche Ursachen für diesen sehr deutlichen Rückgang der Sterilisationszahlen schon lange vor Kriegsbeginn geben die ausgewerteten Unterlagen nicht. Eine denkbare Erklärung könnte in einer Überlastung der Kliniken und Ärzte durch die relativ große Zahl von Sterilisationen aus den Antragsjahren 1936 und 1937 liegen, die möglicherweise zu einem Verfahrensstau führten.

Über die Zahl der Sterilisationen, die während der Kriegsjahre vorgenommen wurden, liegen keine Angaben vor, die Übernahme des Vorkriegsdurchschnitts für den Gesamtzeitraum von 1939 bis 1944 erscheint jedoch aufgrund der besonderen Situation im Saarland (zweimalige Evakuierung eines beträchtlichen Teils der Bevölkerung und des Erbgesundheitsgerichtes, Schließung des Landeskrankenhauses Homburg) nicht realistisch, so daß es auf der Grundlage des für diese Darstellung zugänglichen Materials nicht möglich ist, die exakte Zahl der tatsächlich durchgeführten Sterilisationen im Saarland einigermaßen zuverlässig zu beziffern.

---

474 LA AG SB 301; 165; 334; 332.

475 LA AG SB 175; 289; 278; 272; 255.

476 LA AG SB 175.

477 Diese Fälle sind in LA AG SB 395 nachgewiesen; es ist jedoch nicht ausgeschlossen, daß ihre Zahl in Wirklichkeit höher lag. Für Strahlensterilisationen während des Krieges finden sich keine Belege.

478 LA AG SB 400.

479 LA AG SB 397.

480 LA AG SB 399.

481 Aufschlußreicher wären über diesen Zeitraum hinaus sicherlich auch eventuell noch vorhandene Aufzeichnungen des Landeskrankenhauses Homburg, zu denen der Verfasser jedoch bisher keinen Zugang erhielt.

Anhand von Hochrechnungen hat Gisela Bock für das gesamte Reichsgebiet[482] für den Zeitraum von der Einführung des GzVeN bis zum Kriegsende eine Zahl von etwa 360.000 Sterilisationen ermittelt.[483] In Relation zur Einwohnerzahl würde dies bedeuten, daß »fast ein Prozent der Bevölkerung im Alter von 16 bis 50 Jahren«[484] der Zwangssterilisation zum Opfer fiel. Auch wenn sich für das Saarland keine exakten Angaben über die Zahl der Sterilisationsopfer machen lassen, so deutet doch einiges darauf hin, daß ihr prozentualer Anteil an der Gesamtbevölkerung wesentlich niedriger gewesen sein muß als der von Gisela Bock ermittelte Wert. Denn selbst wenn jedes der rund 2.400 Sterilisationsurteile des Erbgesundheitsgerichtes Saarbrücken tatsächlich ausgeführt worden wäre – was in der Praxis bei weitem nicht der Fall war –, hätte der Anteil der Sterilisationsopfer an der saarländischen Bevölkerung im Alter von 16 bis 50 Jahren[485] zwischen 0,54 und 0,57 Prozent und damit fast um die Hälfte niedriger gelegen als die von Bock genannte Zahl.[486]

2.7.1 Abtreibungen bei Sterilisationsoperationen

In seiner Fassung vom 14. Juli 1933 regelte das GzVeN ausschließlich die Sterilisation von ›Erbkranken‹.[487] Auf die Frage der eugenisch indizierten Abtreibung ging das Gesetz dagegen nicht ein. Dieser Eingriff blieb damit nach Paragraph 218 des Strafgesetzbuches, der im Mai 1933 noch zusätzlich verschärft worden war, generell verboten. Dennoch waren einige Eugeniker der Meinung, es liege in der Konsequenz der Rassenhygiene, bei der Sterilisation einer Frau auch eine eventuell vorhandene Schwangerschaft abzubrechen. So wurden etwa in Hamburg schon wenige Monate nach Inkrafttreten des GzVeN bei der Steri-

---

482 In den Grenzen von 1937.

483 Bock: Zwangssterilisation, S. 238.

484 Ebd.

485 Zu diesem Personenkreis gehörten nach der Altersstatistik des Saarlandes vom 31.12.1935 insgesamt 343.595 Personen. (Statistik des Deutschen Reiches, Bd. 469, S. 1/7).

486 Eine denkbare Erklärung für diese erhebliche Diskrepanz – immerhin sind die Werte von Gisela Bock fast doppelt so hoch wie die hier ermittelten für das Saarland – könnte darin bestehen, daß an der Saar tatsächlich weniger Sterilisationsurteile gefällt wurden als in anderen Teilen des Reiches. Dieser Schluß setzt jedoch eine sichere statistische Grundlage voraus, die zumindest bei den Zahlen auf Reichsebene bislang nicht gegeben ist, zumal Bock aufgrund fehlender Zahlen mit relativ vielen Schätzwerten arbeiten mußte. Trotz dieser Unschärfe verwendeten Daum und Deppe den von Bock ermittelten prozentualen Anteil als Referenzwert für ihre eigenen Frankfurter Zahlen, die ebenso wie die hier für das Saarland ermittelten deutlich niedriger ausfallen als die von Bock, und gelangten aufgrund dieses Vergleiches zu dem Ergebnis, »daß das Frankfurter Erbgesundheitsgericht nicht zu den eifrigsten Sterilisationsgerichten gehörte« (Dies.: Zwangssterilisation in Frankfurt, S. 121). Dieser Schluß erscheint jedoch problematisch, solange er nicht durch weitere Regionalstudien mit halbwegs exakten Zahlenwerten abgesichert werden kann. Leider ist dies bislang nicht möglich, da die übrigen Regionalstudien darauf verzichten, die Zahl der Opfer in Relation zur Bevölkerungszahl zu setzen, so daß ein direkter Vergleich nicht möglich ist.

487 Die nachstehenden Ausführungen zur eugenisch indizierten Abtreibung stützen sich – soweit nicht anders vermerkt – auf Bock: Zwangssterilisation, S. 382-389. – Brücks, Rothmaler: »In dubio pro Volksgemeinschaft«, S. 31. – Rothmaler: Sterilisationen, S. 192-198.

lisation von schwangeren Frauen gleichzeitig auch Abtreibungen vorgenommen. Nach geltendem Recht waren diese Eingriffe unzulässig; allerdings war den beteiligten Ärzten durch einen Erlaß von Reichsärzteführer Wagner, der sich auf eine mündliche Zusage Hitlers berief, Straffreiheit zugesichert worden.[488] Hitler hatte gegenüber Wagner erklärt, »er wäre der Oberste Gerichtsherr und würde dafür sorgen, daß kein Arzt bestraft würde, der die Schwangerschaft aus eugenischen Gründen unterbricht, denn über dem Paragraphen stände das Wohl des deutschen Volkes.«[489]

Das Innenministerium, das durch diesen Erlaß Wagners vor vollendete Tatsachen gestellt wurde, meldete zunächst Bedenken gegen diese Form der Führerermächtigung an, die sich über bestehende Gesetze hinwegsetzte. Die Diskrepanz zwischen geltendem Recht und der von Hitler gebilligten illegalen Praxis wurde schließlich auf Drängen des Innenministeriums durch das Erste Gesetz zur Änderung des Gesetzes zur Verhütung erbkranken Nachwuchses vom 26. Juni 1935 aufgehoben.[490] Dieses Änderungsgesetz erlaubte bei Frauen, die vom Erbgesundheitsgericht zur Sterilisation verurteilt worden waren und zum Zeitpunkt des Eingriffes ein Kind erwarteten, den Abbruch der Schwangerschaft bis zur Vollendung des sechsten Monats. Voraussetzung dafür war allerdings die Zustimmung der betroffenen Frau. Die Bestimmungen dieser Gesetzesänderung betrafen nur die Fälle, in denen die Schwangere als ›erbkrank‹ galt; erwartete dagegen eine ›erbgesunde‹ Frau von einem ›minderwertigen‹ Vater ein Kind, so sollte eine Abtreibung nicht möglich sein.

Die eugenisch indizierte Abtreibung ist ein Beispiel für die Wechselwirkungen zwischen Normen- und Maßnahmenstaat im Dritten Reich. Das Innenministerium als Teil des Normenstaates versuchte, eine illegale Maßnahme des Regimes, die durch den ›Führerwillen‹ gedeckt war, durch Schaffung einer Rechtsgrundlage zu legalisieren und sie gleichzeitig an die Einhaltung bestimmter gesetzlicher Regeln – Sechs-Monats-Frist, Zustimmung der Schwangeren – zu binden. Die Motive für diese Legalisierungs- und Eindämmungsstrategie lassen sich nur schwer beurteilen: Der Wunsch nach einem reibungslosen Verfahrensgang mag hier ebenso eine Rolle gespielt haben wie die Hoffnung, durch Einführung einer gesetzlichen Regelung »Schlimmeres zu verhüten«. Doch diese Hoffnung sollte sich als trügerisch erweisen: Mit einer weiteren ›Führerermächtigung‹ gab Hitler schließlich um die Jahreswende 1939/40 seiner Kanzlei und seinem Leibarzt eine Generalvollmacht an die Hand, um für »eine Schwangerschaftsunterbrechung in allen nationalsozialistisch erwünschten gesetzlich nicht geregelten Fällen Sorge zu tragen, gleichgültig ob es sich um erbbiologische, rassische oder z.B. Notzuchtsfälle« handelte.[491]

Auch im Saarland wurden bei Zwangssterilisationen Abtreibungen durchgeführt. So heißt es in dem Bericht über das bereits erwähnte Referat über »Chir-

---

488 Siehe auch Ganssmüller: Erbgesundheitspolitik, S. 120-127. – Gruchmann: Justiz im Dritten Reich, S. 500f.

489 Aus einem Schreiben Wagners vom 13. September 1934 an den RMI, hier zit. nach Broszat: Der Staat Hitlers, S. 356f. Siehe auch Gruchmann: Justiz im Dritten Reich, S. 500.

490 Gütt, Rüdin, Ruttke (1936), S. 80.

491 Zit. nach Ganssmüller: Erbgesundheitspolitik, S. 127.

urgische Fragen bei Durchführung des Gesetzes zur Verhütung erbkranken Nachwuchses«, das der Homburger Klinikchef Oskar Orth im Februar 1939 vor der Vereinigung Niederrheinisch-Westfälischer Chirurgen hielt, daß in Homburg »Schwangerschaften vom 3. Monat ab [...] sogleich mit der Sterilisation durch Kaiserschnitt erledigt« würden.[492] Laut Strouvelle waren 40 der 630 Frauen, die zwischen 1935 und 1938 im Landeskrankenhaus Homburg sterilisiert wurden, zum Zeitpunkt des Eingriffes schwanger. Bei 37 von ihnen sei eine Abtreibung vorgenommen worden.[493] Lediglich drei der Frauen hätten den Abbruch abgelehnt; bei ihnen sei deshalb auf die Abtreibung verzichtet worden.[494] Angesichts von Strouvelles Behauptung, daß von 40 schwangeren Sterilisationsopfern 37 mit einem Abbruch einverstanden gewesen sein sollen, stellt sich die Frage, wie weit der Begriff der »Freiwilligkeit« bei der Abtreibung in der Realität gefaßt war. Auffällig an Strouvelles Zahlen ist auch der gemessen an der Gesamtzahl der Sterilisationen relativ hohe Anteil von Abtreibungen: In Homburg waren 5,9 Prozent aller Sterilisationen von Frauen mit einer Abtreibung verbunden. In Frankfurt lag der entsprechende Wert bei 3,2;[495] in Köln bei 3,9 Prozent.[496]

Während in Homburg bei Schwangerschaftsabbrüchen Manipulationen bei der Freiwilligkeit des Eingriffes zwar zu vermuten sind, aufgrund des vorliegenden Materials aber nicht nachgewiesen werden können, liegen bei einer Reihe von Abtreibungen, die 1943 und 1944 in der Frauenklinik des Saarbrücker Bürgerhospitals im Rahmen von Sterilisationsoperationen vorgenommen wurden, eindeutige Rechtsbrüche vor: So gab die 26jährige Frieda Emser* aus Saarbrücken, die bereits am 7. Juni 1939 vom Erbgesundheitsgericht wegen angeborenen Schwachsinns zur Sterilisation verurteilt worden war, am 3. Mai 1943 folgende schriftliche Erklärung ab: »Mit der Unterbrechung der Schwangerschaft bin ich nicht einverstanden.«[497] Neun Tage später, am 12. Mai, wurde sie im Bürgerhospital von Dr. Kiefer sterilisiert. Im Operationsprotokoll notierte der Arzt:

> »Ferner ist am 12. Mai die Schwangerschaft unterbrochen worden mit Einwilligung des Staatlichen Gesundheitsamtes Saarbrücken-Land. Art des Eingriffes: Eröffnung im unteren Uterinsegment. Länge der Frucht: 22 cm.«[498]

---

492 94. Tagung der Vereinigung Niederrheinisch-Westfälischer Chirurgen, S. 1736.

493 Strouvelle: Erfahrungen bei der Sterilisation, S. 16.

494 Ebd.

495 Daum, Deppe: Zwangssterilisation in Frankfurt, S. 175.

496 Dalicho: Sterilisationen in Köln, S. 149. Als Erklärungen für den Unterschied zwischen Homburg und Frankfurt bzw. Köln kommen verschiedene Faktoren in Betracht: So ist beispielsweise zu vermuten, daß Ärzte im ländlichen Raum eine größere Autorität genossen als in der Großstadt und daß sie deshalb die betroffenen Frauen eher von der angeblichen Notwendigkeit einer Abtreibung überzeugen konnten.

497 Alle Angaben nach LA AG SB 65. Dort ist auch die schriftliche Erklärung erhalten.

498 Bemerkenswert am Schicksal von Frieda Emser* ist, daß sie bereits Anfang August 1939, wenige Wochen nach ihrer Verurteilung, im Landeskrankenhaus Homburg sterilisiert werden sollte. Auch damals war die Frau schwanger, auch damals lehnte sie eine Abtreibung schriftlich ab. Daraufhin wurde sie entlassen, und die Sterilisation vorläufig ausgesetzt. Bei der hier beschriebenen zweiten Vorladung im Mai 1943 blieb die Weigerung der Frau, einer Abtreibung zuzustimmen, jedoch erfolglos.

Ähnlich verfuhr Dr. Kiefer bei mindestens drei weiteren Frauen,[499] bei denen er Schwangerschaftsabbrüche mit Zustimmung der jeweiligen Gesundheitsämter, aber ohne die laut Gesetz erforderliche Einverständniserklärung der werdenden Mutter vornahm. In einem weiteren Fall[500] lag weder das Einverständnis der ›Sterilisandin‹ noch des zuständigen Amtsarztes vor. Insofern bleibt festzuhalten, daß es im Saarland nicht nur Zwangssterilisationen gab, sondern auch Zwangsabtreibungen.[501]

2.8 Zwischen hygienischem und anthropologischem Rassismus: Juden und Ausländer im Sterilisationsverfahren

Obwohl verschiedene Gesundheits- und Rassenpolitiker des Dritten Reiches[502] neben der Unfruchtbarmachung von ›Erbkranken‹ auch die generelle Sterilisation aller sogenannten ›Fremdrassigen‹ forderten – und zwar insbesondere von Juden[503] und Zigeunern[504] –, enthielt das Gesetz zur Verhütung erbkranken Nachwuchses‹ keine gesonderten Vorschriften zur Behandlung dieser beiden Gruppen. »Der hygienische Rassismus traf«, wie Gisela Bock festgestellt hat,[505] unterschiedslos »die ›Minderwertigen‹ aller Rassen«.

Allerdings gilt diese Aussage nur für den »hygienischen Rassismus« im engeren Sinne und für diejenigen Eingriffe, die aufgrund des GzVeN durchgeführt wurden. Daneben gab es im Dritten Reich jedoch auch Sterilisationen, die nicht der Bekämpfung sogenannter ›Erbkrankheiten‹ dienten, sondern die die Ausbreitung angeblich »fremder Rassen« in Deutschland verhindern sollten. Diese Eingriffe, die keine rassenhygienische, sondern eine rassenanthropologische Zielsetzung verfolgten, wurden ohne medizinische Indikationenstellung, ohne Gerichtsverhandlung und ohne Einspruchsmöglichkeit der Betroffenen durchgeführt. Die Opfer waren vor allem Zigeuner, die man zum Teil vor die Wahl zwischen der Sterilisation und der Deportation in ein Vernichtungslager stell-

[499] LA AG SB 287, 293, 364.

[500] LA AG SB 166. Alle folgenden Angaben hierzu nach ebd.

[501] Für das ganze Reich schätzte Schmuhl die Zahl der Zwangsabtreibungen auf etwa 30.000 (Ders.: Rassenhygiene, Nationalsozialismus, Euthanasie, S. 163). Zu illegalen, eugenisch indizierten Abtreibungen siehe auch Bernhard Richarz: Heilen, Pflegen, Töten. Zur Alltagsgeschichte einer Heil- und Pflegeanstalt bis zum Ende des Nationalsozialismus. Göttingen 1987, S. 127.

[502] Zu nennen wären hier beispielsweise Arthur Gütt (Leiter der Abteilung Volksgesundheit im RMI und maßgeblich an der Entstehung des GzVeN beteiligt), Reichsärzteführer Gerhard Wagner oder Reichsgesundheitsführer Leonardo Conti (Bock: Zwangssterilisation, S. 355).

[503] Ebd., S. 354ff.

[504] Ebd., S. 360f. So sollten Mischlinge und Juden nach dem ›Endsieg‹ vor die Wahl zwischen Sterilisation oder ›Deportation‹ gestellt werden (Ebd., S. 359).

[505] Ebd., S. 358.

te.[506] In Auschwitz fanden ab Herbst 1942 grausame Menschenversuche statt, deren Ziel es war, ein Verfahren für die Massensterilisation von Juden zu entwickeln.[507]

Daneben wurde im Sommer 1937 auch eine unbekannte Zahl von Kindern und Jugendlichen sterilisiert, die nach dem Ersten Weltkrieg von farbigen französischen Besatzungssoldaten mit deutschen Frauen gezeugt worden waren.[508] Die Verfolgung dieser Mischlinge, die in der NS-Diktion als ›Rheinlandbastarde‹ bezeichnet wurden, erfolgte ohne jede gesetzliche Grundlage. In einer Nacht-und-Nebel-Aktion, die von der Gestapo koordiniert wurde, wurden die Betroffenen einer Kommission vorgeführt, die über ihre Sterilisation entschied. Im Anschluß an diese Untersuchung brachte man die Opfer in ein Krankenhaus, wo ihnen die Ei- bzw. Samenleiter durchtrennt wurden. Über die Sterilisation von Mischlingen im Saarland sind bisher keine schriftlichen Unterlagen bekannt. Ein indirekter Hinweis darauf, daß diese Kinder und Jugendlichen auch in dieser Region verfolgt und sterilisiert wurden, findet sich in der Personalakte des Leiters des Staatlichen Gesundheitsamtes Saarbrücken-Stadt, Dr. Horst Friedel.[509] In einer dienstlichen Beurteilung Friedels aus dem Jahr 1938 wird erwähnt, daß dieser an einer Reihe von »Sonderaufträgen« mitgewirkt habe, darunter auch an der »Sterilisierung der Besatzungsmischlinge.«[510]

Grundsätzlich galt das GzVeN für Juden genauso wie für Nicht-Juden. Es ist eine bittere Ironie der Geschichte, daß den Juden, die auf allen Lebensgebieten sukzessive aus der Rechtsgemeinschaft ihrer deutschen Mitbürger ausgeschlossen wurden,[511] bei der Anwendung der negativen Eugenik die rechtliche Gleichbehandlung mit ihren nichtjüdischen Nachbarn nicht erspart blieb.[512] Vor den Amtsärzten und Sterilisationsrichtern blieben die Juden Deutsche im Sinne des Gesetzes und waren wie diese von der Zwangssterilisation bedroht, wenn man ihnen eine ›Erbkrankheit‹ oder das, was man dafür hielt, nachweisen konnte. Diese Gleichberechtigung im Unrecht wurde erst aufgehoben, nachdem feststand, daß die sogenannte ›Judenfrage‹ durch Massenmord ›gelöst‹ werden würde: Am 19. März 1942, zwei Monate nach der Wannsee-Konferenz, ordneten der Reichsinnenminister und Martin Bormann, der Leiter der Parteikanzlei,

---

506 Henry Friedlander: Der Weg zum NS-Genozid. Von der Euthanasie zur Endlösung. Berlin 1997, S. 404f., 461f.

507 Ernst Klee: Was sie taten, S. 99-102.

508 Eine aufschlußreiche Darstellung zu diesem weitgehend unbekannten Kapitel der nationalsozialistischen Rassenpolitik bietet Reiner Pommerin: Sterilisierung der Rheinlandbastarde. Das Schicksal einer farbigen deutschen Minderheit 1918 – 1937. Düsseldorf 1979, insbesondere S. 71-84. Soweit nicht ausdrücklich vermerkt, beziehen sich die nachstehenden Ausführungen zu diesem Thema auf diese Studie.

509 Die Personalakte von Dr. Friedel befindet sich in LA MfA, Bündel 27.

510 Schreiben des Reichskommissars an das RMI vom 22. September 1938 (Ebd.). Laut Pommerin war Friedel Beisitzer einer Kommission, die ihren Sitz in Ludwigshafen hatte und die zur Sterilisierung vorgesehenen Jugendlichen untersuchte (Pommerin: Sterilisierung, S. 78).

511 Sehr eindringlich wird dieser Prozeß beschrieben bei Friedländer: Das Dritte Reich und die Juden. Bd. 1. Siehe dazu auch Uwe Dietrich Adam: Judenpolitik im Dritten Reich. Düsseldorf 1972. – Ludolf Herbst: Das nationalsozialistische Deutschland 1933-1945. Die Entfesselung der Gewalt: Rassismus und Krieg. Frankfurt/M. 1996, S. 200f.

512 Bock: Zwangssterilisation, S. 355.

in einem gemeinsamen Erlaß an: »Anträge auf Unfruchtbarmachung von Juden sind nicht mehr zu stellen.«[513] Nachdem die Nationalsozialisten den Juden das Recht auf Leben überhaupt abgesprochen hatten, schien es ihnen offenbar überflüssig, sich noch Gedanken über die Verhinderung der Fortpflanzung angeblich ›erbkranker‹ Juden zu machen.

Wieviele Juden in Deutschland bis zu diesem Zeitpunkt der Zwangssterilisation zum Opfer fielen, ist unbekannt.[514] In Frankfurt wurden 2,9 Prozent aller Sterilisationsanträge für Personen israelitischen oder mosaischen Glaubens gestellt.[515] Der Anteil dieser Gruppe an der Bevölkerung der Stadt lag 1933 bei 4,7 Prozent und ging bis 1939 auf 2,5 Prozent zurück.[516] Insofern wich die Zahl der gegen Juden gerichteten Anträge dort nicht signifikant von ihrem Bevölkerungsanteil ab.[517] Im Saarland fanden sich bisher keine Belege für die Sterilisation von Juden. Von den knapp 400 ausgewerteten Akten des Erbgesundheitsgerichtes Saarbrücken betraf keine eine Person jüdischen Glaubens. Unter den Patienten der Heil- und Pflegeanstalt Merzig befanden sich zum Zeitpunkt der Räumung des Krankenhauses am 1. September 1939 vier Frauen[518] und ein Mann[519] mit israelitischer Religionszugehörigkeit. Bei ihnen allen war jedoch eine Sterilisation weder durchgeführt noch beantragt worden; Anzeigen lagen in zwei der Fälle vor,[520] wobei eine den Hinweis trug: »Antrag wegen Alters nicht gestellt.«[521] Für eine Patientin, die nicht nur jüdischen Glaubens, sondern außerdem in Polen geboren und staatenlos war, versuchte 1938 der Polizeipräsident von Saarbrücken in Zusammenarbeit mit einem jüdischen Wohlfahrtsverband die Ausreise zu ihren Eltern nach Polen zu erwirken. Warschau verweigerte jedoch die Einreise der schon seit längerer Zeit an manisch-depressivem Irresein leidenden Frau. Mit Kriegsbeginn wurde sie wie alle übrigen Merziger Patienten nach Hessen verlegt, wo ihre Spur sich verliert.[522]

---

513 Ebd., S. 358.

514 Bock: Zwangssterilisation, S. 359.

515 Daum, Deppe: Zwangssterilisation in Frankfurt, S. 100; 164f. Wie die Frankfurter Studie von Daum und Deppe stützt sich auch die vorliegende Darstellung bei der rassischen Zuordnung auf die Religion der Betroffenen, die aktenmäßig i.d.R. dokumentiert ist, während andere Merkmale (wie etwa die Zunahmen »Sara« und »Israel«) erst nach dem GzVeN eingeführt wurden. Ein Nachteil dieser ausschließlich religiösen Definition besteht darin, daß sie konvertierte Juden nicht miterfaßt.

516 Daum, Deppe: Zwangssterilisation in Frankfurt, S. 101.

517 Auch bei der weiteren Behandlung der Anträge im Verfahren lassen sich in Frankfurt keine Auffälligkeiten beim Umgang mit jüdischen ›Sterilisationskandidaten‹ nachweisen: Von 59 Verfahren endeten 43 mit einem Sterilisationsbeschluß des Erbgesundheitsgerichtes (72,88 Prozent); in 32 Fällen wurde die Unfruchtbarmachung durchgeführt; die übrigen verurteilten Juden wanderten aus oder erreichten eine Aussetzung des Eingriffes. (Daum, Deppe: Zwangssterilisation in Frankfurt, S. 165).

518 MZG 186; 708; 375; 192.

519 MZG 273: Der Patient war am 17. November 1938, wenige Tage nach der »Reichskristallnacht«, vom Staatlichen Gesundheitsamt des Landkreises Saarburg mit Kopfverletzungen in Merzig eingewiesen worden. Siehe auch unten S. 209-211.

520 MZG 708; 375.

521 MZG 708.

522 Alle Angaben hierzu nach MZG 186.

Daß im Saarland aufgrund des vorliegenden Aktenmaterials keine Sterilisation von Juden nachweisbar ist, dürfte auch damit zusammenhängen, daß der jüdische Bevölkerungsanteil hier schon 1933 mit 0,56 Prozent wesentlich niedriger war als im Reichsgebiet.[523] Rund ein Drittel der saarländischen Juden entschloß sich im Vorfeld der Rückgliederung des Saargebietes ans deutsche Reich zur Auswanderung: Lebten um die Jahreswende 1933/34 noch 4.638 Juden im Saarland, so waren es bei der ersten Volkszählung nach dem Anschluß nur noch 3.117.[524]

Während sich Hitler auf den Standpunkt stellte, daß es keinen Anlaß gebe, »fremde Rassen durch Anwendung der Sterilisation zu verbessern,«[525] vertrat das Innenministerium die Rechtsauffassung, daß Ausländer während ihres Aufenthaltes in Deutschland den hier gültigen Gesetzen unterworfen seien,[526] und ordnete am 9. Mai 1934 in einem Erlaß an, daß ›erbkranke‹ Ausländer vor die Wahl zwischen der Duldung der Sterilisation und der Abschiebung in ihr Heimatland gestellt werden sollten.[527] Daß die Abschiebung ins Ausland bei Personen ohne deutsche Staatsbürgerschaft als Alternative zur Sterilisation betrachtet wurde, zeigt sich im Saarland unter anderem am Schicksal des 24jährigen Italieners Benito Neri*,[528] der im Mai 1933 in die Merziger Anstalt eingewiesen worden war: Am 23. März 1937 wurde er auf Verfügung des Reichskommissars für das Saarland von Merzig nach Udine in Italien verlegt, nachdem die Merziger Anstaltsleitung ihn bereits am 26. August 1936 als ›erbkrank‹ angezeigt hatte, ohne aber einen Antrag auf Sterilisation zu stellen.

Anders erging es der Italienerin Claudia Donato*:[529] Die 22jährige, die als Fabrikarbeiterin in der Gegend von Merzig lebte und 1935 wegen Schizophrenie in die dortige Anstalt eingewiesen worden war, wurde am 21. Februar 1936 vom Erbgesundheitsgericht Saarbrücken zur Sterilisation verurteilt – allerdings nicht aufgrund der Schizophrenie, wegen der sie sich eigentlich in Anstaltsbehandlung befand, sondern wegen zirkulären Irreseins. Die Sterilisation der jungen Frau, die zwischenzeitlich als »ungeheilt, aber arbeitsfähig« entlassen worden war, wurde am 27. August 1937 im Kreiskrankenhaus Merzig vorgenommen. Anderthalb Jahre später mußte Claudia Donato* erneut wegen Schizophrenie in Merzig aufgenommen werden. Sterilisiert wurde auch der 36jährige Franzose Paul Nadar*,[530] der seit 1932 wiederholt nach Merzig eingewiesen und am 7.

---

523 Hans-Walter Herrmann: Das Schicksal der Juden im Saarland 1920 bis 1945. In: Dokumentation zur Geschichte der jüdischen Bevölkerung in Rheinland-Pfalz und im Saarland von 1800 bis 1945. Herausgegeben von der Landesarchivverwaltung Rheinland-Pfalz in Verbindung mit dem Landesarchiv Saarbrücken. 9 Bde. Koblenz 1974, Bd. 6, S. 257-491, hier S. 260f.

524 Zahlen nach ebd., S. 260f., 277f. 1934 gab es bei internationalen jüdischen Organisationen sogar Überlegungen, alle Juden aus dem Saarland wegen der befürchteten Rückgliederung ans Reich ins Ausland zu evakuieren (Ebd., S. 273, 377f.). Diese Pläne eines organisierten Massenexodus wurden jedoch nicht in die Tat umgesetzt.

525 Zit. nach Bock: Zwangssterilisation, S. 352.

526 Daum, Deppe: Zwangssterilisation in Frankfurt, S. 163.

527 RMI-Erlaß vom 9.5.1934, hier zit. nach Bock: Zwangssterilisation, S. 352f.

528 MZG 475. Alle folgenden Angaben hierzu nach ebd.

529 MZG 78. Alle folgenden Angaben hierzu nach ebd.

530 MZG 552. Alle folgenden Angaben hierzu nach ebd.

Oktober 1936 auf eigenen Antrag wegen Schizophrenie zur Sterilisation verurteilt worden war. Wenige Tage später wurde der Eingriff durchgeführt und der Patient als nicht mehr »fortpflanzungsgefährlich« entlassen. Auch Nadar* mußte sich jedoch bald wieder in Anstaltsbehandlung begeben.

Trotz dieser Beispiele sowohl für die erfolgte Abschiebung als auch für die Sterilisation von Ausländern scheint bei den beteiligten Behörden und Ärzten eine gewisse Unsicherheit über das Verhalten gegenüber ›Erbkranken‹ mit fremdem Paß geherrscht zu haben: Im Falle der Merziger Anstaltspatientin Franziska Obermann*, die zwar gebürtige Saarländerin war, aber durch Heirat die französische Staatsbürgerschaft erworben hatte,[531] teilte die Anstaltsleitung einem Bruder der Frau, der sich nach der Möglichkeit einer Entlassung erkundigt hatte, am 25. August 1939 mit:

> »Gegen eine Entlassung ist von uns an sich nichts einzuwenden, das Gesetz zur Verhütung erbkranken Nachwuchses sieht jedoch vor, daß eine solche Kranke nicht eher entlassen werden darf, ehe nicht das Erbgesundheitsgericht rechtskräftig darüber entschieden hat, ob sie unfruchtbar gemacht werden muß oder nicht. Das Erbgesundheitsgericht hat noch nicht entschieden. Vermutlich wird die Unfruchtbarmachung abgelehnt werden, da Ihre Schwester französische Staatsangehörige ist.«

Aufgrund des Kriegsausbruches wenige Tage später kam es bei Franziska Obermann nicht mehr zu einer gerichtlichen Entscheidung. Die Patientin wurde am 1. September 1939 nach Scheuern in Hessen verlegt und am 13. September zu Verwandten nach Frankfurt entlassen.[532]

Auch der 32jährigen US-Amerikanerin Dorothea Norton* blieb die Sterilisation erspart, obwohl sie gerichtlich zur Durchführung des Eingriffs verurteilt worden war.[533] Dorothea Norton* stammte aus dem Saarland, war nach Amerika ausgewandert, hatte dort geheiratet und ihre deutsche Staatsbürgerschaft aufgegeben. Während eines Besuches bei ihren Eltern in Saarbrücken erlitt sie einen akuten schizophrenen Schub und wurde im Landeskrankenhaus Homburg behandelt. Der örtliche Amtsarzt beantragte daraufhin ihre Sterilisation, die dann auch vom Erbgesundheitsgericht Saarbrücken beschlossen wurde. Ein Einspruch ihres Vaters beim Erbgesundheitsobergericht Köln blieb erfolglos. Auch der Ehemann, der in den USA zurückgeblieben war, protestierte mehrmals gegen den drohenden Eingriff. Per Telegramm kündigte er an, er werde seine Frau in die Vereinigten Staaten zurückholen. Daraufhin konsultierte das Gesundheitsamt Saarbrücken-Stadt das Reichsinnenministerium und beschloß schließlich mit dessen Zustimmung die Aussetzung der Operation bis zur Rückkehr der Frau nach Amerika. Bemerkenswert ist dabei vor allem der Umstand, daß man der Verurteilten für die Ausreise eine Frist von zwei Jahren einräumte.

Das Schicksal des 34jährigen Hüttenarbeiters Dietmar Raber* aus Dillingen zeigt allerdings, daß nicht alle Ausländer, die vom Erbgesundheitsgericht verurteilt worden waren, die Wahl zwischen Ausreise und Sterilisation hatten. Raber*

[531] MZG 477. Alle folgenden Angaben hierzu nach ebd.
[532] Siehe auch unten S. 215.
[533] LA AG SB 3. Alle folgenden Angaben hierzu nach ebd.

wurde im Dezember 1938 sterilisiert, obwohl er sich auf seine tschechoslowakische Staatsbürgerschaft berief und bereit war, Deutschland zu verlassen.[534] Der Mann, dessen Eltern im Saarland lebten, war seit 1936 Anstaltspatient in Merzig und wurde noch im gleichen Jahr vom Erbgesundheitsgericht Saarbrücken wegen Schizophrenie verurteilt. Gegen diesen Beschluß erhob er Einspruch, verwies auf seine Nationalität und erklärte, er wolle lieber ins Ausland gehen, als die Sterilisation zu erdulden. Auf Drängen des Merziger Anstaltsarztes Dr. Weidner wurde daraufhin der Vater von Raber* mit der Pflegschaft für seinen Sohn betraut. Die Anstalt Merzig stellte nun die Eltern vor die Wahl, entweder die Einbürgerung ihres Sohnes zu beantragen – was einer Einwilligung in die Sterilisation gleichgekommen wäre – oder ihn in die Tschechoslowakei zu bringen.[535] Vor diese Alternative gestellt, erklärte sich der Vater mit der Operation einverstanden und stellte den Antrag, seinen Sohn nach der Durchführung des Eingriffes nach Hause zu entlassen.

Trotz dieser Einverständniserklärung blieb das Verfahren noch über ein Jahr in der Schwebe und nahm schließlich im Herbst 1938 eine tragische Wendung: Dietmar Raber* war nämlich kein Tscheche oder Slowake, sondern ein Sudetendeutscher mit tschechoslowakischem Paß. Durch den Anschluß des Sudetenlandes an das Deutsche Reich infolge der Münchner Konferenz vom September 1938 wurde dem jungen Mann gegen seinen Willen die deutsche Staatsbürgerschaft verliehen: Am 7. Dezember 1938 teilte der Reichskommissar für das Saarland der Anstalt Merzig mit, daß Raber* nach Artikel II des »Gesetzes über die Wiedervereinigung der sudetendeutschen Gebiete mit dem Deutschen Reich« vom 21. November 1938 »nach Maßgabe näherer Bestimmungen als Deutscher anzusehen« sei. »Ich bitte um weitere Veranlassung im Sinne des § 3 des Gesetzes zur Verhütung erbkranken Nachwuchses.« Wenige Tage später wurde Dietmar Raber* sterilisiert.

2.9 Handlungsalternativen und Reaktionen der am Verfahren beteiligten Personen und Gruppen

2.9.1 Protest- und Verweigerungsversuche der Sterilisationsopfer und ihrer Angehörigen

»Ich möchte mir deshalb die Frage erlauben, wer ist eigentlich normal? Und wer ist unnormal? [...] Ich [...] werde es niemals zugeben, daß an mich ein Messer kommt. Ich habe meine gesunden Knochen und werde sie auch behalten und werde mich zu wehren wissen. Sollte es dennoch durchgeführt werden, dann werde ich mich an die

[534] MZG 509. Alle folgenden Angaben hierzu nach ebd.

[535] So heißt es wörtlich in einem Schreiben von Dr. Weidner an den Reichskommissar für das Saarland vom 10.3.1937: »Den Eltern ist wiederholt nahegelegt worden, sich darüber zu entscheiden, ob sie eine Einbürgerung ihres Sohnes beantragen wollen oder ihn nach seinem Heimatland zurückführen wollen.« (Zit. nach ebd.).

höchste Instanz, an den Führer persönlich, wenden. Denn in keinem Land der Erde ist es Sitte, daß die Menschen das Naturgesetz durch eigenes umstoßen, selbst in Rußland nicht. [...] Aber hier sind Kräfte am Werk, die würden besser ihre Plätze mit den Soldaten an der Front austauschen, denn dort wird nicht gefragt, bist Du erbgesund oder warst Du geisteskrank, wenn man auf dem Feld der Ehre fällt.«[536]

Mit diesem Brief protestierte der 33jährige Hüttenarbeiter Dieter Schick* im Oktober 1941 beim Erbgesundheitsgericht Saarbrücken gegen seine drohende Sterilisation. Zwar versuchte die offizielle Propaganda den Eindruck zu erwecken, daß die betroffenen Menschen den Eingriff ihre Sterilisation als ein »großes Opfer für die Volksgemeinschaft«[537] akzeptierten. Doch Beispiele wie das hier zitierte zeigen, daß dies längst nicht immer der Fall war.[538] Auch im Saarland versuchten Menschen, die wegen einer angeblichen ›Erbkrankheit‹ verurteilt worden waren, der Sterilisation zu entgehen. Die Mittel, derer sie sich dabei bedienten, reichten von der Beschwerde gegen ein erstinstanzliches Urteil bis hin zur Flucht ins Ausland.[539]

Im Grunde sah das GzVeN lediglich zwei legale Wege vor, um sich gegen eine drohende Sterilisation zur Wehr zu setzen: Ein Mensch, der diesem Schicksal entgehen wollte, konnte entweder Beschwerde gegen das Urteil des Erbgesundheitsgerichts einlegen und hoffen, daß die nächsthöhere Instanz zu seinen Gunsten entscheiden würde. Oder er mußte sich »auf eigene Kosten« in einer Anstalt internieren lassen, »die volle Gewähr dafür bietet, daß die Fortpflanzung unterbleibt«.[540] Wie an anderer Stelle bereits gezeigt wurde,[541] riefen etwa 17 Prozent der Männer und Frauen, die vom Erbgesundheitsgericht Saarbrücken zur Sterilisation verurteilt worden waren, das Erbgesundheitsobergericht an.

Neben förmlichen Beschwerden gegen das Sterilisations-Urteil verfaßten manche der Betroffenen und ihre Angehörigen auch Eingaben und Bittschriften, mit denen sie bei Gesundheitsämtern,[542] Anstaltsleitungen,[543] Erbgesundheitsgerichten[544] und nicht zuletzt auch bei Parteidienststellen bis hin zur Kanzlei des Führers[545] ihren Widerspruch gegen den drohenden Eingriff artikulierten. Diese Briefe zeugen von der großen seelischen Not dieser Menschen, von denen einige sogar mit Selbstmord drohten: »Ich gehe lieber hinter meinen Eltern freiwillig in den Tod als auf die Schlachtbank«, schrieb die 29jährige Eva Schmal* aus Homburg wenige Tage nach ihrer Verurteilung an das Erbgesundheitsgericht Saarbrücken.[546] Die Mutter eines 22jährigen Hilfsarbeiters aus Saarbrücken, gegen den das örtliche Gesundheitsamt wegen angeborenen Schwach-

---

536 Brief eines Betroffenen an das Erbgesundheitsgericht Saarbrücken (LA AG SB 157).

537 Diese Formulierung stammt aus einem Rundschreiben des Reichsministers der Justiz an alle Oberlandesgerichtspräsidenten vom 22.4.1936 (Hier zit. nach LA AG SB 403, Blatt 32, S. 6).

538 Siehe hierzu insbesondere auch die Ausführungen bei Bock: Zwangssterilisation, S. 281-289.

539 Beispiele für diese verschiedenen Reaktionsweisen werden im folgenden genannt.

540 Art. 6 der ersten Ausführungsverordnung zum GzVeN vom 5.12.1933 (Gütt, Rüdin, Ruttke (1936), S. 86).

541 Siehe oben S. 137-141.

542 LA AG SB 82.

543 MZG 311; 586; 203.

544 LA AG SB 157; 68; 324.

545 LA AG SB 98; 44.

sinns ermittelte, erklärte einer ›Volkspflegerin‹, die den Haushalt inspizierte, »sie wolle ihre Kinder lieber vergiften, als sie sterilisiert zu wissen.«[547] In ihrer Verzweiflung schreckten einige Sterilisationsopfer nicht davor zurück, ihre Selbstmord-Drohungen wahrzumachen:[548] Aus dem Landeskrankenhaus Homburg ist der Fall einer Frau bekannt, die nach der Sterilisationsoperation versuchte, sich das Leben zu nehmen.[549]

Unter denen, die in die Mühlen des Erbgesundheitsverfahrens gerieten, waren auch treue Anhänger der NSDAP, die nun, wo sie selbst die Härte der Rassenideologie zu spüren bekamen, nicht begreifen konnten, wie der ›Führer‹ so etwas zulassen könne. Einige Sterilisationsopfer wandten sich deshalb mit ihren Bittschriften direkt an Hitler.[550] Im Saarland sind zwei Eingaben dieser Art belegbar.[551] Bearbeitet wurden diese Gesuche in der Kanzlei des Stellvertreters des ›Führers‹ von Reichsgesundheitsführer Dr. Leonardo Conti, der von den Erbgesundheitsgerichten die Prozeßakten der strittigen Fälle zur Einsicht anforderte. Die Eingaben aus dem Saarland blieben jedoch beide erfolglos; Conti schickte die Unterlagen jeweils »mit dem Hinweis, daß ich nach eingehender Prüfung nichts in der Angelegenheit zu unternehmen gedenke,«[552] an das Erbgesundheitsgericht Saarbrücken zurück.

Ähnlich wie in den Beschwerden gegen erstinstanzliche Sterilisationsurteile[553] argumentierten die Betroffenen auch in Protestschreiben und Bittbriefen an Gerichte, Gesundheitsämter, Staats- und Parteidienststellen zumeist damit, daß das ihnen zur Last gelegte Leiden nicht ererbt, sondern exogen, also erworben, sei: Die Erkrankungen wurden in den meisten Fällen auf Kriegsverletzungen,[554] Unfälle[555] oder frühkindliche Infektionskrankheiten[556] zurückgeführt. In der Regel blieben Eingaben und Protestschreiben, die außerhalb des vom Gesetz vorgesehenen Beschwerdeverfahrens verfaßt wurden, jedoch erfolglos und wurden von den angeschriebenen Stellen oft noch nicht einmal beantwortet.

Der Protest gegen ein Sterilisationsurteil in Form von Beschwerden, informellen Bittschriften oder auch durch eine selbstbewußte Verteidigung während der Gerichtsverhandlung war zwar nicht ausdrücklich verboten. Dennoch konnten sich selbst diese bescheidenen Formen des Widerstandes in der Praxis zum Nachteil der Betroffenen auswirken. So finden sich in den ausgewerteten saarländischen Akten eine Reihe von Hinweisen darauf, daß Amtsärzte und Richter Einsprüche und Verteidigungsversuche der Betroffenen als »krankhafte

546 LA AG SB 68.
547 Zit. aus dem Bericht der ›Volkspflegerin‹ (LA AG SB 368).
548 Bock: Zwangssterilisation, S. 381. – Daum, Deppe: Zwangssterilisation in Frankfurt, S. 130.
549 Strouvelle: Erfahrungen bei der Sterilisation, S. 25.
550 Gesuche dieser Art scheinen keine Seltenheit gewesen zu sein; die Kanzlei des Stellvertreters des Führers verfügte über einen eigenen Formularvordruck für die Bearbeitung solcher Fälle.
551 LA AG SB 44; 98.
552 Zit. nach LA AG SB 44.
553 Siehe oben S. 140.
554 Z.B. MZG 798; 558.
555 Z.B. MZG 36; 129.
556 Z.B. Kopfgrippe (LA AG SB 175).

Widerspenstigkeit« auslegten, die wiederum als Symptom für das in Frage stehende ›Erbleiden‹ gedeutet wurde. Über die Mutter eines Merziger Patienten, die wiederholt gegen dessen Einstufung als ›erbkrank‹ protestiert hatte, heißt es in einem Gutachten der Anstalt, sie sei »eine eigentümliche Frau«.[557] Auch in einem Gutachten, das der Amtsarzt von Saarbrücken-Stadt im März 1942 über die damals 19jährige Melanie Iffland* verfaßte, wurden Protest und Verweigerung als Indizien für das Vorhandensein einer ›Erbkrankheit‹ interpretiert:[558] Seit 1936 war das Mädchen wiederholt wegen angeborenen Schwachsinns vom Gesundheitsamt vorgeladen worden. Seine Mutter hatte diese Begutachtungen jedoch immer wieder durch »Ausreden«[559] verhindern können. Nachdem Melanie Iffland* bei der letzten Vorladung im Jahre 1941 zwar auf dem Gesundheitsamt erschien, dort aber die Untersuchung verweigerte, verfaßte der Amtsarzt auf der Grundlage älterer Akten ein vernichtendes Gutachten, das mit dem Satz schloß:

> »Gegen eine exogene Ursache spricht die zweifellos vorhandene erbliche Belastung. Die Uneinsichtigkeit der Mutter, die schwache Begabung des Bruders Johannes, schwacher Hilfsschüler, und die moralische Haltlosigkeit der Schwester Luise.«

Das widerständische Verhalten der Mutter, die sechs Jahre hindurch eine amtsärztliche Untersuchung ihrer Tochter verhindert hatte, wurde in diesem Gutachten als »Uneinsichtigkeit« bewertet und zusammen mit dem schulischen Versagen des Bruders und dem unsittlichen Lebenswandel der Schwester als Hinweis auf eine »erbliche Belastung« der Tochter betrachtet.

Allerdings wäre es ein Trugschluß, zu glauben, daß es besser gewesen wäre, wenn sich die Mutter von Melanie Iffland* nicht gegen das Verfahren gewehrt hätte. Dann wäre es dieser nämlich womöglich so ergangen wie dem 24jährigen Fritz Trautmann* aus Waldmohr, bei dem der Kuseler Amtsarzt gerade seine mangelnde Widerstandshaltung und seine Passivität als Indizien für angeborenen Schwachsinn deutete:[560] »Keine gemütliche Regung. Trautmann* ist über die Ankündigung der Unfruchtbarmachung nicht besonders erbost.« Diese Beispiele zeigen, daß sowohl das Aufbegehren gegen die Zwangssterilisation als auch das stille Sich-Abfinden mit diesem Schicksal zum Nachteil der betroffenen Personen ausgelegt werden konnte.

Dieser Rechtsunsicherheit waren sich einige der Opfer durchaus bewußt. Die an anderer Stelle bereits erwähnte Büroangestellte Else Lenz*[561] war am 26. Juli 1938 vom Erbgesundheitsgericht Saarbrücken unter anderem deswegen zur Sterilisation verurteilt worden, weil man ihr »eine stark hysterische Reaktionsbereitschaft« zur Last legte, nachdem sie sich bei der Gerichtsverhandlung – wie

557 MZG 36.
558 LA AG SB 206. Alle folgenden Angaben nach ebd.
559 So wörtlich im amtsärztlichen Gutachten.
560 Angaben und Zitate zu dieser Person nach LA AG SB 243. Waldmohr liegt zwar in der Pfalz. Da aber das Verfahren später vom Erbgesundheitsgericht Saarbrücken übernommen wurde, wird es hier als saarländischer Vorgang betrachtet.
561 LA AG SB 40. Alle folgenden Angaben hierzu nach ebd. Siehe auch oben S. 134.

es im Urteil heißt – »reizbar«, »rechthaberisch« und »uneinsichtig« gezeigt habe. Gegen dieses Urteil legte sie Beschwerde ein und erklärte dabei u.a.:

> »Jedem, der sich in meine Lage versetzen kann, dürfte mein Verhalten vor Gericht verständlich sein. Natürlich war ich sehr aufgeregt und habe lediglich versucht, mich gegen die unzutreffenden Unterstellungen zu wehren. Ich habe um eines meiner wesentlichen Menschenrechte gekämpft. Hätte ich dagegen alles ruhig hingenommen, hätte man daraus vielleicht auf geistige Minderwertigkeit geschlossen.«[562]

In den Akten des Landeskrankenhauses Merzig findet sich ein Beispiel dafür, daß es den Eltern eines Patienten gelang, die Eröffnung eines Sterilisationsverfahrens durch Einsprüche, Beschwerden und Nachfragen über mehrere Jahre zu verzögern, indem sie immer wieder darauf insistierten, daß das Leiden ihres Sohnes nicht ererbt, sondern auf einen Unfall zurückzuführen sei.[563] Der Kranke, ein 23jähriger Bergmann, war am 2. August 1935 mit dem Verdacht auf Schizophrenie in Merzig eingeliefert worden. Bereits bei seiner Aufnahme in der Heil- und Pflegeanstalt gaben seine Eltern zu Protokoll, daß ihm einige Wochen zuvor bei der Arbeit unter Tage ein Felsbrocken auf den Kopf gefallen sei. Obwohl die Anstalt schon wenige Tage später gegenüber der Familie erklärte, daß »die Geisteskrankheit [...] mit größter Wahrscheinlichkeit nichts mit dem Unfall zu tun« habe und daß bei dem Patienten keinerlei Kopfverletzungen feststellbar seien, blieben die Eltern bei ihrer Darstellung. Zwei Jahre lang schrieben Vater und Mutter regelmäßig Briefe an die Anstaltsleitung, in denen sie immer wieder ihre Version der Vorgeschichte der Erkrankung bekräftigten. An den Briefen des Vaters, der von Beruf Oberpostsekretär war, fällt auf, daß sie sich durch eine profunde Kenntnis der Rechtslage auszeichneten und in einer sehr entschiedenen Diktion gehalten waren, was möglicherweise mit dazu beitrug, daß die Anstaltsleitung diese Schreiben nicht einfach ignorieren konnte.

Neben dem Verfassen von Beschwerden und Eingaben bestand der zweite legale Weg zur Abwendung einer Sterilisation darin, daß die Betroffenen sich auf eigene Kosten in eine geschlossene Anstalt begaben. Auch im Saarland machten einige Menschen von dieser Möglichkeit Gebrauch. So ließ sich die 29jährige Karoline Ecker*, die im März 1939 wegen manisch-depressiven Irreseins vom Erbgesundheitsgericht Saarbrücken verurteilt worden war, im Juni des gleichen Jahres in eine kirchliche Anstalt in Mainfranken aufnehmen, nachdem ihre Beschwerde vor dem Erbgesundheitsobergericht Zweibrücken keinen Erfolg hatte.[564] Auch die 18jährige Veronika Herrmann* aus St. Wendel entging der Sterilisation, zu der sie vom Erbgesundheitsgericht Saarbrücken am 29. Oktober 1937 verurteilt worden war, durch Aufnahme in ein geschlossenes Heim. Doch nicht immer führte die die Anstaltsunterbringung zum erwünschten Ziel: Nach Einführung des GzVeN hatte sich Elfriede Seibert*, die aus einem Dorf an der unteren Saar stammte, auf eigene Kosten in einer kirchlichen Anstalt in Düssel-

562 Das Urteil wurde daraufhin vom Erbgesundheitsobergericht Köln aufgehoben.

563 Alle folgenden Angaben zit. nach MZG 36. Über ähnliche Verzögerungsversuche berichtet auch Rothmaler aus Hamburg (Dies.: Sterilisationen, S. 179).

564 LA AG SB 53. Ähnlich LA AG SB 270.

dorf aufnehmen lassen.[565] Im Januar 1937 erklärte sich das Haus außerstande, die Patientin, die an Epilepsie litt, weiterhin für zehn Reichsmark pro Tag zu verpflegen. Da sie offenbar keinen höheren Betrag zahlen konnte und die Verwandten auf ihre Rückkehr nach Hause drängten, wurde die Frau daraufhin zunächst nach Merzig verlegt, dort sterilisiert und dann als »ungeheilt« entlassen. Nachdem sich ihr Gesundheitszustand verschlechterte, wurde Elfriede Seibert* im Frühjahr 1939 wieder nach Merzig eingewiesen. Zusammen mit den übrigen Merziger Patienten wurde sie bei Kriegsausbruch in eine hessische Anstalt überführt. Am 6. Februar 1941 wurde sie in der ›Euthanasie-Anstalt‹ Hadamar ermordet.

Praktikabel war der freiwillige Aufenthalt in einer geschlossenen Anstalt zur Vermeidung einer drohenden Sterilisation in der Regel nur für ledige, verwitwete oder geschiedene Personen,[566] die außerdem über ein entsprechendes Vermögen für die Finanzierung ihres Asyls verfügen mußten. Hinzu kam die enorme psychische Belastung durch die jahrelange Isolation von der heimischen Umwelt und durch eine Umgebung, die – zumal für einen geistig gesunden und in seiner Wahrnehmung nicht getrübten Menschen – alles andere als einladend wirken mußte. Insofern kann hier kaum von einer wirklichen Alternative zur Sterilisation die Rede sein.

Angesichts der Unzumutbarkeit und der geringen Erfolgschancen der im Gesetz vorgesehenen Möglichkeiten zur Vermeidung der Sterilisation griffen viele Menschen, denen der Eingriff drohte, zu illegalen Mitteln, um sich dem Verfahren zu entziehen.[567] So lassen sich im Saarland mehrere Fälle nachweisen, in denen die Betroffenen sich weigerten, der Vorladung zur amtsärztlichen Untersuchung Folge zu leisten.[568] Andere erschienen zwar zur Untersuchung, verweigerten dann aber die medizinische Begutachtung oder die Beantwortung von Fragen im Intelligenztest.[569] Doch diese Versuche, sich der Sterilisationsjustiz zu entziehen, hatten in der Regel nur vorübergehenden Erfolg: Personen, die nicht zur Untersuchung aufs Gesundheitsamt kamen, wurden polizeilich vorgeführt[570] oder zu Hause aufgesucht und dort begutachtet.[571] Wer sich weigerte, Auskünfte zu seiner Person zu erteilen, Fragen im Intelligenztest zu beantworten oder wer den untersuchenden Arzt erst gar nicht an sich herankommen ließ, mußte damit rechnen, daß dieser sein Gutachten nur nach dem Augenschein oder auf der Grundlage älterer Akten abfaßte, wie es im Falle der bereits erwähnten Melanie Iffland*[572] geschah, über die der Amtsarzt von Saarbrücken-Stadt notierte:

565 MZG 545. Alle folgenden Angaben hierzu nach ebd.

566 Bei den drei nachweisbaren saarländischen Fällen handelte es sich um unverheiratete Menschen.

567 Laut Rothmaler versuchten in Hamburg 20 Prozent aller Sterilisationsopfer, sich nach dem Urteil dem Eingriff zu entziehen, indem sie den Wohnsitz wechselten oder die Behörden mit ausführlichen Briefwechseln hinhielten (Dies.: Sterilisationen, S. 179). Für das Saarland ist eine vergleichbare Quantifizierung nicht möglich, da Einzelfallakten nur sehr unvollständig erhalten sind.

568 So z.B. LA AG SB 290; 199.

569 So z.B. LA AG SB 206; 328.

570 So z.B. LA AG SB 290.

571 So z.B. LA AG SB 199.

572 LA AG SB 206. Alle folgenden Angaben hierzu nach ebd. Siehe auch oben S. 159.

»Als dann endlich im Jahre 1941 das Mädchen auf dem Gesundheitsamt erschien, verweigerte sie eine Untersuchung. Es muß daher auf das Ergebnis des alten Prüfungsbogens Bezug genommen werden sowie auf das völlig Versagen im Leben sowohl in sittl. und moral. Beziehung als auch in ihren Leistungen.«

Andere versuchten, das Verfahren in ihrem Sinne zu beeinflussen, indem sie die Fragen und Antworten des vorgedruckten »Intelligenzprüfungsbogens« vorher auswendig lernten. So gab eine junge Frau aus Saarbrücken, die im Sommer 1941 erst auf wiederholte Vorladung zur amtsärztlichen Untersuchung erschienen war, bei der Befragung durch eine Gesundheitspflegerin an, sie habe zum ersten Termin nicht kommen können, weil ihr Verlobter zu diesem Zeitpunkt noch mit ihr für die Intelligenzprüfung »geübt« habe.[573] Die Tatsache, daß der Inhalt des Standard-Fragebogens sich im Laufe der Zeit in der Bevölkerung herumgesprochen hatte und daß einige Betroffene versuchten, die drohende Zwangssterilisation abzuwenden, indem sie Fragen und Antworten auswendig lernten, führte dazu, daß das Reichsinnenministerium in einem Erlaß vom 7. Januar 1937 die Amtsärzte anwies, nicht mehr die vorgedruckten Formulare zu verwenden, sondern stattdessen eigene Fragen zu formulieren.[574]

Manche der Angeklagten versuchten auch, einer Verurteilung zu entgehen, indem sie nicht zur Verhandlung vor dem Erbgesundheitsgericht erschienen.[575] In solchen Fällen setzte das Gericht einen neuen Termin fest; bei unentschuldigtem Fernbleiben wurde außerdem die polizeiliche Vorführung für die nächste Sitzung angeordnet und eine gerichtliche Bestrafung angedroht.[576] Aber immerhin konnten die Betroffenen trotz dieser Zwangsmittel zumindest Zeit gewinnen: Eine 34jährige Frau aus Saarbrücken,[577] deren Sterilisation wegen angeborenen Schwachsinns am 11. November 1940 beantragt worden war, mußte in den Jahren 1941 und 1942 insgesamt viermal vom Erbgesundheitsgericht Saarbrücken vorgeladen werden: Dreimal fehlte sie entschuldigt, einmal unentschuldigt, zuletzt verreiste sie mit unbekanntem Ziel. Ihr Verfahren blieb schließlich unerledigt liegen. Daß die Verweigerung dieser Frau erfolgreich war, dürfte allerdings mit den besonderen Umständen der Kriegszeit zusammenhängen: Es fehlte an Ärzten, Richtern und Personal. Die Prozesse vor den Erbgesundheitsgerichten waren seit dem 1. September 1939 ohnehin auf die »dringendsten« Fälle beschränkt worden, und die Polizei hatte offenbar Wichtigeres zu tun, als Jagd auf flüchtige ›Erbkranke‹ zu machen. Bezeichnenderweise ereigneten sich die wenigen Fälle, in denen eine Sterilisation durch Fernbleiben bei der Gerichtsverhandlung verhindert werden konnte, alle während der Kriegsjahre.

Vor allem Männer, die ihre Einberufung zum Militär erwarteten, hatten während des Krieges durch eine Verschleppung von Untersuchungs- und Gerichtsterminen eine gewisse Chance, der Sterilisation zu entgehen: Der 16jährige Al-

573 LA AG SB 169.
574 Bock: Zwangssterilisation, S. 318f.
575 So z.B. LA AG SB 111; 125; 146; 165; 224.
576 So z.B. LA AG SB 111; 146; 165.
577 LA AG SB 111. Alle folgenden Angaben hierzu nach ebd.

fred Hartmann*,[578] aus dessen Familie bereits der Vater, die Mutter, ein Bruder und vier Kusinen sterilisiert worden waren, wurde erstmals für den 7. Juli 1939 zur Verhandlung vor dem Erbgesundheitsgericht Saarbrücken vorgeladen. – Hartmann* erschien nicht und ließ sich damit entschuldigen, daß er zur Zeit im Landjahr sei. Wenige Wochen später wurde das Verfahren aufgrund des Krieges eingestellt. Im November 1940 beantragte das zuständige Gesundheitsamt die Wiederaufnahme. Daraufhin wurde für den 1. Oktober 1941 eine neue Sitzung anberaumt, der Hartmann* wiederum fernblieb. Nachdem er auch einer weiteren Vorladung für den 15. April 1942 nicht Folge leistete, ordnete das Gericht für den 30. September 1942 seine polizeiliche Vorführung an. Doch auch diese blieb erfolglos, da der junge Mann einige Monate zuvor zum Militär einberufen worden war. Das Erbgesundheitsgericht sah sich schließlich gezwungen, das Verfahren zunächst für ein halbes Jahr auszusetzen; doch auch danach wurde es nicht wieder aufgenommen.

Manche Männer wurden jedoch auch durch die Einberufung zum Wehrdienst nicht vor der Sterilisation bewahrt: Der 30jährige Josef Staudinger*,[579] der wie Alfred Hartmann* bis zu seiner Einberufung zur Wehrmacht alle Vorladungen ignoriert hatte, wurde unmittelbar nach seiner Entlassung aus dem Heeresdienst im Jahre 1943 vor Gericht gestellt, wegen angeborenen Schwachsinns verurteilt und sterilisiert. In einem anderen Fall, in dem es um einen Mann ging, der zur Sterilisation verurteilt worden war, dann aber vor dem vorgesehenen Operations-Termin zur Wehrmacht einrückte, konsultierte das Gesundheitsamt sogar den Truppenarzt, und bat ihn, den Eingriff im Lazarett vorzunehmen.[580] Der Wehrmachtsarzt antwortete auf diese Anfrage:

> »Auf ihr gestern eingegangenes Schreiben teile ich mit, daß sich der Gefr. Pirmin Ulrich* [...] seit dem 14. Juni 1941 in der von mir ärztlich betreuten Einheit [...] befindet. Gefr. Ulrich* wurde heute von mir untersucht, er ist weder in der Lage zu lesen noch zu schreiben. Seine Pflichten als Soldat hat er bis jetzt in jeder Weise erfüllt. Er ist am 1.2.40 zum Heeresdienst eingezogen worden. Ich mache darauf aufmerksam, daß er bereits nach 4 Monaten zum Gefreiten befördert worden ist und daß er Träger des Inf.-Sturm-Abzeichens ist, d.h. daß er mindestens dreimal bei einem Sturmangriff die feindlichen Linien durchbrochen hat. Nach einer persönlichen Unterredung mit dem leitenden Chirurgen des Kriegslazarettes I/614, das sich in unmittelbarer Nähe der Kaserne befindet, kann eine Sterilisation ohne weiteres hier vorgenommen werden. Wenn die Sterilisation hier durchgeführt werden soll, bitte ich, mir den rechtskräftigen Beschluß des Erbgesundheitsgerichtes Saarbrücken vom 5. April 1939 als Einschreiben zukommen zu lassen, damit ich diesen Entscheid gleichzeitig mit dem Lazarett-Einweisungsschein dem Kriegslazarett I/614 zukommen lassen kann.«

Möglicherweise hatte der Hinweis des Truppenarztes auf die soldatischen Verdienste des Gefreiten Ulrich* Erfolg: Jedenfalls teilte das Erbgesundheitsgericht Saarbrücken dem Heimatgesundheitsamt des Soldaten einige Zeit später mit,

578 LA AG SB 146. Alle folgenden Angaben hierzu nach ebd. Zur Situation der Familie siehe oben S. 54.

579 LA AG SB 165. Alle folgenden Angaben hierzu nach ebd.

580 LA AG SB 64. Alle folgenden Angaben hierzu nach ebd.

daß man es für zweckmäßig halte, von der Durchführung des Eingriffes abzusehen, solange der junge Mann sich noch im Heeresdienst befinde.

Andere ›Erbkranke‹ wie die 20jährige Elisabeth Kurz*[581] aus Saarbrücken versuchten, sich dem Verfahren zu entziehen, indem sie häufig ihren Wohnsitz wechselten und dabei ihrer polizeilichen Meldepflicht nicht nachkamen. Doch die Erfolgsaussichten solcher Verweigerungsversuche waren sehr begrenzt. Untergetauchte ›Sterilisationskandidaten‹, die von den Behörden aufgegriffen wurden, konnten wegen bestehender »Fluchtgefahr« für die Dauer des Verfahrens in geschlossene Anstalten eingesperrt werden. So nahm die Saarbrücker Polizei am 8. Dezember 1938 den 45jährigen Schlosser Otto Bertram* auf Anweisung des Erbgesundheitsgerichtes fest und brachte ihn in die Heil- und Pflegeanstalt Merzig.[582] Zur Begründung dieser Zwangsmaßnahme erklärte das Gericht:

> »Seit einem halben Jahr fahnden die Erbgesundheitsgerichte Eisenach und Saarbrücken vergebens nach Bertram*, da er dauernd sein Arbeitsverhältnis wechselt und im Lande umherzieht. Hierdurch ist der dringende Verdacht begründet, daß der Erbkrankverdächtige sich dem Verfahren zu entziehen sucht. Um das Verfahren durchführen zu können, erscheint daher seine Unterbringung, wie beschlossen nach Art. 4 Abs. 2 der 1. Ausführungsverordnung zum Gesetz zur Verhütung erbkranken Nachwuchses gerechtfertigt.«

Acht Tage nach seiner Einweisung in Merzig wurde Otto Bertram* vom Erbgesundheitsgericht Saarbrücken wegen Schizophrenie zur Sterilisation verurteilt; der Eingriff wurde durchgeführt und der Patient am 1. September 1939 mit seinen übrigen Merziger Leidensgenossen nach Hessen verlegt.

Eine weitere Möglichkeit zur Verzögerung des Verfahrens bot sich in den Fällen, in denen das Erbgesundheitsgericht in erster Sitzung keinen Beschluß faßte, sondern den ›Probanden‹ zu einer genaueren Untersuchung an einen Facharzt überwies. Manchmal mußten bei dieser Gelegenheit auch Familienangehörige mit untersucht werden. Durch Nicht-Erscheinen zu derartigen Begutachtungen konnte das Verfahren ebenfalls in die Länge gezogen werden. So teilte der Leiter des Frankfurter Universitäts-Institutes für Erbbiologie und Rassenhygiene,[583] Professor Otmar Freiherr von Verschuer, der von Erbgesundheitsgerichten in ganz Deutschland häufig konsultiert wurde, im Jahre 1942 dem Saarbrücker Gericht mit, daß er sich außerstande sehe, ein Gutachten über eine 19jährige aus der Gegend von Merzig anzufertigen,[584] da diese und ihr ebenfalls zur Untersuchung vorgeladener Vetter bislang nicht nach Frankfurt gekommen seien. Das Gericht ordnete daraufhin erneut die Begutachtung durch von Verschuer an. Die Familie entfachte nun jedoch wegen der Reisekosten und der Auslagen für die Hotelunterbringung der Eltern, die die beiden jungen Leute nach Frankfurt begleiten wollten, einen ausgedehnten »Papierkrieg« mit dem Gericht. Das Verfahren wurde nie zu Ende gebracht.[585]

---

[581] LA AG SB 97. Alle folgenden Angaben hierzu nach ebd.

[582] MZG 720. Alle folgenden Angaben hierzu nach ebd.

[583] Zu diesem Institut siehe insbes. Daum, Deppe: Zwangssterilisation in Frankfurt, S. 63-83.

[584] LA AG SB 148. Alle folgenden Angaben hierzu nach ebd.

[585] Ein ähnliches Beispiel für die Verzögerung der gerichtlich angeordneten Begutachtung liegt bei LA AG SB 46 vor.

Auch in diesem Fall dürfte die Tatsache, daß die Verzögerung erfolgreich war, wohl in erster Linie auf kriegsbedingte Wirren zurückzuführen sein. Grundsätzlich verfügten Gesundheitsämter und Gerichte sehr wohl über die erforderlichen Zwangsmittel, um die Opfer nötigenfalls mit polizeilicher Gewalt zur Untersuchung, zur Gerichtsverhandlung, zur fachärztlichen Begutachtung oder schließlich zur Durchführung der Operation vorführen zu lassen. Die wenigen nachweisbaren Fälle, in denen dieses System Lücken aufwies, die die Betroffenen erfolgreich in ihrem Sinne nutzen konnten, liegen im Saarland allesamt in der Zeit zwischen 1940 und 1944. Dagegen läßt sich in den Jahren 1935 bis 1939 kein Beispiel dafür finden, daß eine Sterilisation durch den Widerstand der Betroffenen tatsächlich verhindert worden wäre. Erst unter den besonderen Restriktionen des Krieges, der den Staat zwang, den Verfolgungsdruck auf ›Erbkranke‹ mit Rücksicht auf die begrenzten medizinischen Ressourcen und die Stimmung in der Bevölkerung etwas zurückzunehmen, wuchsen die Erfolgsaussichten für Verweigerungshandlungen.

Einige Menschen, denen die Sterilisation drohte, machten sich die geographische Lage des Saarlandes zunutze und versuchten, ins Ausland zu fliehen. So entzog sich der 20jährige Untersuchungshäftling Wilhelm Klein* aus Neunkirchen, gegen den die Erbgesundheitsgerichte Trier und Saarbrücken wegen angeborenen Schwachsinns ermittelten, im April 1937 dem Zugriff der Sterilisationsjustiz, indem er nach seiner Entlassung aus dem Gefängnis nicht nach Hause zurückkehrte, sondern sich freiwillig zur französischen Fremdenlegion meldete,[586] wo er vor der Verfolgung durch deutsche Behörden sicher war.

Auch die 16jährige Luzia Steiner*, die aus einem Dorf in unmittelbarer Grenznähe stammte, floh vor der Sterilisation nach Frankreich.[587] Als der Amtsarzt von Saarbrücken-Land kurz vor Kriegsbeginn gegen die junge Frau Ermittlungen anstellte, zog sie zu Verwandten nach Lothringen und nahm außerdem auch die französische Staatsbürgerschaft an. Später kehrte sie in ihren deutschen Heimatort zurück, behielt aber ihren französischen Paß. Doch auch dieser konnte sie schließlich vor der Sterilisation nicht mehr schützen: Am 21. Januar 1942 verurteilte das Erbgesundheitsgericht Saarbrücken sie wegen angeborenen Schwachsinns. Zwei Jahre später führte Dr. Kiefer, Chefarzt an der Frauenklinik des Saarbrücker Bürgerhospitals, den Eingriff durch und nahm bei dieser Gelegenheit auch eine Abtreibung vor.

Der Schlosser Norbert Zenz* aus Saarlouis[588] zog bereits am Tag der Saarabstimmung die Konsequenzen aus der drohenden Rückgliederung des Saargebietes ins Reich und emigrierte ebenfalls nach Frankreich, wo er sich in Anstaltsbehandlung begab. Der 23jährige war damit zunächst vor der Sterilisation sicher. Im Sommer 1937 aber holte seine Familie ihn zurück nach Hause. Dort wurde er von der Gestapo verhaftet und »zur Beobachtung« nach Merzig eingewiesen. Wenig später wurde Zenz* wegen Schizophrenie verurteilt und sterilisiert. Zusammen mit den übrigen Merziger Patienten wurde er

[586] LA AG SB 14.
[587] LA AG SB 166. Alle folgenden Angaben hierzu nach ebd.
[588] MZG 794. Alle folgenden Angaben hierzu nach ebd.

schließlich am 1. September 1939 nach Hessen verschleppt, wo seine Spur sich verliert.

Auch noch während des Krieges konnten gefährdete Personen durch Übersiedlung nach Lothringen der Sterilisation entgehen. Zwar waren Lothringen und das Elsaß nach dem Frankreichfeldzug dem Deutschen Reich wieder einverleibt worden, aber ähnlich wie in den besetzten Gebieten Polens und der Tschechoslowakei wurde auch hier eine Reihe von deutschen Gesetzen entweder gar nicht oder erst mit Verspätung eingeführt. Zu ihnen gehörte auch das GzVeN.[589] Diesen Umstand machten sich einige Männer und Frauen zunutze, denen in der Heimat die Sterilisation drohte. So scheiterte etwa das Verfahren gegen die 24jährige Hausangestellte Toni Köhler* daran, daß die junge Frau, die aus Saarbrücken stammte, zum Zeitpunkt der Antragstellung in Metz lebte.[590] Als der Saarbrücker Amtsarzt im Herbst 1942 seinen Metzer Kollegen um Amtshilfe bat, teilte dieser ihm mit,

> »daß in Lothringen das Gesetz zur Verhütung erbkranken Nachwuchses nicht eingeführt ist, so daß dem Gesundheitsamt keine Handhabe zur Verfügung steht, aufgrund dieses Gesetzes Beobachtungen in einer Heil- und Pflegeanstalt zu veranlassen.«

Alle späteren Versuche, die ›Erbkrankverdächtige‹ zur stationären Untersuchung in die Heil- und Pflegeanstalt Lörchingen (Lorquin) vorzuladen, scheiterten in den folgenden Jahren. Wenige Wochen vor dem Einmarsch der Amerikaner in Metz gab man schließlich die Verfolgung von Toni Köhler* auf.

In den Unterlagen des Erbgesundheitsgerichts Saarbrücken finden sich Hinweise darauf, daß einige Männer und Frauen, denen die Sterilisation drohte, versuchten, ihre Verfolger vor vollendete Tatsachen zu stellen, indem sie noch während des Verfahrens ein Kind zeugten. Um dies zu vermeiden, sah das GzVeN eine zügige Abwicklung des Verfahrens vor. Laut Artikel 6 der ersten Ausführungsverordnung vom 5. Dezember 1933[591] mußte der Amtsarzt, wenn das Urteil des Erbgesundheitsgerichtes rechtskräftig geworden war, den ›Unfruchtbarzumachenden‹ auffordern, den Eingriff innerhalb von zwei Wochen vornehmen zu lassen. In der Praxis erwies sich diese Fristsetzung jedoch schon bald als Makulatur: Im Saarland vergingen 1936 zwischen Urteil und Operation im Schnitt zwei Monate; 1938 hatte sich diese Zeitspanne verdoppelt, und während des Krieges lassen sich in Einzelfällen sogar mehrjährige Wartezeiten belegen. Auch die Frist zwischen Antragstellung und Gerichtsverhandlung verlängerte sich im Laufe der Jahre.

Auf diese Weise blieb es nicht aus, daß rechtskräftig verurteilte Personen vor der Durchführung des Eingriffes Kinder zeugten. Dafür kann es natürlich ganz verschiedene Gründe geben. In einigen Fällen liegt allerdings die Vermutung nahe, daß dies wohl auch eine Art von Trotzreaktion auf die drohende Sterilisation war. Ein Beispiel hierfür ist das Schicksal von Karla Ruhländer*.[592] Das

[589] Bock: Zwangssterilisation, S. 163.
[590] LA AG SB 271. Alle folgenden Angaben hierzu nach ebd.
[591] Hier nach Gütt, Rüdin, Ruttke (1936), S. 85.
[592] LA AG SB 19. Alle folgenden Angaben hierzu nach ebd.

Verfahren gegen diese Frau, die verheiratet war und in einem Ort im Bliestal lebte, war am 29. Juni 1938 vom Erbgesundheitsobergericht Zweibrücken für zwei Jahre ausgesetzt worden. Ein halbes Jahr nach Ablauf dieser Frist – Karla Ruhländer* und ihr Mann waren zwischenzeitlich bei Kriegsbeginn aus ihrem grenznahen Wohnort evakuiert worden, mittlerweile aber wieder dorthin zurückgekehrt – meldete sich der zuständige Amtsarzt von St. Ingbert, der bereits vorher ein auffallend restriktives Vorgehen gegenüber der betroffenen Frau an den Tag gelegt hatte, beim Erbgesundheitsobergericht und forderte eine Wiederaufnahme des Verfahrens:

> »Ich wäre geneigt gewesen, mich gegen die Fortsetzung des Verfahrens auszusprechen, wenn nicht vor $1^1/_2$ Jahren die Geburt eines Kindes erfolgt wäre. Der Vater gibt an, daß die Geburt dieses Kindes nicht zuletzt auf einen gewissen Trotz gegen die mit der Verfahrensdurchführung verbundenen Unannehmlichkeiten zurückzuführen sei.«

Auch wenn man berücksichtigt, daß die Angaben über den Grund der Zeugung des Kindes nicht von den Eltern selbst stammen, sondern vom Amtsarzt überliefert sind, wirken sie angesichts der Umstände dennoch durchaus plausibel. Als Trotzreaktion läßt sich auch das Verhalten der Schwestern Sieglinde[593] und Friederike Lambert*[594] aus ›Saarlautern‹ interpretieren. Gegen die beiden jungen Frauen und ihren Vater war ein Sterilisationsantrag wegen erblicher Blindheit gestellt worden; gegen eine weitere Schwester lief ein Verfahren wegen angeborenen Schwachsinns. Zwischen Antragstellung und Gerichtsverhandlung vergingen bei Sieglinde zwei, bei Friederike ein Jahr. In dieser Zeitspanne brachte jede der beiden Schwestern zwei uneheliche Kinder zur Welt. Zwar waren beide Frauen zum Zeitpunkt der Antragstellung bereits schwanger, so daß nur zwei der insgesamt vier unehelichen Kinder während des Verfahrens gezeugt wurden, aber trotzdem erscheint eine solche Häufung von unehelichen Geburten in einer einzigen Familie doch sehr auffällig,[595] so daß sich die Frage stellt, ob das Verhalten der beiden Schwestern nicht auch von einer gewissen Auflehnung gegen die Sterilisation bestimmt gewesen sein könnte.[596]

Andere ›Erbkranke‹ versuchten vor der Durchführung der Operation, das Heiratsverbot zu umgehen, das ihnen durch die Verweigerung des ›Ehetauglichkeitszeugnisses‹ auferlegt worden war, indem sie ganz auf den Segen des Standesamtes verzichteten und in »wilder Ehe« zusammenlebten.[597] Manche versuchten auch, ohne ›Ehetauglichkeitszeugnis‹ getraut zu werden.[598] Das – zu dieser Zeit und in ländlichen Regionen ohnehin sehr problematische – Zusammenleben ohne Trauschein konnte jedoch dazu führen, daß die Sittenpolizei einschritt. Erfuhren die Gesundheitsämter, daß ein ›Erbkrankverdächtiger‹ eine

593 LA AG SB 185. Die folgenden Angaben zu beiden Personen stammen aus dieser Akte.
594 LA AG SB 187.
595 Ähnlich der Fall LA AG SB 76.
596 Auch in anderen Regionen Deutschlands war ähnliches zu beobachten. Siehe dazu insbes. Bock: Zwangssterilisation, S. 284, 384f.
597 Siehe z.B. LA AG SB 184; 320.
598 Siehe z.B. LA AG SB 61; 161; 173.

illegitime Beziehung unterhielt, so drängte die Behörde beim Erbgesundheitsgericht auf beschleunigte Durchführung des Verfahrens. So teilte das Staatliche Gesundheitsamt ›Saarlautern‹ am 17. Juni 1943 dem Erbgesundheitsgericht Saarbrücken mit, daß die 20jährige ledige Mutter Elfriede Trentz*,[599] gegen die ein Verfahren wegen angeborenen Schwachsinns anhängig war, mit dem Vater ihres Kindes im gleichen Haushalt lebe, »so daß die Fortpflanzungsgefahr sehr groß ist. Um baldige Herbeiführung eines Beschlusses wird gebeten.« Das Gericht, das sich vorher für die Bearbeitung des Falles ein halbes Jahr Zeit gelassen hatte, reagierte prompt: 14 Tage nach dem Schreiben des Gesundheitsamtes wurde Elfriede Trentz* zur Sterilisation verurteilt.

Nach 1939 konnten einige ›Erbkrankverdächtige‹ die kriegsbedingten Lücken im Verfahren nutzen, um ohne ›Ehetauglichkeitszeugnis‹ zu heiraten. Die 25jährige Emilie Didion* aus Völklingen,[600] gegen die im Januar 1939 ein Sterilisationsantrag wegen angeborenen Schwachsinns gestellt worden war, wurde zu Beginn des Zweiten Weltkrieges zusammen mit den übrigen Einwohnern ihres an der Grenze zu Frankreich gelegenen Heimatortes ins Hinterland evakuiert. Als ihr Verfahren nach ihrer Rückkehr im Mai 1941 wiederaufgenommen werden sollte, stellte sich heraus, daß die Frau zwischenzeitlich an ihrem Evakuierungsort geheiratet hatte, wo offenbar niemand nach ihrem ›Ehetauglichkeitszeugnis‹ gefragt hatte.

Erleichtert wurde die Eheschließung von Menschen, denen man eine ›Erbkrankheit‹ zur Last legte, auch durch die sogenannte Kriegstrauung, die es Soldaten ermöglichen sollte, in einem vereinfachten Verfahren ohne Aufgebotsbestellung zu heiraten. Da der Standesbeamte bei der Kriegstrauung nicht immer die Zeit und die Möglichkeit hatte, alle erforderlichen Unterlagen zu überprüfen, und da die Gesundheitsämter bei diesem Verfahren erst nachträglich über die Eheschließung informiert werden mußten,[601] bestand auch hier die Chance, ohne ›Ehetauglichkeitszeugnis‹ zu heiraten. So bemerkte der Bürgermeister von Siersburg im Herbst 1941 erst nach einigen Tagen, daß er eine Frau getraut hatte, gegen die ein Verfahren wegen schwerer körperlicher Mißbildung anhängig war.[602]

Durch den Krieg wurde die Eheschließung von Personen, die unter das GzVeN fielen, nicht nur de facto erleichtert, sondern zum Teil sogar legalisiert. In einem Schnellbrief teilte Reichsgesundheitsführer Dr. Leonardo Conti unmittelbar nach Kriegsbeginn den Gesundheits- und Standesämtern mit, daß männlichen ›Erbkranken‹ die Heirat grundsätzlich zu gestatten sei, soweit sie

599 LA AG SB 184.
600 LA AG SB 61.
601 Durchführungsverordnung zum GzVeN und zum Ehegesundheitsgesetz vom 31.8.1939, § 8: »Wird auf Grund des § 27 der ersten Verordnung zur Ausführung des Personenstandsgesetzes vom 19. Mai 1938 (RGBl. I, S. 533) Befreiung vom Aufgebot erteilt, so bedarf es einer Benachrichtigung des Gesundheitsamtes vor der Eheschließung nicht. Der Standesbeamte übersendet vielmehr nur eine Mitteilung über die Eheschließung den für die Verlobten zuständigen Gesundheitsämtern.« (RGBl. I, S. 1560; hier zit. aus: LA AG SB 403).
602 LA AG SB 403. Eine Eheschließung ohne Aufgebot lag auch im Falle eines 26jährigen Schlossers aus dem Kreis St. Wendel vor (LA AG SB 173).

trotz ihres Leidens zum Dienst in der Wehrmacht einberufen worden waren.[603] Einer weiblichen ›Erbkranken‹ sollte die Eheschließung erlaubt werden, wenn ihr Verlobter als Soldat diente »und aus dem Verhältnis ein Kind hervorgegangen oder zu erwarten ist.«[604] Offenbar war sich die Regierung bewußt, daß sie ihre Soldaten und deren Angehörige während des Krieges durch rassenhygienische Schikanen nicht allzusehr beunruhigen durfte. Für Menschen, denen vorher die Eheschließung wegen ihrer angeblichen »Krankheit« nicht möglich war, eröffnete sich auf diese Weise um den ohnehin kaum vermeidlichen Preis des Wehrdienstes ein bescheidener Handlungsspielraum, den sie zur Heirat und auch zur Gründung einer Familie nutzen konnten.

2.9.2 Die Motivation der Betroffenen für die Ablehnung der Sterilisation

Die Motivationen für die Ablehnung der Zwangssterilisation waren vielfältig: Neben der Zerstörung der Fortpflanzungsfähigkeit bedeutete der Eingriff auch eine gewaltsame Verletzung der körperlichen Unversehrtheit der betroffenen Menschen. Gerade bei Frauen war die Operation zudem mit erheblichen gesundheitlichen Risiken verbunden. Der erzwungene Verzicht auf Kinder durchkreuzte nicht nur die persönlichen Wunschträume vieler Menschen, sondern berührte auch – gerade im ländlichen Milieu – ihre soziale Wertigkeit. Hinzu kam ein Gefühl der Schande wegen des entwürdigenden Eingriffs. Alle diese Faktoren trugen dazu bei, daß viele der Opfer versuchten, sich gegen die Sterilisation zur Wehr zu setzen. So begründete etwa der an anderer Stelle bereits zitierte Hüttenarbeiter Dieter Schick* seine Ablehnung der drohenden Sterilisation vor allem mit der Angst vor den sozialen Konsequenzen dieses Eingriffes:

> »Statt einem Menschen zu helfen will man ihn moralisch und seelisch vernichten. Haben Sie einmal überlegt, was das Wort Sterilisieren bedeutet? Für mich würde es Scheidung der Ehe, Zerrüttung in der Familie und Lust und Liebe an der Arbeit bedeuten.«[605]

Wie tief die Zwangssterilisation in die Psyche der Opfer eingriff, zeigt das Schicksal von zwei jungen Frauen aus dem Saarland, die infolge des Eingriffs ein seelisches Trauma erlitten und daraufhin in die Psychiatrie eingewiesen wurden. Eine von ihnen war Christine Franzen* aus Homburg, die im Dezember 1939 wegen angeborenen Schwachsinns in Ludwigshafen sterilisiert wurde. Kurz darauf wurde sie in die Heil- und Pflegeanstalt Eichberg bei Wiesbaden eingeliefert, die nach der Schließung der beiden saarländischen Anstalten Homburg und Merzig bei Kriegsbeginn als Aufnahmeanstalt für das Saarland diente.[606] Im Aufnahmeformular von Christine Franzen* wird die Frage nach den Ursachen

603 LA AG SB 403.
604 Zit. nach ebd.
605 LA AG SB 157. Vgl. oben S. 156f.
606 Siehe unten S. 231.

für die »Entstehung der Geisteskrankheit« mit der lapidaren Feststellung beantwortet: »Angeblich Entsetzen über Sterilisierung.«[607] In der Krankengeschichte heißt es dazu:

> »Pat. wurde im Dezember 1939 wegen angeborenen Schwachsinns zur Sterilisation in das Krankenhaus Ludwigshafen eingeliefert. Kurz nach der Operation wurde Pat. erregt und aggressiv. Wegen der starken motorischen Unruhe und der Gewalttätigkeit mußte sie in die hiesige Anstalt überführt werden.«

Ähnlich erging es auch einer 22jährigen aus Wemmetsweiler.[608] Die junge Frau, die als schwachsinnig galt und im Haushalt ihrer Eltern lebte, war am 13. Mai 1940 von mehreren deutschen Soldaten sexuell mißbraucht und geschwängert worden. Das Erbgesundheitsgericht[609] ordnete daraufhin die Sterilisation des Opfers und die Durchführung einer Abtreibung an. Beide Eingriffe wurden Ende August im Städtischen Krankenhaus Ludwigshafen durchgeführt. Als die Eltern ihre Tochter danach aus der Klinik abholten, stellten sie schwere Gemütsveränderungen bei ihr fest. Wenige Tage später mußte sie deshalb nach Eichberg gebracht werden, wo man bei der Aufnahme eine »ungewöhnliche Unruhe« sowie »Imbecillität«, »Schizophrenie« und ein »psychisches Trauma« diagnostizierte. Die Frau wurde Ende Januar 1941 wieder aus der Anstalt entlassen. Ob die Soldaten, die sich an ihr vergangen hatten, bestraft wurden, ist nicht bekannt. Bei diesen beiden Frauen aus dem Saarland erwies sich die Zwangssterilisation im wahrsten Sinne des Wortes als krankmachende Gesundheitspolitik.

Die Zwangssterilisation berührte gleich zwei Tabu-Bereiche der menschlichen Existenz, nämlich Krankheit und Sexualität. Der Gedanke, wegen einer ›Erbkrankheit‹ unfruchtbar gemacht zu werden, war eine Vorstellung, die das Schamgefühl vieler Betroffener und ihrer Angehörigen zutiefst verletzte. Der 35jährige Alois Ilgner*,[610] der aus einer ländlichen Region im nördlichen Saarland stammte und dort als Briefträger tätig war, bat am 14. Dezember 1941 das Staatliche Gesundheitsamt Ottweiler, das wegen angeborener körperlicher Mißbildung gegen ihn ermittelte, um Verschonung von der Sterilisation. In seiner Begründung für diese Bitte führte er neben seiner guten Arbeitsleistung, seiner Treue zu ›Führer‹ und Partei und einer eidesstattlichen Erklärung, sich niemals zu verheiraten, auch seine Angst vor Gerüchten und Gerede über seine Person an:

> »Ich weiß nicht, ob dem Herrn Amtsarzt die Einstellung der ländlichen Bevölkerung in dieser Sache bekannt ist. Aber so, wie das Ergebnis meiner ersten Untersuchung auf Ehetauglichkeit zum großen Teil bekannt geworden ist, so würde auch eine Sterilisierung von mir durchsickern, möchte es auch noch so geheim sein, und die Folgen in der Bevölkerung, wo mich alles kennt als Postbote, kann ich mir nicht

607 Alle Angaben und Zitate hierzu nach HStA, Abt. 430/1, Nr. 10735.
608 Alle Angaben und Zitate hierzu nach HStA, Abt. 430/1, Nr. 11015.
609 Aus den Unterlagen geht nicht hervor, um welches Erbgesundheitsgericht es sich dabei handelte. Das Saarbrücker Gericht hatte zu diesem Zeitpunkt seine Tätigkeit vermutlich noch nicht wieder aufgenommen.
610 LA AG SB 189. Alle folgenden Angaben hierzu nach ebd.

ausdenken. Soviel mir bekannt ist als Erster, vielleicht als einziger aus der hiesigen Gegend, das gäbe eine Sensation für Klatsch und Tratsch. Man würde sozusagen mit Fingern auf mich zeigen, und das könnte ich nicht ausstehen. Lieber wollte ich tot sein.«

In vielen Protesten und Beschwerden gegen die Sterilisation finden sich auch religiös motivierte Argumente. Als die Schwester eines Merziger Anstaltspatienten erfuhr, daß man ihren Bruder, einen ledigen, 42jährigen Bauern,[611] unfruchtbar machen lassen wollte, schrieb sie an die Anstaltsleitung:

»Auch wollen sie meinen Bruder unter das Gesetz nehmen, was unnötig ist. Es sind welche, die mehr nötig gemacht sind, als der. Der Mensch ist doch kein Tier, er ist ein Geschöpf Gottes. In seinem ganzen Leben hat er niemanden etwas zu leide getan, deshalb sollen sie ihm auch nichts zu leide tun.«

Auch die Frau eines 44jährigen Bergarbeiters,[612] gegen den der stellvertretende Amtsarzt von Ottweiler einen Antrag wegen angeborenen Schwachsinns gestellt hatte, verwies das Erbgesundheitsgericht auf ein höheres Recht:

»Man muß doch nicht gerade mit den Leuten machen, wie mans gern hat, denn es gibt auch noch ein höheres Gericht, wo es einmal doch für den, der mir solches und meiner Familie angetan, abrechnen muß, denn Gottes Mühlen mahlen langsam, aber sicher.«

Während im letzten Zitat auch ein gewisser Fatalismus und eine Selbstvertröstung auf die Wiederherstellung der Gerechtigkeit im Jenseits mitschwingen, die den aktiven Widerstand im Diesseits möglicherweise eher lähmte als beflügelte, zeichnet sich das erste Bittschreiben durch ein ebenso naives wie eindringliches Bekenntnis zur Unverfügbarkeit des Menschen als ebenbildlichem Geschöpf Gottes aus.

Die Männer, um deren Sterilisation es in diesen Beispielen ging, waren beide katholisch. Die Argumentation der Bittbriefe ihrer Angehörigen – obschon stark religiös geprägt – weist jedoch keine konfessionellen Propria auf, sondern trägt allgemein christliche Züge. Zwar vertraten die beiden großen Kirchen eine unterschiedliche Haltung zur eugenisch indizierten Sterilisation:[613] Während die katholische Kirche sich schon Ende 1930 in der Enzyklika »Casti connubii« gegen die Sterilisation aus erbpflegerischen Gründen ausgesprochen hatte[614] und diese Position nach Inkrafttreten des GzVeN wiederholt öffentlich bekräftigte,[615] begrüßten auf evangelischer Seite sowohl die ›Deutschen Christen‹ als auch weite

[611] MZG 203. Alle folgenden Angaben hierzu nach ebd.

[612] LA AG SB 324. Alle folgenden Angaben hierzu nach ebd.

[613] Bock vermutete, daß der Widerstand gegen die Sterilisation in ländlich-katholischen Gebieten stärker ausgeprägt war als in protestantischen Regionen (Dies.: Zwangssterilisation, S. 280f.).

[614] Siehe oben S. 45.

[615] So in einer Predigtserie vom 9.-14. Dezember 1935 im Münchner Dom (Nowak: ›Euthanasie‹ und Sterilisierung, S. 110); in einer Kanzelabkündigung im Januar 1934 (»Gemäß den Weisungen des Heiligen Vaters erinnern wir daran: Es ist nicht erlaubt, sich selbst zur Sterilisierung zu stellen oder Antrag zu stellen auf Sterilisierung eines anderen Menschen« (Ebd., S. 113)); in einer Reihe von Veröffentlichungen in Oberhirtlichen Verordnungsblättern des Jahres 1937 (Ebd., S. 116).

Kreise der Bekennenden Kirche das GzVeN.[616] Im Gegensatz zur katholischen Kirche, die sich bemühte, die Mitarbeit ihrer eigenen Krankenhäuser und Pflegeheime sowie ihrer Ordensschwestern an der Umsetzung des Sterilisationsgesetzes zu unterbinden,[617] kooperierten viele Anstalten der Evangelischen Inneren Mission bei der Durchführung des Sterilisationsverfahrens mit staatlichen Stellen.[618] Aber trotz dieser unterschiedlichen Haltungen der beiden Amtskirchen zur Zwangssterilisation sollte man nicht automatisch von deren Position auf die individuellen Einstellungen der Kirchenmitglieder schließen:[619] Ein Mensch, der von der Zwangssterilisation bedroht war und sich vor diesem Eingriff fürchtete, tat dies vermutlich unabhängig davon, ob er nun Katholik oder Protestant war.[620]

Proteste gegen die Zwangssterilisation, die über den Kreis der unmittelbar Betroffenen und ihrer Angehörigen hinausgingen, lassen sich im Saarland nicht nachweisen. Selbst in den politischen Lageberichten der Oberlandesgerichtspräsidenten und Generalstaatsanwälte,[621] die relativ objektiv über die Stimmung der Bevölkerung berichteten und sich dabei nicht scheuten, auch Unerfreuliches beim Namen zu nennen – der parteilose Reichsjustizminister Dr. Franz Gürtner hatte dieses Informationssystem eigens aufgebaut, um unabhängig von Gestapo, SS und SD die öffentliche Meinung zu erkunden[622] – finden sich keine Hinweise darauf, daß die Zwangssterilisation zu Beunruhigung in der Bevölkerung geführt hätte.[623] Dies

---

616 Ebd., S. 96-100. Der bereits erwähnte Geschäftsführer des Gesamtverbandes der deutschen evangelischen Kranken- und Pflegeanstalten e.V., Dr. Hans Harmsen, erklärte auf der Tagung des Ständigen Ausschusses für Innere Mission am 10. August 1933: »Das tatkräftige Handeln der neuen Reichsregierung erfüllt uns mit Dankbarkeit und Freude, um so mehr, als die vom Ausschuß seinerzeit vorgebrachten Abänderungsvorschläge im endgültigen Wortlaut voll berücksichtigt sind.« (Zit. nach Ebd., S. 96). Anerkennende Worte für das GzVeN fand auch die von Vertretern der Bekennenden Kirche dominierte Westfälische Provinzialsynode am 15. Dezember 1933: »Die Provinzialsynode nimmt die hohe Verantwortung auf Herz und Gewissen und erkennt die Aufgabe, die der evangelischen Kirche angesichts des Inkrafttretens des Gesetzes zur Verhütung erbkranken Nachwuchses erwächst. Sie sieht in der Durchführung des Gesetzes eine Notmaßnahme des Staates gegenüber der wissenschaftlich nachgewiesenen fortschreitenden Entartung des deutschen Volkes.« (Zit. nach Ebd., S. 97).

617 Ebd., S. 112. Auch hier gab es freilich Ausnahmen. So berichtete Harry Seipolt, daß die katholischen Chefärzte der kirchlichen Heil- und Pflegeanstalt »Maria Hilf« in Gangelt die Durchführung des GzVeN unterstützt hätten (Harry Seipolt: » ... stammt aus asozialer und erbkranker Sippe«. Zwangssterilisation und NS-Euthanasie im Kreis Heinsberg 1933-1945. In: Heimatkalender des Kreises Heinsberg, 1992, S. 112-124, hier S. 113).

618 Nowak: ›Euthanasie‹ und Sterilisierung, S. 101-105. – Kaminsky: Zwangssterilisation und ›Euthanasie‹, S. 264-294.

619 Die Folgerung von Gisela Bock, »daß katholische Sterilisationskandidaten sich in ihren Beschwerden häufig auf ihr Gewissen und ihre Religion beriefen, was den protestantischen versagt blieb, da ihre Kirche das Gesetz bejahte,« erscheint vor dem Hintergrund der konkreten individuellen Bedrohung, mit der sich die einzelnen Opfer konfrontiert sahen, möglicherweise doch etwas theoretisch und lebensfremd (Dies.: Zwangssterilisation, S. 280).

620 Vgl. auch oben S. 89.

621 Klaus Oldenhage: Die Pfalz und das Saarland während des Krieges (1940-1945). In: Jahrbuch für westdeutsche Landesgeschichte 5 (1979), S. 303-356; 6 (1980), S. 343-398.

622 Ebd. 5 (1979), S. 304.

623 Allerdings wurden diese Lageberichte bisher nur für die Zeit ab 1940 ausgewertet. Insofern kann nicht völlig ausgeschlossen werden, daß es in früheren Jahren im Saarland nicht vielleicht doch offen artikulierten Unmut über das GzVeN gegeben haben könnte.

mag damit zusammenhängen, daß das Verfahren eine Reihe von Tabus berührte und daß viele der Opfer sich scheuten, öffentlich über das Unrecht zu klagen, das ihnen durch den Eingriff angetan wurde. Sie zogen es vor, verschämt zu schweigen, weil sie ähnlich empfanden wie der bereits erwähnte Briefträger aus dem nördlichen Saarland, dessen größte Angst es war, daß die Menschen »mit Fingern« auf ihn »zeigen« würden.[624]

Auch Gisela Bock wies in ihrer Monographie darauf hin, daß es nur vereinzelt zu breiteren Protesten gegen die Zwangssterilisation gekommen sei und daß der politische Widerstand das Thema nicht aufgegriffen habe.[625] Dennoch befürchteten die NS-Behörden, daß sich an der Zwangssterilisation ein allgemeiner Unmut entzünden könnte. So wies etwa der Düsseldorfer Regierungspräsident am 22. Juli 1935 die Gesundheitsämter seines Bezirkes an, ihm »alle Fälle einer Hetze« gegen das Erbgesundheitsgericht zu melden, »damit Strafanzeige erstattet werden kann.« Begründet wurde diese Maßnahme damit, daß »der Widerstand gegen das Reichsgesetz zur Verhütung erbkranken Nachwuchses an Schärfe zugenommen hat.«[626]

2.9.3 Handlungsmöglichkeiten der Ärzte im Sterilisationsverfahren

Im Ablauf des Sterilisationsverfahrens nahm die Berufsgruppe der Ärzte eine Schlüsselstellung ein: Mediziner hatten die Pflicht, sogenannte ›Erbkrankverdächtige‹, die ihnen im Rahmen ihrer Tätigkeit bekannt wurden, durch Anzeigen bei den Gesundheitsämtern aktenkundig zu machen. Als Amts- oder Anstaltsärzte stellten sie Sterilisationsanträge beim Erbgesundheitsgericht und leiteten die dazu notwendigen Ermittlungen ein. Im Zuge des Verfahrens verfaßten sie Gutachten und sagten als Zeugen aus. Als Beisitzer bei Gericht wirkten sie an der Urteilsfindung mit. Und auch die Ausführung des Eingriffes selbst war ihnen vorbehalten. Insofern kann man sagen, daß Ärzte bei der Realisierung des hygienischen Rassismus die Funktion des Ermittlers, des Anklägers, des Zeugen, des Richters und des Vollstreckers ausübten. Zwar war im GzVeN vorgesehen, daß diese Aufgaben im konkreten Einzelfall personell getrennt werden sollten,[627] daß also der antragstellende Arzt nicht gleichzeitig Beisitzer im Gericht sein und der Beisitzer einen von ihm selbst verurteilten ›Sterilisanden‹ nicht operieren durfte.[628] Aber dies änderte nichts daran, daß der vom Gesetz vorgegebene Verfahrensablauf die Berufsgruppe der Ärzte als ganze gesehen mit erheblichen Befugnissen ausstattete, die in einem deutlichen Mißverhältnis zu den geringen Handlungsmöglichkeiten der Betroffenen und ihrer Angehörigen standen.

Neben dieser Vielzahl von funktionalen Zuständigkeiten ergab sich die besondere Machtstellung der Ärzte auch aus dem großen Ermessensspielraum,

---

624 LA AG SB 189.

625 Bock: Zwangssterilisation, S. 289f., 295.

626 Zit. nach Ehlers: Die Praxis der Sterilisierungsprozesse, S. 31f. Ähnliches berichtet Bock: Zwangssterilisation, S. 289.

627 Diese Trennung wurde jedoch in der Praxis nicht immer eingehalten (Vgl. oben S. 130).

628 GzVeN, §§ 6, 11 (Gütt, Rüdin, Ruttke (1936), S. 74f.).

über den sie im Zwangssterilisationsverfahren verfügten und der in den vorangehenden Kapiteln bereits erörtert wurde: Durch unscharfe Krankheitskonzepte wie das des angeborenen Schwachsinns und faktische Generalklauseln wie die Begriffe der »Lebensbewährung« und der »Erblichkeit« erhielten die Ärzte im Einzelfall ein hohes Maß an medizinischer Deutungsmacht.

Der große Ermessensspielraum, den die Ärzte besaßen, ist eine mögliche Erklärung für die auffälligen regionalen Unterschiede bei der Antragshäufigkeit, die im Saarland zu beobachten sind.[629] Wenn es möglich war, daß ein Amtsarzt pro Kopf der Bevölkerung seines Bezirkes fünf- bis sechsmal soviele Anträge stellen konnte wie sein Kollege im Nachbarkreis, dann wirft dies ein bezeichnendes Licht auf die Handlungsmöglichkeiten der beteiligten Ärzte und auf die Rechtsunsicherheit der Opfer. Darüber hinaus lassen die eklatanten Unterschiede im Antragsverhalten der einzelnen Amtsärzte aber auch darauf schließen, daß »die Mediziner« keineswegs eine homogene Gruppe bildeten, in der ein »eugenischer Konsens« über die Zwangssterilisation herrschte.[630]

Im Saarland wurde das Sterilisationsverfahren im wesentlichen von einer kleinen, dafür aber sehr aktiven Gruppe von Medizinern getragen. Während die überwiegende Merheit der knapp 500 Ärzte, die vor dem Krieg im Saarland tätig waren,[631] im Verfahren kaum in Erscheinung trat, gab es einen Kreis von 30 bis 40 Medizinern und Psychiatern, deren Namen in Anträgen, Gutachten und Urteilen immer wieder genannt werden und die im wesentlichen mit den ärztlichen Beisitzern des Erbgesundheitsgerichtes Saarbrücken identisch sind.[632]

Zu dieser Gruppe der rassenhygienisch besonders aktiven Ärzte im Saarland gehörte Medizinalrat Dr. Horst Friedel,[633] der 1938 im Alter von nur 35 Jahren die Leitung des Gesundheitsamtes Saarbrücken-Stadt übernahm und sehr häufig als Beisitzer im Erbgesundheitsgericht Saarbrücken tätig war. Friedels Karriere begann 1933 mit der Ernennung zum Direktor des Medizinaluntersuchungsamtes. In den folgenden Jahren bekleidete er eine ganze Reihe verschiedener Ämter in den regionalen ärztlichen Standesgremien und auch in nationalsozialistischen Organisationen. So leitete er sowohl die Bezirksstelle Saar der Kassenärztlichen Vereinigung Deutschlands als auch die Bezirksvereinigung Saar der Ärztekammer Saarpfalz. Innerhalb der NS-Hierarchie fungierte Friedel, der schon 1932 in die Partei eingetreten war,[634] als Kreisamtsleiter, Verwaltungsstellenleiter und SA-Sanitäts-Obersturmführer. Außerdem war er stellvertretender Gauamtsleiter des Rassenpolitischen Amtes, Verwaltungsstellenleiter des Amtes für Volksgesundheit und Erster Arzt einer SA-Brigade.

---

[629] Vgl. oben S. 89.

[630] Aufgrund von Untersuchungen in Westfalen vertrat Karl Teppe diese Ansicht, die sich jedoch anhand des saarländischen Aktenmateriales nicht erhärten läßt (Ders.: Massenmord auf dem Dienstweg. (Texte aus dem Landeshaus 15). Münster 1989, S. 9).

[631] Am 1. Januar 1938 waren im Saarland 486 Ärzte registriert (Mitteilungen des Statistischen Amtes des Saarlandes, Nr. 19, April/Dezember 1938. (Beilage zum Amtsblatt des Reichskommissars für das Saarland vom 11. März 1939 Nr. 7), S. 124).

[632] Vgl. oben S. 129.

[633] Alle Angaben zur Person stammen, sofern nicht anders gekennzeichnet, aus der Personalakte von Dr. Friedel (LA MfA, Bündel 27).

[634] Mitgliedsnummer 1011431.

Mit dieser teils zivilen, teils parteigebundenen Ämterhäufung ging für Dr. Friedel ein stetiger beruflicher Aufstieg einher: 1936 wurde er als Beauftragter für Erb- und Rassenpflege sowie Eheberatung ans Gesundheitsamt Saarbrücken-Land berufen. Gleichzeitig erhielt er den Auftrag, in den beiden psychiatrischen Anstalten im Land sogenannte erbbiologische Erhebungen durchzuführen. In einer dienstlichen Beurteilung, die an das Reichsinnenministerium adressiert war, bescheinigte ihm der Reichskommissar für das Saarland, daß er »die ihm übertragenen Aufgaben ohne Tadel erfüllt« und »die erbbiologische Landeszentrale [...] mustergültig organisiert und verwaltet« habe. Gelegenheit, seine Gesinnungstreue unter Beweis zu stellen, erhielt Friedel auch bei mehreren ›Sonderaufträgen‹. So wurde er 1937 vom Berliner Innenministerium mit der Sterilisierung der sogenannten ›Besatzungsmischlinge‹ beauftragt,[635] einer Geheimaktion, die auch nach damals gültigem Recht illegal war. 1938 organisierte er die medizinische Versorgung der Westwall-Arbeiter. Auch diese Aufgabe erfüllte er offenbar zur vollen Zufriedenheit seiner Vorgesetzten, denn noch im gleichen Jahr avancierte er zum Obermedizinalrat und übernahm die Leitung des Staatlichen Gesundheitsamtes Saarbrücken-Stadt. Sein Vorgänger in dieser Funktion, Medizinalrat Dr. Nikolaus Lang, war wegen politischer Unzuverlässigkeit auf Betreiben des Reichskommissars und örtlicher Parteistellen nach Wandsbek bei Schleswig versetzt worden.[636] Im Sommer 1939 wurde Dr. Horst Friedel schließlich zum medizinischen Sachbearbeiter beim Reichskommissar ernannt. Damit war er im Alter von nur 36 Jahren einer der ranghöchsten Medizinalbeamten des Saarlandes.

Während medizinisch-politische Multifunktionäre wie Dr. Friedel im Saarland die Sterilisationsmaschinerie in Gang hielten, trat die Mehrheit der saarländischen Mediziner bei Erbgesundheitsverfahren nur selten in Erscheinung. Von ihnen sind weder Anzeigen überliefert[637] noch finden sich ihre Unterschriften unter Gutachten und Urteilen. Bestenfalls als Zeugen waren einige von ihnen am Verfahren beteiligt, aber auch das nur, wenn sie vom Gericht oder dem Gesundheitsamt zu Angaben über Personen aus ihrem Patientenkreis aufgefordert wurden.[638] Diese Zurückhaltung der überwiegenden Zahl der saarländischen Ärzte bedeutet nicht zwangsläufig, daß diese Mediziner die Rassenideologie ablehnten, sondern sie kann möglicherweise auch darauf zurückzuführen sein, daß die betroffenen Ärzte einen Vertrauensverlust unter ihren Patienten und in der Bevölkerung fürchteten. Darauf deutet unter anderem auch der bereits zitierte Bericht des Sicherheitshauptamtes von Anfang 1939 hin, aus dem hervorgeht, daß offenbar sogar manche Amtsärzte sich scheuten, Sterilisationsanträge zu stellen, weil sie den Unmut der Bevölkerung fürchteten.[639] Aber unabhängig

---

[635] Siehe oben S. 152.

[636] Siehe auch Personalakte Dr. Lang (LA MfA, Bündel 4). 1944 wurde Lang auf eigenen Antrag in den Ruhestand versetzt; nach dem Krieg wurde er Amtsarzt beim Gesundheitsamt St. Ingbert.

[637] Zur Frage der Erstattung von Anzeigen durch niedergelassene Ärzte siehe oben S. 66.

[638] Ehlers gelangte bei seiner Untersuchung über die Sterilisationsverfahren im Regierungsbezirk Düsseldorf zu einem gegenteiligen Schluß. Er stellte die These auf, daß »die Zahl der am Sterilisierungsprogramm beteiligten Ärzte sehr groß« gewesen sei. Allerdings machte er dazu keine näheren Zahlen- und Quellenangaben (Ders.: Die Praxis der Sterilisierungsprozesse, S. 36).

[639] Siehe oben S. 85.

von ihren Ursachen läßt die passive Haltung, die weite Kreise der saarländischen Ärzteschaft bei der Zwangssterilisation einnahmen, darauf schließen, daß die Mediziner – wenn sie denn wollten – sehr wohl die Möglichkeit besaßen, sich aus dem Verfahren herauszuhalten, und daß sie keineswegs einem Befehlsnotstand ausgeliefert waren.

Auch bei einigen Anstaltsärzten läßt sich eine gewisse Passivität gegenüber den Forderungen des Sterilisationsgesetzes beobachten. Diese äußerte sich unter anderem darin, daß Anzeigen und Sterilisationsanträge manchmal mit erheblicher Verzögerung gestellt wurden, obwohl die betroffenen Patienten zum Teil schon seit Jahren in der Anstalt lebten. Else Kleinschmidt* etwa, geboren 1884, war seit 1921 ununterbrochen in der Merziger Anstalt untergebracht.[640] Angezeigt wegen Schizophrenie wurde sie von der Anstaltsleitung jedoch erst im Frühjahr 1938, also zu einem Zeitpunkt, als das GzVeN, das die Ärzte zur Meldung ›erbkranker‹ Personen verpflichtete, im Saarland schon seit drei Jahren gültig war. Ähnliches läßt sich bei einer ganzen Reihe von Anstaltspatienten feststellen,[641] wobei auffällt, daß die Meldungen jeweils wenige Tage vor einer bevorstehenden Verlegung erfolgten: Die Anzeige gegen Else Kleinschmidt* wurde am 25. März 1938 gestellt – zehn Tage später wurde sie nach Weilmünster verlegt.[642] Der 35jährige frühere Bergmann Franz Steinmetz* wurde am 19. Mai 1938 angezeigt – und am gleichen Tag nach Andernach überführt.[643] Die Anzeige gegen die 54jährige Jüdin Mathilde Hirsch* wegen Schizophrenie erfolgte am 26. April 1938 – einen Tag später verlegte man sie nach Idstein im Taunus.[644] Auch wenn sich daraus keine sicheren Rückschlüsse auf die Motivation der beteiligten Ärzte ziehen lassen, ist es doch auffällig, daß diese in einer ganzen Reihe von Fällen Patienten, die als ›erbkrank‹ galten, zum Teil über mehrere Jahre hinweg nicht weitermeldeten. Erst wenn die betroffenen Patienten in eine andere Anstalt überführt werden sollten und damit die Gefahr bestand, daß die Kollegen in der neuen Klinik merkten, daß die ihnen überwiesenen Pfleglinge bisher noch nicht erfaßt worden waren, erstatteten die Ärzte oft in buchstäblich letzter Minute noch rasch Anzeige, um dem Gesetz Genüge zu tun und sich selbst nicht dem Vorwurf der Nachlässigkeit auszusetzen.

Anstaltsärzte konnten ihre Patienten auch vor der Sterilisation bewahren, indem sie ihnen bescheinigten, daß sie voraussichtlich dauernd anstaltspflegebedürftig bleiben würden und daß somit keine »Fortpflanzungsgefahr« von ihnen ausgehe. Meistens stellten Gesundheitsämter und Gerichte ihre Ermittlungen ein, wenn eine solche Bestätigung vorlag.[645] In der Praxis wurde diese Bescheinigung von den Merziger Ärzten jedoch offenbar nur dann erteilt, wenn die Patienten auch tatsächlich auf Dauer in der Anstalt blieben. Fälle bewußten Mißbrauches, in denen Patienten, denen die dauernde Anstaltspflegebedürftigkeit attestiert worden war, trotzdem entlassen wurden, sind nicht nachweisbar. Im

640 MZG 266.
641 Vgl. z.B. MZG 180; 266; 337; 445; 592; 666; 708.
642 MZG 266.
643 MZG 592.
644 MZG 708. Die Liste ließe sich fortsetzen.
645 Siehe z.B. MZG 39; 25; 341; 496; 544.

Gegenteil: Viele Anstaltspfleglinge wurden sterilisiert, ohne daß sie später je die Anstalt verlassen durften.

Zumindest einen Aufschub des Verfahrens konnten Ärzte auch erwirken, indem sie bei entsprechenden Anfragen des Gesundheitsamtes erklärten, daß die Diagnose noch zu unsicher sei, als daß man schon eine Anzeige erstatten könne,[646] oder indem sie einem bereits zur Sterilisation Verurteilten bescheinigten, daß er aufgrund seines gesundheitlichen Allgemeinzustandes nicht operationsfähig sei.[647] Beide Möglichkeiten wurden jedoch nur sehr selten genutzt, und es bleibt im Einzelfall unklar, ob es sich dabei um Versuche handelte, den Betroffenen zu helfen, oder ob die Sachlage ein solches Vorgehen nicht ohnehin erforderlich machte.

Während der Verzicht auf die Erstattung von Anzeigen für die beteiligten Ärzte nur ein vergleichsweise geringes Risiko bedeutete – wenn es nicht gerade um einen Anstaltspatienten oder einen Menschen mit schweren organischen Schäden ging, konnten sich die Mediziner zur Not immer noch damit herausreden, daß das Leiden ihnen bei ihren bisherigen Untersuchungen entgangen sei –, gab es auch andere Formen des Widerstandes, die ein deutlich größeres Wagnis für die Beteiligten darstellten. So zitierte Gisela Bock einen Psychiater, der nach dem Krieg berichtete, daß manche seiner Kollegen Krankengeschichten und Diagnosen gefälscht hätten, um den betroffenen Patienten die Sterilisation zu ersparen.[648] Vergleichbare Beispiele sind im Saarland nicht nachweisbar, was jedoch nicht bedeutet, daß es sie nicht gegeben haben könnte. Daß zumindest einzelne Ärzte bereit waren, sich schützend vor ihre Patienten zu stellen, zeigt ein Brief, in dem ein Anstaltspsychiater aus Merzig seine Kollegin auf dem örtlichen Gesundheitsamt bat, das Verfahren gegen eine 25jährige Patientin »dilatorisch [zu] behandeln.«[649]

Zu den wenigen Amtspersonen, die offenen Widerstand gegen die Sterilisationspolitik der Nationalsozialisten leisteten, gehörte die Fürsorgerin Änne Meier.[650] Änne Meier stammte aus Baltersweiler bei St. Wendel, wurde durch die katholische Jugendbewegung geprägt und war eine der ersten hauptberuflichen Fürsorgerinnen im Saargebiet. Seit 1921 arbeitete sie beim Kreiswohlfahrtsamt in Homburg; 1925 wechselte sie nach St. Ingbert. Im Rahmen ihrer Tätigkeit begann sie 1930 aus persönlichem Interesse, die Stammbäume von Familien aus ihrem Bezirk aufzuzeichnen, in denen Tuberkulose und andere Krankheiten gehäuft auftraten. Als ihre Vorgesetzten nach der Rückgliederung des Saarlandes nach Deutschland und nach der Einführung des GzVeN Inter-

646 So geschehen im Fall LA AG SB 24.

647 So geschehen im Fall LA AG SB 2.

648 Bock: Zwangssterilisation, S. 290.

649 MZG 131.

650 Änne Meier – »Ich wußte, daß ich das Kreuz mittrage«. Ein Beispiel von Widerstand und Verfolgung während der NS-Zeit. Ausstellungskatalog, hg. vom Adolf-Bender-Zentrum e.V. St. Wendel. St. Ingbert 1995, S. 16-18. Alle weiteren Angaben zur Person von Änne Meier entstammen der gleichen Publikation. (Zu Änne Meier siehe auch: Albert H.V. Kraus: »Stellen Sie mich an die Wand und knallen Sie mich nieder!« Die katholische Widerstandskämpferin Änne Meier (1896-1989). In: Saarpfalz. Blätter für Geschichte und Volkskunde, Nr. 47 (1995/4), S. 33-37).

esse an ihren erbbiologischen Notizen zeigten, verweigerte sie die Herausgabe dieser Unterlagen, da sie mit Recht befürchtete, daß dieses Material bei der Verfolgung von angeblich ›erbkranken‹ Menschen eingesetzt werden könnte.[651]

Änne Meier war schon vorher bei ihrer Behördenleitung in Mißkredit geraten, weil sie sich bereits bei der Saarabstimmung als Gegnerin des Anschlusses an Hitler-Deutschland zu erkennen gegeben hatte und sich auch nach 1935 weiterhin in der verbotenen kirchlichen Jugendarbeit engagierte.[652] Am 21. Januar 1942 wurde die Fürsorgerin von der Gestapo festgenommen, nachdem sie in ihrer Jugendgruppe Flugblätter und Hirtenbriefe, darunter auch die Predigten des Münsteraner Bischofs Clemens August Graf von Galen gegen die ›Euthanasie‹,[653] verteilt hatte. Bis Kriegsende blieb sie im Konzentrationslager Ravensbrück inhaftiert, danach nahm sie wieder ihre Tätigkeit im St. Ingberter Landratsamt auf.[654]

Auch wenn die mehr als dreijährige Lagerhaft von Änne Meier keine unmittelbare Folge ihrer Weigerung war, Informationen über Kranke und Behinderte weiterzugeben, so resultierten doch die Umstände, die zu ihrer Verhaftung führten, und ihr Widerstand gegen die Sterilisationspolitik aus der gleichen Grundhaltung: nämlich aus ihrer religiös fundierten Überzeugung, daß jedes menschliche Leben unverfügbar ist und eine unveräußerliche Würde besitzt.

2.10 Die Psychiatrie im Dritten Reich zwischen rassenhygienischer Repression und therapeutischem Optimismus

2.10.1 Die Ausgrenzung und Diskriminierung von Kranken und Behinderten durch Zwangssterilisation und Rassenhygiene

Mit dem Gesetz zur Verhütung erbkranken Nachwuchses raubte der nationalsozialistische Staat Männern und Frauen, die aufgrund eines körperlichen oder geistigen Gebrechens oder wegen eines abweichenden Sozialverhaltens als ›erbkrank‹ eingestuft worden waren, die Möglichkeit, Kinder zu zeugen. Darüber hinaus hatte das Sterilisationsverfahren auch Auswirkungen auf den Status dieser Menschen in einer nach biologistischen Kriterien gegliederten Gesellschaft. Das GzVeN war der sichtbare und rechtsförmige Ausdruck einer Unterscheidung zwischen ›wertvollem‹ und angeblich ›weniger wertvollem‹ Leben. Gleichzeitig wurde mit diesem Gesetz auch ein Perspektivenwechsel in der

651 Änne Meier, S. 33f.
652 Ebd., S. 28-32, 39.
653 Siehe unten S. 279-283.
654 Änne Meier, S. 41-52.

Wahrnehmung von Krankheit und Behinderung amtlich festgeschrieben: Im Sterilisationsverfahren erschien der Kranke nicht mehr in erster Linie als hilfsbedürftige Person, sondern als eine Bedrohung für die Gemeinschaft.[655] Das Feindbild des ›Erbkranken‹, das schon vor dem Dritten Reich von rassenhygienischen Zirkeln heraufbeschworen worden war, wurde auf diese Weise in eine juristische Formel gekleidet und erhielt gleichsam Gesetzeskraft.

Neben der symbolischen Bedeutung, die das GzVeN für die Ausgrenzung und Diskriminierung von angeblichen ›Erbkranken‹ hatte, darf nicht übersehen werden, daß die Zwangssterilisation auch eine unmittelbare Bedrohung für das Leben dieser Menschen darstellte. Vor allem bei Frauen war der Eingriff mit erheblichen Risiken verbunden.[656] Auch wenn die These von Gisela Bock, wonach die Zwangssterilisation insbesondere bei Frauen »nicht Vorstufe, sondern Beginn und erste Etappe der Massenmorde« gewesen sei,[657] angesichts der späteren Verbrechen des Dritten Reiches möglicherweise etwas zu weit greift, ist es doch offenkundig, daß mit dem Sterilisationsverfahren eine Relativierung des Lebensrechts von Kranken und Behinderten einherging.[658] Gleiches gilt für die schrittweise Einführung der eugenisch indizierten (Zwangs-)Abtreibung,[659] deren Ziel nicht nur die Zerstörung der Fortpflanzungsfähigkeit der Mutter war, sondern die sich unmittelbar gegen das Leben des ungeborenen Kindes richtete.

Das Gesetz zur Verhütung erbkranken Nachwuchses wurde von einer umfangreichen Propagandakampagne begleitet, die für die Erb- und Rassenpolitik des Dritten Reiches warb.[660] Gleichzeitig trug diese Kampagne auch dazu bei, daß die Ausgrenzung und Diffamierung von Behinderten und insbesondere von Anstaltsinsassen verstärkt wurde. In Filmen,[661] Zeitungsbeiträgen und auf Plakaten wurden Geisteskranke als Träger gefährlicher Erbanlagen, als kriminelle Gewalttäter[662] oder als stumpfsinnig dahinvegetierende Geschöpfe dargestellt, die – so die unausgesprochene Botschaft dieser grellen Zerrbilder – eigentlich keine Menschen mehr waren und folglich auch keine Rechte für sich beanspruchen konnten.[663] In einer Wochenschau, die die UFA anläßlich des Inkrafttre-

---

655 Blasius: »Einfache Seelenstörung«, S. 157.

656 Siehe hierzu auch oben S. 145.

657 Bock: Zwangssterilisation, S. 380.

658 Gisela Bock stellte dazu fest: »Der seit 1933 hunderttausendfach geübte zwangsweise Eingriff in den Leib – und vor allem bei Frauen auch ins Leben – senkte die Hemmschwelle gegenüber Eingriffen ins Leben, die seit 1939 zum Schwerpunkt der Rassenpolitik wurden.« (Dies.: Zwangssterilisation im Nationalsozialismus. In: Euthanasie in Hadamar, S. 69-78, hier S. 77).

659 Siehe oben S. 148-151.

660 Makowski: Eugenik, Sterilisationspolitik, ›Euthanasie‹, S. 151.

661 Mit dem Einsatz des Films in der rassenhygienischen Propaganda setzte sich insbesondere Karl Ludwig Rost auseinander (Ders.: Sterilisation und Euthanasie im Film des ›Dritten Reiches‹. Nationalsozialistische Propaganda in ihrer Beziehung zu rassenhygienischen Maßnahmen des NS-Staates. (Abhandlungen zur Geschichte der Medizin und der Naturwissenschaften, hg. von Rolf Winau und Heinz Müller-Dietz, Heft 55). Husum 1987). Siehe außerdem auch Nowak: ›Euthanasie‹ und Sterilisierung, S. 69. – Daum, Deppe: Zwangssterilisation in Frankfurt, S. 36. – Schmuhl: Rassenhygiene, Nationalsozialismus, Euthanasie, S. 176.

662 Rost: Sterilisation und Euthanasie im Film, S. 71f.

663 So wurde in dem Film »Opfer der Vergangenheit« eine Reihe von Porträtaufnahmen von Geisteskranken mit folgendem Text unterlegt: »Das deutsche Volk kennt nicht den drückenden Geist je-

tens des GzVeN am 1. Januar 1934 produzierte, stellte man abschreckend wirkenden Aufnahmen von geistig Behinderten aus einer Anstalt die Bilder von gesunden ›Volksgenossen‹ gegenüber.[664] Dieser Kontrast, der nicht Mitleid, sondern Entsetzen und Abscheu bei den Zuschauern hervorrufen sollte, wurde in den folgenden Jahren geradezu zu einem feststehenden Topos in der rassenhygienischen Propaganda. Auffällig ist auch die sprachliche Unschärfe, mit der während des Dritten Reiches in den meisten populärwissenschaftlichen Veröffentlichungen die Bezeichnung ›Erbkrankheit‹ als Oberbegriff für die verschiedensten geistigen und körperlichen Behinderungen sowie für soziale Auffälligkeiten verwendet wurde.[665] Der Krankheitsbegriff wurde auf diese Weise von konkreten diagnostischen Maßstäben losgelöst und zu einem emotional aufgeladenen Abstraktum deformiert.

Um die Entsolidarisierung zwischen Gesunden und Kranken voranzutreiben, verwies die Propaganda immer wieder auf die Kosten, die der Allgemeinheit angeblich durch die Versorgung von ›Erbkranken‹ entstanden. Auf Schautafeln und Plakaten wurde der Bevölkerung suggeriert, daß die Leistungen der öffentlichen Hand für die Anstaltsinsassen eine ungerechte Belastung der arbeitenden ›Volksgenossen‹ darstellten. Eines dieser Plakate zeigt einen Arbeiter, auf dessen Schultern ein Krüppel und ein Geisteskranker sitzen.[666] »Hier trägst Du mit,« lautete der zynische Text unter der Karikatur. Selbst Schulbücher wurden dazu mißbraucht, um die Klischeevorstellung zu verbreiten, daß die Kranken im wörtlichen Sinne »auf Kosten« der Gesunden ein bequemes Leben führten. So enthielt etwa das »Lehrbuch der Mathematik für höhere Schulen« von Adolf Dorner Textaufgaben wie die folgende:

> »Der Bau einer Irrenanstalt erfordert sechs Millionen RM. Wieviele neue Wohnblocks à 15.000 RM würden für diese Summe gebaut werden können?«[667]

Auch wenn sich nicht beweisen läßt, daß die rassenhygienische Indoktrination der Vorbereitung des späteren Massenmordes diente,[668] ist doch unverkennbar, daß sie eine Demontage der Mitleidsfähigkeit der Gesellschaft zum Ziel hatte.[669] Um Ängste und Vorurteile gegen Geisteskranke zu schüren, griff die Propa-

---

ner Häuser, in denen tausende lallender Schwachsinniger künstlich ernährt und gepflegt werden müssen, die tiefer stehen als jedes Tier.« (Zit. nach ebd., S. 74).

664 Nowak: ›Euthanasie‹ und Sterilisierung, S. 69.

665 Rost: Sterilisation und Euthanasie im Film, S. 70.

666 Undatiertes Plakat. Faksimile-Abdruck in Leipert, Styrnal, Schwarzer: Verlegt nach unbekannt, S. 135.

667 Adolf Dorner: Lehrbuch der Mathematik für höhere Schulen (Aufl. 1935/36). Hier zit. nach Schmuhl: Rassenhygiene, Nationalsozialismus, Euthanasie, S. 174f. Weitere Beispiele u.a. bei Nowak: ›Euthanasie‹ und Sterilisierung, S. 72f.

668 Schmuhl: Rassenhygiene, Nationalsozialismus, Euthanasie, S. 180.

669 Ein solcher Prozeß läßt sich auch bei der Diffamierung und Ausgrenzung der Juden beobachten, die deren physischer Vernichtung vorausging und sich zum Teil auf ähnliche Klischeevorstellungen stützte wie bei den Geisteskranken: Auch den Juden wurde ein besonderer Hang zu Kriminalität und sexueller Triebhaftigkeit vorgeworfen, der angeblich aus ihrer genetischen Disposition resultierte. Auch ihnen wurde unterstellt, daß sie danach trachteten, das Blut des deutschen Volkes zu »verderben« (Zu dieser Form der Ausgrenzung bei den Juden siehe insbesondere Friedländer: Das Dritte Reich und die Juden, Bd. 1, S. 129-161).

ganda nicht nur auf den Einsatz von Medien zurück, sondern sie öffnete auch die Anstalten für Besuchergruppen. Durchgeführt wurden diese Anstaltsbesichtigungen unter anderem für höhere Beamte, Parteifunktionäre, Offiziere, Lehrer und auch für Schulklassen.[670] Durch die Konfrontation mit besonders abschreckend wirkenden Patienten sollten die Besucher soweit gebracht werden, daß sie von sich aus den ›Lebenswert‹ dieser Menschen in Frage stellten.[671] Gerhard Schmidt, der unmittelbar nach dem Zweiten Weltkrieg die Leitung der Anstalt Eglfing-Haar bei München übernahm, beschreibt diesen Mechanismus folgendermaßen: »Wenn eifrige Hörer den Anstaltsleiter fragten, warum man solche Kranken überhaupt noch ernähre, dann war der Endzweck der Schulung erreicht.«[672] Auch Ärzte der Nervenabteilung des Landeskrankenhauses Homburg beteiligten sich »im Auftrag des rassenpolitischen Amtes« an solchen »Aufklärungsveranstaltungen« über Geisteskranke.[673]

Auffällig ist, daß die staatliche Propaganda trotz der massiven Diskriminierung der Anstaltsinsassen die Forderung nach der Tötung dieser Menschen, die ja schon vor 1933 von einigen radikalen Rassenhygienikern und auch von einzelnen Wissenschaftlern wie Binding und Hoche erhoben worden war, zumeist sorgfältig vermied.[674] Auch die amtliche Strafrechtskommission sprach sich in ihrem 1936 veröffentlichten Arbeitsbericht ausdrücklich gegen die ›Euthanasie‹ aus. Begründet wurde dieses Votum jedoch – wie Lothar Gruchmann festgestellt hat – nicht mit der Verletzung des Lebensrechtes der betroffenen Person, sondern vielmehr damit, daß die Tötung Kranker ein »Angriff auf die Volksgemeinschaft [sei], der in der Vernichtung jedes ihrer Glieder gelegen ist.«[675] Lediglich die SS-Zeitung »Das schwarze Korps« scherte aus der öffentlich verkündeten Ablehnung der ›Euthanasie‹ aus und publizierte im März 1937 eine Reihe von Beiträgen, deren Verfasser sich in zum Teil äußerst polemischer Weise für die Tötung von Geisteskranken aussprachen.[676]

Die Entsolidarisierung zwischen Gesunden und Kranken, auf die die staatliche Propaganda abzielte, wurde vom Regime nicht nur auf gesamtgesellschaft-

---

670 Nowak: ›Euthanasie‹ und Sterilisierung, S. 74f. – Schmuhl: Rassenhygiene, Nationalsozialismus, Euthanasie, S. 175. – Richarz: Heilen, Pflegen, Töten, S. 132-134. – Schmidt: Selektion in der Heilanstalt, S. 24-29.

671 In seiner Monographie über »Sterilisation und Euthanasie im Film des ›Dritten Reiches‹« formulierte Karl Ludwig Rost, daß die Kranken »als Beweismittel ihrer eigenen Überflüssigkeit oder gar Gefährlichkeit« mißbraucht worden seien. (Ders.: Sterilisation und Euthanasie im Film, S. 75f.).

672 Schmidt: Selektion in der Heilanstalt, S. 27.

673 Heene, Leppien: Zehn Jahre Nervenabteilung, S. 158.

674 Makowski: Eugenik, Sterilisationspolitik, ›Euthanasie‹, S. 152. – Nowak: ›Euthanasie‹ und Sterilisierung, S. 71f. – Schmuhl: Rassenhygiene, Nationalsozialismus, Euthanasie, S. 175-178. Schmuhl wies darauf hin, daß die Behandlung dieses Themas in den Medien durch einen Ministerialerlaß ausdrücklich untersagt worden sei. Rost berichtete, daß die Journalisten in einer Pressekonferenz des Propagandaministeriums am 24. November 1936 die Anweisung erhielten, in ihrer Berichterstattung den Eindruck zu vermeiden, »man propagiere mit der Sterilisation auch gleichzeitig die Euthanasie.« (Ders.: Sterilisation und Euthanasie im Film, S. 75).

675 Zit. nach Lothar Gruchmann: Justiz im Dritten Reich, S. 498.

676 Baader: ›Euthanasie‹, S. 97. – Klee: ›Euthanasie‹, S. 62-64. – Nowak: ›Euthanasie‹ und Sterilisierung, S. 74. – Schmuhl: Rassenhygiene, Nationalsozialismus, Euthanasie, S. 179.

licher Ebene betrieben, sondern auch in den familiären Bereich hineingetragen. Ein Mittel dazu war die Reform des Eherechts im Sommer 1938.[677] Das neue Eherecht, das am 1. August dieses Jahres in Kraft trat, enthielt unter anderem eine Reihe von Bestimmungen, die die Ehescheidung bei Geisteskrankheit eines Partners wesentlich erleichterten. In den Unterlagen der Anstalt Merzig finden sich Hinweise darauf, daß diese Reform bei manchen Angehörigen von Patienten durchaus auf eine positive Resonanz stieß. So wandte sich etwa der Mann der Merziger Patientin Frieda Bauer* im Dezember 1938 mit folgender Bitte an die Anstaltsleitung:

> »Da von meiner Frau keine Besserung zu erwarten ist, bitte ich Sie, mir die Papiere, die ich zur Scheidung benötige, zusenden zu wollen. Ich bin noch jung und werde mich wahrscheinlich wieder verheiraten.«[678]

Die Anstalt kam diesem Ansinnen nach. Der Ehemann einer anderen Merziger Patientin wollte nicht nur ein Gutachten für die Scheidung, sondern versuchte auch, unter Berufung auf die Erblichkeitsvorstellungen des Sterilisationsgesetzes die Gültigkeit seiner kirchlich geschlossenen Ehe anzufechten. Am 17. November 1937 – also bereits vor Erlaß des neuen Ehegesetzes – schrieb er an den Anstaltsarzt Dr. Weidner:

> »Nachdem jetzt über drei Jahre vergangen sind, ohne daß in der Erkrankung meiner Frau irgendeine Besserung eingetreten ist, muß ich schon annehmen, daß ihr Leiden unheilbar ist. Es kann als feststehend angesehen werden, daß die Krankheit eine Erbkrankheit ist, denn die Schwester der Mutter litt s.Zt. ebenfalls an einem manisch-depressiven Irresein. Um nun Schritte zur Lösung der Ehe unternehmen zu können, würde ein diesbezügliches Gutachten Ihrerseits die Sache sehr stark fördern. Da mir die Tatsache der erblichen Belastung s.Zt. bei Abschließung der Ehe vorenthalten wurde, kann die kirchlich geschlossene Ehe nun aufgrund dieser Tatsache für ungültig erklärt werden, weil sie unter falschen Voraussetzungen geschlossen worden ist. Ich bitte nun zunächst zu veranlassen, daß die Krankheit für unheilbar erklärt wird, damit ich die Unterhaltskosten nicht mehr zu tragen brauche.«[679]

Der letzte Satz des hier zitierten Briefes verrät deutlich, daß bei dem Wunsch nach Ehescheidung auch materielle Interessen eine Rolle spielten. Allerdings wurden sie nur selten so unverhohlen vorgetragen wie im vorliegenden Fall. Auch hier stellte die Anstalt die gewünschte Bescheinigung aus.

Wie das letzte Beispiel zeigt, war es auch vor Erlaß des neuen Ehegesetzes schon vorgekommen, daß Ehegatten von Anstaltspatienten wegen der Geisteskrankheit ihres Partners auf Scheidung der Ehe geklagt hatten.[680] So teilte etwa der Ehemann der Merziger Patientin Franziska Nagel* der Anstalt am 21. Februar 1934 mit, daß er mit einer anderen Frau zusammenlebe und daß er des-

[677] Die hier gemachten Ausführungen zum Eherecht stützen sich auf Dirk Blasius: Ehescheidung in Deutschland 1794-1945. Scheidung und Scheidungsrecht in historischer Perspektive. (Kritische Studien zur Geschichtswissenschaft. Hg. von Helmut Berding, Jürgen Kocka, Hans-Ulrich Wehler, Bd. 74). Göttingen 1987, S. 205-208.

[678] MZG 623.

[679] MZG 429.

[680] Beispiele: MZG 80; 300; 305; 311; 342; 422; 429; 454; 495; 497; 596; 758.

halb darum bitte, seine Ehefrau nicht nach Hause zu entlassen.[681] Zehn Monate vor diesem Brief hatte Franziska Nagel*, die kurz zuvor in die Anstalt eingewiesen worden war, ihrem Ehemann noch einen Sohn geboren. Der Mann einer anderen Patientin zeugte im Herbst 1934 – seine Ehefrau war zu diesem Zeitpunkt seit einem Vierteljahr in Merzig – mit einer anderen Frau ein Kind, der er erzählt hatte, daß er Witwer sei.[682] Als die Kindesmutter Nachforschungen in Merzig anstellte und erfuhr, daß die Ehefrau noch am Leben war, versprach ihr der Mann, daß er sie heiraten werde, sobald seine Frau tot sei. Im Sommer 1937 bemühte er sich dann um ein Gutachten der Anstalt für die Ehescheidung, das er einige Monate später auch erhielt.

Schicksale wie die hier skizzierten zeigen, daß das Ehegesetz vom 6. Juli 1938 den Wünschen mancher Ehepartner von Anstaltspatienten durchaus entgegen kam. Allerdings scheinen die meisten von ihnen die Ehescheidung nicht deshalb betrieben zu haben, weil sie die eugenischen Motivationen des NS-Gesetzes teilten, sondern aus viel naheliegenderen Gründen: Sie hatten ein Verhältnis mit einem neuen Partner begonnen, wollten sich ihrer Unterhaltsverpflichtung entziehen oder hatten sich während des Anstaltsaufenthalts ihres Ehegatten soweit von diesem entfremdet, daß sie keine Basis für den Fortbestand ihrer Beziehung mehr sahen. Man mag diese Gründe im Einzelfall moralisch sehr unterschiedlich bewerten. Unabhängig davon bleibt jedoch festzustellen, daß das Ehegesetz von 1938 auf familiärer Ebene ein gezielter Angriff des nationalsozialistischen Staates auf die Bindungen zwischen Gesunden und Kranken war.

Belastet wurden die Bindungen zwischen den Anstaltspatienten und ihren Familien auch durch das Schamgefühl der gesunden Angehören, denen es peinlich war, daß Verwandte von ihnen psychisch krank waren. Ein Beispiel dafür ist das Schicksal von Emilie Freiberger*.[683] Die 43jährige war Anfang März 1938 mit »Verfolgungswahn« nach Merzig eingewiesen worden. Wenige Wochen später schrieb ihr Bruder der Anstaltsleitung einen Brief, in dem er darum bat, keine Besucher zu seiner Schwester vorzulassen, da er fürchtete, daß es sonst in seinem Heimatdorf, einem kleinen Ort im nördlichen Saarland, zu Gerede kommen könnte:

> »Ich erhielt heute Nachricht von zu Hause [...], daß eine ›Kusine‹ von mir [...] am Sonntag, dem 2.4. ds. Mts. es fertig gebracht hätte, sich in der Anstalt Einlaß zu verschaffen und meine Schwester zu besuchen. Innere Anteilnahme war bestimmt nicht der Grund ihres Besuches, sondern ausschließlich Vorwitz. Sie können verstehen, was so eine Klatschbase alles Mögliche und Unmögliche im Ort zu erzählen weiß. [...] Ich bitte Sie höflich, dem Pförtner und Abteilung D.I Anweisung geben zu wollen, meiner Bitte zu entsprechen (jeglichen Besuch, der zu meiner Schwester wollte, nicht einzulassen, wenn er sich auch ausgäbe als Verwandte oder dergleichen). Vielleicht wäre es ratsam, daß der Pförtner sich einen Vermerk ins Krankenbuch machen würde ›Besuch nicht erlaubt.‹«

In diesem Schreiben wird deutlich, wie peinlich manchen Angehörigen von Anstaltspatienten die Krankheit ihrer Verwandten war. Die Angst vor Gerüchten

681 MZG 240.
682 Angaben und Zitate hierzu nach MZG 80.
683 Alle Angaben und Zitate hierzu nach MZG 104.

war bei dem Verfasser dieses Briefes so groß, daß er eher bereit war, seine Schwester in der Anstalt zu isolieren, als eine Schädigung des Rufs der Familie hinzunehmen. Reaktionen wie diese hat es sicherlich auch vor und nach dem Dritten Reich gegeben. Dennoch ist zu vermuten, daß das Schamgefühl der Familienangehörigen durch die Diffamierung der ›Erbkranken‹ in der NS-Propaganda und durch die allgegenwärtige Aufwertung des Biologischen zum gesellschaftlichen Ordnungsprinzip zusätzlich verstärkt wurde.

Die Diffamierung der geistig Behinderten wirkte sich auch auf das Leben in den Anstalten selbst aus. Seit der Machtergreifung wurden die Ausgaben für die Anstaltsversorgung – wie für das Sozialwesen insgesamt – systematisch reduziert.[684] Bereits im Zusammenhang mit dem Erlaß des GzVeN hatte Reichsinnenminister Frick im Sommer 1933 die populistische Forderung erhoben, die Aufwendungen für »Asoziale, Minderwertige und hoffnungslos Erbkranke« zu verringern.[685] In der Praxis hatte diese Kostenreduzierung eine Ausdünnung des Personalschlüssels, den Verzicht auf bestimmte Therapieformen und auch eine massive Verschlechterung der Ernährung und der medizinischen Versorgung der Patienten zur Folge.[686] Schon vor dem Krieg kam es aufgrund dieser systematischen Mangelversorgung der Patienten in einzelnen Anstalten zu einem deutlichen Anstieg der Sterblichkeit. So betrug in der Landesheilanstalt Marburg die Mortalität bei den weiblichen Patienten im Jahr 1937 20 Prozent. Bereits ein Jahr zuvor hatte der Anstaltsdirektor in seinem Jahresbericht darauf hingewiesen, es sei »kaum zu bezweifeln«, daß die »außerordentliche Häufung von tuberkulösen Erkrankungen [...] während des Berichtsjahres teilweise mit der Verschlechterung der Ernährung, teilweise vielleicht auch mit dem engen Zusammenliegen der Kranken in überfüllten Wachsälen zusammenhängt.«[687]

Diese Sparpolitik wurde von einzelnen Ärzten mit ausgesuchter Unmenschlichkeit betrieben. So bezeichnete etwa Hermann Pfannmüller, der Direktor der Anstalt Eglfing-Haar bei München, im Rechenschaftsbericht seiner Anstalt für das Jahr 1939 seine Patienten – wörtlich – als »lebende Leichen«, für deren Versorgung immer noch zu viele Mittel aufgewendet würden.[688] Pfannmüller war von 1917 bis 1920 Oberarzt in Homburg gewesen.[689] Der Wiesbadener An-

---

684 Schmuhl: Rassenhygiene, Nationalsozialismus, Euthanasie, S. 148f.

685 Frick in der ersten Sitzung des Sachverständigenbeirates für Bevölkerungs- und Rassenpolitik am 28. Juni 1933. Hier zit. nach Kaiser, Nowak, Schwartz: Eugenik, Sterilisation ›Euthanasie‹, S. 150.

686 Platen-Hallermund: Tötung Geisteskranker, S. 42. – Gerhard Baader: Die sogenannte ›Euthanasie‹-Aktion – Ihre Voraussetzungen und ihre Realität. In: »Verlegt nach Hadamar«, S. 15-26, hier S. 23. – Klee: ›Euthanasie‹, S. 47. – Nowak: ›Euthanasie‹ und Sterilisierung, S. 73. Details siehe auch unten S. 224-231.

687 Angaben zu Marburg und Zitat nach Hilder: Zwangssterilisation, S. 50f.

688 Zit. nach Till Bastian: Furchtbare Ärzte. Medizinische Verbrechen im Dritten Reich. München 1995, S. 102.

689 Georg Jochim: Von der Heil- und Pflegeanstalt zu den Universitätskliniken. In: Homburg (Saar) 1558-1958. Festschrift zur 400 Jahrfeier der Stadterhebung, hg. von der Stadt Homburg (Saar). Homburg 1958, S. 93-113, hier S. 94. – Ulrich Pötzl: Sozialpsychiatrie, Erbbiologie und Lebensvernichtung. Valentin Faltlhauser, Direktor der Heil- und Pflegeanstalt Kaufbeuren-Irsee in der Zeit des Nationalsozialismus. (Abhandlungen zur Geschichte der Medizin und der Naturwissenschaften, hg. Von Rolf Winau und Heinz Müller-Dietz, Heft 75). Husum 1995, S. 157.

staltsdezernent Fritz Bernotat, der eine besonders rigide Sparpolitik betrieb, erklärte 1936 bei einer Direktorenkonferenz: »Wenn ich Arzt geworden wäre, ich würde diese Kranken umlegen.«[690] Die Bösartigkeit, mit der Bernotat und Pfannmüller die ihnen anvertrauten Menschen diffamierten, läßt sich zwar kaum verallgemeinern. Dennoch finden sich auch in anderen Anstalten Belege dafür, daß die Gewaltpolitik und die menschenverachtende Denkweise des NS-Regimes Auswirkungen auf das Klima in der Psychiatrie hatten. Ein Beispiel dafür ist ein Gutachten, das die Anstalt Merzig am 9. August 1939 über die Patientin Barbara Massud* verfaßte, die zweieinhalb Wochen zuvor wegen »Trunksucht« in die Anstalt gebracht worden war:

> »Irgendeine Besserung ist bei der Frau Massud* durch den Anstaltsaufenthalt nicht zu erwarten. [...] Einerlei, ob sie 3 Monate oder 3 Jahre hier zubringen würde, so würde sie doch wieder sofort an zu trinken fangen. [...] Sie müßte u.E. irgendwo untergebracht werden, wo der Versuch gemacht werden könnte, sie in strenger Disziplin zu vernünftiger Arbeit zu erziehen, etwa in einer Arbeitsanstalt oder in einem Konzentrationslager.«[691]

Auch wenn es falsch wäre, den Begriff »Konzentrationslager« in einem Text aus dem Jahr 1939 bereits mit »Vernichtungslager« gleichzusetzen, bleibt doch festzuhalten, daß der Verfasser des Gutachtens die Abschiebung »schwieriger« Patienten in die Unterdrückungsmaschinerie des Dritten Reiches offenbar für ein geeignetes Mittel hielt, um die Betroffenen durch Disziplin und Arbeit »zu erziehen«. Das Gutachten über Barbara Massud* zeigt außerdem, wie in der Psychiatrie der NS-Zeit die Grenze zwischen Therapie und Strafe zusehens ins Wanken geriet.[692] Mit der Forderung, psychisch Kranke in ein Konzentrationslager abzuschieben, stand der Merziger Psychiater im übrigen keineswegs allein: Bereits im Januar 1934 hatte der bayerische Staatskommissar für das Gesundheitswesen, Professor Walter Schultze, bei einem Schulungskurs der Deutschen Forschungsanstalt für Psychiatrie dafür plädiert, die Konzentrationslager für die »dauernde Unschädlichmachung krankhaft oder minderwertig Veranlagter« zu nutzen.[693]

---

690 Zit. nach Klee: ›Euthanasie‹, S. 77.

691 Alle Angaben und Zitate hierzu aus MZG 18.

692 Zu einer Überführung von Barbara Massud* in ein Konzentrationslager kam es dann allerdings nicht mehr: Wenige Tage nachdem die Anstaltsleitung diesen Vorschlag gemacht hatte, brach der Zweite Weltkrieg aus. Merzig wurde evakuiert und die Frau zusammen mit mehreren hundert Leidensgenossen in die nassauische Anstalt Weilmünster gebracht.

693 Walter Schultze: Die Bedeutung der Rassenhygiene für Staat und Volk in Gegenwart und Zukunft. In: Ernst Rüdin (Hg.): Rassenhygiene im völkischen Staat. Tatsachen und Richtlinien. München 1934, S. 1-21, hier S. 11. (Bei dem von Rüdin herausgegebenen Werk handelt es sich um eine Sammlung der Vorträge des erwähnten Schulungskurses, der vom 8. bis 16. Januar 1934 in der Deutschen Forschungsanstalt für Psychiatrie in München durchgeführt wurde. Der Kurs diente der Vorbereitung der teilnehmenden Psychiater auf die praktische Anwendung des GzVeN, das am 1. Januar 1934 rechtskräftig geworden war). Ähnlich hatte Schultze sich bereits 1933 bei der Eröffnung der zweiten Staatsmedizinischen Akademie geäußert (Platen-Hallermund: Tötung Geisteskranker, S. 34f.).

2.10.2 Individualtherapeutische Ansätze in der Psychiatrie während des Dritten Reiches – das Beispiel Homburg

Obwohl die vorstehenden Beispiele für die rassenhygienisch motivierte Ausgrenzung von psychisch Kranken in der Rückschau schon fast wie Vorboten auf dem Weg zum Massenmord erscheinen mögen, darf nicht übersehen werden, daß die Entwicklung der Psychiatrie im Dritten Reich nicht in direkter Linie von der Zwangssterilisation zur sogenannten ›Euthanasie‹ führte.[694] Kein Zweifel: Die nationalsozialistische Erb- und Rassenpolitik, deren Kernstück das Sterilisationsgesetz bildete, war für alle, die im Verdacht standen, an einer ›Erbkrankheit‹ zu leiden, mit schweren Diskriminierungen und einer unmenschlichen Behandlung verbunden. Zur gleichen Zeit aber wurden in der Psychiatrie auch eine Reihe von Fortschritten auf dem Gebiet der Individualtherapie erzielt, die sich mit der Vorstellung einer fortschreitenden Entrechtung von Kranken und Behinderten zugunsten völkischer Gemeinschaftsideale nur schwer vereinbaren lassen.[695] Zu nennen ist hier neben der Wiederentdeckung der Arbeitstherapie auch die Insulin-, Cardiazol- und Elektroschock-Behandlung, die in der zweiten Hälfte der 30er Jahre auch in deutschen Anstalten eingeführt wurde.[696] Auch wenn die Schocktherapien heute mitunter wegen ihrer Grausamkeit kritisiert und als Ausdruck ärztlicher Machtausübung über den Kranken bewertet werden,[697] darf doch nicht übersehen werden, daß dieser Behandlungsform nicht der biologische Kollektivismus der Erbpsychiatrie zugrunde lag, sondern ein individualtherapeutischer Ansatz, der in zahlreichen Fällen auch zum Erfolg führte.

Reformbestrebungen und rassenhygienische Repression lagen dabei oft sehr nahe beieinander. Ein Beispiel dafür bietet das Landeskrankenhaus Homburg, in dem zwischen 1935 und 1939 mindestens 800 Männer und 630 Frauen zwangsweise sterilisiert wurden.[698] Das LKH war in den Jahren 1906 bis 1909

---

694 Diese Sichtweise findet sich u.a. bei Bock: »Von der sterilisationspolitischen ›Kultur des Messers‹ führte ein gerader Weg zur ›Vernichtungsarbeit‹ von Menschen.« (Dies.: Zwangssterilisation, S. 348). – Schmuhl ging davon aus, daß sich »in der (Vor-)Geschichte der ›Vernichtung lebensunwerten Lebens‹ in den Jahren von 1933 bis 1945 [...] fünf Abschnitte voneinander abgrenzen« ließen. In diesem Stufenmodell, an dessen Anfang die Zwangssterilisation steht, blendete er jedoch mögliche retardierende Momente und Reformansätze weitgehend aus (Ders.: Rassenhygiene, Nationalsozialismus, Euthanasie, S. 361-364).

695 Besonders deutlich schilderte Blasius diese Verschränkung zwischen rassenhygienischer Repression und Reformstreben (Ders.: »Einfache Seelenstörung«, S. 165f.). Auch Nowak beschrieb die Gleichzeitigkeit von Erbpsychiatrie und individualtherapeutischer Innovation während der 30er Jahre, gelangte dann aber zu dem Schluß, daß »den NS-Machthabern« nach »ihrer ganzen Mentalität und den Gesetzen, nach denen sie angetreten waren, nicht an individueller Prophylaxe und Therapie liegen« konnte (Ders.: ›Euthanasie‹ und Sterilisierung, S. 76f.).

696 Siehe vorige Fußnote. Zusammenfassende Darstellung der Entwicklung der Schock-Therapien z.B. bei Edward Shorter: Geschichte der Psychiatrie. Berlin 1999, S. 313-335. In Merzig wurden die ersten Insulin- und Cardiazol-Therapien 1936 durchgeführt (Barthel: Zum 75-jährigen Bestehen, S. 12).

697 Shorter: Geschichte der Psychiatrie, S. 313f.

698 Siehe oben S. 142. Die folgenden Ausführungen über Reformbestrebungen in der Homburger Nervenabteilung stützen sich auf: Heene, Leppien: Zehn Jahre Nervenabteilung. – Rudolf Lep-

als psychiatrische Heil- und Pflegeanstalt im Pavillonstil errichtet worden und sollte im Endausbau 1.000 Patienten beherbergen. Nach dem Ersten Weltkrieg wurde die Anstalt aufgelöst und in ein Allgemeinkrankenhaus umgewandelt, das unter der Leitung des an anderer Stelle bereits erwähnten Chirurgen Oskar Orth stand; die Geisteskranken wurden in benachbarte Anstalten verlegt. Erst 1929 wurde in Homburg wieder eine psychiatrische Klinik eröffnet – allerdings nicht mehr als eigenständige Anstalt im traditionellen Sinne, sondern als eine von mehreren Abteilungen innerhalb des Landeskrankenhauses. Diese Nervenabteilung verfügte Ende 1938 über rund 600 Betten[699] und war neben der Heil- und Pflegeanstalt Merzig die zweite psychiatrische Einrichtung im Saarland.

Die enge räumliche Nachbarschaft zu den übrigen medizinischen Disziplinen und der Austausch mit deren Vertretern trugen dazu bei, daß die Homburger Psychiater sich in Diagnose und Therapie frühzeitig auch naturwissenschaftlicher Methoden und Hilfsmittel bedienten, die ihren Kollegen in den konventionellen Heil- und Pflegeanstalten oft noch nicht zur Verfügung standen. So berichtete Dr. Rudolf Leppien, damals erster Assistent der Abteilung, 1935 in der »Psychiatrisch-Neurologischen Wochenschrift« über die Erfahrungen, die man in Homburg mit modernen Diagnoseverfahren gesammelt hatte, und plädierte für eine Neubestimmung des ärztlichen Berufsbildes in der Psychiatrie:[700]

> »Was nützt es aber, noch so gute Psychiater zu besitzen, wenn ihnen bei nicht eigentlichen Geisteskranken die Hände gebunden sind, weil die meisten von ihnen ›Anstaltsärzte‹ sind, die nur innerhalb einer Anstalt wirken können. Die Gegenwart braucht mehr klinische Psychiater.«[701]

Leppiens Modernitätsbegriff erschöpfte sich jedoch keineswegs in einem rein wissenschaftlich-technischen Fortschrittsdenken. Im gleichen Aufsatz, in dem er für das Berufsbild des interdisziplinär arbeitenden »klinischen Psychiaters« warb, sprach er sich auch für eine Lockerung des restriktiven Charakters des Anstaltswesens aus und verwies dazu auf entsprechende Erfahrungen aus Homburg:

> »Unsere offenen Stationen wurden völlig des Anstrichs von ›Irrenabteilungen‹ entkleidet, wobei sich durchweg gezeigt hat, daß die alten Verwahrungsmethoden reichlich übertrieben sind, und daß eine freiere Handhabung in dieser Beziehung sehr wohl möglich und notwendig ist. Reformbedürftig sind in Deutschland zweifellos auch die Bestimmungen über Einweisung von Kranken auf geschlossene Abteilungen. Die psychiatrisch-klinische Tätigkeit könnte durch diesbezügliche Erleichterungen wesentlich gefördert werden.«[702]

---

pien: Die Entwicklung der Abteilung für Nervenkranke am Landeskrankenhaus Homburg-Saarland. In: Psychiatrisch-Neurologische Wochenschrift 37 (1935), S. 313-317. – Ders.: Das Landeskrankenhaus Homburg-Saar. – Ders.: Dr. med. Hanns Heinrich Heene. † 13.4.1948 [Nachruf], S. 153.

699 Heene, Leppien: Zehn Jahre Nervenabteilung, S. 156.

700 Leppien: Die Entwicklung der Abteilung. Die hier zitierten Ausführungen stammen zwar von 1935 und beziehen sich insofern auf die Zeit, als das Saarland noch nicht zu Deutschland gehörte. Leppien wiederholte sie jedoch in ähnlicher Form in späteren Veröffentlichungen (siehe vorige Fußnoten).

701 Ders.: Die Entwicklung der Abteilung, S. 316.

702 Ebd., S. 316f.

Mit den gängigen Vorstellungen, wonach die Psychiatrie in der NS-Zeit ein reiner Unterdrückungsapparat war, läßt sich diese Aussage kaum vereinbaren. Allerdings wäre es auch ein Trugschluß zu glauben, daß der Reformwille der Homburger Psychiater sie gegen die Zumutungen der nationalsozialistischen Erb- und Rassenpolitik immunisiert hätte. Leppien, dessen Gutachtertätigkeit für die Sterilisationsgerichte an anderer Stelle bereits erwähnt wurde,[703] sah keineswegs einen Widerspruch zwischen der von ihm geforderten Modernisierung und Humanisierung der Psychiatrie und ihrer Indienstnahme für die Rassenhygiene. Im Gegenteil: Nach seiner Ansicht sollte insbesondere die Bekämpfung von Erbkrankheiten eine der Hauptaufgaben der neuen, klinischen Psychiatrie sein:

> »Es erübrigt sich, im einzelnen auszuführen, wie dringend dieses Bedürfnis [nach klinischer Psychiatrie, cb.] angesichts der modernen Bekämpfung der Erbkrankheiten geworden ist. Die Arbeit, das deutsche Volk erbbiologisch zu erfassen, kann nicht von den Anstaltsärzten allein geleistet werden.«[704]

Das Beispiel Homburg deutet darauf hin, daß sich die Psychiatrie während des Dritten Reiches nicht in einer eindimensionalen Abwärtsbewegung befand, sondern daß es eine vielschichtige Verschränkung zwischen Modernitätsstreben auf der einen und rassenhygienischer Repression auf der anderen Seite gab. Reformbemühungen und Diskriminierung lagen oft in unmittelbarer Nachbarschaft zueinander und gingen mitunter sogar von den gleichen Personen aus. Besonders deutlich zeigt sich diese Doppelgesichtigkeit der Psychiatrie auch bei Dr. Hanns Heinrich Heene, der die Homburger Nervenabteilung nach 1929 aufgebaut hatte und bis zu ihrer Schließung zu Kriegsbeginn leitete.[705] Als er 1948 starb, schrieb sein Mitarbeiter Leppien in einem Nachruf:

> »Aus dem vitalen Drang des jungen Psychiaters, in ärztlich-klinischem Wirken den anderen Disziplinen nicht nachstehen zu wollen, und aus dem Wunsch heraus, seinen Patienten alle Errungenschaften moderner Diagnostik und Therapie zuteil werden zu lassen, suchte und fand er engsten Anschluß an die im Landeskrankenhaus vertretenen übrigen klinischen Fächer. So rüstete er sich, seine Mitarbeiter und seine Abteilung zu für die Erfüllung aller derjenigen Aufgaben, welche die moderne Psychiatrie und Neurologie stellt.«[706]

Der Mann, dem in diesem Nachruf Reformwille und allgemeine Beliebtheit bescheinigt wurden[707] und der sich als Sterilisationsgutachter durchaus auch zu Gunsten der Angeklagten über die Diagnosen seiner Kollegen hinwegsetzte,[708] wird uns im Laufe dieser Untersuchung jedoch auch in einer anderen Rolle begegnen: Während des Krieges gehörte Dr. Heene zum Kreis der sogenannten ›T4-Gutachter‹, die bei der ›Euthanasie‹ die Selektion der zur Ermordung vor-

[703] Siehe oben S. 112.
[704] Leppien: Die Entwicklung der Abteilung, S. 316.
[705] Zur Schließung der Homburger Nervenabteilung im Herbst 1939 siehe unten S. 197.
[706] Leppien: Dr. med. Hanns Heinrich Heene. † 13.4.1948 [Nachruf], S. 153.
[707] Eine Charakterisierung, die sich mit den Schilderungen älterer Homburger Bürger deckt.
[708] Siehe oben S. 118.

gesehenen Anstaltsbewohner durchführten.[709] Und von Dr. Rudolf Leppien ist bekannt, daß er nicht nur die Modernisierung der Psychiatrie forderte, sondern die rassenmedizinische Forschung auch mit Gehirnpräparaten von Hinrichtungsopfern und verstorbenen Psychiatriepatienten belieferte, wobei unklar bleibt, ob letztere auf natürliche Weise ums Leben gekommen waren.[710] So schrieb Leppien am 9. Februar 1944 aus der lothringischen Anstalt Lörchingen, wo er zu dieser Zeit tätig war, an den Berliner Histologen Prof. Julius Hallervorden:

> »Endlich setze ich mich daran, Ihnen die klinischen Angaben zu den zuletzt übersandten Gehirnen [...] zu liefern. Ich bitte um Entschuldigung, daß ich Sie manchmal so lange auf diese Daten warten lasse, jedoch ist es leider immer wieder so, daß man solche Arbeiten beiseite legt, wenn die täglich laufenden Arbeiten an noch lebenden Kranken einen ganz mit Beschlag belegen.«

Leppiens Formulierung »daß ich Sie manchmal so lange auf diese Daten warten lasse«, deutet darauf hin, daß er nicht zum ersten Mal Gehirnpräparate an Prof. Hallervorden schickte. Im Brief heißt es weiter: »Wir bitten wiederum um Versandkästen.«

Vielleicht ist es dieses bis auf die Ebene der einzelnen Institutionen und Akteure zu beobachtende Nebeneinander von Fortschrittsdenken und Repression, das die Psychiatrieverbrechen des Dritten Reiches so schwer begreifbar macht.

---

709 Siehe unten S. 249.

710 Der nachstehende Brief von Leppien ist zitiert nach Klee: Was sie taten, S. 318f.

3. SAARLÄNDISCHE PSYCHIATRIEPATIENTEN ALS OPFER DES NATIONALSOZIALISTISCHEN KRANKENMORDES

3.1 DIE SOGENANNTE ›EUTHANASIE‹ – EIN ALLGEMEINER ÜBERBLICK

Als erster Massenmord des NS-Regimes ist die sogenannte ›Euthanasie‹ in die Verbrechensgeschichte des Dritten Reiches eingegangen. Ab 1940 wurden in deutschen Anstalten zwischen 185.000 und 200.000 Frauen, Männer und Kinder getötet.[1] Bei den meisten von ihnen handelte es sich um Menschen, die – angeblich oder tatsächlich – geistig behindert waren und deshalb in Anstalten lebten. Daneben waren unter den Opfern auch körperlich behinderte Menschen sowie Kinder und Jugendliche, die an angeborenen Mißbildungen oder Entwicklungsstörungen litten. Insofern lag auf seiten der Opfer durchaus eine Kontinuität zwischen Zwangssterilisation und ›Euthanasie‹ vor: Beide Maßnahmen vollzogen sich in einem medizinischen Kontext, und beide richteten sich gegen Menschen, die dem herrschenden Gesundheitsideal nicht entsprachen.

Der Begriff ›Euthanasie‹, der seit der Antike gebräuchlich ist und eigentlich soviel wie »gutes und schmerzloses Sterben«, »Gnadentod« oder »Sterbehilfe« bedeutet,[2] wurde im Dritten Reich bewußt mißbraucht, um den Massenmord an Kranken und Behinderten zu verschleiern und ihm den Anschein eines humanitären Aktes zu verleihen. Mit einer Sterbehilfe in diesem Sinne hatte das, was die Nationalsozialisten den Anstaltspatienten antaten, jedoch nichts gemeinsam: Bei der NS-›Euthanasie‹ ging es nicht darum, todkranke Menschen mit deren Einverständnis von ihren schweren Qualen zu erlösen, sondern es handelte sich um eine bürokratisch organisierte Tötungsaktion von vorher nie gekanntem Ausmaß, deren Grundmotiv nicht Mitleid, sondern Rassenwahn und ökonomisches Nützlichkeitsdenken waren.

Anders als beim Holocaust ist bei der sogenannten ›Euthanasie‹ eine schriftliche Anordnung Hitlers nachweisbar. Mit einem Schreiben, das das symbolische Datum des 1. September 1939 trägt und in einer äußerst euphemistischen Sprache gehalten ist, beauftragte Hitler seinen Begleitarzt Karl Brandt und Reichsleiter Philipp Bouhler mit der Durchführung der Krankentötungen:[3]

---

1 Heinz Faulstich ging von 185.000 Opfern aus (Ders.: Hungersterben, S. 582) – Siemen schätzte die Zahl der ermordeten Anstaltsbewohner auf über 200.000 (Ders.: Psychiatrie im Nationalsozialismus, S. 33).

2 Zur Begriffsgeschichte siehe Schmuhl: Rassenhygiene, Nationalsozialismus, Euthanasie, S. 25-28.

3 Anders als einige der Täter nach dem Krieg behaupteten, kann diesem Erlaß selbst nach den Maßstäben des Dritten Reiches kaum Gesetzescharakter zugesprochen werden, da er weder vom po-

> »Reichsleiter Bouhler und Dr. med. Brandt sind unter Verantwortung beauftragt, die Befugnisse namentlich zu bestimmender Ärzte so zu erweitern, daß nach menschlichem Ermessen unheilbar Kranken bei kritischster Beurteilung ihres Krankheitszustandes der Gnadentod gewährt werden kann. gez.: Adolf Hitler.«[4]

Dieser sogenannte ›Gnadentod-Erlaß‹, der in der gleichen verlogenen Mitleids-Rhetorik verfaßt wurde, die auch mit dem Begriff ›Euthanasie‹ verbunden ist, entstand vermutlich erst einige Wochen nach dem 1. September 1939 und wurde von Hitler auf den Tag des Kriegsausbruchs zurückdatiert.[5] Für eine solche Verknüpfung zwischen dem Massenmord in den Anstalten und dem Krieg gab es neben symbolischen auch praktische Gründe. Ähnlich wie beim Holocaust machten die NS-Machthaber sich auch bei der ›Euthanasie‹ die Tatsache zunutze, daß der militärische Ausnahmezustand die Durchführung von Verbrechen dieses Ausmaßes begünstigte oder gar erst möglich machte, weil sich unter den Bedingungen des Krieges am ehesten jene rechtsfreien Räume schaffen ließen, in denen man die physische Vernichtung ganzer Bevölkerungsgruppen betreiben konnte.

Auf Hitlers Erlaß hin wurden zwischen Anfang 1940 und Anfang 1941 insgesamt sechs Heil- und Pflegeanstalten zu Tötungseinrichtungen umgebaut. Im einzelnen handelte es sich dabei um die Anstalten Brandenburg, Grafeneck und Hartheim, in denen man im Januar 1940 mit der Ermordung von Patienten begann, sowie um die Anstalten Sonnenstein, Bernburg und Hadamar, die im Laufe des Jahres 1940 nachfolgten.[6] Die Vorgehensweise der Täter war in allen sechs Anstalten gleich:[7] Die Mordopfer, die zuvor in einem bürokratischen Ver-

---

sitiven Recht, geschweige denn vom Naturrecht gedeckt war (Gruchmann: Justiz im Dritten Reich, S. 502). Gruchmann wies in diesem Zusammenhang allerdings auch darauf hin, daß die Anordnung Hitlers aus Sicht der Beteiligten dennoch eine gewisse formale Verbindlichkeit besaß, da der ›Führer‹ nach den staatsrechtlichen Vorstellungen des Dritten Reiches alle Staatsgewalt in seiner Person vereinigte (Ebd.).

[4] Wortlaut nach Mitscherlich, Mielke (Hg.): Medizin ohne Menschlichkeit, S. 182. – Schmuhl: Rassenhygiene, Nationalsozialismus, Euthanasie, S. 190. Fotokopie des Originals in HStA, Abt. 631a, Nr. 207. Laut Anklageschrift Heyde (unter Berufung auf eine Aussage von Hefelmann) wurde der Entwurf zu diesem Erlaß von Professor Max de Crinis (Ordinarius an der Berliner Charité und SS-Standartenführer) ausgearbeitet (HStA, Abt. 631a, Nr. 79, S. 203). Siehe auch Bastian: Furchtbare Ärzte, S. 50.

[5] Nach Aussage von Brandt wurde der Erlaß erst nach Beendigung des Polenfeldzuges abgefaßt (Platen-Hallermund: Tötung Geisteskranker, S. 21). Brack datierte die Entstehung des Schreibens sogar auf die Zeit um die Jahreswende 1939/40 (Klee: ›Euthanasie‹, S. 100). Auf die Diskrepanz zwischen dem tatsächlichen und dem fingierten Datum des Erlasses wurde bereits beim Nürnberger Ärzteprozeß hingewiesen (Mitscherlich, Mielke (Hg.): Medizin ohne Menschlichkeit, S. 184). Auch die neuere Forschung geht davon aus, daß das Schreiben erst im Oktober unterzeichnet und aus psychologischen Gründen rückdatiert wurde (Siehe z.B. Schmuhl: Rassenhygiene, Nationalsozialismus, Euthanasie, S. 190). Schmuhl wies darauf hin, daß der Text zunächst von Brandt, Bouhler, Brack und Blankenburg sowie mehreren Psychiatern redigiert worden sei (Ebd.). Anneliese Hochmuth ordnete den Erlaß dagegen unter dem Datum »1. September« in ihre Chronologie der Ereignisse ein (Dies.: Bethel in den Jahren 1939-1943. Eine Dokumentation zur Vernichtung lebensunwerten Lebens. In: Bethel-Arbeitsheft 1. (4. Aufl.). Bethel 1979, S. 3-35, hier S. 9).

[6] Bernburg übernahm im September 1940 die Funktion der Tötungsanstalt Brandenburg; Grafeneck wurde um die Jahreswende 1940/41 durch Hadamar abgelöst.

[7] Eine detaillierte Schilderung des Tötungsverfahrens findet sich u.a. bei Klee: ›Euthanasie‹, S. 115-123; 136-159. – Schmuhl: Rassenhygiene, Nationalsozialismus, Euthanasie, S. 197-208. Sofern

fahren ausgewählt worden waren,[8] wurden mit Bussen aus den Anstalten, in denen sie zuvor gelebt hatten, in die Tötungseinrichtungen gebracht und dort gleich nach ihrer Ankunft in eine als Duschraum getarnte Gaskammer geführt, wo sie mit Kohlenmonoxid-Gas vergiftet wurden. Anschließend wurden die Leichen eingeäschert.

Diese Morde wurden zentral gelenkt: Für die Erfassung der Opfer und die Verwaltung der Tötungseinrichtungen hatte man bereits im Herbst 1939 innerhalb der sogenannten Kanzlei des Führers einen bürokratischen Stab eingerichtet, der etwa 100 Mitarbeiter umfaßte und von Viktor Brack geleitet wurde.[9] Ab April 1940 war die Mordzentrale in einer requirierten Villa in der Tiergartenstraße 4 in Charlottenburg untergebracht.[10] Diese Adresse wurde in der Folgezeit zum inoffiziellen Tarnbegriff für den organisierten Krankenmord: In Anlehnung an Straße und Hausnummer des Verwaltungssitzes wurde die zentral gelenkte Tötung von Geisteskranken im Täterjargon als ›Aktion T4‹ bezeichnet.[11] Um die Krankenmorde zu verschleiern und die maßgebliche Beteiligung der Kanzlei des Führers zu verdecken, wurde die Zentraldienststelle in verschiedene Scheinfirmen aufgegliedert:[12] Für die bürokratische Erfassung der zu tötenden Patienten und für interne Verwaltungsaufgaben gründete man eine Organisation namens ›Reichsarbeitsgemeinschaft Heil- und Pflegeanstalten‹ (›RAG‹).[13] Verwaltungsvorgänge, die externe Stellen betrafen, wurden von der ›Gemeinnützigen Stiftung für Anstaltspflege‹ bearbeitet.[14] Für die Überführung der Mordopfer in die Tötungsanstalten war die ›Gemeinnützige Kranken-Transport-GmbH‹ (›GEKRAT‹) zuständig,[15] deren Personal sich zum Teil aus den Reihen der SS rekrutierte.[16]

Im Rahmen der ›Aktion T4‹ wurden zwischen Januar 1940 und August 1941 insgesamt 70.273 Kranke und Behinderte getötet.[17] Nachdem die Öffentlichkeit

---

nicht anders vermerkt, stützt die nachstehende Darstellung sich auf die Schilderungen von Schmuhl.

8 Näheres hierzu siehe unten S. 242-250.

9 Schmuhl: Rassenhygiene, Nationalsozialismus, Euthanasie, S. 193. – Nowak: ›Euthanasie‹ und Sterilisierung, S. 79.

10 Ebd. – Schmuhl: Rassenhygiene, Nationalsozialismus, Euthanasie, S. 194. – Aly (Hg.): Aktion T4, S. 4. – Anklageschrift Heyde (HStA, Abt. 631a, Nr. 79), S. 429f. – Klee (Hg.): Dokumente, S. 93.

11 Siehe z.B. Schmuhl: Rassenhygiene, Nationalsozialismus, Euthanasie, S. 194. – Anklageschrift Heyde (HStA, Abt. 631a, Nr. 79), S. 429f. Diese Terminologie wurde nach 1945 auch von der wissenschaftlichen Literatur übernommen.

12 Aussage Bohne vom 7. Oktober 1959, Abdruck bei Klee (Hg.): Dokumente, S. 97. Siehe auch ebd., S. 93. – Schmuhl: Rassenhygiene, Nationalsozialismus, Euthanasie, S. 194. – Nowak: ›Euthanasie‹ und Sterilisierung, S. 79. – Organigramme von ›T4‹ in HStA, Abt. 631a, Nr. 207.

13 Schmuhl: Rassenhygiene, Nationalsozialismus, Euthanasie, S. 194. – Anklageschrift Heyde (HStA, Abt. 631a, Nr. 79), S. 249f. Klee sieht in der ›RAG‹ das eigentliche Organisationszentrum des Krankenmordes (Ders.: Dokumente, S. 93).

14 Schmuhl: Rassenhygiene, Nationalsozialismus, Euthanasie, S. 194f. – Anklageschrift Heyde (HStA, Abt. 631a, Nr. 79), S. 259.

15 Schmuhl: Rassenhygiene, Nationalsozialismus, Euthanasie, S. 194.

16 Ebd. Zusätzlich zu diesen drei Tarnunternehmen wurde im April 1941 die ›Zentralverrechnungsstelle Heil- und Pflegeanstalten‹ eingerichtet. An diese Organisation mußten die Fürsorgestellen und Familienangehörigen der zu ermordenden Patienten die Pflegekosten für die Unterbringung der Kranken in den Anstalten der ›Stiftung‹ bezahlen (Ebd., S. 195).

17 Ebd., S. 213.

zunehmend beunruhigt auf die Vorgänge in den Anstalten reagierte und auch vereinzelte Proteste laut wurden – in diesem Zusammenhang ist besonders auf die Predigten des Münsteraner Bischofs Clemens August Graf von Galen hinzuweisen[18] –, ließ Hitler die Massenvergasungen von Anstaltspatienten im August 1941 einstellen. Dies bedeutete jedoch nicht das Ende der Krankenmorde. An die Stelle der ›Aktion T4‹ trat nun die sogenannte ›wilde Euthanasie‹, die nicht mehr zentral gelenkt wurde, sondern von einzelnen Ärzten und Anstaltsleitern im wesentlichen nach eigenem Gutdünken praktiziert wurde. Getötet wurden die Patienten bei der ›wilden Euthanasie‹ durch Nahrungsentzug und die Verabreichung überdosierter Medikamente.[19] Auf diese Weise kamen nach neueren Schätzungen nochmals etwa 120.000 Anstaltsbewohner gewaltsam ums Leben.[20]

Parallel zur Tötung von Anstaltspatienten im Rahmen der sogenannten ›Aktion T4‹ begann man im Herbst 1939 damit, geistig und körperlich behinderte Neugeborene und Kleinkinder in sogenannte ›Kinderfachabteilungen‹ einzuweisen, wo sie durch überdosierte Medikamente oder systematischen Nahrungsentzug umgebracht wurden.[21] Im Gegensatz zur ›Aktion T4‹ wurde die ›Kinder-Euthanasie‹, der zwischen 5.000 und 8.000 Kinder und Jugendliche zum Opfer fielen,[22] bis zum Kriegsende ohne Unterbrechung fortgesetzt.

Eine Sonderstellung unter den nationalsozialistischen Krankenmorden nimmt die Tötung von Psychiatriepatienten in Pommern und Westpreußen sowie in den besetzten Gebieten im Osten ein, wo einzelne Gauleiter und örtliche Befehlshaber die Kriegssituation nutzten, um unabhängig von der ›Aktion T4‹ die Bewohner von Anstalten im Rücken der Front zu ermorden.[23] So ließ der pommersche Oberpräsident, Gauleiter und Reichsverteidigungskommissar Franz Schwede-Coburg wenige Wochen nach Kriegsbeginn zwischen 1.000 und 1.400 Anstaltsbewohner über die Grenze auf besetztes polnisches Territorium bringen und dort von der SS erschießen.[24] Ab Februar 1940 wurden weitere

---

[18] Siehe unten S. 279-284.

[19] Siehe unten S. 286f.

[20] Faulstich bezifferte die Zahl der Opfer der ›wilden Euthanasie‹ mit 117.000 (Ders.: Hungersterben, S. 582). In die gleiche Größenordnung weisen auch die Berechnungen von Siemen: Psychiatrie im Nationalsozialismus, S. 31-33.

[21] Da im ausgewerteten Material nur wenige saarländische Opfer der ›Kinder-Euthanasie‹ schriftlich belegt sind, wird an dieser Stelle auf eine ausführliche Darstellung dieses Teilkomplexes der nationalsozialistischen Krankenmorde verzichtet. Detaillierte Schilderungen finden sich u.a. bei Schmuhl: Rassenhygiene, Nationalsozialismus, Euthanasie, S. 182-189. Vgl. auch Klee: ›Euthanasie‹, S. 77-81, 294-307. Siehe außerdem auch Barbara Bromberger, Hans Mausbach: Kinder als Opfer der NS-Medizin, unter besonderer Berücksichtigung der Kinderfachabteilung in der Psychiatrie. In: Euthanasie in Hadamar, S. 145-156.

[22] Blasius (Ders.: »Einfache Seelenstörung«, S. 174) und Nowak (Ders.: ›Euthanasie‹ und Sterilisierung, S. 7) gingen von 5.000 bis 8.000 Opfern der ›Kinder-Euthanasie‹ aus. Schmuhl schätzte ihre Zahl auf »mindestens 5.000« (Ders.: Rassenhygiene, Nationalsozialismus, Euthanasie, S. 189), Klee nannte unter Berufung auf die Aussage eines Mitarbeiters des Mordprogrammes die Zahl 5.000 (Ders.: ›Euthanasie‹, S. 294). Ebenso Siemen: Psychiatrie im Nationalsozialismus, S. 30.

[23] Schmuhl: Rassenhygiene, Nationalsozialismus, Euthanasie, S. 240-247. – Bernhardt: Anstaltspsychiatrie, S. 30, 35-48.

[24] Ebd., S. 37-45.

Psychiatriepatienten aus Pommern in die polnische Anstalt Koscian/Kosten verlegt, deren ursprüngliche Insassen zuvor von einem SS-Sonderkommando getötet worden waren, das in den folgenden Wochen auch die neu angekommenen deutschen Patienten ermordete.[25]

Darüber hinaus gibt es Hinweise darauf, daß auch in anderen Teilen Deutschlands einzelne Gauleiter oder Anstaltsdirektoren bereits in den Vorkriegsjahren in ihrem Zuständigkeitsbereich in kleinerem Umfang mit der Ermordung von Patienten begannen oder entsprechende Vorbereitungen trafen.[26] Bekannt ist, daß sich in den Bezirksverbänden Kassel und Wiesbaden sowohl Landeshauptmann Wilhelm Traupel als auch Landesrat Fritz Bernotat schon 1936/1937 vor den ihnen unterstellten Anstaltsdirektoren für die ›Euthanasie‹ ausgesprochen hatten.[27] In welchem Umfang die lokale Eigeninitiative einzelner Funktionäre hier bereits vor Kriegsbeginn zur Tötung von Anstaltsinsassen geführt hat, läßt sich heute jedoch nicht mehr nachweisen.

Im folgenden soll das Schicksal von Psychiatriepatienten aus dem Saarland beschrieben werden, die der ›Aktion T4‹ oder der ›wilden Euthanasie‹ zum Opfer fielen.

3.2 Die Einbeziehung der saarländischen Psychiatriepatienten in den Krankenmord

3.2.1 Die Räumung der Anstalten Merzig und Homburg bei Kriegsbeginn

Am Vorabend des Zweiten Weltkrieges waren im Saarland zwischen 1.150 und 1.600 Personen in psychiatrischen Anstalten untergebracht.[28] Die meisten von

[25] Ebd., S. 45-47.

[26] Klee verwies in diesem Zusammenhang unter anderem auf eine Aussage, die Professor Hermann Paul Nitsche (ab Ende 1941 medizinischer Leiter der ›Aktion T4‹) kurz vor seiner Hinrichtung im März 1948 machte: »Gleich nach der Machtergreifung sind von vielen NSDAP-Gauleitern, wie ich annehmen muß, heimlich Euthanasiemaßnahmen in einzelnen Irrenanstalten veranlaßt worden.« (Klee: ›Euthanasie‹, S. 47). Bei dieser Aussage ist jedoch insofern Vorsicht angebracht, als sie in einer Situation entstand, in der Nitsche ein Interesse haben mußte, seine eigene Schuld zu relativieren.

[27] Schmuhl: Rassenhygiene, Nationalsozialismus, Euthanasie, S. 180. Vgl. Klee: ›Euthanasie‹, S. 77. Vgl. Bernotats bereits zitierte Äußerung aus dem Jahr 1936: »Wenn ich Arzt geworden wäre, ich würde diese Kranken umlegen.« (Siehe oben S. 185).

[28] Diese Zahlen ergeben sich als Summe aus den nachstehend beschriebenen Patientenverlegungen der Anstalten Homburg und Merzig im Sommer und Herbst 1939. Siehe hierzu insbesondere unten S. 205 und S. 224. Belegbar sind für den Sommer 1939 791 Verlegungen aus Merzig und 363 aus Homburg. Da die Akten und Verlegungslisten nicht vollständig erhalten sind, müssen diese Zahlen als Mindestwerte betrachtet werden. Die Maximalwerte ergeben sich aus der Bettenzahl der beiden Anstalten. Diese lag in Merzig bei 950 (siehe nächste Fußnote) und in Homburg bei 650

ihnen lebten in der Heil- und Pflegeanstalt Merzig, die zeitweise bis zu 950 Patienten beherbergte.[29] Die zweite psychiatrische Einrichtung des Saarlandes war die Nervenabteilung des Landeskrankenhauses (LKH) Homburg, die über rund 650 Betten verfügte.[30]

Mit Kriegsbeginn wurden beide Anstalten aufgelöst.[31] Die letzten Patienten der Heil- und Pflegeanstalt Merzig – namentlich bekannt sind 634 Personen[32] – wurden in der Nacht zum 1. September 1939 von der Klinik aus zu einem nahegelegenen Eisenbahngleis geführt. Auf freier Strecke mußten sie dort über provisorische Holzrampen, die in der Anstaltsschreinerei gezimmert worden waren, in einen bereitstehenden Güterzug steigen. Mit der Eisenbahn wurden die Kranken noch in der gleichen Nacht in die Anstalten Scheuern und Weilmünster gebracht, die zum Bezirksverband Wiesbaden gehörten.[33] Nach ihrer Räumung dienten die Gebäude der Anstalt Merzig zunächst als Unterkunft für

---

(siehe übernächste Fußnote). Demnach betrug die Zahl der 1939 aus dem Saarland evakuierten Psychiatriepatienten zwischen 1.154 und 1.600.

29 1951 berichtete Oberarzt Dr. Barthel in der Festschrift zum 75jährigen Bestehen der Anstalt Merzig, daß diese in den Vorkriegsjahren durchschnittlich mit 950 Patienten belegt gewesen sei (Ders.: Zum 75-jährigen Bestehen, S. 13). Nach dem letzten erhaltenen Verwaltungsbericht der Anstalt aus der Vorkriegszeit waren am 31. März 1938 in Merzig 949 Patienten untergebracht (Verwaltungsbericht für das Rechnungsjahr 1937). Die Zahl dürfte sich jedoch in den folgenden Monaten durch Verlegungen auf etwa 800 Personen reduziert haben (siehe unten S. 235).

30 Im Rechnungsjahr 1938/39 (April bis April) verfügte die psychiatrische Abteilung des LKH Homburg über 597 Betten (davon 237 für Frauen und 360 für Männer); die Belegungsdichte lag im Schnitt bei 85 Prozent (Heene, Leppien: Zehn Jahre Nervenabteilung, S. 156). Jochim nannte für 1938 die Zahl von 552 Betten (Ders.: Von der Heil- und Pflegeanstalt zu den Universitätskliniken, S. 99). Für 1939 bezifferte Leppien die Bettenzahl mit 652 (Ders.: Dr. med. Hanns Heinrich Heene. † 13.4.1948 [Nachruf], S. 153).

31 Zur Entstehungsgeschichte der beiden saarländischen Anstalten siehe oben S. 40f. In seiner Studie über Anstaltsräumungen erwähnte Thomas Schmelter zwar die Evakuierung der Anstalten Rastatt in Baden und Klingenmünster in der Pfalz zu Beginn des Zweiten Weltkrieges, zog aber keine Vergleiche zur Situation in den ebenfalls grenznah gelegenen saarländischen Einrichtungen Homburg und Merzig (Ders.: Nationalsozialistische Psychiatrie in Bayern. Die Räumung der Heil- und Pflegeanstalten. (DWV-Schriften zur Geschichte des Nationalsozialismus, Bd. 1). Bergtheim 1999).

32 Die Zahl von 634 Patienten (321 Männer und 313 Frauen), die am 1. September aus Merzig abgeholt wurden, ergibt sich aus den noch erhaltenen Krankenakten der Anstalt Merzig sowie aus Verlegungslisten (Hessisches Hauptstaatsarchiv, Landeswohlfahrtsverband Hessen). Da nicht ausgeschlossen werden kann, daß einzelne Akten und Listen verloren gegangen sind, muß diese Zahl als Mindestwert betrachtet werden. Das gleiche gilt – sofern nicht anders vermerkt – grundsätzlich auch für die übrigen Verlegungszahlen, die in diesem Kapitel genannt werden. Siehe auch nächste Fußnote.

33 Eine Schilderung der Räumung der Anstalt Merzig, zum Teil aus Augenzeugenberichten rekonstruiert, findet sich bei Gerber: Alles wirkte wie eine normale Evakuierung, S. 85f. Ähnlich Michael Jungmann: Auch von Homburg nach Hadamar in den Tod. Der ›Vernichtung lebensunwerten Lebens‹ durch die Nazis fielen 100.000 Patienten zum Opfer. In: Saarbrücker Zeitung vom 21./22. November 1987, S. 3. Laut Gerber wurden in der Nacht zum 1. September 670 Patienten aus Merzig abtransportiert; über die Quellen, aus denen diese Zahl sich ergibt, finden sich keine Angaben im Text. Erwähnt wird die Räumung der Anstalt auch bei Barthel: Zum 75-jährigen Bestehen, S. 12. Siehe auch Johann Kreis: Die Landes-Nervenklinik Merzig-Saar. Ihre Lage, ihre wirtschaftlichen und verwaltungsmäßigen Einrichtungen usw. In: Landesnervenklinik Merzig, S. 15-18, hier S. 15.

Militär und Arbeitsdienst; 1941/42 wurde ein Lazarett eingerichtet, das bis Ende 1944 von der Wehrmacht genutzt wurde.[34]

Zwei Tage nach den Anstaltspatienten wurden auch die Einwohner der umliegenden Städte und Dörfer gezwungen, ihre Heimat zu verlassen: Wegen des zu erwartenden militärischen Konfliktes mit Frankreich nach dem deutschen Überfall auf Polen hatte das Oberkommando des Heeres in den ersten Septembertagen die Evakuierung der dem Westwall vorgelagerten Gebiete angeordnet.[35] Innerhalb des Räumungsbereiches, der sich entlang der deutsch-französischen Grenze vom Oberrhein bis in die südliche Eifel erstreckte und von den Militärs mit dem Decknamen ›Rote Zone‹ bezeichnet wurde, lebten etwa eine Million Menschen. Binnen kürzester Zeit mußten sie das Lebensnotwendigste zusammenpacken und wurden mit Zügen, Bussen und Lastwagen in zentral gelegene Regionen des Reiches, etwa nach Thüringen und Franken, gebracht.[36] Diese Evakuierungsaktion war langfristig und minutiös geplant worden. Fast ein Jahr lang hatten militärische und zivile Stellen die Räumung des Grenzgebietes vorbereitet.[37] Die Marschbefehle für die Einwohner des saarländischen Teiles der ›Roten Zone‹, zu dem unter anderem der Ballungsraum um Saarbrücken und Saarlouis sowie die Stadt Merzig gehörten, trafen am 3. September, einem Sonntag, ein.[38] Wie in den übrigen betroffenen Gebieten im Westen Deutschlands scheint die Räumung auch im Saarland sehr zügig verlaufen zu sein. Innerhalb weniger Stunden waren die Zivilisten auf dem Weg ins grenzferne Hinterland,[39] das in der Sprache der militärischen Planer als Bergungsgebiet bezeichnet wurde.

Aufgrund der zeitlichen Zusammenhänge und der geographischen Lage der Anstalt Merzig im Bereich der ›Roten Zone‹ liegt zunächst einmal die Vermutung nahe, daß der Abtransport der Kranken am 1. September im Zusammenhang mit der allgemeinen Räumung des Grenzlandes erfolgte.[40] Für diese Annahme spricht auch die Tatsache, daß der sogenannte Freimachungskalender, der im Frühjahr 1939 unter maßgeblicher Beteiligung der Reichswehr als Leitfaden für die Durchführung der Evakuierung ausgearbeitet worden war, die

---

[34] Ebd., S. 12.

[35] Eine zusammenfassende Darstellung der Evakuierung im Westen bietet Michael Krause: Flucht vor dem Bombenkrieg. ›Umquartierungen‹ im Zweiten Weltkrieg und die Wiedereingliederung der Evakuierten in Deutschland 1943-1963. (Beiträge zur Geschichte des Parlamentarismus und der politischen Parteien, hg. von der Kommission für Geschichte des Parlamentarismus und der politischen Parteien, Bd. 109). Düsseldorf 1997, S. 42-45. Zur Situation im Saarland siehe insbesondere Herrmann: Freimachung.

[36] Ebd., S. 64.

[37] Ebd., S. 64-66.

[38] Über die genaue Uhrzeit, zu der das Codewort »Vorgarten« durchgegeben wurde, mit dem die Evakuierung in Gang gesetzt wurde, existieren verschiedene Angaben. Näheres ebd., S. 73.

[39] Bereits wenige Stunden nach Beginn der Evakuierung meldete das für den Gau Saarpfalz zuständige Armeeoberkommando dem Oberkommando des Heeres, daß die Rückführung planmäßig vonstatten gehe (Ebd.). Dagegen gelangte der Sicherheitsdienst der SS zu dem Schluß, »daß zwar die allgemeine Organisation der Freimachung im allgemeinen gut vorbereitet war, aber die Durchführung stellenweise versagt hat.« (Zit. nach Krause: Flucht, S. 43).

[40] Diese Ansicht findet sich auch bei Bartel: Zum 75-jährigen Bestehen, S. 12. – Ebenso Kreis: Die Landes-Nervenklinik Merzig-Saar, S. 15.

Verlegung der Insassen von Krankenhäusern, Heilanstalten aller Art und Gefängnissen ausdrücklich vorsah.[41] Zwar sind auch Aussagen überliefert, wonach Hitler Mitte Mai 1939 bei einer Inspektion des Westwalles erklärt haben soll, »daß er unter Berücksichtigung der Transportschwierigkeiten die Räumung der Idiotenanstalten nicht wünsche.«[42] Aber abgesehen davon, daß sich bei derartigen Führerworten grundsätzlich die Frage nach Authentizität und Quellenwert stellt, gibt es eine Reihe von Beispielen dafür, daß auch andere psychiatrische Einrichtungen an der Westgrenze Deutschlands im Zuge der allgemeinen Evakuierung geräumt wurden. So wurden etwa die rund 1.250 Patienten der pfälzischen Anstalt Klingenmünster am 10. September 1939 mit einem Eisenbahntransport ins rechtsrheinische Bayern gebracht.[43] Auch die Bewohner der badischen Anstalten Rastatt und Kork, die beide innerhalb der ›Roten Zone‹ lagen, wurden Anfang September 1939 auf Anordnung des zuständigen Freimachungskommissars in grenzfernere Gebiete verlegt.[44]

Im Gegensatz zu Merzig gehörte Homburg nicht zum Räumungsbereich. Den Einwohnern dieser Stadt, die etwa 35 Kilometer nordöstlich der deutsch-französischen Grenze liegt, blieb bei Kriegsbeginn die Evakuierung erspart. Dies galt jedoch nicht für die Patienten des Landeskrankenhauses: Am 15. September 1939 ließ das Oberkommando der Wehrmacht die Klinikgebäude für militärische Zwecke beschlagnahmen.[45] Die Patienten des LKH wurden in verschiedene Kliniken verlegt. Die Kranken aus der Nervenabteilung brachte man nach Eichberg, Herborn, Weilmünster und Uchtspringe.[46]

Zwar ist es offenkundig, daß sich die Auflösung der Anstalten Homburg und Merzig und die Verlegung ihrer Insassen in einem militärischen Kontext vollzogen. Dennoch stellt sich die Frage, ob der Krieg tatsächlich der einzige Grund für die Verlegung von mehr als tausend Geisteskranken war oder ob nicht vielmehr die militärischen Ereignisse zugleich auch einen plausiblen Anlaß boten, um diese Menschen aus ihrer gewohnten Umgebung herauszureißen. Immerhin führte die Evakuierung zu einer räumlichen Trennung zwischen den Kranken und ihren Familien. Und es wäre durchaus denkbar, daß diese Trennung bewußt

---

41 Herrmann: Freimachung, S. 70.

42 Nach Auskunft des damaligen stellvertretenden Gauleiters des Gaues Saarpfalz soll Hitler bei dieser Inspektionsreise nach einem Vortrag über den Stand der Evakuierungsvorbereitungen in Berus bezüglich der Patienten der Anstalten in Homburg, Merzig und Klingenmünster (Pfalz) erklärt haben: »Die lassen wir den Franzosen.« (Ebd., S. 69f.).

43 Scherer: Die Heil- und Pflegeanstalt Klingenmünster, S. 48.

44 Faulstich: Von der Irrenfürsorge zur ›Euthanasie‹, S. 211.

45 Jochim: Von der Heil- und Pflegeanstalt zu den Universitätskliniken, S. 99. – LA MfA, Bündel 15. Siehe auch Leppien: Das Landeskrankenhaus Homburg-Saar, S. 149-155, hier S. 154. Die Gebäude des Landeskrankenhauses dienten zunächst als Hauptverbandsplatz, später als Kriegs- und Reservelazarett sowie als Gefangenenlager und Stabsquartier (ebd.). Ähnlich wie Homburg lag auch die ebenfalls zu Kriegsbeginn geräumte pfälzische Anstalt Klingenmüster außerhalb der Roten Zone. Auch die Anstaltsgebäude in Klingenmünster wurden von der Wehrmacht beschlagnahmt (Scherer: Die Heil- und Pflegeanstalt Klingenmünster, S. 47f.).

46 Beispiele für Patienten, die am 10. September mit einem Sammeltransport von Homburg nach Uchtspringe überführt wurden: EVZ-VII/42, Akte 12; EVZ-VII/8, Akte 10; EVZ-VII/32, Akte 11; EVZ-VII/56, Akte 1; EVZ-VII/18, Akte 11; EVZ-VII/7, Akte 4; EVZ-VII/50, Akte 8; EVZ-VII/48, Akte 6. Näheres zu den einzelnen Transporten aus Homburg siehe unten S. 206-209.

herbeigeführt wurde, um die Patienten im Zuge der sogenannten ›Euthanasie‹, die wenige Monate später begann, möglichst unauffällig und ohne Widerstand von seiten ihrer Angehörigen ermorden zu können.

Gegen die Annahme ausschließlich militärischer Gründe für die Verlegung spricht vor allem die Tatsache, daß die Einrichtungen, in die die saarländischen Patienten bei der Evakuierung im Sommer 1939 gebracht wurden, bis auf eine Ausnahme im Einzugsgebiet der Anstalt Hadamar bei Limburg an der Lahn lagen, die ab Januar 1941 als Tötungsanstalt genutzt wurde. Bis August 1941 wurden in der Gaskammer von Hadamar mehr als 10.000 geistig Behinderte ermordet[47] – darunter auch ein beträchtlicher Teil der 1939 evakuierten Kranken aus dem Saarland.[48] Angesichts dieser Zusammenhänge erscheint die Vermutung naheliegend, daß der Krieg zwar den Anlaß für die Evakuierung der saarländischen Anstalten im Spätsommer 1939 bildete, daß diese aber gleichzeitig bereits eine Vorbereitungsmaßnahme für die sogenannte ›Euthanasie‹ war.

Darauf, daß die Räumung der saarländischen Anstalten nicht nur militärische Gründe hatte, deutet auch ein Beitrag hin, den der Homburger Psychiatrie-Chefarzt Dr. Hanns Heinrich Heene und sein Oberarzt Dr. Rudolf Leppien am 20. April 1940 anläßlich des zehnjährigen Bestehens der Abteilung in der »Psychiatrisch-Neurologischen Wochenschrift« veröffentlichten.[49] Obwohl diese Zeitschrift ansonsten auch über vergleichsweise unspektakuläre Ereignisse und Personalveränderungen in den einzelnen Anstalten berichtete, erwähnten Heene und Leppien in ihrem Aufsatz vom April 1940 mit keinem Wort, daß die Homburger Anstalt zu diesem Zeitpunkt bereits seit einem halben Jahr aufgelöst war. Der Text erweckt vielmehr den Eindruck, als habe es gar keine Evakuierung gegeben und als sei der Klinikbetrieb in Homburg nach Kriegsbeginn ganz normal fortgesetzt worden. Der unbefangene Leser mußte bei der Lektüre zu der Annahme gelangen, daß die Nervenabteilung des LKH sich zum Zeitpunkt der Veröffentlichung nach wie vor der Pflege und Behandlung von Geisteskranken widmete. Als indirekter Hinweis auf die Schließung der Anstalt läßt sich höchstens der letzte Satz des Beitrages von Heene und Leppien verstehen. In zeittypischem Pathos heißt es dort:

> »So wie es uns aber in kameradschaftlicher Zusammenarbeit mit den Behörden und mit den Ärzten innerhalb und außerhalb des Hauses in zehnjähriger Arbeit gelang, den tatsächlichen Bedürfnissen des dichtbevölkerten Saarlandes und der angrenzenden Gebiete in psychiatrischer und neurologischer Hinsicht gerecht zu werden, so hoffen wir nach siegreicher Beendigung des Krieges mit neuer Kraft unsere Arbeit zum Wohl der Bevölkerung und zur Sicherung der Volksgesundheit fortführen zu können.«[50]

Aus dieser Passage ergibt sich, daß der Aufsatz erst nach Kriegsbeginn – und damit auch nach der Räumung der Homburger Nervenabteilung – geschrieben

47 Bettina Winter: Hadamar als T4-Anstalt 1941-1945. In: Euthanasie in Hadamar, S. 91-104, hier S. 91.
48 Zur Zahl der saarländischen Opfer in Hadamar siehe unten S. 284.
49 Heene, Leppien: Zehn Jahre Nervenabteilung.
50 Ebd., S. 158.

wurde. Warum aber hätten Heene und Leppien zu diesem Zeitpunkt die Auflösung der Anstalt verschweigen sollen, wenn die Mobilmachung im Westen tatsächlich der einzige Grund dafür war? Mit militärischer Geheimhaltung läßt sich ihr lückenhafter Bericht jedenfalls kaum erklären: Schließlich war die Evakuierung von Hunderttausenden von Zivilisten vor den Augen einer breiten Öffentlichkeit erfolgt, und andere Anstalten, die evakuierte Patienten aufgenommen hatten, hatten in der »Psychiatrisch-Neurologischen Wochenschrift« über die damit verbundenen Anstrengungen berichtet.[51] Insofern entsteht der Verdacht, daß es außer der Kriegslage noch andere Gründe für die Deportation der saarländischen Patienten und vor allem für das Schweigen von Heene und Leppien gegeben haben könnte.[52]

3.2.2 Patientenverlegungen aus der Anstalt Merzig im Sommer 1939

Der Räumung der saarländischen Anstalten war – wie sich insbesondere im Falle von Merzig nachweisen läßt – eine langfristige und systematische Vorbereitung vorausgegangen. Das zeigt sich unter anderem daran, daß man in Merzig bereits einige Wochen vor der eigentlichen Evakuierung damit begonnen hatte, bestimmte Gruppen von Patienten in psychiatrische Einrichtungen jenseits des Rheins zu überführen. Es handelte sich dabei vor allem um alte oder körperlich kranke Patienten sowie um geisteskranke Straftäter – insgesamt also um Menschen, deren Verlegung besondere Vorkehrungen erforderte und deshalb im Rahmen eines Sammeltransportes nicht ratsam erschien.

Die erste dieser Vorab-Verlegungen fand am 4. Juni 1939 statt. Namentlich bekannt sind 124 Kranke, die an diesem Tag aus Merzig abgeholt wurden. 32 von ihnen wurden in die Anstalt Eichberg bei Eltville gebracht, 42 nach Herborn und 51 nach Weilmünster. Schon die Zahl dieser Patienten, die deutlich über der durchschnittlichen Fluktuation der Vorjahre lag,[53] läßt darauf schließen, daß diese drei Transporte wohl kaum ein Routinevorgang waren. Zu den Auffälligkeiten der Verlegungen vom 4. Juni 1939 gehört auch der Umstand, daß dieser Tag ein Sonntag war und daß die Angehörigen der betroffenen Kranken erst kurzfristig unterrichtet wurden. Die Briefe, in denen die Anstalt den Familien die Überführung mitteilte, wurden zum Teil erst am Tag des Transportes,[54] in einigen Fällen sogar erst mehrere Tage nach der Verlegung geschrie-

[51] Siehe z.B. Mitteilung der Anstalt Uchtspringe, abgedruckt in Psychiatrisch-Neurologische Wochenschrift 42 (1940), S. 58.

[52] Daß der Homburger Psychiatrie-Chef in diesem Aufsatz die Räumung seiner Anstalt nicht erwähnte, könnte auch damit zusammenhängen, daß er zum Kreis der sogenannen Gutachter gehörte, die im Rahmen der ›Aktion T4‹ ab Herbst 1939 die Selektion der Anstaltspatienten durchführten und darüber entschieden, welche der Kranken getötet werden sollten. Siehe unten S. 249.

[53] So wurden etwa im ganzen Jahr 1938 insgesamt 90 Männer und Frauen aus Merzig nach Scheuern, Weilmünster, Hadamar, Herborn, Andernach oder Idstein gebracht. Zu den möglichen Gründen für die Verlegungen des Jahres 1938 siehe unten S. 235.

[54] Vom 4. Juni datiert das Mitteilungsschreiben im Fall MZG 514. Siehe außerdem: MZG 289 (3. Juni) sowie MZG 109; 170; 250; 514; 796 (2. Juni). – Die Reihe der Beispiele läßt sich fortsetzen.

ben.[55] Durch diese restriktive Informationspraxis wurden die Familien vor vollendete Tatsachen gestellt und jeder Interventionsmöglichkeit beraubt. Es war ihnen noch nicht einmal möglich, sich von ihren kranken Angehörigen zu verabschieden.

Als Begründung für die Überführung taucht in den Mitteilungsbriefen an die Angehörigen immer wieder die stereotype Formulierung auf, die Anstalt Merzig sei »zur Zeit derart überfüllt, daß ein Teil der Kranken in andere Anstalten verlegt werden muß.«[56] In einer Reihe von Fällen verzichtete die Anstaltsleitung auch gänzlich auf die Angabe von Gründen und berief sich lediglich auf eine nicht näher erläuterte »Anordnung des Herrn Reichskommissars für das Saarland«.[57] Zweifel an der Behauptung, daß die Anstalt überbelegt gewesen sei, sind schon allein deshalb angebracht, weil Merzig Anfang Juni 1939 deutlich weniger Patienten beherbergte als noch im Jahr zuvor: Zum Stichtag 31. März 1938 meldet der Verwaltungsbericht eine Belegung mit 949 Kranken;[58] ein Jahr später – also zum Zeitpunkt der angeblichen »Überbelegung« – waren es nur noch etwa 800. Auch die Größe der Transporte und vor allem die Geheimhaltung gegenüber den Angehörigen lassen diese Begründung fragwürdig erscheinen.

Daß der Hinweis auf eine angebliche Überbelegung nur ein Vorwand für die Krankentransporte vom 4. Juni war, geht schließlich auch aus einem als »vertraulich« deklarierten Schreiben des Direktors der Anstalt Merzig an seinen Eichberger Kollegen vom 24. Mai hervor.[59] In diesem Brief, der den Vermerk »Mob[ilmachungs]-Sache« trägt, kündigte der Merziger Klinikchef die Überführung von insgesamt 140 Patienten aus seiner Anstalt nach Eichberg, Weilmünster und Herborn an. Es handele sich dabei um Kranke, »die sich ohne fremde Hilfe nicht fortbewegen können« und deren »Abtransport« in »Anstalten auf der rechten Rheinseite im Falle drohender Kriegsgefahr« besonders große Schwierigkeiten bereite. Aus diesem Grund habe der Reichskommissar für das Saarland nach Rücksprache mit Sanitätsstellen der Wehrmacht und dem Oberpräsidenten in Wiesbaden angeordnet, daß die betreffenden Patienten »bereits jetzt« verlegt werden sollten.

Daß die Kranken, die Merzig am 4. Juni verlassen mußten, gezielt nach dem Kriterium der Transportfähigkeit ausgewählt wurden, läßt sich auch anhand ihrer Diagnosen nachweisen. So litten die 14 Männer und 18 Frauen, die an diesem Tag per Sammeltransport in die Anstalt Eichberg gebracht wurden, ausnahmslos an Tuberkulose[60] in zum Teil weit fortgeschrittenem Stadium.[61] Die

55 Siehe z.B. den Fall HStA, Abt. 430/1, Nr. 10694. Die Kranke war am 4. Juni von Merzig nach Eichberg gebracht worden; die Angehörigen wurden am 14. Juni von Eichberg aus unterrichtet.

56 MZG 170. Weitere Beispiele: MZG 109; 250; 289; 514; 577; 606; 796.

57 Siehe z.B. die Fälle MZG 2; 199; 288; 364; 593; 625; 688; 787.

58 Quelle: Verwaltungsbericht für das Rechnungsjahr 1937.

59 Brief des Merziger Anstaltsleiters vom 24. Mai 1939 (HStA, Abt. 430/1, Nr. 12529). Die nachstehenden Zitate nach ebd.

60 Ebd.

61 Diese Feststellung ergibt sich sowohl aus den Merziger Akten als auch aus den Krankenblättern der Anstalt Eichberg.

37jährige Elvira Kohler* etwa war bei der Überführung nach Eichberg bereits »bettlägerig«.[62] Sechs Wochen später starb sie.[63] Auch die 56jährige Anna Omlor* überlebte den Transport nur um wenige Wochen.[64] Die beiden Frauen waren keine Einzelfälle: Von den 32 Patienten, die am 4. Juni 1939 nach Eichberg verlegt wurden, verstarben elf in den folgenden anderthalb Jahren. Wenn man ihren Krankenblättern Glauben schenken darf, war die Todesursache jedes Mal Tuberkulose. Offensichtlich waren die Patienten, die am 4. Juni nach Eichberg gebracht wurden, zusätzlich zu ihrem psychischen Leiden auch körperlich so schwer erkrankt, daß sie besonderer Sorgfalt während der Reise bedurften. Aus diesem Grund verzichtete man auch darauf, die Verlegung mit der Eisenbahn durchzuführen, sondern benutzte einen Autobus.[65] Ein weiterer Grund, weshalb diese Tuberkulose-Kranken nicht zusammen mit den übrigen Anstaltsinsassen in einem Massentransport verlegt wurden, dürfte in der Ansteckungsgefahr bestanden haben. Schon einige Wochen zuvor, am 14. April 1939, waren vier Frauen von Merzig nach Eichberg überführt worden, die mit Typhus infiziert waren.[66]

Ähnlich wie bei den Patienten, die am 4. Juni nach Eichberg verlegt wurden und die alle an Tuberkulose litten, lassen sich auch bei den Kranken, die man am gleichen Tag nach Herborn und Weilmünster brachte, bestimmte Gemeinsamkeiten nachweisen, die gegen eine Verlegung im Rahmen eines Sammeltransportes sprechen. Bei der Überführung nach Herborn fällt die relativ große Zahl älterer Patienten auf: Von den 25 Männern und 17 Frauen, deren Akten heute noch erhalten sind, waren neun zum Zeitpunkt des Transportes bereits über 65 Jahre alt, drei davon sogar über 80.[67] Die älteste Patientin, die nach Herborn verlegt wurde, stand wenige Wochen vor ihrem 88. Geburtstag.[68] Zum Teil hatten diese Menschen schon seit Jahrzehnten in Merzig gelebt.[69] Einige von ihnen waren Kriegsversehrte aus dem Ersten Weltkrieg, wie der Schlosser Markus Blatter*, der im Herbst 1916 aus dem Lazarett in die Anstalt gebracht worden war.[70]

Der Transport, der am 4. Juni 1939 nach Weilmünster führte, umfaßte mindestens 26 männliche und 25 weibliche Patienten. Unter ihnen waren sehr alte Menschen,[71] aber auch Kinder und Jugendliche: Der 13jährige Kurt Esser* aus Saarbrücken war erst Anfang des Jahres 1939 aus der Diakonie-Anstalt Kreuz-

62 HStA, Abt. 430/1, Nr. 10448. Dieses Krankenblatt stellt die Fortsetzung der Akte MZG 74 dar.

63 Ebd.

64 MZG 250; HStA, Abt. 430/1, Nr. 10701. Die Patientin starb am 28. Juni 1939.

65 Brief des Merziger Anstaltsleiters vom 24. Mai 1939 (HStA, Abt. 430/1, Nr. 12529).

66 Der dieser Verlegung vorausgehende Schriftwechsel zwischen dem Reichskommissar für das Saarland und der Verwaltung des Bezirksverbandes Nassau sowie zwischen der Heil- und Pflegeanstalt Merzig und der Landes-Heilanstalt Eichberg findet sich in HStA, Abt. 430/1, Nr. 12529. Von zwei der vier Patientinnen sind die Krankenakten erhalten: HStA, Abt. 430/1, Nr. 10590 und Nr. 10595.

67 MZG 355; 510; 646.

68 MZG 646.

69 Einer der verlegten Patienten (MZG 292) war schon im November 1912 nach Merzig gekommen.

70 MZG 370.

71 MZG 289; 524.

nach nach Merzig verlegt worden.[72] Aus einem konfessionellen Fürsorgeheim war auch die 15jährige Margarete Binder* nach Merzig gekommen: Obwohl katholisch getauft, war sie im Frühjahr 1938 wegen ihrer ›nicht-arischen‹ Abstammung aus dem St. Valentinushaus bei Kiedrich entlassen worden. Der Vormund, ein Saarbrücker Apotheker, brachte die damals gerade 14jährige daraufhin in die Merziger Anstalt,[73] wo sicherlich keine besonders günstigen Voraussetzungen für die geistige und seelische Entwicklung des Mädchens herrschten. Von den Anstaltsinsassen, die am 4. Juni nach Weilmünster gebracht wurden, waren außerdem mindestens vier infolge körperlicher Behinderungen in ihrer Bewegungs- und Kommunikationsfähigkeit stark eingeschränkt: So war der Kraftfahrer Jakob Nagel* aus Saarbrücken nach einem Schlaganfall halbseitig gelähmt.[74] Die 78jährige Witwe Emma Heinen* war im Januar 1939 wegen »körperlicher Hilflosigkeit« in die Anstalt eingeliefert worden.[75] Eine weitere Patientin konnte nicht sprechen,[76] eine andere litt an Kinderlähmung.[77] Ebenso wie bei den bettlägerigen, den alten und den jugendlichen Insassen war auch bei diesen Kranken die Verlegung mit besonderen Schwierigkeiten verbunden, weshalb man sie bereits vor der eigentlichen Evakuierung in einem separaten Transport aus Merzig wegbrachte.

Zweieinhalb Wochen später, am 21. Juni, erfolgten die nächsten Verlegungen. An diesem Tag wurden zehn Frauen und 17 Männer, getrennt nach Geschlechtern, in die Anstalten Herborn und Weilmünster überführt.[78] Auch über diese Transporte wurden die Angehörigen zum Teil erst sehr kurzfristig informiert.[79] In den Krankenblättern der meisten Patienten, die Merzig an diesem Tag verlassen mußten, finden sich Hinweise darauf, daß die Betroffenen mit dem Gesetz in Konflikt geraten und deswegen vom Gericht in die Anstalt eingewiesen worden waren. So gehörte zu den zehn Frauen, die nach Herborn verlegt wurden, auch die 29jährige Marianne Holzer*. Sie war 1936 vom Schwurgericht Saarbrücken wegen Mordes an ihren zwei unehelichen Kindern zum Tode verurteilt und später zu lebenslanger Haft begnadigt worden. Seit November 1937 lebte die Frau, die an Schizophrenie litt, in der Merziger Anstalt.[80] Von Herborn aus wurde Marianne Holzer* am 30. Januar 1941 mit einem der ersten ›T4-Transporte‹ nach Hadamar verschleppt und dort getötet.[81]

Einige der Frauen, die man aus Merzig nach Herborn brachte, waren wegen Prostitution festgenommen und dann aus dem Gefängnis in die Anstalt einge-

---

72 MZG 426.
73 MZG 336.
74 MZG 344.
75 MZG 149.
76 MZG 167.
77 MZG 553.
78 Namentlich bekannt sind 27 Fälle: Zehn Frauen wurden nach Herborn gebracht, 17 Männer nach Weilmünster. Ein weiterer Patient wurde am gleichen Tag nach Eichberg überführt (MZG 267). Über sein weiteres Schicksal ist nichts bekannt.
79 MZG 353.
80 MZG 327.
81 Übersicht Patientenverlegungen im Rahmen der ›T4‹ im LWV-Archiv Kassel.

wiesen worden.[82] Auch eine staatenlose Jüdin, die seit April 1936 wegen manisch-depressiver Zustände in Merzig untergebracht war, wurde zusammen mit diesen Frauen, denen man kriminelle Vergehen zur Last legte, nach Herborn überführt.[83]

Unter den 17 Männern, die am gleichen Tag aus Merzig nach Weilmünster verlegt wurden, waren neben drei gerichtlich eingewiesenen Strafgefangenen[84] auch zwei Personen, die auf Betreiben der Gestapo in Merzig festgehalten worden waren: Der kriegsbeschädigte Bergmann Johann Fischer* aus Quierschied war im Januar 1939 in die Anstalt gebracht worden, weil er angeblich »Drohbriefe staatsfeindlichen Inhalts« an verschiedene Behörden geschickt hatte. »Wegen der Gefährdung der Staatssicherheit hält die Geheime Staatspolizei die sofortige Unterbringung in die [sic] Heil- und Pflegeanstalt für dringend erforderlich«, heißt es in dem Schreiben, mit dem der Bürgermeister von Fischers* Heimatgemeinde die Einweisung beantragt hatte.[85] Mit einer ähnlichen Begründung war auch der Ingenieur Herbert Flieger* in Merzig interniert worden.[86] In seinem Fall vermerkte der einweisende Arzt im Aufnahmeformular unter der Rubrik »Verlauf der Erkrankung«:

> »Pat. schreibt angeblich ununterbrochen Berichte an sämtliche Behörden des In- und Auslandes. Eine Untersuchung wird z.Zt. von der Behörde nicht gewünscht.«

Dieser Nachsatz läßt darauf schließen, daß Flieger* nicht etwa deswegen in die Anstalt gesteckt wurde, weil er krank war oder eine Gefahr für sich und seine Umgebung darstellte, sondern weil man ihn ohne großes Aufsehen und ohne Gerichtsverfahren aus der Öffentlichkeit verschwinden lassen wollte. Der Aufnahmefragebogen dieses Patienten bietet denn auch ein anschauliches Beispiel für den fließenden Übergang zwischen medizinischer Diagnostik und ideologischer Diskriminierung: Hinter der Frage, weshalb »die Anstaltspflege für notwendig gehalten« wird, notierte der Arzt im Einweisungsformular: »Angeblich aus politischen Gründen«. Wie die »politischen Gründe« in diesem Fall aussahen, geht aus einem Schreiben der Saarbrücker Gestapo an die Kreisleitung der NSDAP Saarlouis hervor:

> »Der Ingenieur Herbert Flieger* ist schon seit Jahren geisteskrank und steht unter dem Einfluß von Wahnideen und Sinnestäuschungen. Bei seinen häufigen Reisen im In- und Ausland hat er sich stets in staatsabträglicher Weise verhalten und auch Behörden verschiedentlich mit unsinnigen und ungebührlichen Anträgen behelligt. Ausländische Zeitungen befaßten sich mit Flieger*, der zum Nachteile des Ansehens des Deutschtums im Ausland mit ausländischen Familien Schriftverkehr pflegte. Die jetzt in der Heil- und Pflegeanstalt durchgeführte Sterilisation des Flieger* wird seinen Geisteszustand kaum gebessert haben. Es besteht nach wie vor die Gefahr, daß Flieger* nach der Entlassung aus der Anstalt sein staatsabträgliches Verhalten fortsetzt. Gegen die Entlassung des Flieger* aus der Pflegeanstalt werden daher von hier aus erhebliche Bedenken erhoben.«

---

[82] MZG 590; 617.
[83] MZG 186 (Siehe auch oben S. 153).
[84] MZG 353; 482; 805.
[85] Alle Angaben zum Fall nach MZG 630.
[86] MZG 235, alle folgenden Angaben und Zitate zu diesem Fall nach ebd.

Daß Herbert Flieger* vorwiegend aus politischen Gründen festgehalten und sterilisiert worden war, zeigt sich auch daran, daß er wenige Monate nach der Verlegung aus Merzig entlassen wurde und wieder in seinem Beruf tätig war. Ein Gutachten eines Nürnberger Arztes aus dem Jahre 1940 bescheinigte dem Ingenieur, daß er vollkommen gesund war.

Unter den Anstaltsinsassen, die am 21. Juni 1939 nach Weilmünster gebracht wurden, war auch der bereits erwähnte Württemberger Klaus Ilbringer*, der in seinem Aufnahmefragebogen als »politischer Häftling in U-Haft« bezeichnet wurde. Ilbringer* war im Frühjahr 1938 in der Nähe von Saarbrücken verhaftet worden, als er versucht hatte, illegal die Grenze nach Frankreich zu überqueren, um sich in Spanien der internationalen Brigade anzuschließen.[87]

Zusammenfassend läßt sich feststellen, daß im Vorfeld der Räumung der Anstalt Merzig am 1. September 1939 mehrere Krankentransporte in verschiedene Anstalten im Regierungsbezirk Wiesbaden stattfanden, bei denen gezielt solche Patienten überführt wurden, von denen man glaubte, daß sie aufgrund ihres Alters und Gesundheitszustandes oder wegen besonderer Sicherheitserfordernisse nicht im Rahmen einer Massenevakuierung verlegt werden konnten. Diese Aufteilung der Anstaltsinsassen in verschiedene Gruppen – körperlich Gebrechliche, Alte, angebliche Straftäter – und die zeitliche Staffelung der Verlegungen lassen darauf schließen, daß die Evakuierung der Anstalt langfristig geplant und vorbereitet worden war.

Eine ähnliche Vorgehensweise ist auch in anderen Regionen im Westen des Reiches zu beobachten. So hat Heinz Faulstich in seiner Studie über die Geschichte der badischen Psychiatrie festgestellt, daß die Anstalt Illenau bei Achern eine Woche vor Kriegsbeginn 30 Patienten, »von denen bei der Räumung Schwierigkeiten zu erwarten waren, gegen die gleiche Zahl harmloser Kranker der Anstalt Wiesloch« ausgetauscht habe.[88] Ähnlich sei man in Emmendingen verfahren. Diese Anstalt verlegte im September 1939 insgesamt 75 bettlägerige Patienten nach Konstanz.[89] Zu einer vollständigen Evakuierung der Anstalten Illenau und Emmendingen, die zwar in Grenznähe, aber nicht innerhalb der ›Roten Zone‹ lagen, kam es im Herbst 1939 jedoch nicht mehr; die Verlegung besonderer Risikopatienten war hier offenbar eine reine Vorsichtsmaßnahme gewesen.[90] Die Zielstrebigkeit, mit der man schon Monate vor Kriegsbeginn bestimmte Patientengruppen von der Westgrenze des Reiches in andere Gebiete verbrachte, ist nicht nur im Kontext der ›Euthanasie‹ von Bedeutung, sondern auch ein Indiz für die Entschlossenheit, mit der die nationalsozialistische Führung auf den Krieg zusteuerte.

In Merzig blieben nach den verschiedenen Vorab-Verlegungen vom Juni 1939 noch mindestens 634 Patienten zurück.[91] In der Nacht zum 1. September – wenige Stunden bevor deutsche Soldaten die polnische Grenze überschritten – mußten

87 MZG 187. Siehe auch oben S. 110.
88 Faulstich: Von der Irrenfürsorge zur ›Euthanasie‹, S. 211.
89 Ebd.
90 Vollständig geräumt wurden in Baden zu Kriegsbeginn wie bereits erwähnt die Anstalten Kork und Rastatt (Ebd.). Ob ihrer Evakuierung die Verlegung bestimmter Gruppen von Patienten vorausging, läßt sich aus der Literatur nicht erschließen.
91 Diese Zahl ergibt sich aus den folgenden Einzelangaben im Text.

auch diese Menschen das Saarland verlassen: Sie wurden in die Anstalten Scheuern und Weilmünster überführt. Aus einer summarischen Aufstellung der Anstalt Weilmünster geht hervor, daß hier am 1. September 179 Männer und 255 Frauen aus Merzig aufgenommen wurden.[92] Namentlich bekannt sind außerdem 142 Männer und 58 Frauen, die man zur gleichen Zeit nach Scheuern verschleppte. Da für den Transport nach Scheuern keine Verlegungsliste vorliegt, ist es durchaus möglich, daß die Zahl der dorthin überführten Anstaltsinsassen noch höher war.

Tabelle 4: Übersicht über die Patientenverlegungen aus Merzig im Sommer 1939

Datum	Zahl der verlegten Patienten	Verlegungsziel	Auffällige Gemeinsamkeiten
	A. Verlegungen im Vorfeld des Kriegsbeginns		
4.6.39	**32 Patienten** 14 Männer 18 Frauen	Eichberg	Alle leiden an Tuberkulose
4.6.39	**42 Patienten** 25 Männer 17 Frauen	Herborn	Viele sehr alte Patienten
4.6.39	**51 Patienten** 26 Männer 25 Frauen	Weilmünster	Alte Patienten, Kinder, Jugendliche, körperlich Behinderte
21.6.39	**10 Frauen**	Herborn	(angebliche) Straftäterinnen
21.6.39	**17 Männer**	Weilmünster	(angebliche) Straftäter
	B. Verlegungen zu Kriegsbeginn		
31.8./1.9.39	**434 Patienten** 179 Männer 255 Frauen	Weilmünster	
31.8./1.9.39	**200 Patienten** 142 Männer 58 Frauen	Scheuern	
Gesamt	**786 Patienten** 403 Männer 383 Frauen		Außerdem wurden bei kleineren Transporten 4 Frauen (14.4.39) und 1 Mann (21.6.39) nach Eichberg gebracht, so daß aus Merzig im Jahr 1939 insgesamt 791 Verlegungen (404 Männer und 387 Frauen) nachweisbar sind.

Da davon auszugehen ist, daß Transportlisten oder die Akten einzelner Patienten verlorengegangen sind, müssen die hier genannten Zahlen als Mindestwerte betrachtet werden. Es ist durchaus denkbar, daß die Zahl der verlegten Patienten noch höher war.

[92] HStA, Abt. 463, Nr. 1155. Von diesen Personen sind 144 Männer und 234 Frauen namentlich bekannt.

Unter den Patienten, die in der Nacht vor Kriegsausbruch mit der Eisenbahn nach Scheuern und Weilmünster verlegt wurden, waren auch einige, die erst wenige Tage zuvor nach Merzig eingewiesen worden waren: Die 45jährige Witwe Christine Jochum* aus Saarbrücken war am 29. August in die Anstalt gekommen; bei ihrer Verlegung war noch nicht einmal ihr Aufnahmefragebogen ausgefüllt.[93] Noch kürzer war der Aufenthalt von Elisabeth Schmidt* in Merzig: Sie wurde am 30. August in die Anstalt aufgenommen; bereits am Abend des nächsten Tages mußte sie einen Güterwagen besteigen, der sie nach Weilmünster brachte.[94]

Während der Überführung wurden die Patienten von Ärzten und Pflegekräften aus Merzig begleitet, von denen anschließend einige in die Dienste der Aufnahmeanstalten übertraten.[95] Nach der Evakuierung von Patienten und Personal ruhte in Merzig zwar der eigentliche Anstaltsbetrieb, es fielen jedoch weiterhin eine Reihe von bürokratischen Aufgaben an: Auch nach der Räumung mußten die anstaltseigenen Gebäude und Grundstücke verwaltet, die zurückgelassenen Akten und Wertgegenstände sichergestellt und die Korrespondenz mit Ämtern und Kostenträgern fortgesetzt werden. Zur Wahrnehmung dieser administrativen Funktionen richtete die Heil- und Pflegeanstalt Merzig in den Räumen des Landeskrankenhauses Homburg eine sogenannte Abwicklungsstelle ein. Dieses Büro war für die Erledigung aller Verwaltungsaufgaben zuständig, die die geräumte Einrichtung in Merzig betrafen. Unter anderem besorgte die Abwicklungsstelle auch den Schriftverkehr mit den Familienangehörigen der verlegten Kranken.[96]

3.2.3 Die Räumung des Landeskrankenhauses Homburg

Obwohl die Krankenblätter der Homburger Patienten nur fragmentarisch erhalten bzw. zugänglich sind,[97] zeichnet sich auch für diese Anstalt das Bild ei-

---

93 MZG 162. Siehe auch MZG 19.

94 MZG 293.

95 Ein Hinweis darauf findet sich unter anderem in einem Schreiben der Anstalt Haina an die Ehefrau eines saarländischen Patienten, die sich nach dem Befinden ihres Mannes erkundigt hatte. In dem Brief heißt es: »Er hat sich schnell hier eingelebt, zumal er mit anderen Kranken aus Merzig und dem dortigen Pflegepersonal hierherkam und mit ihnen zusammenblieb.« (MZG 94). Namentlich bekannt ist der Merziger Oberpfleger Friedrich Feuser (LWVH 13/Pat. 168). Auch die nordhessische Anstalt Merxhausen übernahm 20 Schwestern aus Merzig (Marieluise Erckenbrecht: Merxhausen damals. Emstal-Merxhausen 1983, S. 167).

96 Belege für die Arbeit der Abwicklungsstelle finden sich u.a. in MZG 188; 189; 380; 656.

97 Soweit die Kranken aus Homburg in die Anstalt Eichberg verlegt wurden und später nicht der ›Aktion T4‹ zum Opfer fielen, finden sich entsprechende Unterlagen heute im Hessischen Hauptstaatsarchiv in Wiesbaden. Außerdem ist eine Reihe von Krankenakten, die einen Bezug zum LKH Homburg aufweisen, im Teilbestand ›Aktion T4‹ des Bestands des Archivs der Abt. IX/11 des Ministeriums für Staatssicherheit der DDR im Bundesarchiv, Abteilungen Potsdam, Zwischenarchiv Dahlwitz-Hoppegarten, erhalten. Rückschlüsse über die Transporte nach Weilmünster ergeben sich ferner aus der bereits im Zusammenhang mit Merzig erwähnten summarischen Aufstellung der Anstalt Weilmünster (HStA, Abt. 463, Nr. 1155). Auf diese drei Quellen stützt sich die nachstehende Schilderung der Verlegungen aus Homburg.

ner sukzessiven Räumung ab. Am 27. Juli 1939 hatte der Reichskommissar für das Saarland ohne Angabe von Gründen beim Oberpräsidenten in Wiesbaden angefragt, ob 15 Frauen und 20 Männer aus Homburg in nassauischen Anstalten aufgenommen werden könnten.[98] In seinem Antwortschreiben vom 2. August stimmte der Oberpräsident dem Transport zu und ordnete an, daß die Männer nach Eichberg und die Frauen nach Weilmünster gebracht werden sollten.[99] Die Verlegung der 20 männlichen Patienten erfolgte am 14. August.[100] Die Frauen wurden vermutlich am gleichen Tag nach Weilmünster überführt.[101] Auch hier wurde in einigen Krankenblättern zur Begründung der Verlegung auf eine nicht näher präzisierte »Anordnung der Regierung« verwiesen.[102] Anders als bei den Merziger Patienten lassen sich bei denen aus Homburg jedoch keine auffälligen gemeinsamen Merkmale wie Alter oder körperliche Gebrechen feststellen.

Der nächste Krankentransport aus Homburg fand am 31. August 1939 statt. An diesem Tag wurden 78, möglicherweise auch 98 Kranke nach Eichberg gebracht.[103] Offenbar war man dort auf die Aufnahme so vieler Patienten nicht vorbereitet; jedenfalls blieben 58 von ihnen nur für eine Nacht in der nassauischen Anstalt und wurden am folgenden Tag nach Weilmünster weitergeschickt,[104] obwohl in ihren Krankenblättern die Anstalt Eichberg als Zielort angegeben war.[105] Auf Koordinationsprobleme bei der Überführung läßt auch der Umstand schließen, daß ein Teil der nach Weilmünster weiterverlegten Patienten ursprünglich für einen Transport vorgesehen war, der bereits am 11. August von Homburg nach Eichberg führen sollte.[106]

Am 1. September wurde eine unbekannte Zahl von Kranken aus Homburg nach Herborn verlegt.[107] Am 2. September nahm die Anstalt Weilmünster 51 männliche und ebenso viele weibliche Patienten aus Homburg auf.[108] Der letz-

98 Anfrage des Reichskommissars für das Saarland‹ vom 27. Juli 1939 (HStA, Abt. 430/1, Nr. 12529).

99 Ebd.

100 Alle 20 Namen lassen sich aus den Verlegungsunterlagen ermitteln.

101 Nur eine der Patientinnen ist namentlich feststellbar (EVZ-L/6, Akte 17).

102 So in den Fällen HStA, Abt. 430/1, Nr. 00004 und Nr. 10511.

103 Die Zahl 98 ergibt sich aus einer Transportkostenrechnung vom 20. Oktober 1939 (HStA, Abt. 430/1, Nr. 12511). Es läßt sich nicht ausschließen, daß diese Rechnung auch die 20 Patienten umfaßt, die bereits am 14. August nach Eichberg gebracht worden waren. Wenn dies der Fall war, bestand der Transport vom 31. August aus 78 Personen. Namentlich bekannt sind 40 männliche Patienten aus Homburg, die am 31. August nach Eichberg überführt wurden.

104 Transportkostenrechnung vom 20. Oktober 1939 (HStA, Abt. 430/1, Nr. 12511). Eine summarische Liste der Patientenzugänge nach Weilmünster nennt die Zahl 59; nach dieser Liste handelte es sich dabei ausschließlich um Männer (HStA, Abt. 463, Nr. 1155).

105 So in den Fällen EVZ-L/4, Akte 5 und EVZ-L/1, Akte 8.

106 Im Fall HStA, Abt. 430/1, Nr. 11494 waren auf dem Übergabeschein in der Krankenakte das Datum »11. August« und der Zielort »Eichberg« angegeben; beide Angaben wurden nachträglich durchgestrichen und handschriftlich korrigiert. Dieses Verfahren ist auch in anderen Akten feststellbar.

107 Namentlich bekannt ist nur eine einzelne Patientin, die an diesem Tag überführt wurde (EVZ-LI/8).

108 HStA, Abt. 463, Nr. 1155. Wann die Kranken Homburg verließen und ob sie auf direktem Weg nach Weilmünster gelangten, ist nicht bekannt.

te nachweisbare Sammeltransport mit Psychiatriepatienten verließ Homburg am 10. September. 146 Kranke[109] – von sechs Männern und zwei Frauen sind noch die Akten erhalten – wurden an diesem Tag in die Landesheilanstalt Uchtspringe bei Stendal verlegt, wo sie am nächsten Tag ankamen.[110] Einer von ihnen war der 77jährige Friedrich Sanders*,[111] der im Sommer 1909 als einer der ersten Pfleglinge in die damals neu errichtete Pfälzische Heil- und Pflegeanstalt Homburg (das spätere Landeskrankenhaus) eingewiesen worden war. Die letzte Eintragung, die Homburger Anstaltsmitarbeiter in den Krankenblättern der nach Norddeutschland überführten Patienten machten, lautete in der Regel: »Wird heute in Anbetracht der politischen Lage in die L.H.A. Uchtspringe verlegt.«[112] Auch nach diesem Transport war die Räumung des Landeskrankenhauses noch nicht vollständig abgeschlossen. So wurde am 18. September 1939 ein Psychiatriepatient aus Homburg nach Eichberg überführt.[113] Wann er in Homburg aufgenommen worden war und ob er der letzte Kranke war, der die Anstalt verlassen mußte, ist nicht bekannt.

Anders als in Merzig wurde der Krankenhausbetrieb in Homburg nach der Räumung nicht eingestellt, sondern unter militärischen Vorzeichen weitergeführt: Die zivile Klinik wurde in ein Reservelazarett des Heeres umgewandelt. Diese medizinische Nutzungskontinuität könnte ebenfalls ein Grund dafür gewesen sein, daß in Homburg die Räumung nicht so schnell abgewickelt wurde wie in Merzig. Auch die Kranken aus Homburg wurden bei den Verlegungen von Pflegekräften aus ihrer Heimatklinik begleitet, von denen einige später von den Aufnahmeanstalten übernommen wurden.[114] Nachdem in den Räumen des LKH das Lazarett eingerichtet worden war, wurden mehrere Homburger Ärzte, die bei Kriegsbeginn zur Wehrmacht einberufen worden waren, als Sanitätsoffiziere zum Dienst an ihre alte Wirkungsstätte zurückbeordert. Zu den Medizinern, die auf diese Weise während des Krieges in Homburg blieben, gehörten unter anderem der Chirurg Professor Oskar Orth und der bereits erwähnte Leiter der psychiatrischen Abteilung, Dr. Hanns Heinrich Heene.[115] Heene war am 26. August 1939 als Stabsarzt ins Reservelazarett in Kaiserslautern einberufen worden. Im Oktober 1940 wurde er als Sanitätsoffizier nach Homburg beordert. Wo er in den dazwischenliegenden Monaten tätig war, ist nicht bekannt.[116] Neben

---

109 Mitteilung der Anstalt Uchtspringe, abgedruckt in Psychiatrisch-Neurologische Wochenschrift 42 (1940), S. 58. Der Name der Herkunftsanstalt wird im Text nicht genannt; es heißt dort lediglich: »Durch Aufnahme von 146 Insassen einer geräumten Anstalt der Saarpfalz am 11.9.1939 stieg die Zahl der Kranken auf über 2.000 an.« Aus den erhaltenen Krankenakten aus Merzig und Homburg und aus dem zeitlichen Kontext geht jedoch eindeutig hervor, daß es sich bei der Herkunftsanstalt der Patienten nur um Homburg gehandelt haben kann.

110 Ankunftsdatum aus EVZ-VII/18, Akte 11. Siehe auch EVZ-VII/50, Akte 8.

111 EVZ-VII/48, Akte 6.

112 EVZ-VII/56, Akte 1; ähnlich EVZ-VII/32, Akte 11.

113 HStA, Abt. 430/1, Nr. 12529.

114 Erckenbrecht: Merxhausen, S. 167.

115 LA MfA, Bündel 15.

116 In einer Erklärung an die alliierte Kommandantur in Homburg vom 17. Mai 1945 berichtete Heene, daß er nach der Tätigkeit in Kaiserslautern in verschiedenen, namentlich nicht genannten Reservelazaretten als Nervenarzt gearbeitet habe, ehe er nach Homburg zurückkehrte (Ebd.).

diesen Ärzten übernahm die Wehrmacht auch 25 Mitarbeiter aus dem nicht-medizinischen Personal der Klinik in ihre Dienste.[117] Das LKH Homburg diente während des Krieges jedoch nicht ausschließlich als Lazarett; in geringem Umfang wurden weiterhin auch Zivilisten behandelt;[118] allerdings offenbar keine psychiatrischen Fälle.[119]

3.2.4 Politisch und rassisch Verfolgte in der Psychiatrie

Auch wenn es aus Gründen der sprachlichen Einfachheit naheliegend erscheinen mag, die Insassen der Anstalten Homburg und Merzig summarisch als »Patienten« oder »Kranke« zu bezeichnen, darf nicht übersehen werden, daß unter ihnen auch Menschen waren, die man im medizinischen Sinne kaum als krank bezeichnen kann. Wie bereits die zweifelhafte Diagnostik des Zwangssterilisationsverfahrens deutlich gezeigt hat, hatten die nationalsozialistischen Vorstellungen von Gesundheit und Krankheit mit heutigen medizinischen Maßstäben nur sehr wenig gemeinsam.[120] Normverletzungen sozialer, moralischer oder politischer Art wurden im Dritten Reich ebenso als biologisch determinierte Defekte betrachtet wie Verhaltensauffälligkeiten oder milieubedingte Prägungen.

Die Anwendung dieses schwammigen und ideologisch verzerrten Gesundheitsbegriffes führte dazu, daß die Nichterfüllung von vorgegebenen Rollenbildern, die Ablehnung der herrschenden politischen Ideologie oder auch ein abweichendes Sozialverhalten als Krankheit interpretiert wurden – die man dann mit medizinischen Mitteln sanktionierte. Zu diesen medizinischen Sanktionsmechanismen gehörte neben der Zwangssterilisation auch die Einweisung in psychiatrische Anstalten. So finden sich unter den Patienten, die in den letzten Wochen vor dem Zweiten Weltkrieg aus Homburg und Merzig deportiert wurden, auch Prostituierte und Kriminelle, politische Häftlinge und rassisch Verfolgte. Genauso wie die übrigen Anstaltsinsassen gerieten auch diese Menschen, die man entrechtet, als Geisteskranke stigmatisiert und eingesperrt hatte, nach Kriegsbeginn in den Sog der sogenannten ›Euthanasie‹.

Das Schicksal des jüdischen Kaufmanns Albert Hirsch*, der am 1. September 1939 aus Merzig nach Weilmünster gebracht wurde,[121] ist ein erschütterndes Beispiel für einen solchen ideologisch verzerrten Krankheitsbegriff. Hirsch*, der aus einem Ort im Kreis Saarburg stammte, wurde das Opfer einer Verquickung von pseudo-psychiatrischer Diagnostik und antisemitischer Gewalt:

---

[117] Schreiben der Standortlohnstelle der Heeresstandortverwaltung Homburg vom 6. März 1941 (Ebd.).

[118] Müller: Homburger Reminiszenzen, S. 15f. – Jochim: Von der Heil- und Pflegeanstalt zu den Universitätskliniken, S. 100f.

[119] Die Medizinalabteilung beim Reichskommissar für das Saarland und die Verwaltung des Bezirksverbandes Nassau vereinbarten im September 1939, daß die nassauische Anstalt Eichberg bis auf weiteres als Aufnahmeanstalt für das Saarland dienen sollte. Ende 1940 übernahm die lothringische Anstalt Lorquin (deutsch: Lörchingen) diese Funktion (Siehe unten S. 231).

[120] Siehe oben S. 93-111.

[121] Alle Angaben und Zitate hierzu – soweit nicht anders vermerkt – nach MZG 273.

Sein Leidensweg durch das staatliche Medizinalsystem begann am 17. November 1938. An diesem Tag beantragte das Staatliche Gesundheitsamt Saarburg die Anstaltsunterbringung des damals 37jährigen Mannes. Im Aufnahmeformular charakterisierte der Amtsarzt den Kranken als »kritiklos, distanzlos, unverschämt, redet dauernd, zeitlich unorientiert, schweift ab, redet von Geld, von Prügeln die er bezogen hat.« Unter der Rubrik »Motilität, Sensibilität, Sinnestätigkeit« notierte der Arzt:

> »Auf die Frage nach den Vorgängen der letzten Tage antwortet er: ›Die Zerstörung Jerusalems, das war das Opfer, das mein Bruder gebracht hat, er ist bei St. Quentin, bei Lille, bei Hannover gefallen.‹ Auf dem Kopf eine ziemlich frische Narbe.«

Der Akte ist zu entnehmen, daß Albert Hirschs* Bruder Jakob* Ende des Ersten Weltkrieges an den Folgen einer Kriegsverletzung gestorben war. Im Aufnahmeantrag mußte der Amtsarzt auch angeben, aus welchen Gründen »der Kranke für sich und seine Umgebung gefährlich ist«. Die Antwort, die der Mediziner auf diese Frage fand, sagt freilich mehr über die »Umgebung« des Patienten aus als über diesen selbst:

> »Wie sich aus seinen Angaben ergibt, treibt er sich im Kreise herum, angeblich um Geld einzutreiben. Bei seinem distanzlosen, unverschämten Benehmen und der seiner Erkrankung bedingten [sic] Kritiklosigkeit und Uneinsichtigkeit muß es namentlich unter den augenblicklichen Verhältnissen zu Zusammenstößen kommen. [...] Hirsch* wirkt durch sein Auftreten aufreizend, so daß eine Unterbringung in einer Anstalt im Interesse der Allgemeinheit notwendig erscheint.«

Ein Blick auf den Kalender verrät, was der Arzt mit den »augenblicklichen Verhältnissen« und den »Vorgängen der letzten Tage« gemeint haben könnte: Eine Woche bevor das Gesundheitsamt den Antrag stellte, Hirsch* in eine Anstalt einzuweisen, waren in der sogenannten ›Reichskristallnacht‹ in ganz Deutschland Synagogen, jüdische Geschäfte und Wohnhäuser zerstört und zahllose Juden mißhandelt worden. Die Erwähnung der »frischen Narbe« am Kopf des Patienten erscheint in diesem Zusammenhang ebenso zynisch wie die Schilderung seiner angeblichen Geldgier, die an traditionelle judenfeindliche Ressentiments anknüpfte.

Natürlich ist nicht auszuschließen, daß Hirsch* tatsächlich an Schizophrenie litt, weswegen man ihn schließlich einige Monate später in Merzig einsperrte. Natürlich ist es möglich, daß dieser Mann, dessen Bruder im Ersten Weltkrieg als deutscher Soldat gefallen war, im Herbst 1938 über die Demütigungen des antisemitischen Terrors schlechterdings verrückt geworden war. Aber selbst wenn dies der Fall war, verrät schon allein die Sprache, mit der seine Anstaltsaufnahme begründet wurde, wie sehr der einweisende Arzt sich in den Dienst einer Ideologie gestellt hatte, die die Zugehörigkeit zu bestimmten ›Rassen‹ als biologisches Defizit betrachtete. Wenn Geisteskrankheiten sich als eine signifikante Verhaltensabweichung des Individuums von einer allgemeinen »Norm« beschreiben lassen, dann kann diese Abweichung sowohl in einer Normverletzung durch das Individuum als auch in einer Perversion der Norm selbst begründet sein. Wie real die letztgenannte Variante im Dritten Reich war, zeigt das Schicksal von Albert Hirsch* auf bedrückende Weise. Am 7. Februar 1941 wurde er zusammen mit 88 weiteren jüdischen Patienten aus Weilmünster abgeholt und in eine »unbekannte Anstalt« verschleppt,[122] wo seine Spur sich verliert.[123]

Daß sich in einer Diagnose nicht nur die Beurteilten, sondern auch die Urteilenden widerspiegeln, zeigt auch das Krankenblatt des 62jährigen Peter Thieser*, der während des Ersten Weltkrieges in Metz seine Ehefrau und seine Kinder verloren hatte und danach wiederholt wegen Vagabundierens und Bettelei verhaftet worden war.[124] Am 23. September 1937 wurde er vom Saarbrücker Sondergericht wegen eines Verstoßes gegen das Heimtückegesetz zu einer sechsmonatigen Gefängnisstrafe und anschließender Anstaltsunterbringung verurteilt. Aus der Urteilsbegründung geht hervor, daß das Vergehen des Mannes unter anderem darin bestand, daß er im betrunkenen Zustand erzählt hatte, er sei acht Monate lang Häftling in Dachau gewesen und dort geschlagen worden. Dazu das Gericht:

> »Die Behauptungen des Angeklagten sind geeignet, das Ansehen der Reichsregierung schwer zu schädigen. Das gilt auch für die unwahre Behauptung des Angeklagten, er sei in Dachau gewesen und dort schwer mißhandelt worden, denn damit hat der Angeklagte zum Ausdruck gebracht, daß die Reichsregierung, auf deren Anordnung die Konzentrationslager errichtet worden sind, zulasse und es dulde, daß dort Mißhandlungen mit schweren körperlichen Schäden ausgeführt würden.«

Das Gericht legte Thieser* außerdem zur Last, daß er im Sommer 1936 die Olympiade in Berlin als »Quatsch« und als Verschwendung von Steuergeldern bezeichnet habe: »Auch diese unwahre Behauptung tatsächlicher Art«, so das Urteil, »ist geeignet, das Ansehen der Reichsregierung schwer zu schädigen.« Nach seiner Entlassung aus dem Gefängnis wurde der Mann, dem während der Untersuchungshaft ein Bein amputiert worden war, nach Merzig gebracht. Begründet wurde die Anstaltseinweisung vom Gericht mit einer absurden Mischung aus pseudomedizinischer und ideologischer Rabulistik:

> »Die offenbar gewordene kommunistische Einstellung des Angeklagten in Verbindung mit seinen geistigen und körperlichen Schwächen, welche ihn auch, wie aus seinem Vorleben zu schließen ist, zu einer geregelten Arbeit nicht mehr fähig machen, lassen die Befürchtung gerechtfertigt erscheinen, daß der Angeklagte sich auch in Zukunft weiterer erheblicher heimtückischer Angriffe auf Staat und Partei schuldig machen wird.«

Aus Merzig wurde Thieser* dann am 1. September 1939 nach Scheuern und wenige Wochen später zusammen mit 14 weiteren ehemaligen Merziger Patienten nach Eichberg verlegt.[125]

---

[122] HStA, Abt. 461, Nr. 32061[3]. Siehe auch Übersicht Patientenverlegungen im Rahmen der ›T4‹ im LWV-Archiv Kassel.

[123] Peter Sandner vermutete, daß die 89 jüdischen Patienten, die am 7.2.1941 aus Weilmünster deportiert wurden, am gleichen Tag in Hadamar ermordet wurden (Ders.: Die Landesheilanstalt Weilmünster im Nationalsozialismus. In: Vanja (Hg.): 100 Jahre Krankenhaus Weilmünster, S. 121-164, hier S. 135).

[124] Alle Angaben und Zitate hierzu – soweit nicht anders vermerkt – nach MZG 633.

[125] Verlegung nach Eichberg nach HStA, Abt. 430/1, Nr. 12529. Der Patient überlebte offenbar die ›T4-Phase‹. 1943 wurde sein Name in einer Liste von 56 Kranken genannt, die am 13. Oktober

Wegen eines Verstoßes gegen das Heimtückegesetz war auch der 48jährige Brauereiarbeiter Leonhard Ritter* im April 1939 zur psychiatrischen Beobachtung nach Merzig eingewiesen worden.[126] Die Gründe für seine Verhaftung faßte der Kaiserslauterer Oberstaatsanwalt gegenüber der Anstalt folgendermaßen zusammen:

> »Leonhard Ritter* wird zur Last gelegt, im Bezug auf den Führer und Reichskanzler Adolf Hitler sowie auf Angehörige von Mitgliedern der Reichsregierung gehässige und von niederer Gesinnung zeugende Äußerungen gebraucht zu haben, indem er auf seiner Arbeitsstelle in X-Dorf* im Beisein von 12 Arbeitern äußerte: ›Hitler sei ein Arschficker und die Hess-Frau und die Goebbels-Frau wären große Huren.‹ [...] Er soll auch in den letzten Tagen vor seiner Verhaftung sich auf dem Felde herumgetrieben und öfters mit seiner Pistole geschossen haben.«

Nachdem Staatsanwaltschaft und Gericht nach Ablauf der Beobachtungsfrist keine weiteren Schritte gegen Ritter* einleiteten, bemühte sich der Bürgermeister seines Heimatortes im Sommer 1939 zweimal um seine Entlassung aus der Anstalt. Deren Direktor scheute jedoch vor einer Entscheidung in dieser Angelegenheit zurück, obgleich weder ein gerichtlicher Unterbringungsbefehl noch eine medizinische Diagnose vorlag. Er ließ dem Bürgermeister mitteilen:

> »Wenn der Herr Bürgermeister von X-Dorf* sich durchaus nicht belehren lassen will, so mag er den Ritter* durch einen Polizeibeamten in Zivil abholen lassen. Ich habe kein Interesse daran, den Ritter* festzuhalten, aber auch keine Veranlassung, die Verantwortung für etwas, was ich für verkehrt halte, zu übernehmen.«

Nach diesem Brief, der sehr unterschiedlich interpretiert werden kann, verließ den Bürgermeister offenbar die Courage. Am 28. Juli 1939 zog er sein Entlassungsgesuch zurück. Am 1. September wurde Leonhard Ritter* nach Weilmünster verlegt. Aus einem Kassenbuch dieser Anstalt geht hervor, daß sein Taschengeldkonto am 29. Mai 1941 aufgelöst wurde.[127] An diesem Tag wurden 119 Patienten aus Weilmünster nach Hadamar verschleppt und dort getötet.[128]

Medizinisch fragwürdig waren auch die Umstände der Anstaltsunterbringung von Willi Harz* aus Neunkirchen.[129] Der 60jährige Invalide war im Sommer 1938 in Merzig eingewiesen worden. Als die Anstalt Ende des Jahres seine Entlassung in Erwägung zog, protestierten sowohl der Neunkircher Bürgermeister als auch zwei örtliche Pfarrer gegen diesen Schritt:

> »Der an leichtem Schwachsinn und Psychopathie leidende Asoziale Willi Harz* ging immer der Arbeit aus dem Weg und verließ sich auf den Wohlfahrtsstaat und caritative Stellen. Er war Trinker, hielt es mit Dirnen und tyrannisierte seine geisteskranke, aber harmlose Frau. [...] Harz* ist bereits seit seiner Jugend wegen roher

---

dieses Jahres aus der Anstalt Eichberg nach Weilmünster verlegt wurden (HStA, Abt. 430/1, Nr. 12607).

126 Alle Angaben und Zitate hierzu – soweit nicht anders gekennzeichnet – nach MZG 694.

127 LWVH 19/2.

128 Zur Verlegung von Weilmünster nach Hadamar siehe Roer, Henkel (Hg.): Psychiatrie im Faschismus, S. 367. Ein weiteres Beispiel für die Einweisung eines Patienten wegen eines Verstoßes gegen das Heimtückegesetz findet sich in MZG 626.

129 Alle Angaben und Zitate hierzu – soweit nicht anders vermerkt – nach MZG 207.

> Unzuchtvergehen bestraft. Auch neigte er zu sonstigen Rohheitsvergehen (Mißhandlungen etc.). So brachte er einem vorehelichen Sohn seiner Frau mit einem glühenden Schürhaken Brandwunden am Halse bei. Sein verstorbener Sohn Emil, der in geisteskrankem Zustand einen Jungen umgebracht hat, war ebenfalls in der dortigen Anstalt untergebracht. Unter diesen Umständen halte ich eine Entlassung des Harz*, der heute oder morgen eine gemeingefährliche Handlung begehen kann, nicht für gegeben.«[130]

Ähnlich wie der Bürgermeister äußerten sich auch die beiden Geistlichen. Sie bezeichneten Harz* als trunksüchtigen Bettler und baten darum, »ihn nach Möglichkeit nicht mehr nach Neunkirchen zurückkommen zu lassen.«[131] In diesen Briefen kommt zum Ausdruck, daß ihre Verfasser in der Anstaltsunterbringung des Mannes in erster Linie eine Form von Vorbeugehaft sahen. Es ging ihnen nicht um Pflege und Therapie, sondern um die dauerhafte Absonderung einer Person, die – sei es nun zu Recht oder zu Unrecht – als störend und gefährlich für die Gemeinschaft empfunden wurde. Nach diesen Einsprüchen verzichtete die Anstalt auf eine Entlassung. Willi Harz* wurde am 1. September 1939 nach Weilmünster verlegt. Am 31. Januar 1941 brachte man ihn von dort in die Tötungsanstalt Hadamar, die wenige Tage zuvor den Betrieb aufgenommen hatte.[132]

Zu den Kranken, die im Herbst 1939 ihre Heimat verlassen mußten, gehörte auch der ehemalige preußische Unteroffizier Hermann Schultz* aus Eppelborn.[133] Als 22jähriger war Schultz* im Jahre 1908 aus dem Trierer Garnisonslazarett nach Merzig eingeliefert worden, weil er unter schweren Angstzuständen litt. Der Grund für diese Ängste: Schultz* war homosexuell und fürchtete, daß seine Veranlagung unter seinen Kameraden bekannt werden könnte.[134] Deportiert wurde auch der 34jährige Kaufmann Arnold Bacher* aus Saarbrücken, der im Mai 1938 wegen eines Sittlichkeitsdeliktes zur Unterbringung in der Anstalt verurteilt worden war.[135] Um seine Entlassung zu erwirken, beantragte er im Februar 1939 seine eigene Kastration. Der Eingriff wurde am 16. Juni vorgenommen. Doch danach verzögerte die Anstalt seine Entlassung mit der Begründung, es sei »unsicher«, »wann und ob bei Kastrierten Libido und Potenz erlöschen.«[136] Auch Bacher* mußte Merzig am 1. September verlassen; sein weiteres Schicksal ist ungewiß.[137]

---

130 Brief des Neunkircher Bürgermeisters an die Anstalt Merzig vom 5. Dezember 1938 (Ebd.).

131 Briefe von Pfarrer Treske und Pfarrer Bick, beide datiert vom 14. November 1938 (Ebd.).

132 Angaben zur Verlegung nach Hadamar nach Übersicht Patientenverlegungen im Rahmen der ›T4‹ im LWV-Archiv Kassel.

133 Alle Angaben hierzu – soweit nicht anders gekennzeichnet – nach MZG 460.

134 Nach seiner ersten Einweisung am 12. Juni 1908 blieb Schultz* für einen Monat in Merzig; danach wurde er entlassen. Am 3. Juni 1916 wurde er erneut in die Anstalt gebracht (Ebd.).

135 Alle Angaben zum Fall nach MZG 3.

136 Brief der Anstalt Merzig vom 10. Juli 1939 an die zuständige Staatsanwaltschaft, bei der der Vater des Patienten wegen der Entlassung vorstellig geworden war (Ebd.).

137 Auch am Schicksal der an anderer Stelle bereits erwähnten Epileptikerin Elfriede Seibert* zeigt sich das enge Ineinandergreifen von Zwangssterilisationsverfahren und ›Euthanasie‹: Die 33jährige hatte sich zunächst »freiwillig« und auf eigene Kosten in geschlossene Anstaltsbehandlung begeben, um so einer drohenden Unfruchtbarmachung zu entgehen. Nachdem dann aber die An-

Wie sich im Zusammenhang mit der Diagnostik im Zwangssterilisationsverfahren bereits gezeigt hat, waren häufig nicht nur Sexualstraftäter, sondern auch ihre Opfer, denen man »Debilität«, »moralischen Schwachsinn« und »Verführbarkeit« unterstellte, den Verfolgungen der Gesundheitsbehörden ausgesetzt. Zu dieser Gruppe von Menschen gehörte Wilma Müller*.[138] Als 16jährige war sie 1930 nach Merzig eingewiesen worden, nachdem sie von ihrem Stiefvater mißbraucht worden war. Ein Anstaltsgutachten aus dem Jahre 1937 bezeichnet die junge Frau als »schwachsinnige, asoziale Psychopathin mit häufigen Verstimmungszuständen und einer Unfähigkeit, sich einzugliedern.« Auch für Wilma Müller* war die Anstaltsunterbringung der erste Schritt auf einem entwürdigenden Weg, der in den Tod führte: Am 1. September 1939 wurde sie aus Merzig nach Weilmünster gebracht. Am 29. Mai 1941 verlegte man sie nach Herborn, und am 20. Juni des gleichen Jahres tauchte ihr Name zum letzten Mal in einer Pflegegeldabrechnung dieser Anstalt auf.[139] Am gleichen Tag wurden 50 Patienten aus Herborn nach Hadamar verlegt und dort getötet.[140]

Die hier beschriebenen Einzelschicksale zeigen, daß die Gründe, die im Dritten Reich zur Einweisung in eine psychiatrische Anstalt führen konnten, keineswegs nur auf den medizinischen Bereich beschränkt waren. Ärzte, die sich der nationalsozialistischen Ideologie angepaßt hatten, deuteten die Zugehörigkeit zu einer angeblich fremden ›Rasse‹ ebenso als Ausdruck einer Krankheit wie ein unangepaßtes Sozialverhalten oder eine oppositionelle Einstellung zum Nationalsozialismus. Durch die Stigmatisierung als »Geisteskranke« wurden die betroffenen Menschen an den Rand der Gesellschaft in eine Kaste von Unberührbaren abgedrängt, denen man nach und nach alle Rechte und schließlich auch das nackte Leben nahm.

Verlegt wurden auch Patienten, deren Leiden auf exogene Ursachen – etwa auf Unfälle mit Hirnverletzungen – zurückging: Der an anderer Stelle bereits erwähnte Postbeamte Heinrich Gerster*, der 1922 durch drei Schüsse in den Kopf lebensgefährlich verwundet worden war,[141] mußte Merzig am 1. September 1939 ebenso verlassen wie ein Mann, der nach einem schweren Motorradunfall zunächst ins Krankenhaus und dann in die Heil- und Pflegeanstalt gebracht worden war.[142] Unter den Patienten, die aus den saarländischen Anstalten evakuiert wurden, waren auch zahlreiche Kriegsversehrte aus dem Ersten Weltkrieg, die nach Kopfverletzungen oder infolge traumatischer Erlebnisse an Geistes- oder Nervenkrankheiten litten. Einer von ihnen war der Gießereiarbeiter

---

gehörigen auf ihre Entlassung drängten, wurde sie im Frühjahr 1937 sterilisiert und einige Zeit später als »ungeheilt« nach Hause geschickt. Ihr Gesundheitszustand verschlechterte sich danach jedoch wieder, so daß sie im März 1939 erneut nach Merzig eingewiesen wurde. Wie zahlreiche andere Merziger Patienten wurde sie am 1. September 1939 nach Weilmünster verlegt. Von dort verschleppte man sie am 6. Februar 1941 nach Hadamar, wo sie am gleichen Tag ermordet wurde. (Alle Angaben hierzu nach MZG 545 und HStA, Abt. 463, Nr. 1155. – Siehe auch oben S. 161).

138 Alle Angaben hierzu – soweit nicht anders gekennzeichnet – nach MZG 640.

139 LWVH 17/254.

140 Roer, Henkel (Hg.): Psychiatrie im Faschismus, S. 367.

141 MZG 129. Siehe oben S. 119.

142 MZG 135. Weitere Beispiele für die Verlegung von Unfallopfern: MZG 200; 303; 323.

Ludwig Kaufmann* aus Sulzbach.[143] Der Kriegsheimkehrer, der für besondere Tapferkeit mit dem Eisernen Kreuz ausgezeichnet worden war, befand sich seit Anfang der 20er Jahre wiederholt in Anstaltsbehandlung; von 1931 an war er ständig in Merzig untergebracht. Noch am 9. März 1939 übersandte ihm der Saarbrücker Landrat das Ehrenkreuz für Frontkämpfer in die Anstalt. Ein Vierteljahr später wurde Kaufmann* nach Weilmünster verschleppt.

Von der Räumung der saarländischen Anstalten waren auch die wenigen ausländischen Patienten betroffen, die zu diesem Zeitpunkt noch dort untergebracht waren. So wurde die an anderer Stelle bereits erwähnte französische Staatsangehörige Franziska Obermann* am 1. September 1939 von Merzig nach Scheuern verlegt.[144] Noch in der letzten Augustwoche hatte das französische Konsulat in Saarbrücken die Frau schriftlich aufgefordert, sie möge »in Anbetracht der jetzigen internationalen Spannung und schwerer Vorkommnisse, die sich in nächster Zeit ereignen können,« nach Frankreich zurückkehren.[145] Der Brief wurde der Kranken jedoch von der Anstaltsleitung nicht ausgehändigt.[146] Wenige Tage nach der Verlegung nach Scheuern wurde die Patientin zur Familie ihres Bruders nach Frankfurt entlassen. Weniger Glück hatte der Hüttenarbeiter Paul Nadar*, der ebenfalls Franzose war. Er wurde nach Weilmünster gebracht, wo seine Spur sich verliert.[147] Ungewiß ist auch das Schicksal der US-Bürgerin Gertrud Thomas*, die 1936 nach Merzig gebracht worden war, weil sie – wie es in ihrer Akte heißt – unter »Wahnideen« litt und sich »von den Maschinen der Burbacher Hütte beeinträchtigt fühlte«.[148] Die Frau, die in Scheidung lebte, wurde ebenfalls am 1. September 1939 nach Weilmünster überführt.

3.2.5 Die Weiterverlegung der saarländischen Patienten nach der Evakuierung

Für viele der Patienten aus Homburg und Merzig begann mit der Evakuierung eine monatelange Odyssee durch verschiedene psychiatrische Einrichtungen im Bereich des heutigen Bundeslandes Hessen. Da die sogenannten Bergungsanstalten infolge der Transporte aus dem Saarland oft hoffnungslos überfüllt waren, wurde ein Teil der saarländischen Patienten in den folgenden Wochen in andere Anstalten weiterverlegt. Ziel dieser Anschlußverlegungen, die sich manch-

143 Alle Angaben hierzu nach MZG 343. Kriegsversehrt waren auch die Merziger Patienten MZG 183; 194; 196; 217; 284; 370; 427; 473; 661.

144 Alle Angaben und Zitate zum Fall nach MZG 477. (Siehe auch oben S. 155).

145 Das genaue Datum des Briefes ist unbekannt; das Schreiben traf am 25. August 1939 in Merzig ein.

146 In einem Schreiben der Anstalt an den Bruder der Kranken, einen Deutschen, der in Frankfurt lebte, heißt es dazu: »Wir haben ihr dies Schreiben nicht ausgehändigt, um sie nicht unnütz zu beunruhigen; auch können wir Ihnen versichern, daß wir nicht beabsichtigen, Ihre Schwester nach Frankreich zu überführen, da sie ja alle ihre Angehörigen in Deutschland hat und früher Reichsdeutsche war.« (Ebd.).

147 Alle Angaben hierzu nach MZG 552.

148 Alle Angaben und Zitate hierzu nach MZG 732.

mal über mehrere Stationen erstreckten, waren vor allem die Anstalten Haina und Merxhausen im Regierungsbezirk Kassel.

Von der Weiterverlegung nach Haina und Merxhausen waren vor allem jene Kranken betroffen, die zunächst in Scheuern und Weilmünster untergebracht worden waren. Diese beiden Einrichtungen hatten das Gros der Patienten aus Homburg und Merzig aufgenommen und waren danach völlig überlastet. So waren in der Anstalt Weilmünster zwischen Juni und September 1939 zusätzlich zur regulären Belegung noch mehr als 175 Patienten aus Homburg und über 500[149] Personen aus Merzig aufgenommen worden – davon allein 434 am 1. September.[150] Die Belegung der Anstalt Weilmünster, die für die Versorgung von 1.200 bis 1.300 Kranken ausgelegt war,[151] erhöhte sich dadurch zeitweise auf über 2.000 Personen.[152]

Auch in Scheuern führte die Aufnahme von mehr als 200 Patienten aus Merzig zu Kriegsbeginn zu einer Überbelegung. Die Anstalt überwies daraufhin am 14. Oktober alle weiblichen Kranken aus Merzig nach Merxhausen;[153] die Männer wurden bis auf wenige Ausnahmen nach Haina verlegt.[154] Außerdem waren bereits am 11. Oktober 15 frühere Merziger Patienten von Scheuern aus nach Eichberg überführt worden.[155] Die Zahl der Kranken aus Merzig, die über den 14. Oktober hinaus in Scheuern blieben, ist sehr gering: Namentlich bekannt sind lediglich drei Personen.[156] Weniger rigoros verfuhr man in Weilmünster: Von den rund 300 Frauen aus Homburg und Merzig, die zwischen Juni und September in dieser Anstalt aufgenommen worden waren, wurden ebenfalls am 14. Oktober mindestens 60 »auf Veranlassung des Herrn Landeshauptmannes«[157] nach Merxhausen weiterverlegt. Die übrigen Frauen und die männlichen Patienten blieben in Weilmünster.

---

149 Namentlich nachweisbar sind 502 Patienten.

150 Sandner bezifferte die Zahl der Patienten aus Homburg und Merzig, die bei Kriegsbeginn nach Weilmünster gebracht wurden, mit knapp 600 Personen (340 Männer und 247 Frauen) (Ders.: Die Landesheilanstalt Weilmünster, S. 129). Die für die vorliegende Untersuchung ausgewerteten Unterlagen deuten jedoch darauf hin, daß die Zahl möglicherweise noch etwas höher war.

151 Angaben zur Größe der Anstalt nach Zeugenaussage des leitenden Verwaltungsbeamten der Anstalt vor dem Untersuchungsrichter des Landgerichts Frankfurt am 19. Juni 1961 (HStA, Abt. 631a, Nr. 294). Siehe auch Sandner: Die Landesheilanstalt Weilmünster, S. 129.

152 Ebd.

153 Namentlich bekannt sind 45 Frauen. Eine Patientin aus Merzig war bereits am 13. September aus Scheuern zu Verwandten entlassen worden (MZG 477); ansonsten sind keine Entlassungen aus Scheuern überliefert.

154 Namentlich bekannt sind 91 Männer. Auf eine Anfrage der Anstalt Merzig erklärte die Anstalt Scheuern am 8. November 1968, daß sämtliche männlichen Patienten aus Merzig am 14. Oktober 1939 nach Haina und alle Frauen nach Merxhausen weiterverlegt worden seien (MZG 813). Für die Männer gilt diese Aussage jedoch nur zum Teil (Siehe nächste Anmerkung). Insgesamt sollen allein von den ehemaligen Merziger Patienten im Oktober 1939 etwa 500 nach Nordhessen gebracht worden sein (Klüppel: ›Euthanasie‹ und Lebensvernichtung am Beispiel, S. 31).

155 HStA, Abt. 430/1, Nr. 12529. Außerdem war ein einzelner Mann am 18. September nach Herborn verlegt worden (MZG 752).

156 MZG 92; 654; 696.

157 So die Begründung in einem Fall (EVZ-LI/11, Akte 18). In seinem Aufsatz über die Geschichte der Anstalt Weilmünster während des Dritten Reiches erwähnte Sandner die Verlegung vom 14. Oktober nicht (Ders.: Die Landesheilanstalt Weilmünster).

Die Weiterverlegungen wurden ohne Rücksicht auf den Gesundheitszustand der Patienten durchgeführt. Die 50jährige Epileptikerin Franziska Hauser* aus Saarbrücken, die am 14. Oktober 1939 von Weilmünster nach Merxhausen gebracht wurde, war bei Antritt der Reise körperlich bereits so geschwächt, daß sie wenige Stunden nach der Verlegung starb.[158] Zum gleichen Transport gehörte auch die 62jährige Witwe Charlotte Kennel*, die ebenfalls aus Saarbrücken stammte. Vier Tage nach ihrer Ankunft in Merxhausen starb auch sie.[159] Auch wenn über die näheren Umstände der beiden Todesfälle nichts bekannt ist, liegt doch die Vermutung nahe, daß die Frauen zum Zeitpunkt ihrer Verlegung bereits schwer erkrankt und wohl kaum noch transportfähig waren.

Ob die Anschlußverlegungen von Mitte Oktober langfristig geplant waren, läßt sich wegen fehlender Unterlagen nicht mehr feststellen. Allerdings deuten Fälle wie der des 37jährigen Landwirtes Roland Seemann* darauf hin, daß die Transporte nach Haina und Merxhausen einen eher improvisierten Charakter hatten: Seemann* war am 1. September 1939 von Merzig nach Scheuern gebracht worden. Am 14. Oktober wurde er von dort nach Haina überführt, um am 24. November erneut verlegt zu werden – dieses Mal nach Merxhausen, wohin schon am 14. Oktober die saarländischen Frauen aus Scheuern transportiert worden waren.[160] Ähnlich wie ihm erging es auch einigen anderen Kranken aus Merzig und Homburg, die zwischen Haina und Merxhausen hin- und herverschoben wurden.[161]

Den saarländischen Kranken, die im Zuge der Evakuierung in den Anstalten Eichberg und Herborn untergebracht worden waren, blieb dagegen die Weiterverlegung erspart. Dies dürfte damit zusammenhängen, daß die Transporte, die aus Homburg und Merzig in diese beiden psychiatrischen Einrichtungen führten, vom Umfang her vergleichsweise klein waren und außerdem zumeist bereits im Juni – und damit unter Friedensbedingungen – erfolgten. Anders als bei den Massenevakuierungen zu Kriegsbeginn, deren Ziel vor allem die Anstalten Weilmünster und Scheuern waren, bestand bei diesen frühen Verlegungen noch die Möglichkeit, die Transportgröße der Kapazität der aufnehmenden Anstalten anzupassen, so daß eine nachträgliche Umverteilung der Patienten nicht nötig war.

Die Weiterverlegungen aus Scheuern und Weilmünster führten in vielen Fällen dazu, daß die Verbindungen zwischen den Patienten und ihren Angehörigen zusätzlich zerrüttet wurden. Durch die Verlegung der Kranken über mehrere Etappen wurde es für die Familienangehörigen, die ja ihrerseits oft ebenfalls aus ihren Heimatorten im Saarland evakuiert worden waren, bedeutend schwerer, den Aufenthaltsort der Patienten zu ermitteln und in Kontakt mit ihnen zu treten. Manchmal führte das zu tragischen Verwicklungen: So wollte etwa der Ehemann einer Merziger Patientin Anfang 1940 seine Frau besuchen.[162] Auf An-

---

158 MZG 180, Sterbedatum nach Kostenrechnung Merxhausen (LWVH 17/254).

159 MZG 188.

160 Alle Angaben nach EVZ-LXX/3, Akte 14. In Merzig sind keine Unterlagen zum Fall vorhanden.

161 Weitere Beispiele: MZG 412; 487; 622 (am 26. November 1939 von Haina nach Merxhausen); MZG 164 (am 3. Februar 1940 von Haina nach Merxhausen); MZG 360; 817 (am 1. März 1940 von Haina nach Merxhausen).

162 Alle Angaben und Zitate hierzu nach MZG 656.

frage teilte ihm die Abwicklungsstelle der Anstalt mit, daß seine Gattin in Merxhausen untergebracht sei. Im Vertrauen auf diese Information reiste der Mann nach Nordhessen, mußte dann aber unverrichteter Dinge wieder zurückkehren, da die Patientin in Merxhausen nicht zu finden war. Als er sich daraufhin am 8. Februar 1940 nochmals bei der Abwicklungsstelle nach ihrem Verbleib erkundigte, erfuhr er, daß sie bereits am 26. September 1939 verstorben war – allerdings nicht in Merxhausen, sondern in Weilmünster. Die Abwicklungsstelle entschuldigte die vorher erteilte falsche Auskunft mit dem Hinweis auf eine »Namensverwechslung mit einer gleichnamigen Patientin«. Auch die Schwester des ehemaligen Merziger Patienten Karl Decker*, die ihren Bruder anläßlich seines 38. Geburtstages besuchen wollte, machte sich vergeblich auf die Reise.[163] Die Abwicklungsstelle hatte ihr mitgeteilt, daß der Kranke nach Scheuern und dann weiter nach Haina überführt worden sei. Als die Frau ihn dort nicht antraf, verlangte sie in einem energischen Beschwerdebrief unverzügliche Aufklärung über den Aufenthaltsort ihres Bruders. Ihr beherztes Insistieren hatte Erfolg: Binnen kurzer Zeit erhielt sie die Nachricht, daß der Patient in Weilmünster untergebracht sei.

Daß der Informationsfluß zwischen den Anstalten und den Angehörigen durch die Weiterverlegungen massiv gestört wurde, zeigt auch der Fall der bereits erwähnten Witwe Charlotte Kennel*, die aus Merzig nach Weilmünster und von dort nach Merxhausen verlegt worden war, wo sie am 18. Oktober 1939 starb.[164] Bis ihre Familie die Todesnachricht erhielt, vergingen zwei Monate. Als die ehemalige Merziger Patientin Maria Quirin* am 6. Februar 1940 in Eichberg an Tuberkulose starb,[165] wußte die Anstaltsleitung offenbar nicht, wie sie die Familie der Verstorbenen informieren sollte, da anscheinend keine Adresse bekannt war. Daraufhin schickte man die Todesnachricht an einen früheren Arbeitgeber der Patientin, der bis zum Kriegsbeginn in Mettlach eine Gastwirtschaft betrieben hatte. Doch auch er konnte die Nachricht nicht weiterleiten:

> »Da unsere Gebiete zur Zeit geräumt sind und mir nähere Angehörige der Verstorbenen namentlich unbekannt sind, kann ich Ihnen leider keine Anhaltspunkte über den Aufenthalt näherer Verwandter der Maria Quirin* geben.«

Diese Beispiele zeigen, daß die verschiedenen Verlegungen und auch die Kriegssituation die Bindungen zwischen den Patienten und ihren Angehörigen beeinträchtigten und manchmal auch gänzlich abreißen ließen, was zweifellos die späteren Krankenmorde begünstigte. Vor diesem Hintergrund stellt sich die Frage, ob die verschiedenen Weiterverlegungen vom Herbst 1939, durch die in vielen Fällen die Verbindung zwischen den Kranken und ihren Angehörigen unterbrochen wurde, möglicherweise bereits Bestandteil der Mordpläne der Nationalsozialisten waren. Gegen die Annahme eines derart planmäßigen Vorgehens spricht jedoch neben der zeitlichen Distanz zum Beginn der ›Euthana-

163 Alle Angaben hierzu nach MZG 189.
164 Alle Angaben hierzu nach MZG 188.
165 Alle Angaben hierzu nach HStA, Abt. 430/1, Nr. 10789.

sie‹ in Hadamar vor allem die Tatsache, daß von den Weiterverlegungen nur ein Teil der saarländischen Patienten betroffen war, nämlich diejenigen, die man zunächst nach Scheuern und Weilmünster gebracht hatte. Dagegen blieben die übrigen Kranken, die in Eichberg oder Herborn Aufnahme gefunden hatten, und auch die männlichen Patienten in Weilmünster von solchen Verlegungen weitgehend verschont, obwohl auch von ihnen viele später der ›Aktion T4‹ zum Opfer fielen. Hätte der Zweck der Transporte innerhalb des Bergungsgebietes in der Tarnung des Patientenmordes bestanden, so wäre es naheliegend gewesen, wenn man versucht hätte, auch die Spuren dieser Personen zu verwischen. Da dies jedoch nicht geschah, erscheint es fraglich, ob die Weiterverlegungen im Spätherbst 1939 bereits als bewußt und planmäßig initiierte Vorbereitungsmaßnahmen für die ›Euthanasie‹ gedeutet werden können.

Der eigentliche Grund für die Weiterleitung der saarländischen Patienten nach Haina und Merxhausen, die allem Anschein nach eine improvisierte Maßnahme auf lokaler Ebene war, dürfte vielmehr die Überbelegung der beiden Erstaufnahmeanstalten gewesen sein. Diese Annahme steht keineswegs im Widerspruch zur zentralen Vorbereitung und Lenkung der ›Aktion T4‹ durch die Kanzlei des Führers. Vielmehr lassen sich derartige Verschränkungen zwischen lokaler Eigeninitiative und zentraler Planung auch in anderen Bereichen der nationalsozialistischen Herrschaft feststellen. So wiesen etwa Christopher Browning, Thomas Sandkühler und eine Reihe jüngerer Historiker in der Debatte über die Frage, ob der millionenfache Massenmord an den europäischen Juden auf eine ausdrückliche Weisung Hitlers zurückging oder ob er die Konsequenz aus dem vorauseilenden Gehorsam fanatischer NS-Funktionäre war, darauf hin, daß beide Faktoren – die weltanschaulich motivierten Anordnungen aus Berlin und die kumulative Radikalisierung lokaler Entscheidungsträger – sich in der Praxis überlagerten:[166] Zwar bestehe kein Zweifel daran, daß die Ermordung der Juden schon frühzeitig und auf höchster Ebene beschlossen worden sei. Dennoch sei es durchaus möglich, daß die Deportationen, bei denen Hunderttausende von Juden aus Deutschland und den eroberten Gebieten zunächst in die Ghettos des Generalgouvernements abgeschoben wurden, ehe man sie von dort

[166] Dieter Pohl: Holocaust. Die Ursachen, das Geschehen, die Folgen. Freiburg/Brsg. 2000, S. 59-64. – Wolfgang Benz: Der Holocaust. (3. Aufl.). München 1997. – Thomas Sandkühler: ›Endlösung‹ in Galizien. Der Judenmord in Ostpolen und die Rettungsinitiativen von Berthold Beitz 1941-1944. Bonn 1996, S. 406f. – Christopher Browning: Zur Genesis der ›Endlösung‹. Eine Antwort an Martin Broszat. In: Vierteljahrshefte für Zeitgeschichte 29 (1981), S. 97-109. – Ulrich Herbert: Vernichtungspolitik. Neue Antworten und Fragen zur Geschichte des ›Holocaust‹. In: Ders. (Hg.): Nationalsozialistische Vernichtungspolitik, S. 9-66, hier insbesondere S. 59-63. Siehe auch Michael Burleigh: Die Zeit des Nationalsozialismus. Eine Gesamtdarstellung. Frankfurt/M. 2000, S. 705-711, 729f. Zusammenfassende Beschreibung der Grundpositionen der Debatte bei Klaus Hildebrand: Das Dritte Reich. (Oldenbourg Grundriß der Geschichte, hg. von Jochen Bleicken, Lothar Gall, Hermann Jakobs, Bd. 17). (5. Aufl.). München 1995, S. 200-206. – Siehe auch den Sammelband von Eberhard Jäckel, Jürgen Rohwer (Hg.): Der Mord an den Juden im Zweiten Weltkrieg. Entschlußbildung und Verwirklichung. Stuttgart 1985. – Adam: Judenpolitik. – Martin Broszat: Hitler und die Genesis der ›Endlösung‹. Aus Anlaß der Thesen von David Irving. In: Vierteljahrshefte für Zeitgeschichte 25 (1977), S. 739-775. – Hans Mommsen: Die Realisierung des Utopischen: Die ›Endlösung der Judenfrage‹ im ›Dritten Reich‹. In: Geschichte und Gesellschaft 9 (1983), S. 381-420. – Aly: ›Endlösung‹.

aus weiter in die Todeslager verschleppte, auch auf lokale Einzelentscheidungen zurückzuführen seien.[167]

Allerdings – und das gilt für die Verschleppung der Juden nach Osten genauso wie für die Krankentransporte im Vorfeld der ›Euthanasie‹ – muß man davon ausgehen, daß diese Entscheidungen lokaler Funktionsträger sich letzten Endes im Rahmen der von höherer Stelle gesetzten Zielvorgaben bewegten und auf der Grundlage der herrschenden Weltanschauung getroffen wurden, die die Juden wie die Geisteskranken aus der Gesellschaft ausschloß und ihnen das Lebensrecht absprach.

Die Mehrzahl der Patienten, die am 1. September 1939 aus dem Saarland nach Scheuern und Weilmünster gebracht worden waren, wurde in den folgenden Wochen von dort aus in andere Anstalten überführt. Einem Teil der Kranken aus Merzig und Homburg blieb diese Weiterverlegung jedoch erspart. Sie blieben auch nach den Verlegungen von Mitte Oktober weiterhin in Scheuern und Weilmünster. Bei diesen Personen fällt auf, daß viele von ihnen in ihren Krankenblättern ausdrücklich als besonders tüchtige und fleißige Arbeitskräfte bezeichnet werden,[168] während sich in den Akten jener Männer und Frauen, die in andere Anstalten weiterverlegt wurden, keine vergleichbaren positiven Beurteilungen aus Scheuern und Weilmünster finden.

Dies deutet darauf hin, daß die Anstaltsleitungen offenbar bestrebt waren, diejenigen Patienten, die als Hilfskräfte im Anstaltsbetrieb einsetzbar waren, möglichst für die Dienste in der eigenen Einrichtung zurückzuhalten. Dagegen schob man die übrigen Insassen, von denen wegen der Schwere ihrer Krankheit, wegen ihres Alters oder körperlicher Gebrechen nur ein geringer Nutzen zu erwarten war, in andere Anstalten ab.[169] Manchmal wiederholte sich dort diese ökonomisch motivierte Negativ-Auslese. Insofern hatten die Weiterverlegungen auch den Charakter eines sozialen Auswahlprozesses, bei dem die arbeitsfähigen, anspruchslosen und »unkomplizierten« Patienten herausgefiltert wurden. Während diese Kranken die Möglichkeit hatten, sich als Arbeitskräfte leidlich in den Anstaltsbetrieb zu integrieren, blieb den übrigen Patienten diese Chance versagt. Sie wurden weiterverlegt und abgeschoben. Als »nutzlos« und »störend« stigmatisiert, standen diese entwurzelten und umhergestoßenen Menschen in der Hierarchie des Anstaltslebens auf der untersten Stufe.

Diese opportunistische Verlegungspraxis, bei der die betroffenen Anstalten versuchten, auf der einen Seite die »nützlichen« Patienten für sich zu behalten und andererseits die pflegeintensiven und arbeitsunfähigen Kranken möglichst schnell abzuschieben, war schon vor der nationalsozialistischen Machtergreifung in psychiatrischen Anstalten üblich gewesen.[170] Im unmittelbaren Vorfeld der ›Euthanasie‹ bedeutete die damit verbundene Einstufung der Kranken nach Arbeitsfähigkeit und Pflegeaufwand jedoch geradezu eine Vorwegnahme der

---

167 Browning: Zur Genesis der ›Endlösung‹, S. 102-104.

168 So z.B. MZG 67; 320; 390; 653; 726 (Weilmünster); MZG 654; 696 (Scheuern).

169 Beispiele für Kranke, die zunächst von der Anstalt Weilmünster übernommen, dann aber unter Hinweis auf ihre mangelnde Eignung als Arbeitskräfte weiterverlegt wurden: EVZ-L/8, Akte 17; EVZ-L/7, Akte 2.

170 Heike Bernhardt: Anstaltspsychiatrie, S. 16.

späteren Selektion durch die Mörder. Denn die gleichen Nützlichkeitskriterien, die darüber entschieden, ob ein Patient abgeschoben werden sollte oder nicht, wurden nach Beginn des systematischen Krankenmordes auch in den Erfassungsformularen der ›Aktion T4‹ abgefragt.

So ist es kaum verwunderlich, daß viele der Menschen, die während der ›Aktion T4‹ in ›Euthanasie-Anstalten‹ umgebracht wurden, hinsichtlich Diagnose, Lebensalter, Familienstand und Zahl der bisherigen Anstaltsaufenthalte dem Typus des chronisch kranken, therapieresistenten Langzeitpatienten entsprachen, den man in früheren Jahren bevorzugt in andere Anstalten weiterverlegt hatte.[171] Beide Maßnahmen – die durch das Eigeninteresse der Anstalten motivierte Abschiebung und die zentral geplante Ermordung – richteten sich gegen den gleichen Personenkreis: gegen die schwerkranken, die arbeitsunfähigen und unheilbaren, aber auch gegen die aufsässigen, lästigen und die pflegebedürftigen Patienten. Diese Korrelation führte dazu, daß die Überlebenschancen eines Anstaltspatienten während des Dritten Reiches um so geringer waren, je öfter er zuvor verlegt worden war. Die sukzessiven Weiterverlegungen von einer Anstalt in die nächste glichen einer schiefen Ebene, an deren unterem Ende für viele Kranke der gewaltsame Tod stand.

Auch bei den saarländischen Patienten läßt sich ein solcher Zusammenhang zwischen Weiterverlegungen und abnehmenden Überlebenschancen nachweisen: Obwohl die Transporte aus Weilmünster und Scheuern nach Haina und Merxhausen bereits Mitte Oktober 1939 – und damit über ein Jahr vor Beginn der ›Euthanasie‹ in Hadamar – stattfanden, erwiesen sich die Entscheidungen, die zu diesem Zeitpunkt von den einzelnen Anstalten getroffen wurden, als folgenschwer für das weitere Schicksal der Betroffenen: Bei der Auswertung der erhaltenen Krankengeschichten zeigt sich nämlich, daß die Patienten, die im Herbst 1939 als gute Arbeitskräfte in Scheuern und Weilmünster zurückbehalten und nicht weiterverlegt worden waren, die ›Aktion T4‹ offenbar überlebten,[172] während die überwiegende Mehrheit der abgeschobenen Kranken umgebracht wurde.

3.2.6 Die Weiterverlegung der jüdischen Patienten aus dem Saarland

Eine Sonderstellung unter den Patienten, die durch Weiterverlegung und Abschiebung aus der Anstaltsbelegschaft isoliert wurden, nahmen die jüdischen Geisteskranken ein. Sie waren einer zweifachen Diskriminierung unterworfen: Wegen ihrer geistigen Behinderung waren sie aus der Gesellschaft der »Gesunden« ausgeschlossen – wegen ihrer ›Rassezugehörigkeit‹ wurden sie auch innerhalb der Anstalten ausgegrenzt.

Den ersten Schritt zu dieser Ghettoisierung hinter Anstaltsmauern bildete ein Erlaß, mit dem das Reichsinnenministerium im Juni 1938 unter Hinweis auf die

[171] Diese auffällige Korrelation hat Bernd Walter am Beispiel westfälischer Anstalten mit Hilfe quantitativ-statistischer Methoden nachgewiesen (Ders.: Anstaltsleben als Schicksal. Die nationalsozialistische Erb- und Rassenpflege an Psychiatriepatienten. In: Frei (Hg.): Medizin und Gesundheitspolitik, S. 217-233, hier S. 232f.).

[172] Siehe die Fälle in Anmerkung 168 dieser Darstellung (oben S. 220).

angebliche Gefahr von ›Rassenschande‹ die räumliche Trennung zwischen jüdischen und nicht-jüdischen Geisteskranken in den psychiatrischen Einrichtungen anordnete.[173] Wenig später wurden alle deutschen Juden, die keinen eindeutig »jüdischen« Vornamen trugen, per Gesetz gezwungen, die zusätzlichen Vornamen »Israel« bzw. »Sara« zu führen.[174] Von dieser Stigmatisierung waren auch die jüdischen Anstaltspatienten betroffen. Mit welcher bürokratischen Akribie diese Verordnung umgesetzt wurde, zeigt das Schicksal der Merziger Patientin Martha Maurer*, die 1896 geboren worden war und mehr als die Hälfte ihres Lebens in Anstalten verbracht hatte.[175] Da »Martha« im Sinne einer vom Reichsinnenministerium herausgegebenen Definition kein »jüdischer« Vorname war, sollte die Patientin den Zusatznamen »Sara« erhalten. Für die Änderung des Personenstandsregisters, in das dieser neue Vorname eingetragen werden mußte, benötigte der für ihren Wohnort zuständige Bürgermeister jedoch eine schriftliche Erklärung der Patientin oder ersatzweise ihres gesetzlichen Vertreters. Allerdings war eine Niederschrift der Erklärung durch einen Vertreter nur dann statthaft, wenn die Geschäftsunfähigkeit der betroffenen Person durch einen Amtsarzt beglaubigt worden war. Im Fall von Martha Maurer* lag dem Bürgermeister weder eine Erklärung noch ein amtsärztliches Gutachten vor, so daß er trotz Nachfrage in der Anstalt[176] nicht in der Lage war, die Namensänderung vorzunehmen. Als die Patientin am 1. September von Merzig nach Weilmünster verlegt wurde, trug sie immer noch nur den »nichtjüdischen« Vornamen »Martha«.

Am 15. April 1940 – vier Monate nach dem Beginn der ersten ›T4-Morde‹ in Brandenburg, Grafeneck und Hartheim – veranlaßte das Reichsinnenministerium die Erfassung aller jüdischen Anstaltsinsassen im Reichsgebiet.[177] Ende August wurde verfügt, daß diese Patienten zunächst in einzelnen Anstalten konzentriert werden sollten, von wo aus man sie dann »in eine Sammelanstalt des Generalgouvernements«[178] bringen werde. Begründet wurde diese Maßnahme mit angeblichen Beschwerden von Pflegekräften und Familienangehörigen von Kranken. Es könne »nicht weiter hingenommen werden [...], daß Juden mit Deutschen in Heil- und Pflegeanstalten gemeinsam untergebracht« seien.

---

173 Schmuhl: Rassenhygiene, Nationalsozialismus, Euthanasie, S. 215.

174 Die Rechtsgrundlage für diesen Schritt bildete die »Zweite Verordnung zur Durchführung des Gesetzes über die Änderung von Familiennamen und Vornamen vom 17. August 1938,« die am 1. Januar 1939 in Kraft trat (Wortlaut in Münch (Hg.): Gesetze des NS-Staates, S. 128f.). Detaillierte und eindrucksvolle Schilderung dieser Änderung des Namensrechtes anhand eines konkreten Einzelschicksales bei Winfried Seibert: Das Mädchen, das nicht Esther heißen durfte. Eine exemplarische Geschichte. Leipzig 1996.

175 Alle Angaben hierzu nach MZG 192. Abweichend von den übrigen Patientennamen in dieser Darstellung ist der Vorname »Martha« in diesem Falle nicht anonymisiert.

176 Der Briefwechsel ist in MZG 192 erhalten.

177 HStA, Abt. 631a, Nr. 202. Siehe auch Schmuhl: Rassenhygiene, Nationalsozialismus, Euthanasie, S. 215. Die nachfolgenden Ausführungen und Zitate stützen sich – soweit nicht anders vermerkt – auf Klee: ›Euthanasie‹, S. 259f.

178 Abrechnung der Anstalt Merxhausen mit der Reichsvereinigung der Juden in Deutschland, zit. bei Klüppel: ›Euthanasie‹ und Lebensvernichtung 1933-1945, S. 334.

Für die preußische Provinz Hessen-Nassau[179] sah der Erlaß vor, daß alle jüdischen Patienten bis zum 25. September 1940 zunächst in die Landesheil- und Pflegeanstalt Gießen verlegt werden sollten. Aus Haina wurden daraufhin 30 jüdische Anstaltsinsassen nach Gießen verschleppt; die Anstalt Merxhausen verlegte 13 Personen; in Marburg waren vermutlich 18 Menschen von der Deportation nach Gießen betroffen.[180] Von dort wurden die Kranken am 1. Oktober abgeholt. Den Angehörigen und Kostenträgern der Patienten täuschte man vor, daß sie in die »Irrenanstalt Cholm« im polnischen Distrikt Lublin verlegt worden seien.[181] In Wirklichkeit führte der Transport aus Gießen jedoch nicht nach Polen, sondern höchstwahrscheinlich in die Gaskammer des Brandenburger Zuchthauses, das von der ›Aktion T4‹ seit Januar 1940 als Tötungsanstalt genutzt wurde.[182] Diese jüdischen Patienten waren die ersten Opfer des nationalsozialistischen Krankenmordes in Hessen.

Ab Dezember 1940 durften geisteskranke Juden nur noch in die Heil- und Pflegeanstalt Bendorf-Sayn untergebracht werden, deren Träger die Reichsvereinigung der Juden in Deutschland war.[183] Die letzten Insassen dieser Anstalt – unter ihnen auch der Dichter Jakob van Hoddis[184] – wurden im Laufe des Jahres 1942 zusammen mit ihren ebenfalls jüdischen Pflegekräften und mehreren Hundert jüdischen Bürgern aus dem Kreis Koblenz nach Polen deportiert, wo sie dem Holocaust zum Opfer fielen.[185]

Der Runderlaß vom 30. August 1940, der die Konzentration der Juden auf einzelne Anstalten zum Ziel hatte, von wo aus sie noch im Herbst 1940 geschlossen zur Ermordung abgeholt werden sollten, wurde jedoch in der Praxis nicht überall befolgt. So lebte etwa in den Anstalten Eichberg und Weilmünster noch um die Jahreswende 1940/41 eine beträchtliche Anzahl von jüdischen Patienten[186] – darunter auch mindestens sieben Personen aus dem Saarland.[187] Warum sie nicht in eine Sammeleinrichtung verlegt worden waren, ist nicht bekannt. Der Verbleib in ihren bisherigen Anstalten bedeutete für diese Menschen jedoch nur einen kurzen Aufschub: Als Mitte Januar 1941 die Morde in Hadamar begannen, waren die jüdischen Kranken aus Eichberg und Weilmünster unter den ersten Opfern.[188]

---

179 Zur Provinz Hessen-Nassau siehe unten S. 224, Fußnote 194.

180 Zahlen nach Klüppel: ›Euthanasie‹ und Lebensvernichtung 1933-1945, S. 334.

181 Klee: ›Euthanasie‹, S. 260.

182 Ebd. – Asmus Finzen: Massenmord ohne Schuldgefühl. Die Tötung psychisch Kranker und geistig Behinderter auf dem Dienstweg. Mit einer Dokumentation von Dolf Sternberger. Bonn 1996. [Veränderte Neuauflage der unter dem Titel »Auf dem Dienstweg« erschienenen Ausgabe von 1984], S. 117.

183 Klüppel: ›Euthanasie‹ und Lebensvernichtung 1933-1945, S. 334. – Schmuhl: Rassenhygiene, Nationalsozialismus, Euthanasie, S. 215f.

184 Dietrich Schabow: Zur Geschichte der Juden in Bendorf. Bendorf 1979, S. 19.

185 Ebd., S. 18-27.

186 Roer, Henkel (Hg.): Psychiatrie im Faschismus, S. 367.

187 Es handelt sich dabei um den bereits erwähnten Albert Hirsch* (MZG 273) sowie sechs Frauen (alle in HStA, Abt. 463, Nr. 1155).

188 Am 5.2.1941 wurden 19 jüdische Patienten aus Eichberg nach Hadamar verschleppt und dort ermordet. Zwei Tage später erlitten 91 jüdische Patienten aus Weilmünster das gleiche Schicksal (Roer, Henkel (Hg.): Psychiatrie im Faschismus, S. 367. – Zu Weilmünster vgl. auch Sandner: Die

Zu ihnen gehörte auch die hier bereits erwähnte Merziger Patientin Martha Maurer*,[189] der die Bürokratie des Dritten Reiches vergeblich den »jüdischen« Vornamen »Sara« hatte aufzwingen wollen. Die gelernte Näherin, die aus einem Dorf an der unteren Saar stammte, war 1917 zum ersten Mal nach Merzig eingewiesen worden. Am 1. September 1939 wurde sie nach Weilmünster verlegt und von dort am 7. Februar 1941 mit unbekanntem Ziel abgeholt.[190] Am gleichen Tag wurden in Hadamar 91 jüdische Männer und Frauen aus Weilmünster ermordet.[191] Mit größter Wahrscheinlichkeit war Martha Maurer* eine von ihnen. Am 18. Februar 1949 erkundigte sich das Merziger Amtsgericht bei der örtlichen Anstalt nach dem Verbleib der Patientin: »Sie soll von Merzig nach Hadamar/Westerwald verlegt worden sein. Trifft es zu, daß Hadamar eine Vernichtungsstation war?«[192] Ob und wie diese Anfrage beantwortet wurde, ist nicht bekannt.

3.2.7 Die Lebensbedingungen der Patienten nach der Evakuierung

Insgesamt wurden im Lauf des Jahres 1939 mindestens 791 Patienten (387 Frauen und 404 Männer) aus Merzig in verschiedene Anstalten im Regierungsbezirk Wiesbaden gebracht. Aus der Nervenabteilung des Landeskrankenhauses Homburg sind aufgrund der nur lückenhaft zugänglichen Akten und Listen 363 Verlegungen nachweisbar, von denen 237 in den Regierungsbezirk Wiesbaden führten. Da die Homburger Nervenabteilung insgesamt über knapp 600 Betten verfügte, die im Schnitt zu 85 Prozent ausgelastet waren,[193] ist jedoch davon auszugehen, daß die Zahl der Patienten, die von hier deportiert wurden, in Wirklichkeit noch deutlich höher war.

Mit Ausnahme des Transportes, bei dem am 10. September 1939 146 Patienten von Homburg nach Uchtspringe gebracht wurden, führten alle Verlegungen aus dem Saarland in die preußische Provinz Hessen-Nassau. Die Provinz Hessen-Nassau, die aus dem Regierungsbezirken Kassel (Hessen) und Wiesbaden (Nassau) bestand,[194] war nach dem Selbstverständnis der lokalen Gesundheitspolitiker eine »Modellregion der NS-Psychiatrie«.[195] In kaum einer anderen

Landesheilanstalt Weilmünster, S. 135). Unter den getöteten Patienten aus Weilmünster waren auch die in der vorigen Fußnote genannten Kranken aus dem Saarland.

189 MZG 192. Alle weiteren Angaben hierzu – sofern nicht anders vermerkt – nach ebd.

190 Angaben zum Aufenthalt in Weilmünster nach HStA, Abt. 463, Nr. 1155.

191 Roer, Henkel (Hg.): Psychiatrie im Faschismus, S. 367.

192 MZG 192.

193 Angaben aus dem Verwaltungsbericht 1938/39 (Zit. nach Heene, Leppien: Zehn Jahre Nervenabteilung, S. 156).

194 Nach dem Krieg gegen Österreich hatte Preußen am 20. September 1866 das Herzogtum Nassau, die Stadt Frankfurt, das Kurfürstentum Hessen sowie Teile von Hessen-Darmstadt annektiert. In diesen neu erworbenen Gebieten wurden am 22. Februar 1867 die Regierungsbezirke Kassel und Wiesbaden errichtet, die am 7. Dezember 1868 zur neuen preußischen Provinz Hessen-Nassau zusammengefaßt wurden. Provinzialhauptstadt und Sitz des Oberpräsidenten war Kassel. (Karl E. Demandt: Geschichte des Landes Hessen. 2., neubearb. u. erweit. Aufl. Kassel, Basel 1972, S. 576-578. – Herbert Lilge: Hessen in Geschichte und Gegenwart. Stuttgart 1986, S. 11f.)

195 Auf diese Tatsache wies insbesondere Heinz Faulstich hin (Ders.: Hungersterben, S. 116).

Gegend des Deutschen Reiches war der staatliche Verwaltungsapparat so systematisch mit Rassenfanatikern besetzt worden wie im Regierungsbezirk Wiesbaden,[196] in dessen Anstalten die meisten Transporte aus dem Saarland führten. Bereits im Sommer 1934 war im Wiesbadener Landeshaus ein Amt für Erb- und Rassenpflege gegründet worden, das später reichsweit als Vorbild für ähnliche Einrichtungen diente.[197] Auch bei der Umsetzung radikaler Sparpläne tat sich der Bezirksverband Hessen-Nassau besonders unrühmlich hervor.[198]

Angesichts des rassenhygienischen Eifers der Provinzialbehörden in Wiesbaden und Kassel war es vermutlich kein Zufall, daß hier im Januar 1941 mit der ›T4-Anstalt‹ Hadamar eine von insgesamt sechs zentralen Mordanstalten eingerichtet wurde.[199] Und vermutlich war es auch kein Zufall, daß Hunderte von saarländischen Patienten bei Kriegsbeginn genau in diese Region verlegt wurden.

Die Lebensbedingungen in den Anstalten der Provinz Hessen-Nassau waren äußerst hart: Überbelegung, Personalknappheit und Mangelernährung bestimmten überall den klinischen Alltag. Daran änderten auch die Umverteilungen und Weiterverlegungen vom Spätherbst 1939 nur wenig. In der Landesheilanstalt Eichberg, die über eine Kapazität von 1.000 Betten verfügte,[200] waren Ende September 1939 1.417 Männer und Frauen in drangvoller Enge untergebracht.[201] Eine der Hauptursachen für diese Überbelegung waren die Transporte aus dem Saarland.

Erschwert wurde die Lage der Patienten durch die schlechte Versorgung und den Mangel an Ärzten und Pflegepersonal. Schon seit Ende der 20er Jahre wurde in deutschen Anstalten eine rigide Sparpolitik betrieben. Vielversprechende therapeutische Ansätze wie die offene Fürsorge und die Familienpflege wurden nicht weiterverfolgt, Verpflegungssätze und Behandlungsausgaben systematisch gedrückt, Patienten aus teuren Kliniken in billigere Verwahranstalten verlegt. Dieser ohnehin schon sehr harte Sparkurs erfuhr nach der Machtübernahme durch die Nationalsozialisten eine drastische Verschärfung:[202] Die ökonomischen Argumente gegen die Psychiatrie wurden nun mit einem aggressiv zur Schau gestellten eugenischen Feindbild verknüpft. Waren Geisteskranke schon zuvor nur zu oft als bloße »Kostenfaktoren« betrachtet worden, so de-

---

196 Ebd., S. 542.

197 Ebd.

198 Ebd., S. 116-128.

199 Ebd., S. 541.

200 Bettenzahl nach HStA, Abt. 231a, Nr. 205.

201 Drei Monate zuvor waren es noch 1.171 Patienten gewesen. Beide Zahlen nach HStA, Abt. 430/1, Nr. 12507.

202 Siemen: Menschen blieben auf der Strecke, S. 146-148. Zu den Verhältnissen im Bezirksverband Wiesbaden siehe Heidi Schmidt-von Blittersdorf, Dieter Debus, Birgit Kalkowsky: Die Geschichte der Anstalt Hadamar von 1933 bis 1945 und ihre Funktion im Rahmen von T4. In: Roer, Henkel (Hg.): Psychiatrie im Faschismus, S. 58-120, hier S. 72-78. In der Provinz Westfalen wurden zwischen 1929 und 1935 die Ausgaben für die Heil- und Pflegeanstalten von 11,9 Millionen RM auf 8,2 Millionen RM reduziert (Beispiel nach Schmuhl: Rassenhygiene, Nationalsozialismus, Euthanasie, S. 148). Zu den Verhältnissen in Baden siehe Faulstich: Von der Irrenfürsorge zur ›Euthanasie‹, S. 164-168.

nunzierte man sie nun auch öffentlich als ›Ballastexistenzen‹ und als ›erbbiologische Bedrohung‹ für den ›Volkskörper‹.

Ganz im Sinne dieser diskriminierenden Politik erklärte der Wiesbadener Anstaltsdezernent Fritz Bernotat im Herbst 1937, daß es eine »unbedingte Notwendigkeit« sei, die »Aufwendungen für Geisteskranke auf das geringstmögliche Maß« zu reduzieren.[203] In Hessen wurde der tägliche Verpflegungssatz auf unter 40 Pfennig gesenkt.[204] In den nassauischen Anstalten lag er nur unwesentlich höher.[205] Diese Einsparungen hatten nicht nur eine Reduzierung der Zahl der Pflegekräfte[206] und Ärzte zur Folge, sondern auch eine Verschlechterung der Ernährung[207] und der Lebensverhältnisse der Patienten.

Daß diese Verschlechterung der Lebensbedingungen nicht nur aus wirtschaftlichen Zwängen resultierte, sondern geradezu mit systematischer Bösartigkeit herbeigeführt wurde, zeigt die »Sparpolitik« der Anstalt Eichberg. Dort wurden 1937 die Matratzen der Krankenbetten verkauft und gegen Strohsäcke ausgetauscht.[208] Begründet wurde diese entwürdigende Vorgehensweise damit, daß auch viele einfache ›Volksgenossen‹ sich eine Matratze nicht leisten könnten. »Nutzlose« Kranke – so die zynische Argumentation – sollten ihnen gegenüber nicht bevorzugt behandelt werden.[209] Ähnliche Demütigungen sind auch aus anderen Anstalten bekannt: In Weilmünster erhielten bettlägerige Patienten keine Hemden.[210] In Herborn mußten die Insassen anstelle von Socken sogenannte »Fußlappen« tragen.[211] Den Einsparungseffekt solcher Maßnahmen, die eher den Charakter entwürdigender Strafrituale hatten, wird man mit einigem Recht in Zweifel ziehen können. Aber vermutlich ging es bei diesen Angriffen auf die Lebensqualität der Kranken auch nicht so sehr um eine sparsame Mittelbewirtschaftung, sondern vielmehr um die demonstrative Erniedrigung einer Randgruppe, der man auf diese Weise schon lange vor Beginn des Mordprogrammes systematisch die Grundlagen für ein menschenwürdiges Leben entzog.

---

203 Zit. nach Horst Dickel: Alltag in einer Landesheilanstalt im Nationalsozialismus – Das Beispiel Eichberg. In: Euthanasie in Hadamar, S. 105-113, hier S. 106. Zur »Sparpolitik« in Hessen-Nassau siehe insbesondere Faulstich: Hungersterben, S. 115-128.

204 Schmuhl: Rassenhygiene, Nationalsozialismus, Euthanasie, S. 149.

205 Schmidt-von Blittersdorf, Debus, Kalkowsky: Geschichte der Anstalt Hadamar, S. 73f.

206 Dickel wies nach, daß sich das Zahlenverhältnis zwischen Pflegerinnen und Patientinnen in der Eichberger Frauenabteilung von 1:8 (1935) auf 1:10 (1939) verschlechterte, eine Entwicklung, die sich im Krieg noch weiter fortsetzte (Ders.: Alltag in einer Landesheilanstalt, S. 106). Auch in Baden kam es – wenn auch auf insgesamt noch weitaus günstigerem Niveau – zu einer deutlichen Verschlechterung der pflegerischen Versorgung. Per Ministerialerlaß wurde dort im Zuge von Sparmaßnahmen ein Pfleger-Patienten-Schlüssel von 1:5,5 angeordnet (Faulstich: Von der Irrenfürsorge zur ›Euthanasie‹, S. 165).

207 Schmuhl: Rassenhygiene, Nationalsozialismus, Euthanasie, S. 149.

208 Eichberg-Chronik (Übersicht Patientenverlegungen im Rahmen der ›T4‹ im LWV-Archiv Kassel). Siehe auch Dickel: Alltag in einer Landesheilanstalt, S. 106. Auch in der Anstalt Hadamar wurden die Matratzen gegen Strohsäcke ausgetauscht (Schmidt-von Blittersdorf, Debus, Kalkowsky: Geschichte der Anstalt Hadamar, S. 75f.).

209 Begründung zit. nach Übersicht Patientenverlegungen im Rahmen der ›T4‹ im LWV-Archiv Kassel.

210 Schmidt-von Blittersdorf, Debus, Kalkowsky: Geschichte der Anstalt Hadamar, S. 76.

211 Ebd.

Auch die medizinische Versorgung der Patienten war nach 1933 immer weiter eingeschränkt worden. Bereits 1937 hatte der hessische Landesrat Schlemmer dafür plädiert, daß sich »bei den unheilbar Geisteskranken« die Tätigkeit des Arztes »im wesentlichen auf Zahnziehen, Untersuchung auf Infektionskrankheiten und ähnliches zu beziehen« habe.[212] Therapeutische Anstrengungen, die über diese Minimalversorgung hinausgingen, wurden nur noch bei denjenigen Patienten unternommen, die als »heilfähig« galten und bei denen die Aussicht bestand, ihre Arbeitskraft in absehbarer Zeit wiederherzustellen.[213]

Nur von wenige Psychiatern ist bekannt, daß sie offen gegen dieses menschenverachtende Denken in Kosten-Nutzen-Relationen protestieren. So kritisierte der Frankfurter Ordinarius Professor Karl Kleist nach einer Inspektion der Anstalten Herborn und Eichberg im März 1938 in seinem Visitationsbericht die zu geringe Zahl von Ärzten und Pflegekräften und wies auf die Folgen dieser systematischen Vernachlässigung für die Kranken hin:[214]

> »Es erscheint uns notwendig, auf ein bei Nicht-Ärzten mögliches Mißverständnis der neuen erbgesundheitlichen Bestrebungen hinzuweisen, das die Begriffe Geisteskrankheit, Erbkrankheit, Unheilbarkeit und ›unnütze Last für die Volksgemeinschaft‹ gleichsetzt und daraus das Recht ableitet, jede Art der Aufwendung für Geisteskranke auf das Äußerste herabzusetzen. [...] Schlechte Behandlung, ungenügende Pflege und Ernährung läßt manchen Heilbaren und Besserungsfähigen zugrunde gehen.«[215]

Etwa zur gleichen Zeit legte der Eichberger Direktor Dr. Wilhelm Hinsen aus Protest gegen die menschenverachtende Haltung des Wiesbadener Anstaltsdezernenten Fritz Bernotat und die behördlich verordnete Drangsalierung der Patienten sein Amt nieder.[216] Als Zeuge im sogenannten »Eichberg-Prozeß« berichtete Hinsen nach dem Krieg auch über eine Verrohung der Dienstauffassung des Anstaltspersonales. Für gewalttätige, faule und nachlässige Pflegekräfte war die »legale«, staatlich geförderte Diskriminierung der Kranken ein deutliches Signal: Sie wußten, daß sie auch bei illegalen Übergriffen gegen die Patienten seitens ihrer Vorgesetzten nur wenig zu befürchten hatten. Dazu Dr. Hinsen:

> »Die dauernde Verschlechterung der ärztlichen und menschlichen Versorgung, grobe Vernachlässigung von Kranken usw. blieben ungeahndet, weil es hieß: na ja, die Geisteskranken –. Dadurch war eine Lockerung der Pflichtauffassung vorhanden, für die ich nicht geradezustehen für möglich hielt. Dann wurde mir der Einfluß auf die Einstellung von Personal und Ärzten weitgehend entzogen; es wurden nur noch SS-Ärzte eingestellt.«[217]

---

212 Dickel: Alltag in einer Landesheilanstalt, S. 107. In den badischen Anstalten versuchte man im Zuge der allgemeinen Sparpolitik u.a., Medikamente in der Anstaltsapotheke selbst herzustellen oder durch Heilkräuter aus eigenem Anbau zu ersetzen (Faulstich: Von der Irrenfürsorge zur ›Euthanasie‹, S. 165).

213 Dickel: Alltag in einer Landesheilanstalt, S. 107. – Blasius: »Einfache Seelenstörung«, S. 180. – Faulstich: Hungersterben, S. 121.

214 Platen-Hallermund: Tötung Geisteskranker, S. 42. Bis 1933 hatte Kleist jährliche Inspektionen in den nassauischen Anstalten vorgenommen. Nach der Machtergreifung wurde er jedoch von dieser Aufgabe entbunden. Zu den Visitationen im Jahre 1938 kam es auf Drängen von Kleist (Ebd.).

215 Zit. nach ebd.

216 Klee: ›Euthanasie‹, S. 77.

217 Zit. nach ebd.

Hinsens Nachfolger als Anstaltsdirektor in Eichberg war der Oberarzt und SS-Mann Dr. Friedrich Mennecke,[218] ein radikaler Befürworter der Vernichtung angeblich ›lebensunwerten Lebens‹. Mennecke richtete im April 1941 eine ›Kinderfachabteilung‹ ein[219] und nahm als Gutachter im Rahmen der ›Aktion T4‹ Tausende von Selektionen in psychiatrischen Anstalten und Konzentrationslagern vor.[220]

Zusätzlich erschwert wurden die Lebensbedingungen der Patienten ab Sommer 1939 durch die Einberufung von Ärzten und Pflegern zum Wehrdienst und die Überfüllung der Anstalten mit evakuierten Kranken. Aus Eichberg wird berichtet, daß die Patienten wegen des Mangels an Pflegekräften nur noch alle 14 Tage gewaschen werden konnten.[221] Durch diese verheerenden hygienischen Verhältnisse wurde das Auftreten von Infektionskrankheiten ebenso begünstigt wie durch die Ernährungssituation der Kranken, die schon zu Kriegsbeginn sehr unzureichend war.[222]

In den übrigen Anstalten war die Lage der Patienten kaum besser als in Eichberg: In Uchtspringe, wohin am 11. September 146 Kranke aus Homburg gebracht worden waren, herrschten derart beengte Verhältnisse, daß Neuzugänge in einer Turnhalle einquartiert wurden.[223] Wie groß die Überbelegung in dieser Anstalt war, läßt sich auch an der Tatsache ablesen, daß hier zu Beginn der ›Aktion T4‹ 2.347 Patienten durch Meldebögen erfaßt wurden, obwohl das Haus nur über 1.870 Betten verfügte.[224] Und auch dieser Wert war bereits statistisch »nach oben« korrigiert worden: Im Reichs-Medizinal-Kalender von 1937 wurde Uchtspringe noch mit 1.345 Betten geführt.[225] Gemessen an dieser Zahl wies die Anstalt Anfang 1940 eine Überbelegung von annähernd 175 Prozent auf.

In Merxhausen waren am 31. Dezember 1939 insgesamt 1.172 Patienten untergebracht; ein Jahr zuvor waren es noch 908 gewesen.[226] Diese Erhöhung der Belegungsdichte um fast 30 Prozent ist auch hier in erster Linie auf die Zuverlegungen aus dem Saarland zurückzuführen. Allein im Oktober 1939 wurden in Merxhausen 282 Kranke aufgenommen; in normalen Monaten lag die Zahl der Aufnahmen dagegen zwischen 20 und 50 Personen.[227] Was die Versorgung von

[218] Peter Chroust: Ärzteschaft und ›Euthanasie‹ – unter besonderer Berücksichtigung Friedrich Menneckes. In: Euthanasie in Hadamar, S. 123-133, hier S. 129. Mennecke war 1932 in die NSDAP und die SS eingetreten und kam 1935 als Assistenzarzt in die Anstalt Eichberg. 1937: Beförderung zum Oberarzt, 30. Januar 1939: Ernennung zum Anstaltsdirektor.

[219] Dickel: Alltag in einer Landesheilanstalt, S. 105.; siehe auch Chroust: Ärzteschaft und ›Euthanasie‹, S. 129.

[220] Ebd.

[221] Dickel: Alltag in einer Landesheilanstalt, S. 106.

[222] Ebd.

[223] So im Falle EVZ-VII/18, Akte 11.

[224] Zahl der Betten und Meldebögen nach HStA, Abt. 631a, Nr. 205.

[225] Verzeichnis der deutschen Ärzte und Heilanstalten. (Reichs-Medizinal-Kalender für Deutschland, Teil II. Zugleich Fortsetzung des Ärzteverzeichnisses des Verbandes der Ärzte Deutschlands (Hartmannbund)). Hg. in Verbindung mit dem Reichsarztregister von Dr. med. H. Lantsch und Reg.-Rat Dr. med. Hans Dornedden (Berlin). 58. Jg. Leipzig 1937, S. 648.

[226] Monatsberichte der Anstalt Merxhausen, zit. aus HStA, Abt. 631a, Nr. 318.

[227] Alle Zahlen nach ebd.

1.200 Patienten für diese Anstalt bedeutete, wird ersichtlich, wenn man bedenkt, daß das Personal bereits 1937 die damalige Belegung mit 900 Kranken als unzumutbar hoch empfunden hatte.[228] Gleiches gilt für Haina. Auch dieses Haus, das 1937 über 850 Betten verfügt hatte,[229] war Ende 1939 mit 1.200 Kranken überfüllt.[230] Erste Folgen der Mangelernährung der Patienten zeigten sich in Merxhausen bereits 1939: In seinem Rechenschaftsbericht für dieses Jahr vermerkte der Anstaltsdirektor unter anderem, daß sich im Berichtszeitraum infolge der »Vereinfachung der Beköstigung bei nicht wenigen Kranken der II. Verpflegungsklasse« eine Gewichtsabnahme »in verstärktem Maße bemerkbar« gemacht habe.[231]

Hinter der gewundenen Formulierung »Vereinfachung der Beköstigung« verbarg sich nichts anderes als eine rigide Kürzung und qualitative Verschlechterung der Lebensmittelrationen für Geisteskranke, die zu diesem Zeitpunkt noch nicht mit einer kriegsbedingten Mangelsituation erklärt werden kann – 1939 und 1940 war die Nahrungsversorgung der Zivilbevölkerung in Deutschland durchaus noch gesichert.[232] Der eigentliche Grund für die unzureichende Ernährung der Anstaltspatienten war nicht militärischer, sondern ideologischer Natur: Bereits im Herbst 1937 hatte der Kasseler Oberpräsident in einem Vortrag vor den Wirtschaftsbeamten der hessischen Anstalten verlangt, daß der Tagessatz für die Verpflegung der Kranken auf 45 bis 47 Pfennig gesenkt werden müsse.[233] Zur Begründung verwies er – ganz im Sinne der zeitgenössischen Propaganda – auf die Belastung der »Volksgemeinschaft« durch »nutzlose Esser« und auf die angebliche Benachteiligung der Gesunden gegenüber den Kranken:

> »Die dem deutschen Reich durch die Betreuung der Asozialen und Erbuntüchtigen entstehenden Kosten belaufen sich jährlich noch auf viele 100 Millionen. Wenn auch der nationalsozialistische Staat alles tut, um das deutsche Volk erbreiner zu gestalten, so bleibt immerhin jetzt und für die Zukunft noch ein Heer von Menschen zu betreuen, das selbst nichts Aktives für die deutsche Volksgemeinschaft zu leisten vermag, diese vielmehr durch die entstehenden Pflege- und Betreuungskosten ganz empfindlich belastet. Andererseits erwachsen dem Staat heute durch die Pflege der Jugend und des gesunden Menschen soviel neue Aufgaben und Verpflichtungen, daß hierfür nicht genug Mittel freigemacht werden können.«[234]

Der Oberpräsident erklärte den Wirtschaftsbeamten auch, wo sie mit dem Sparen beginnen sollten:

---

228 Manfred Klüppel: ›Euthanasie‹ und Lebensvernichtung am Beispiel, S. 17.

229 Verzeichnis der deutschen Ärzte und Heilanstalten 1937, S. 662.

230 Klüppel: ›Euthanasie‹ und Lebensvernichtung am Beispiel, S. 31.

231 Zit. nach ders.: ›Euthanasie‹ und Lebensvernichtung 1933-1945, S. 347. Auffällig an dieser bemerkenswert offenen Lagebeschreibung des Klinikdirektors ist der Umstand, daß alle hier zitierten Passagen über Ernährungslage und Mortalitätsentwicklung im Originaldokument durchgestrichen sind. Möglicherweise handelt es sich bei der von Klüppel ausgewerteten Quelle nicht um die Version des Jahresberichtes, die schließlich an den Oberpräsidenten nach Kassel geschickt wurde, sondern um einen internen Entwurf der Anstalt Merxhausen.

232 Ebd. Vgl. auch Dickel: Alltag in einer Landesheilanstalt, S. 106.

233 LWVH 17/133.

234 Ebd.

»Wenn man sich den Speisezettel mancher Anstalten betrachtet, dann muß man mit Erstaunen feststellen, daß darin immer noch Leckerbissen auftauchen, die angesichts des Lebensstandards schwerarbeitender, gesunder Volksgenossen nicht zu verantworten sind. Butter als Brotaufstrich, Schinken, Brötchen zum Kaffee und derlei Sachen kommen für die Bespeisung der Anstaltsinsassen nicht in Frage.«[235]

Die Sparmaßnahmen bei den Lebensmitteln und der medizinischen Versorgung blieben nicht folgenlos. In dem bereits zitierten Rechenschaftsbericht der Anstalt Merxhausen für das Jahr 1939 wies der Direktor darauf hin, daß in diesem Jahr »auffallend viele Kranke« verstorben seien: Während die Anstalt 1937/38 57 Todesfälle verzeichnet habe, seien es 1938/39 bereits 114 und 1939/40 sogar 165 gewesen.[236] In den meisten Fällen habe man »allgemeinen körperlichen Verfall« als Todesursache festgestellt. Ausdrücklich betonte der Anstaltsleiter, daß die Verstorbenen »keineswegs alle sehr bejahrt waren«.[237]

Neben der zu geringen Zahl von Ärzten und Pflegekräften wirkte sich auch die häufig unzureichende berufliche Qualifikation des Personals negativ auf die Lebensbedingungen der Patienten aus. Wie der leitende Verwaltungsbeamte der Anstalt Weilmünster 1961 vor dem Untersuchungsrichter des Landgerichts Frankfurt aussagte, rekrutierten die Pfleger dieser Einrichtung sich zu einem beträchtlichen Teil aus »alten Kämpfern«, die »ohne die erforderliche Ausbildung Dienst taten.«[238]

Die Lage der saarländischen Patienten wurde zusätzlich noch durch die räumliche Trennung von der Heimat belastet. Es fällt schwer, sich vorzustellen, was die Kranken aus Merzig dachten und fühlten, als sie in der Nacht zum 1. September 1939 in Güterwaggons verladen wurden und nach stundenlanger Fahrt in einer fremden Umgebung ankamen. Die zu Beginn dieser Studie bereits zitierten Briefe der ehemaligen Homburger Patientin Regina Benz* aus Uchtspringe[239] sind ein eindringliches Zeugnis für die Empfindungen der evakuierten Patienten aus dem Saarland, die unter der fremden Umgebung und der Trennung von der Heimat ebenso litten wie unter einer mitunter schikanösen Behandlung durch das Personal. In einem Schreiben an eine Freundin in der Heimat klagte Regina Benz* im Februar 1940:

»Man muß zuviel mitmachen, da ist man oft gezwungen, so lange Briefe zu schreiben. Ich gebe auch die Hoffnung bald auf, die Angehörigen kümmern sich ja nicht um einen. Saarländer passen nicht hierher, die können sich niemals mit dem Volk hier verstehen. [...] Wie es hier zugeht, das kann man nicht mehr schreiben. Nun verstehst Du, was ich meine [...]. Der Arzt kümmert sich nicht um einen, die Pflegerinnen u. Kranken herrschen über einen. [...] Zuletzt habe ich Anna einen Brief geschrieben, den haben sie auch nicht abgeschickt. [...] Du kannst ja Anna, Greta u. allen schreiben, daß ich nicht mehr so oft schreiben darf. [...] Die Post ist die ein-

235 Ebd.

236 Zit. nach Klüppel: ›Euthanasie‹ und Lebensvernichtung 1933-1945, S. 347.

237 Ebd.

238 Zeugenaussage des leitenden Verwaltungsbeamten der Anstalt Weilmünster vor dem Untersuchungsrichter des Landgerichts Frankfurt/M. am 19. Juni 1961 (HStA, Abt. 631a, Nr. 294). Weitere Beispiele hierfür bei Sandner: Die Landesheilanstalt Weilmünster, S. 127.

239 Siehe oben S. 11.

zige Freude, die ich habe. [...] Die geben mich nicht mehr heraus, das ist allerhand.«[240]

Wie alle anderen namentlich bekannten Kranken, die aus Homburg nach Uchtspringe gebracht worden waren, fiel auch die Verfasserin dieser Zeilen der ›Euthanasie‹ zum Opfer. Ihr Krankenblatt endet am 24. Juli 1941 mit der Eintragung: »Aus kriegswichtigen Gründen nach unbekannt verlegt.«

3.2.8 Die psychiatrische Versorgung der saarländischen Bevölkerung nach der Räumung von Merzig und Homburg

Infolge der Schließung der Anstalten in Homburg und Merzig gab es im Saarland ab Anfang September 1939 keine Kliniken mehr, in denen psychische und neurologische Leiden stationär behandelt werden konnten. Um trotzdem die Versorgung der Bevölkerung in diesem Bereich sicherzustellen, vereinbarten der Reichskommissar für das Saarland und die Verwaltung des Bezirksverbandes Nassau im September 1939, daß die Anstalt Eichberg bis auf weiteres als Aufnahmeanstalt für das Saarland dienen sollte.[241] In den folgenden anderthalb Jahren wurde eine unbekannte Zahl von Saarländerinnen und Saarländern aus ihren Heimatorten nach Eichberg eingewiesen. Zum Teil blieben sie nur vorübergehend in dieser Anstalt und wurden dann wieder nach Hause entlassen; zum Teil verstarben sie während ihres Aufenthaltes in Eichberg – wobei die näheren Todesumstände zumeist schwer durchschaubar sind –; und zum Teil wurden auch diese Kranken ab Januar 1941 nach Hadamar verschleppt und dort ermordet. Von den Patienten aus der letztgenannten Gruppe sind keine Krankenblätter mehr verfügbar, so daß über ihre Anzahl keine genauen Angaben möglich sind. Erhalten sind dagegen die Akten von 29 Frauen und 51 Männern aus dem Saarland, die entweder in der Anstalt Eichberg starben oder von dort aus wieder entlassen wurden.[242]

Nach Eichberg eingewiesen wurden diese Personen in der Regel von ihrem Hausarzt,[243] von der Ortspolizeibehörde[244] oder von den Gesundheitsämtern.[245] In Einzelfällen wurden sie auch von ihren Angehörigen[246] in die Anstalt gebracht oder aus Krankenhäusern[247] oder Altenheimen[248] überführt. Die jüng-

240 Alle Angaben und Zitate nach EVZ-VII/7, Akte 4.

241 Schreiben des Wiesbadener Oberpräsidenten an den Reichskommissar für das Saarland vom 19. September 1939 (HStA, Abt. 430/1, Nr. 12529. Siehe auch HStA, Abt. 430/1, Nr. 10271 und Nr. 11300). Ende 1940 übernahm die lothringische Anstalt Lorquin (deutsch: Lörchingen) diese Funktion. Ihr kommissarischer Leiter war bis Ende 1944 der hier schon mehrmals zitierte frühere Homburger Oberarzt Dr. Rudolf Leppien (Gerber: Alles wirkte wie eine normale Evakuierung, S. 86).

242 Auf diese Krankengeschichten stützt sich die folgende Darstellung.

243 Z.B. HStA, Abt. 430/1, Nr. 10735; 11234.

244 Z.B. HStA, Abt. 430/1, Nr. 10797; 11139; 11249.

245 Z.B. HStA, Abt. 430/1, Nr. 10634; 11025; 11181.

246 Z.B. HStA, Abt. 430/1, Nr. 10671; 10711.

247 Z.B. HStA, Abt. 430/1, Nr. 10560; 10814; 10865; 10924.

248 Z.B. HStA, Abt. 430/1, Nr. 10979; 12071.

sten Patienten, die in Eichberg Aufnahme fanden, waren zwei knapp 15jährige Jungen;[249] der älteste ein 76 Jahre alter Landwirt, der zuvor schon wegen »Altersschwachsinns« in einem St. Wendeler Pflegeheim untergebracht gewesen war.[250] Soweit man den Krankenblättern Glauben schenken kann, unterscheiden sich die Anlässe für die Einweisung der Patienten kaum von denen früherer Jahre: Die Kranken wurden in die Anstalt gebracht, weil sie plötzliche Verhaltensauffälligkeiten[251] zeigten, einen Selbstmordversuch unternommen hatten,[252] weil sie zu Gewalttätigkeit[253] oder zu Alkoholismus[254] neigten oder weil sie an Paralyse,[255] Epilepsie[256] oder den Folgen eines Unfalles[257] litten.

Daneben gibt es Belege dafür, daß sich die Bereitschaft von Ärzten und Kommunalbehörden, soziale und politische Devianz, Kriminalität oder sonstige Verhaltensauffälligkeiten als Ausdruck einer Krankheit zu interpretieren und mit der Einweisung in die Psychiatrie zu sanktionieren, auch während der Kriegsjahre fortsetzte: Am 16. November 1944 wurde die 21jährige Katharina Stadler*, die aus einem Dorf im Bliestal stammte und in früheren Jahren schon einmal in Anstaltsbehandlung gewesen war, mit der Diagnose »Schwachsinn« nach Eichberg eingeliefert.[258] Zur Begründung der Einweisung heißt es im Aufnahmefragebogen: »Die Kranke ist störend durch ihre Faulheit, ihre geschlechtl. Ausschweifungen und ihr freches Benehmen.« Der 20jährige Bauarbeiter Günther Weiß* aus St. Ingbert wurde im Februar 1940 auf Drängen des Bürgermeisters seines Heimatortes in Eichberg aufgenommen.[259] Ihm wurde vorgeworfen, daß er Diebstähle begangen und Mädchen belästigt habe. In einem Gutachten über den Patienten vermerkte der Eichberger Anstaltsleiter Dr. Mennecke, daß dieser in seinem Heimatort »als asozialer, geistesgestörter Mensch« gelte. Im Herbst 1942 starb Günther Weiß* im Alter von knapp 23 Jahren in Eichberg. Als Todesursache wird in seiner Akte »Herzstillstand bei Spaltungsirresein« genannt.

3.2.9 Krankheit und Krieg

Viele Krankengeschichten von saarländischen Patienten, die nach Eichberg eingewiesen wurden, spiegeln auch die besonderen Belastungen wider, die Krieg und Evakuierung für die Bevölkerung mit sich brachten.[260] Ein erschütterndes

[249] HStA, Abt. 430/1, Nr. 10643; 10815.
[250] HStA, Abt. 430/1, Nr. 10979.
[251] Z.B. HStA, Abt. 430/1, Nr. 10711; 11300.
[252] Z.B. HStA, Abt. 430/1, Nr. 10671; 11376.
[253] Z.B. HStA, Abt. 430/1, Nr. 10634; 10815.
[254] Z.B. HStA, Abt. 430/1, Nr. 10531; 10721; 10833; 10940.
[255] Z.B. HStA, Abt. 430/1, Nr. 10924.
[256] Z.B. HStA, Abt. 430/1, Nr. 10643.
[257] Z.B. HStA, Abt. 430/1, Nr. 10850; 10852.
[258] Alle Angaben und Zitate hierzu – soweit nicht anders vermerkt – nach HStA, Abt. 430/2, Nr. 1479.
[259] Alle Angaben und Zitate hierzu – soweit nicht anders vermerkt – nach HStA, Abt. 430/1, Nr. 11300.
[260] Die schweren seelischen Belastungen, die der Krieg mit sich brachte, lassen sich auch quantitativ zeigen: In mehr als zehn der noch erhaltenen 80 Akten von Eichberg-Einweisungen aus dem Saar-

Beispiel dafür ist das Schicksal der 68jährigen Katharina Böll*.[261] Im Sommer 1940 wurde sie von einem Landjäger aufgegriffen, als sie orientierungslos in Köllerbach umherirrte. Spätere Ermittlungen ergaben, daß sich die Frau Anfang September 1939 bei der Räumung ihres Wohnortes Püttlingen versteckt hatte und danach fast ein Jahr lang im Verborgenen lebte. »Die Umstände, die der Kriegs [sic] für die Grenzbevölkerung brachte, haben sicher schwer auf die Kranke eingewirkt«, lautet der ungewohnt einfühlsame Kommentar in ihrer Eichberger Anstaltsakte.

Der Krieg und seine Begleiterscheinungen trugen auch zur Erkrankung des Lehrlings Viktor Braun* bei.[262] Der 16jährige, der als Waise bei seiner Tante in Püttlingen wohnte, war von dort aus auf einen Bauernhof bei Hofgeismar in Nordhessen evakuiert worden. Heimweh und ein Konflikt mit seinem Arbeitgeber veranlaßten ihn im April 1940, zu Verwandten in die Gegend von St. Wendel zu reisen, die dort als Flüchtlinge unter sehr beengten Wohnverhältnissen lebten. In dieser bedrückenden Situation stellten sich bei dem Jugendlichen »Gemütsdepressionen« und »Verfolgungsideen« ein, die – wie es in seiner Krankenakte heißt – durch den »Kanonendonner von der Westfront« noch zusätzlich verstärkt wurden. Am 15. Mai 1940 wies der St. Wendeler Landrat den jungen Mann nach Eichberg ein.

Dorthin brachte man im März 1940 auch eine 31jährige Frau aus Saarbrücken,[263] die bei Kriegsbeginn – damals war sie im sechsten Monat schwanger – zu ihren Eltern nach Ottweiler geflohen war. Am 10. Dezember unternahm sie einen Selbstmordversuch, zwei Tage später erlitt sie eine Totgeburt und versank danach in Depressionen. Auch in den Anstaltsakten von anderen Menschen aus dem Saarland, die zwischen Herbst 1939 und Sommer 1940 in Eichberg als Patienten aufgenommen wurden, finden sich häufig Formulierungen, die von dem schweren seelischen Druck zeugen, unter dem die Bevölkerung infolge von Krieg und Evakuierung stand: »Mußte am Kriegsbeginn ihren Wohnort [...] auf behördliche Anordnung verlassen. Hatte dadurch Kummer und Sorgen«,[264] heißt es im Krankenblatt einer Saarländerin. Den Papieren eines anderen Kranken ist zu entnehmen, daß er »während der Räumung des Saarlandes in [einer] Munitionsfabrik gearbeitet, dort Unfälle erlebt und [...] danach Aufregungszustände« bekommen habe, die sich nach der Rückkehr in die Heimat infolge eines Fliegerangriffs weiter verschlimmert hätten.[265] Über einen anderen Patienten wird berichtet, daß bei ihm »im Verlauf der Rückkehr aus dem Bergungsgebiet wiederholte Aufregungszustände mit Beeinträchtigungsideen« aufgetreten seien.[266] Auch die Sorge um Familienangehörige, die als Soldaten an der

---

land wird ausdrücklich darauf hingewiesen, daß die körperlichen und seelischen Strapazen des Krieges und der Räumung der Roten Zone zum Ausbruch des jeweiligen Leidens beigetragen hätten.

261 Alle Angaben und Zitate hierzu nach HStA, Abt. 430/1, Nr. 11249.

262 Alle Angaben und Zitate hierzu nach HStA, Abt. 430/1, Nr. 10911.

263 Alle Angaben und Zitate hierzu nach HStA, Abt. 430/1, Nr. 10671.

264 HStA, Abt. 430/1, Nr. 10873. Ähnlich HStA, Abt. 430/1, Nr. 10814; 10734.

265 HStA, Abt. 430/1, Nr. 10515.

266 HStA, Abt. 430/1, Nr. 11025. Ähnlich HStA, Abt. 430/1, Nr. 10787. Die Liste solcher Zitate ließe sich weiter fortsetzen.

Front standen, trieb einzelne Menschen in die Verzweiflung. Im Aufnahmefragebogen für eine Frau aus Dudweiler, die im Sommer 1940 wegen »Melancholie« nach Eichberg eingewiesen wurde, wird die Entstehung ihres Leidens wie folgt beschrieben:

> »Bei Ausbruch des Krieges befand sie sich bei den Kindern ihrer Tochter, die im Krankenhaus war. Sie mußte mit den Kindern nach Thüringen zurück. Zudem befinden sich zwei Söhne im Feld. Die anläßlich der Rückführung durchgemachte Aufregung und dauernde Gedanken um die beiden Söhne sind als Ursache der jetzigen Erkrankung anzusehen.«[267]

Die Menschen, die im Gebiet der ›Roten Zone‹ beheimatet waren und deshalb im Herbst 1939 ihre Wohnorte verlassen mußten, wurden, wenn sie während der Evakuierung psychisch erkrankten, in die Anstalten ihres jeweiligen Bergungsgebietes eingewiesen. So nennt eine Patientenliste der Anstalt Eichberg die Namen von fünf Männern und zwei Frauen, die zwar aus dem Saarland stammten, aber auf Kosten des Landratsamtes Rüdesheim, »Abteilung Räumungsfamilienunterhalt«, untergebracht waren.[268] Aufgrund dieser Kostenträgerschaft liegt die Vermutung nahe, daß diese Patienten nicht von zu Hause, sondern von ihrem Evakuierungsort aus in die Anstalt kamen. Die Spuren dieser Menschen zu verfolgen, würde den Rahmen der vorliegenden Studie sprengen. Grundsätzlich ist jedoch davon auszugehen, daß die Flüchtlinge, die während ihres Aufenthaltes außerhalb der Heimat in eine Anstalt eingewiesen wurden, das gleiche Schicksal erlitten wie die übrigen Patienten der betreffenden Einrichtung. So wurde der Merziger Kaufmann Lukas Spaniol*, der nach Neuhaldensleben evakuiert worden war, unmittelbar nach seiner Ankunft mit einem Dringlichkeitsattest wegen »genuiner Epilepsie« in die hier schon mehrmals erwähnte Anstalt Uchtspringe aufgenommen.[269] Von dort brachte man ihn am 4. April 1941 zusammen mit anderen Kranken in eine »unbekannte Anstalt«.

Der ›Euthanasie‹ fiel auch die zwölfjährige Klara Renner* aus Saarbrücken zum Opfer, die von ihren Eltern während der Evakuierung Anfang Oktober 1939 – damals war sie zehn Jahre alt – in ein Schwachsinnigenheim bei Mosbach in Nordbaden gebracht worden war.[270] Das Mädchen, über das in der Krankengeschichte berichtet wird, daß es zu Hause in Saarbrücken »manierlich« gewesen sei und bei seiner Familie gelebt habe, gebärdete sich in den folgenden Wochen derart aggressiv, daß die Heimleitung es schließlich in die Heil- und Pflegeanstalt Wiesloch abschob. Für den Wieslocher Medizinalrat Dr. Overhamm war Klara*, wie er kurz nach ihrer Aufnahme im Krankenblatt wörtlich vermerkte, ein »sehr unerfreulicher Zuwachs«. Über das Verhalten des Kindes notierte er:

> »Im Saal natürlich unmöglich. Wird in einem Nebenzimmer mit primitivstem Spielzeug beschäftigt. Rollt beispielsweise den ganzen Tag einen Holzball durch das Lokal. Ist dann abends so müde, daß die anderen Kranken stundenlang Ruhe haben. Entsetzlich schmierig. Absolut bildungsunfähig. Lebenunwertes [sic] Leben.«

---

[267] HStA, Abt. 430/1, Nr. 11138.
[268] HStA, Abt. 430/1, Nr. 12529.
[269] Alle Angaben und Zitate hierzu nach EVZ-VII/20, Akte 6.
[270] Alle Angaben und Zitate hierzu – soweit nicht anders angegeben – nach EVZ-L/8, Akte 12.

Die drastische Wortwahl, mit der das Mädchen hier beschrieben wird, verdeutlicht, wie weit das Denken in den menschenverachtenden Kategorien von Binding und Hoche schon vor Beginn der ›Euthanasie‹ in Medizinerkreisen verbreitet war. Der gleiche Arzt, der Klaras* Leben für »lebenunwert« hielt, mußte einige Tage später feststellen, daß das Kind zwar laut, aufsässig und schmutzig war, sich aber beim Essen merkwürdigerweise gut zu benehmen wußte. Aber auch für diese – positive – Verhaltensauffälligkeit fand er eine Erklärung: »Offenbar daheim gut dressiert«, lautet sein abschätziger Kommentar in der Krankengeschichte.

Da es in Wiesloch keine Kinderabteilung gab und das Personal sich nicht mit dem Mädchen abgeben konnte oder wollte, wurde seine Betreuung schließlich einer älteren Patientin anvertraut. Die Eltern, die zu diesem Zeitpunkt in Worms lebten, scheinen sich nicht besonders für das Schicksal ihrer Tochter interessiert zu haben. Die Krankenakte meldet im Dezember 1939, daß der Vater sich einmal schriftlich nach ihrem Befinden erkundigt habe, aber persönlich nie in die Anstalt gekommen sei. Im Februar 1940 wurde Klara Renner* in die Kinderabteilung des Philippshospitals bei Goddelau gebracht. Auch hier gleicht der Pflegebericht der Schwestern einer langen Auflistung von Verhaltensverstößen. Ein Jahr später, am 18. April 1941, verlegte man das mittlerweile zwölfjährige Mädchen in die Anstalt Weilmünster. Von dort wurde es am 6. Juni 1941 nach Hadamar verschleppt und im Zuge der ›Aktion T4‹ ermordet.[271]

3.2.10 Patienten aus dem Saarland, die bereits vor 1939 in Anstalten der Provinz Hessen-Nassau lebten

Neben den Psychiatriepatienten, die im Sommer 1939 aus Homburg und Merzig evakuiert worden waren, und den Saarländern, die in den folgenden Monaten im Zuge von Neu- oder Wiederaufnahmen nach Eichberg gebracht wurden, lebten im Einzugsgebiet der späteren Tötungsanstalt Hadamar auch eine Reihe von Kranken, die aus dem Saarland stammten, aber schon seit mehreren Jahren in Einrichtungen im Rheinland, in Hessen und vor allem im Bezirk Wiesbaden untergebracht waren.

Zum Teil waren diese Patienten schon vor 1939 durch Verlegungen aus Merzig und Homburg in diese Anstalten gekommen. So sind für das Jahr 1938 90 Überführungen aus Merzig nach Scheuern, Weilmünster, Hadamar, Andernach und Idstein nachweisbar.[272] Durchgeführt wurden diese Verlegungen in Form

---

271 Verlegungsdatum nach Hadamar aus Verlegungsliste Weilmünster (HStA, Abt. 463, Nr. 1155).

272 Die Transporte im einzelnen (soweit bekannt):
27. April 1938, von Merzig nach Scheuern: Namentlich bekannt sind 24 Männer, 1 Frau.
27. April 1938, von Merzig nach Idstein: Namentlich bekannt sind 9 Frauen.
27. April 1938, von Merzig nach Weilmünster: Namentlich bekannt sind 10 Männer, 9 Frauen.
28. April 1938, von Merzig nach Hadamar: Namentlich bekannt sind 14 Frauen.
28. April 1938, von Merzig nach Herborn: Namentlich bekannt sind 9 Männer, 3 Frauen.
19. Mai 1938, von Merzig nach Andernach: Namentlich bekannt sind 2 Männer, 8 Frauen.
29. Mai 1938, von Merzig nach Andernach: Namentlich bekannt ist 1 Frau.

kleinerer Sammeltransporte, die nur selten mehr als 20 Personen umfaßten. Gegenüber den Familienangehörigen wurden diese Maßnahmen damit begründet, daß die Anstalt Merzig überfüllt sei.[273] Anders als bei den Transporten vom Sommer 1939 ist es in diesem Falle durchaus möglich, daß der Hinweis auf eine Überbelegung der Wahrheit entsprochen haben könnte: Wie der Verwaltungsbericht der Anstalt zeigt, hatte sich die Patientenzahl in Merzig im Laufe des Rechnungsjahres 1937 von 850 auf 949 Personen erhöht.[274]

Eine mögliche Erklärung für diese ungewöhnlich hohe Zuwachsrate im Jahr 1937 liegt in der Auflösung kirchlicher und privater Pflegeheime, die von den Nationalsozialisten zu dieser Zeit forciert betrieben wurde. Im Zuge dieser »›Entkonfessionalisierung‹ der Wohlfahrtspflege«,[275] mit der Staat und Partei die Kirchen und privaten Träger aus der Anstaltsfürsorge verdrängen wollten, waren insbesondere seit 1937 zahlreiche Patienten aus konfessionellen Häusern in staatliche Anstalten überführt worden,[276] was dort eine Erhöhung der Belegungsdichte zur Folge hatte.

Auch in Merzig war in den Jahren 1937 und 1938 eine ganze Reihe von Patienten aufgenommen worden, die zuvor in kirchlichen Heimen untergebracht gewesen waren: So übernahm die Anstalt am 1. Juli 1937 neun Männer aus der Heil- und Pflegeanstalt der Barmherzigen Brüder in Trier[277] und vier weitere aus der vom gleichen Orden betriebenen Anstalt Saffig.[278] Aus Trier wurden an diesem Tag außerdem mindestens zwei Kranke nach Homburg verlegt.[279] Am 19. Mai 1938 wurden aus dem Herz-Jesu-Haus in Kühr-Niederfell 19 Frauen nach Merzig gebracht.[280] Angeordnet wurden diese Verlegungen jeweils vom Reichskommissar für das Saarland.[281] Neben diesen Gruppentransporten gab es auch eine Reihe von Einzelverlegungen aus kirchlichen Häusern nach Merzig – so etwa aus dem St.-Anna-Kloster in Sulzbach,[282] dem Antoniushaus in Niedaltdorf,[283] der evangelischen Diakonie-Anstalt in Kreuznach[284] sowie aus

Auch von Homburg aus wurden im Jahre 1938 Patienten in Anstalten auf rechtsrheinischem Gebiet überführt. Belegbar sind ein Transport am 7. Juli nach Weilmünster (wird in EVZ-LI/9 als »großer Sammeltransport« bezeichnet) und ein weiterer am 24. September nach Hadamar.

273 So im Fall MZG 733.

274 Verwaltungsbericht der Heil- und Pflegeanstalt Merzig-Saar für das Rechnungsjahr 1937.

275 Begriff nach Kaminsky: Zwangssterilisation und ›Euthanasie‹ im Rheinland, S. 129.

276 Ebd., S. 129-136. Für Nassau siehe Winter: Hadamar als T4-Anstalt, S. 92. – Schmidt-von Blittersdorf, Debus, Kalkowsky: Geschichte der Anstalt Hadamar, S. 71. Für den Bezirksverband Kassel siehe Klüppel: ›Euthanasie‹ und Lebensvernichtung 1933-1945, S. 330. Eine umfangreiche Darstellung dieser Verlegungen aus kirchlichen Häusern bietet Klee: ›Euthanasie‹, S. 66-75.

277 MZG 40; 46; 56; 171; 255; 323; 425; 511; 715.

278 MZG 179; 242; 469; 736.

279 MZG 247; 376.

280 MZG 130; 131; 144; 174; 345; 365; 443; 447; 515; 614; 618; 639; 647; 687; 699; 722; 729; 791; 815.

281 Siehe z.B. bei MZG 179; 791.

282 MZG 800; 705; 674.

283 MZG 233; 299; 742.

284 MZG 39; 426. Kaminsky berichtete, daß aus der Diakonie-Anstalt Kreuznach insgesamt acht Pfleglinge aus dem Saarland wegverlegt wurden (Ders.: Zwangssterilisation und ›Euthanasie‹ im Rheinland, S. 133).

einigen anderen Einrichtungen.[285] Insgesamt kann man davon ausgehen, daß in Merzig 1937 und 1938 zusätzlich zu den regulären Aufnahmen mindestens 50 Patienten aus kirchlichen Häusern eingewiesen wurden.

Insofern ist es nicht auszuschließen, daß es in der Anstalt infolge dieser Neuaufnahmen, die eine Konsequenz der antikirchlichen Wohlfahrtspolitik der Nationalsozialisten waren, tatsächlich zu einer Überbelegung kam, auf die man dann im Frühjahr 1938 mit den Überführungen nach Andernach, Scheuern, Weilmünster, Hadamar und Herborn reagierte. Auch aus der psychiatrischen Abteilung des LKH Homburg wurden 1938 einige Patienten in diese Anstalten gebracht.[286]

Zu den Saarländern, die schon vor 1939 in nassauischen Anstalten lebten, gehörten außerdem auch geistig behinderte Kinder und Jugendliche, die von ihren Eltern in kirchlichen Erziehungsheimen in dieser Region untergebracht worden waren. Ebenso wie die konfessionellen Pflegeanstalten wurden auch diese Heime ab 1937 gezwungen, Zöglinge an staatliche oder gleichgeschaltete Einrichtungen abzugeben.[287] In der Provinz Hessen-Nassau wurde diese Politik besonders radikal verfolgt.[288] So wurden 1937 mindestens fünf Mädchen und sieben Jungen, die aus dem Saarland stammten, aus dem St.-Vincenzstift bei Aulhausen in die Anstalten Idstein[289] und Scheuern[290] verlegt, von wo aus sie später nach Hadamar verschleppt wurden. Das jüngste dieser Kinder war ein Mädchen aus Neunkirchen,[291] das bei seiner Abholung aus dem Vincenzstift gerade neun Jahre alt geworden war. Als das Kind am 10. Februar 1941 zusammen mit 70 anderen Patientinnen aus Idstein in der Gaskammer von Hadamar starb, war es zwölf Jahre alt. Auch aus dem Franz-Sales-Haus in Essen verlegte man 1937 mehrere Kinder und Jugendliche, die ursprünglich aus dem Saarland stammten, nach Scheuern[292] und Eichberg.[293] Daneben wurden zu dieser Zeit auch eine Reihe von erwachsenen Kranken aus dem Saarland, die in kirchlichen Häusern in Kiedrich, Gangelt und Mönchengladbach untergebracht waren, nach Eichberg überführt.[294]

---

[285] Z.B. Kloster Hoven bei Zülpich (MZG 706), Barmherzige Brüder Trier (MZG 551), Franz-Sales-Haus Essen (MZG 553), St.-Josefs-Pflegeanstalt Düsseldorf-Unterrath (MZG 545), St.-Vincenzstift Aulhausen (MZG 352), St.-Valentinushaus Kiedrich (MZG 336).

[286] Patientenverlegungen aus Homburg im Jahre 1938 (soweit bekannt):
7. Juli 1938, von Homburg nach Weilmünster: Namentlich bekannt ist 1 Frau.
24. September 1938, von Homburg nach Hadamar: Namentlich bekannt sind 7 Frauen.

[287] Siehe dazu auch Winter: Hadamar als T4-Anstalt, S. 92.

[288] Kaminsky: Zwangssterilisation und ›Euthanasie‹ im Rheinland, S. 132. – Schmidt-von Blittersdorf, Debus, Kalkowsky: Geschichte der Anstalt Hadamar, S. 71.

[289] EVZ-LXX/1, Akte 15; EVZ-LXX/2, Akte 9; EVZ-LXX/3, Akte 16; EVZ-LXX/3, Akte 17; EVZ-LXX/4, Akte 1; EVZ-LXX/4, Akte 2; EVZ-LXX/6, Akte 8; EVZ-LXX/6, Akte 20.

[290] EVZ-LXI/2, Akte 7; EVZ-LXI/2, Akte 9; EVZ-LXI/5, Akte 17.

[291] EVZ-LXX/4, Akte 2.

[292] EVZ-LXI/5, Akte 19.

[293] HStA, Abt. 430/1, Nr. 10265; 10313; 10319.

[294] Aus dem St.-Valentinushaus in Kiedrich: HStA, Abt. 430/1, Nr. 10329; 11880; 12039. Laut HStA, Abt. 430/1, Nr. 10775 fand am 20. Juli 1937 ein Sammeltransport mit weiblichen Patienten aus dem St.-Valentinushaus nach Eichberg statt. Aus dem Kloster Maria Hilf in Gangelt: HStA, Abt. 430/1, Nr. 10300; 12225. Aus der Anstalt Hephata bei Mönchengladbach: HStA, Abt. 430/1, Nr. 10529; 11194.

Zusammenfassend kann man sagen, daß um die Jahreswende 1940/41, als die Anstalt Hadamar zur klinischen Hinrichtungsstätte für den Massenmord an geistig Behinderten umgebaut wurde, mehr als 1.150 Psychiatriepatienten aus dem Saarland im Umfeld dieser Anstalt lebten. Die meisten von ihnen – namentlich bekannt sind 922 Personen – waren bei der Räumung der Anstalten Merzig und Homburg im Herbst 1939 in Einrichtungen der Bezirksverbände Wiesbaden und Kassel gebracht worden. Hinzu kommen die Kranken, die schon in früheren Jahren bei kleineren Transporten überführt worden waren: Allein für 1938 lassen sich 98 Verlegungen aus dem Saarland in die preußische Provinz Hessen-Nassau nachweisen. Nicht bekannt ist hingegen die Zahl der Saarländerinnen und Saarländer, die nach Kriegsbeginn nach Eichberg eingewiesen wurden oder die aus konfessionellen Fürsorgeeinrichtungen nach Idstein und Scheuern kamen. Saarländische Patienten waren Ende 1940 in den Anstalten Weilmünster, Eichberg, Scheuern, Merxhausen und Haina sowie in Herborn und Idstein untergebracht.[295] Die Anstalt Uchtspringe, in die kurz nach Kriegsbeginn 146 Kranke aus Homburg überführt worden waren, lag im Einzugsgebiet der ›T4-Anstalt‹ Bernburg, in der im Jahre 1941 etwa 9.000 Menschen ermordet wurden.[296]

3.3 Saarländische Psychiatriepatienten als Opfer der ›Aktion T4‹ in Hadamar

3.3.1 Die Tötungsanstalt Hadamar

Die Morde in Hadamar begannen am 13. Januar 1941. An diesem Tag wurden 30 Männer aus der Anstalt Eichberg mit einem Bus der ›Gemeinnützigen Krankentransportgesellschaft (GEKRAT)‹, einer der Tarnorganisationen der ›Aktion T4‹, nach Hadamar gebracht und im Keller der Anstalt in einer als Duschraum getarnten Gaskammer getötet.[297] Das gleiche Schicksal erlitten in den folgenden

[295] In zahlenmäßig geringem Umfang waren geistig Behinderte aus dem Saarland auch in der Anstalt Andernach untergebracht, die in der Rheinprovinz lag. Sie diente ab Januar 1941 ebenso wie die nassauischen Einrichtungen Scheuern, Idstein, Weilmünster, Eichberg und Herborn als sogenannte ›Zwischenanstalt‹ für Verlegungen nach Hadamar (Matthias Leipert: Die Beteiligung der Rheinischen Provinzial-Heil- und Pflegeanstalt Galkhausen an der Vernichtung psychisch Kranker und Behinderter im Nationalsozialismus. In: Ders.; Styrnal, Schwarzer: Verlegt nach unbekannt, S. 22-38, hier S. 32). Siehe auch Übersicht Patientenverlegungen im Rahmen der ›T4‹ im LWV-Archiv Kassel).

[296] Zu Bernburg siehe insbesondere Dietmar Schulze: ›Euthanasie‹ in Bernburg. Aufgrund verschiedener Quellen bezifferte Schulze die Zahl der Opfer mit 8.324 bis 9.385 Menschen (Ebd., S. 124-126).

[297] Herkunft der Patienten, Zahlenangabe und Datum nach Roer, Henkel (Hg.): Psychiatrie im Faschismus, S. 367. Siehe auch Bettina Winter: Die Geschichte der NS-›Euthanasie‹-Anstalt Hadamar. In: »Verlegt nach Hadamar«, S. 29-187, hier S. 84.

sieben Monaten insgesamt 10.072 geistig Behinderte aus Anstalten in den Provinzen Hessen-Nassau, Westfalen und Hannover, aus Württemberg, Baden und der Rheinprovinz.[298] Sie wurden nach Hadamar verschleppt und dort gleich nach ihrer Ankunft umgebracht. Die Leichen der Opfer wurden in einem Krematorium verbrannt, das ebenfalls im Anstaltskeller installiert worden war. Unter den Ermordeten waren – wie später noch gezeigt wird – auch mindestens 418 Kranke aus dem Saarland, die nach der Schließung der psychiatrischen Einrichtungen in Homburg und Merzig in hessischen und nassauischen Anstalten untergebracht worden waren.[299]

Der Umbau der Landes-Heil-Anstalt Hadamar zu einer der Mordstätten des nationalsozialistischen ›Euthanasie‹-Programmes begann im Herbst 1940.[300] Mit Wirkung vom 1. November war die Anstalt vom Bezirksverband Nassau an die ›Gemeinnützige Stiftung für Anstaltspflege‹ verpachtet worden, die wie die ›GEKRAT‹ eine der Tarnorganisationen der ›Aktion T4‹ war.[301] Für ihre verbrecherischen Pläne trafen die Akteure des Krankenmordes in Hadamar günstige Voraussetzungen an: Die psychiatrische Klinik auf dem Mönchsberg, ein ehemaliges Franziskanerkloster, das seit 1883 für die Unterbringung von Geisteskranken genutzt wurde, lag verkehrsgünstig in der Nähe der Autobahn Wiesbaden-Köln; die Stadt Hadamar verfügte über einen Bahnhof; und außerdem gab es in der weiteren Umgebung ein relativ dichtes Netz von Heil- und Pflegeanstalten, die alle innerhalb weniger Stunden auf dem Straßen- oder Schienenweg erreichbar waren. Hinzu kam die Tatsache, daß die Berliner Planer in der Person des hier bereits erwähnten Wiesbadener Anstaltsdezernenten Fritz Bernotat, der sich schon in den Vorjahren bei der Umsetzung radikaler Sparpläne und der Verdrängung kirchlicher Träger aus der Anstaltspflege hervorgetan hatte,[302] einen zuverlässigen Mittäter fanden. Begünstigt wurde die Requirierung von Hadamar als Tötungsstätte auch durch den Umstand, daß die Anstalt bei der Übernahme durch die ›Stiftung‹ fast keine Patienten mehr beherbergte, da sie seit Kriegsbeginn von der Wehrmacht als Reservelazarett genutzt wurde. Dadurch konnte die ›Aktion T4‹ hier ihre verbrecherische Tätigkeit ohne öffentliches Aufsehen beginnen: Es waren keine umfangreichen Verlegungen erforderlich, um die Gebäude zu räumen, und damit entfiel auch die heikle Frage, wie man die Gründe für diese Krankentransporte geheimhalten sollte.

---

298 Zahl der Opfer nach Klee (Hg.): Dokumente, S. 232. Herkunftsregionen nach Schmidt-von Blittersdorf, Debus, Kalkowsky: Geschichte der Anstalt Hadamar, S. 86. Siehe auch Winter: Hadamar als T4-Anstalt, S. 91.

299 Zur Zahl der saarländischen ›T4‹-Opfer in Hadamar siehe unten S. 284.

300 Schmidt-von Blittersdorf, Debus, Kalkowsky datieren den Beginn der Bauarbeiten in Hadamar auf »Ende November, Anfang Dezember" (Dies.: Geschichte der Anstalt Hadamar, S. 82). Die nachstehenden Ausführungen zur Einrichtung der Tötungsanstalt in Hadamar stützen sich auf ebd., S. 59, 78-83. – Winter: Hadamar als T4-Anstalt, S. 92f. – Dies.: Geschichte der NS-›Euthanasie‹-Anstalt Hadamar, S. 79. – Klüppel: ›Euthanasie‹ und Lebensvernichtung 1933-1945, S. 328.

301 Faksimile-Abdruck des Pachtvertrages bei Winter: Hadamar als T4-Anstalt, S. 93. Abgeschlossen wurde der Vertrag allerdings erst am 15. Februar 1941, also zu einem Zeitpunkt, als bereits mehrere Hundert Patienten in Hadamar ermordet worden waren.

302 Siehe oben S. 224-230, 237.

Von den insgesamt sechs ›T4-Anstalten‹ wurde Hadamar als letzte eingerichtet und diente als Ersatz für die Tötungsanstalt Grafeneck auf der Schwäbischen Alb.[303] Zwischen Januar und Dezember 1940 waren in Grafeneck insgesamt 9.839 Patienten aus Württemberg, Baden und Bayern sowie aus der niederrheinischen Anstalt Bedburg-Hau getötet worden.[304] Im Dezember 1940 wurden die Massenmorde in Grafeneck eingestellt; die Tötungseinrichtungen wurden demontiert; das Personal nach Hadamar versetzt.[305] Über die Gründe für den Abbruch der ›Euthanasie‹ in Grafeneck herrscht bis heute Unklarheit. Während Ernst Klee ebenso wie eine Reihe anderer Autoren die Ansicht vertrat, daß die Schließung von Grafeneck letztlich darauf zurückzuführen sei, daß die Anstalt die ihr zugedachte Aufgabe erfüllt habe und daß alle potentiellen Opfer in ihrem Einzugsgebiet getötet worden seien,[306] sahen Kurt Nowak und Hans-Walter Schmuhl die Ursache für die Verlagerung der Mordstätte nach Hadamar in der gescheiterten Geheimhaltung und in zunehmenden Protesten gegen die Vorgänge in Grafeneck.[307] Für diese Annahme spricht unter anderem ein Brief, den Heinrich Himmler am 19. Dezember 1940, also wenige Tage vor der Schließung der württembergischen Anstalt, an Viktor Brack geschrieben hatte:[308]

> »Wie ich höre, ist auf der Alb wegen der Anstalt Grafeneck eine große Erregung. Die Bevölkerung kennt das graue Auto der SS und glaubt zu wissen, was sich in dem dauernd rauchenden Krematorium abspielt. Was dort geschieht, ist ein Geheimnis und ist es doch nicht mehr. Somit ist dort die schlimmste Stimmung ausgebrochen, und es bleibt meines Erachtens nur übrig, an dieser Stelle die Verwendung der Anstalt einzustellen und allenfalls in einer klugen und vernünftigen Weise aufklärend zu wirken, indem man gerade in der dortigen Gegend Filme über Erb- und Geisteskranke laufen läßt.«[309]

Mit diesem Brief reagierte Himmler auf ein Schreiben der Frauenschaftsführerin Else von Löwis. Diese hatte am 25. November 1940 der Gattin von Walter Buch, dem Vorsitzenden des obersten Parteigerichtes der NSDAP,[310] in einem Brief ihre Bestürzung angesichts der Ereignisse in Grafeneck anvertraut:

> »Sie wissen sicher von den Maßnahmen, durch die wir uns zur Zeit der unheilbar Geisteskranken entledigen, aber vielleicht haben Sie noch keine rechte Vorstellung

303 Schmuhl: Rassenhygiene, Nationalsozialismus, Euthanasie, S. 196.

304 Zahl der Opfer nach Klee (Hg.): Dokumente, S. 232. Herkunftsregionen nach Winter: Hadamar als T4-Anstalt, S. 93.

305 Winter: Hadamar als T4-Anstalt, S. 93. – Schmidt-von Blittersdorf, Debus, Kalkowsky: Geschichte der Anstalt Hadamar, S. 82f.

306 Klee: ›Euthanasie‹, S. 291f. – Heidi Schmidt-von Blittersdorf, Heidi, Dieter Debus, Birgit Kalkowsky: Neuere Überlegungen zur Vorbereitung und Organisation der Verbrechen der Psychiatrie in der NS-Zeit. In: Roer, Henkel (Hg.): Psychiatrie im Faschismus, S. 38-57, hier S. 52.

307 Schmuhl: Rassenhygiene, Nationalsozialismus, Euthanasie, S. 213. – Nowak: ›Euthanasie‹ und Sterilisierung, S. 148.

308 Der nachstehende Briefwechsel im Zusammenhang mit der Schließung Grafenecks ist im Wortlaut dokumentiert in HStA, Abt. 631a, Nr. 211 (Auf diese Quelle stützt sich die folgende Darstellung). Auszüge finden sich bei Platen-Hallermund: Tötung Geisteskranker, S. 28f. – Klee: ›Euthanasie‹, S. 289f. – Nowak: ›Euthanasie‹ und Sterilisierung, S. 130.

309 HStA, Abt. 631a, Nr. 211.

310 Buch war außerdem seit 1929 der Schwiegervater von Bormann.

davon, in welcher Weise und in welch ungeheuerlichem Umfang es geschieht, und wie entsetzlich der Eindruck ist im Volk! Hier in Württemberg spielt sich die Tragödie in Grafeneck auf der Alb ab, wodurch dieser Ort einen ganz schauerlichen Klang bekommen hat. Am Anfang wehrte man sich instinktiv dagegen, die Sache zu glauben oder hielt die ›Gerüchte‹ zum mindesten für maßlos übertrieben. Mir wurde noch bei unserer letzten Arbeitstagung auf der Gauschule in Stuttgart Mitte Oktober von ›gutunterrichteter‹ Seite versichert, [...] ›Euthanasie werde‹ nur in ganz streng geprüften Fällen angewendet. Jetzt ist es ganz unmöglich, diese Version noch irgend einem Menschen glaubhaft zu machen, und die absolut sicher bezeugten Einzelfälle schießen wie Pilze aus dem Boden. Das Furchtbare im gegenwärtigen Fall ist das ›öffentliche Geheimnis‹, das ein Gefühl entsetzlicher Unsicherheit erzeugt. [...] Jeder muß sich hinfort fragen: Was kann man noch glauben? Wohin wird dieser Weg uns führen und wo wird die Grenze gezogen werden? Es sind ja nicht nur die hoffnungslos Verblödeten und Umnachteten, die es trifft, sondern wie es scheint, werden allmählich alle unheilbar Geisteskranken – daneben auch Epileptiker, die geistig garnicht gestört sind – erfaßt. Darunter befinden sich vielfach Menschen, die, wenn das graue Auto der SS kommt, wissen, wohin es geht und was ihnen bevorsteht. Und die Bauern auf der Alb, die auf dem Feld arbeiten und dieses Auto vorbeifahren sehen, wissen auch, wohin sie fahren, und sehen Tag und Nacht den Schornstein des Krematoriums rauchen.«[311]

Frau Buch gab den Brief an ihren Mann weiter, und dieser wiederum schickte ihn am 7. Dezember an Heinrich Himmler. Am 19. Dezember, also am gleichen Tag, an dem er Brack den Rat gab, »die Verwendung der Anstalt einzustellen«,[312] schrieb Himmler an Walter Buch:

»In einem Punkt gebe ich Ihnen Recht. Wenn die Angelegenheit so publik wird, wie offenkundig dort, so liegen Fehler bei der Durchführung vor. [...] Ich werde mit der zuständigen Stelle sofort in Verbindung treten und sie auf die Fehler aufmerksam machen und den Rat geben, Grafeneck einschlafen zu lassen.«[313]

Auch wenn Frau von Löwis in ihrem Schreiben keine grundsätzlichen moralischen Bedenken gegen die ›Euthanasie‹ äußerte, so zeigt ihr Brief doch, daß ein tiefgreifendes Unbehagen angesichts der Massenmorde hinter Anstaltsmauern bis weit in die Reihen der nationalsozialistischen Anhängerschaft hineinreichte.

Dennoch ist es fraglich, ob das Schreiben der Frauenschaftsführerin und die Intervention Himmlers vom 19. Dezember der eigentliche Auslöser für die Verlagerung der Tötungsanstalt von Grafeneck nach Hadamar war, denn der Umbau von Hadamar hatte schon vor dem Briefwechsel begonnen und dürfte zu diesem Zeitpunkt bereits kurz vor dem Abschluß gestanden haben. Allerdings war Frau von Löwis nicht die erste, die darauf hingewiesen hatte, daß die Menschen in der Umgebung ahnten oder wußten, was in der Anstalt geschah: Zwischen Juli und September hatte der württembergische Landesbischof Theophil Wurm in einer Reihe von Eingaben bei der Reichsregierung gegen die Morde protestiert.[314] In seinen

311 HStA, Abt. 631a, Nr. 211.
312 Ebd.
313 Ebd.
314 So am 19. Juli und am 5. September 1940 an Reichsinnenminister Frick; am 23. August und am 5. September an Reichsjustizminister Gürtner; am 9. September an den Reichsstatthalter in Stuttgart

detaillierten und kenntnisreichen Briefen und Denkschriften wies er ausdrücklich darauf hin, daß die Bevölkerung den Zusammenhang zwischen den Bustransporten nach Grafeneck und dem rauchenden Schornstein des Krematoriums der Anstalt kenne. Weiter berichtete er, daß »mit Bestürzung und Entsetzen [...] in weiten Volkskreisen über diese Vorgänge geredet« werde[315] und daß »das Volksgefühl durch die angeordneten Maßnahmen sehr schwer getroffen« werde. Ein »Gefühl der Rechtsunsicherheit« greife um sich.[316]

Ähnliche Protestschreiben verfaßten wenig später auch die Württembergische Arbeitsgemeinschaft evangelischer Seelsorger an Gemüts- und Nervenkranken[317] sowie der Württembergische Landesverband der Inneren Mission.[318] Aus allen diesen Dokumenten geht hervor, daß der Krankenmord in Grafeneck binnen weniger Monate zu einem offenen Geheimnis geworden war, das bei der Bevölkerung schwere Beunruhigung ausgelöst hatte.[319] Die Reaktionen Himmlers auf das Bekanntwerden der Vorgänge in Grafeneck zeigen, wie sehr die Verantwortlichen der ›Aktion T4‹ die Öffentlichkeit scheuten: Die Geheimhaltung war der Punkt, an dem die ›Euthanasie‹ am ehesten angreifbar war. Nichts mußten die Betreiber dieser geheimen Reichssache mehr fürchten, als die Enttarnung ihrer Verbrechen.

3.3.2 Die Erfassung der Mordopfer

Dem Massenmord an den Geisteskranken im Rahmen der ›Aktion T4‹ ging ein aufwendiges bürokratisches Erfassungsverfahren voraus, an dem neben der Berliner ›Euthanasie‹-Zentrale auch das Reichsinnenministerium, die Innenministerien der Länder und in einigen Fällen auch die zuständigen Provinzialbehörden beteiligt waren. Die Vorgehensweise, nach der man die Mordopfer auswählte und schließlich in die Tötungsanstalten verschleppte, war in allen sechs ›Euthanasie‹-Einrichtungen gleich. Zur Erfassung der Patienten bedienten sich die ›Euthanasie‹-Planer in der Kanzlei des Führers der eingespielten staatlichen

---

und am 21. September an Reichsgesundheitsführer Conti (Abschriften aller Briefe in ebd.). Zum Protest von Landesbischof Wurm siehe auch Nowak: ›Euthanasie‹ und Sterilisierung, S. 139-148.

315 Aus dem Schreiben an den Reichsstatthalter in Stuttgart vom 9. September (HStA, Abt. 631a, Nr. 211.).

316 Aus dem Schreiben an den Reichsinnenminister vom 5. September (Ebd.).

317 HStA, Abt. 631a, Nr. 277.

318 HStA, Abt. 631a, Nr. 274. – Nowak: ›Euthanasie‹ und Sterilisierung, S. 145.

319 Karl Morlok berichtete in seiner Studie über den Krankenmord in Grafeneck, daß Bahnarbeiter im benachbarten Münsingen, wenn die ›GEKRAT‹-Busse an ihnen vorbeifuhren, mit der Arbeit aufgehört und die Mützen abgenommen hätten (Ders.: Wo bringt ihr uns hin? ›Geheime Reichssache‹ Grafeneck. Stuttgart 1985, S. 46). Auf die Auswirkungen des Wissens um den Krankenmord auf die Kampfmoral der Truppen wies besonders die »Württembergische Arbeitsgemeinschaft evangelischer Seelsorger an Gemüts- und Nervenkranken« in einem Schreiben an den Reichsgesundheitsführer Conti hin: »Soldaten, welche aus dem Feld auf Urlaub in die Heimat kommen und davon hören, sind entsetzt und fragen: ›Was tut man dann mit uns?‹ Sie fühlen sich für die Zukunft nicht mehr sicher, ihre Opferfreudigkeit leidet not; denn sie erfahren, daß auch Kameraden, welche im Weltkrieg ihre geistige Gesundheit verloren haben, Opfer der Maßnahmen geworden sind.« (HStA, Abt. 631a, Nr. 277).

Verwaltungshierarchie. Am 21. September 1939, ein Vierteljahr bevor die ersten psychisch Kranken in den Gaskammern von Grafeneck, Brandenburg und Hartheim ermordet wurden, forderte das Reichsinnenministerium bei den einzelnen Landesregierungen eine Auflistung aller öffentlichen, caritativen und privaten Heil- und Pflegeanstalten sowie aller Einrichtungen an, »in denen Geisteskranke, Epileptiker und Schwachsinnige nicht nur vorübergehend verwahrt werden«.[320] Auf diese Weise erhielt die ›T4‹-Zentrale, für die das Ministerium hier als Scheinadresse fungierte, einen lückenlosen Überblick über alle Anstalten und Heime im Reichsgebiet, in denen potentielle Opfer lebten. Auffällig ist, daß zu den Adressaten dieser Anfrage aus Berlin auch der Reichskommissar für das Saarland gehörte, obwohl die psychiatrischen Kliniken in Homburg und Merzig zu diesem Zeitpunkt bereits aufgelöst waren.

Wenige Wochen später, am 9. Oktober, wurden die einzelnen Anstalten durch einen Runderlaß des Reichsinnenministeriums dazu verpflichtet, alle Patienten zu melden, die an Schizophrenie, Epilepsie, senilen Erscheinungen, Paralyse und anderen Lues-Erkrankungen, an Schwachsinn, Encephalitits oder Huntingtonscher Chorea litten und die wegen ihrer Erkrankung auch unter Anstaltsbedingungen nur eingeschränkt arbeitsfähig waren. Registriert werden sollten außerdem sämtliche Insassen, die seit mehr als fünf Jahren in der Anstalt lebten, ferner alle kriminellen Geisteskranken sowie ausländische Patienten und solche, die »nicht deutschen oder artverwandten Blutes« waren.[321] Offiziell begründete das Reichsinnenministerium die Einführung der Meldepflicht mit der »Notwendigkeit planwirtschaftlicher Erfassung der Heil- und Pflegeanstalten«.[322]

Für die Erfassung der Patienten schickte das Ministerium den Anstalten Formularvordrucke zu. Diese sogenannten Meldebögen, die aus einem einseitig beschriebenen DIN-A4-Blatt bestanden, mußten innerhalb einer meist äußerst knapp bemessenen Frist ausgefüllt zurückgesandt werden.[323] Auch bei dieser Erfassungsaktion verließen sich die Organisatoren des Massenmordes auf den Geschäftsgang der staatlichen Bürokratie: Als Absender und Rücksendeadresse figurierte das Reichsministerium des Inneren. In einigen Teilen Deutschlands – wie zum Beispiel in Hessen – waren auch die nachgeordneten Behörden auf Landes- und Provinzialebene als Zwischeninstanzen an der Verteilung der Meldebögen beteiligt.

Der Versand dieser Vordrucke an die einzelnen Anstalten erfolgte zeitlich gestaffelt: Die Erfassung begann im Oktober 1939 in Baden und Württemberg sowie im Nordosten Deutschlands und betraf somit zunächst vor allem diejenigen Anstalten, die im Einzugsgebiet der beiden ersten Tötungseinrichtungen Grafeneck und Brandenburg lagen, wo man im Januar 1940 mit dem Massenmord

---

320 Abdruck des Erlasses bei Klee: ›Euthanasie‹, S. 87f. Siehe auch Schmuhl: Rassenhygiene, Nationalsozialismus, Euthanasie, S. 197.

321 Zu den Meldekriterien siehe »Merkblatt« zum Meldebogen (Abdruck u.a. bei Mitscherlich, Mielke (Hg.): Medizin ohne Menschlichkeit, S. 190. Siehe auch Schmuhl: Rassenhygiene, Nationalsozialismus, Euthanasie, S. 197).

322 Zit. aus der Abschrift des Erlasses bei Klee: ›Euthanasie‹, S. 91. Siehe auch Schmuhl: Rassenhygiene, Nationalsozialismus, Euthanasie, S. 197.

323 Anklageschrift Heyde (HStA, Abt. 631a, Nr. 79, S. 214f.).

begann.[324] Dagegen wurden die Anstalten, deren Insassen ein Jahr später in Hadamar getötet werden sollten, erst im Sommer 1940 mit den Meldebögen konfrontiert.[325]

In den beiden nordhessischen Anstalten Haina und Merxhausen, wo ein beträchtlicher Teil der Psychiatriepatienten aus dem Saarland untergebracht war, trafen die Formulare am 28. Juni 1940 ein.[326] Bis zum 25. Juli mußten die beiden Kliniken, in denen jeweils etwa 1.180 Kranke lebten, die Meldebögen ausgefüllt an Landeshauptmann Wilhelm Traupel in Kassel zurückschicken, der sie dann an das Reichsinnenministerium weiterleitete.[327] Die gleiche Frist galt auch für die Anstalten Eichberg, Marburg, Herborn und Weilmünster.[328] Für den Fall, daß die Meldebögen nicht rechtzeitig oder unvollständig zurückgesandt werden sollten, kündigte Reichsgesundheitsführer Leonardo Conti der Anstalt Merxhausen eine Visitation durch einen »Beauftragten« an.[329]

Dies war keineswegs eine leere Drohung: Vor allem konfessionelle Anstalten, die sich weigerten, die Meldebögen auszufüllen, wurden von sogenannten Ärztekommissionen besucht, die im Auftrag der Berliner ›Zentrale‹ die Selektion der Kranken vornahmen.[330] Einen Eindruck von der Arbeitsweise dieser Kommissionen vermittelt ein Protestbrief, den der leitende Arzt der Neuendettelsauer Anstalten im Oktober 1940 an das Reichsinnenministerium richtete, nachdem seine Patienten von einer solchen Gruppe überprüft worden waren.[331] Der Arzt berichtete, daß die Kommission innerhalb weniger Tage insgesamt 1.800 Kranke »begutachtet« habe, ohne auch nur einen einzigen von ihnen untersucht zu haben. Man habe sich bei der Beurteilung der einzelnen Fälle nur auf die Personalbögen der Anstalt und auf mündliche Angaben des Pflegepersonals gestützt. Im übrigen hätten die meisten der 17 Kommissionsmitglieder die psychiatrische Fachterminologie nicht beherrscht, was bei der Ausfüllung der Meldebögen unter anderem zu Verwechslungen bei Krankheitsbezeichnungen geführt habe. Dies, so eine bittere Anmerkung des Neuendettelsauer Arztes, sei »den Kräften, aus denen die Kommission sich zusammensetzte, wohl auch nicht übel zu nehmen, nachdem es sich in der Hauptsache um Kandidaten der Medizin

---

324 Heinz Faulstich hat diese Korrelation zwischen der geographischen Lage der Anstalten und der Zustellung der Meldebögen sehr detailliert herausgearbeitet (Ders.: Von der Irrenfürsorge zur ›Euthanasie‹, S. 209f.).

325 Ebd. Siehe auch Schmidt-von Blittersdorf, Debus, Kalkowsky: Geschichte der Anstalt Hadamar, S. 84.

326 Zu Merxhausen siehe LWVH 17/130. Laut Klüppel trafen die Formulare in Merxhausen am 28. Juni ein; in Haina »wahrscheinlich am gleichen Tag« (Ders.: ›Euthanasie‹ und Lebensvernichtung 1933-1945, S. 333f.).

327 LWVH 17/130.

328 Ebd.

329 Ebd. Vermutlich erhielten die übrigen Anstalten in der Provinz Hessen-Nassau das gleiche Schreiben.

330 Siehe z.B. Nowak: ›Euthanasie‹ und Sterilisierung, S. 81. – Schmuhl: Rassenhygiene, Nationalsozialismus, Euthanasie, S. 203f. Vgl. Klee: ›Euthanasie‹, S. 243-248. Siehe auch Anklageschrift Heyde (HStA, Abt. 631a, Nr. 79, S. 333-336.).

331 Die folgende Darstellung stammt aus der Anklageschrift Heyde (HStA, Abt. 631a, Nr. 79, S. 328-332). Zum Sachverhalt siehe auch ebd., S. 324-328.

und Stenotypistinnen handelte.« In seinem Protestschreiben machte der Arzt keinen Hehl daraus, daß er über den wirklichen Sinn der Erfassung unterrichtet war und daß auch weite Teile der Bevölkerung wußten, welche Bewandtnis es damit hatte:

> »Nachdem in der breiten Öffentlichkeit der letzte Zweck dieser Erfassung der Pfleglinge bekannt ist, ist mir als dem leitenden Arzt der Anstalten eine schwere Verantwortung auferlegt, selbst wenn vor der letzten Entscheidung noch mehrere Kommissionen eingeschaltet werden. Denn diese Kommissionen arbeiten nur auf Grund der Meldebogen, so wie sie hier in Neuendettelsau ausgefüllt wurden. Selbst die erfahrensten Fachärzte vermögen auf Grund solcher in ihrer Sachlichkeit anzuzweifelnden Meldebogen kein objektives Urteil zu fällen.«[332]

Nicht nur das Reichsinnenministerium übte durch die Androhung von Kommissionsbesuchen Druck auf die Ärzte in den Anstalten aus: In Hessen und Nassau drängten auch die Provinzialbehörden auf eine schnelle und widerspruchslose Registrierung der Patienten. Als etwa der Merxhausener Anstaltsleiter um eine Fristverlängerung für das Ausfüllen der Meldebögen bat, bekam er von Landeshauptmann Traupel zur Antwort, daß es sich bei »der Erfassung der Pfleglinge der Heil- und Pflegeanstalten [...] um eine äußerst wichtige Angelegenheit in Hinsicht auf die künftige Gesundheitsführung des deutschen Volkes« handele. Die Bearbeitung der Formulare habe deshalb Vorrang vor allen anderen Arbeiten.[333] Diese Anweisung blieb in Merxhausen nicht folgenlos: Hatte die Anstalt vor der Ermahnung durch Traupel etwa 100 Meldebögen pro Woche ausgefüllt, so erfaßte man nun im gleichen Zeitraum 600 Patienten.[334] Noch größer war der Zeitdruck in Weilmünster: Innerhalb von 14 Tagen füllte dort ein bereits im Ruhestand lebender Arzt die Formulare für 1.500 Anstaltsinsassen aus.[335] In Anbetracht dieses Arbeitstempos ist es kaum vorstellbar, daß die Ärzte die Zeit fanden, die einzelnen Patienten einer auch nur oberflächlichen Untersuchung zu unterziehen; häufig wurden die Formulare allein auf der Grundlage der Krankenblätter ausgefüllt.[336]

In den Meldebögen waren neben den persönlichen Daten und der Diagnose des jeweiligen Patienten auch seine Staatsangehörigkeit und ›Rasse‹, die bisherige Dauer des Anstaltsaufenthaltes sowie bei kriminellen Geisteskranken die begangene Straftat einzutragen. Außerdem – und dieser Aspekt ist für das Schicksal der saarländischen Patienten von Bedeutung – sollten die Meldebögen derjenigen Kranken, die bei Kriegsausbruch »aus dem Räumungsgebiet« zuverlegt worden waren, durch ein besonderes Kürzel markiert werden.[337] In der ursprünglichen Planung scheint diese separate Kennzeichnung der evakuierten Patienten noch nicht vorgesehen gewesen zu sein: Auf dem »Merkblatt« mit den

---

332 Ebd.

333 Brief Traupels an die Anstalten Merxhausen (LWVH 17/130) und Haina (LWVH 13/Pat. 168) vom 5. Juli 1940.

334 Ebd.

335 Platen-Hallermund: Tötung Geisteskranker, S. 60.

336 Schmuhl: Rassenhygiene, Nationalsozialismus, Euthanasie, S. 203.

337 »Bei Kranken, die aus dem Räumungsgebiet in die dort. Anstalt verbracht worden sind, ist hinter dem Namen ein (V) zu setzen.« (»Merkblatt« zum Meldebogen in HStA, Abt. 631a, Nr. 208).

Hinweisen zum Ausfüllen des Meldebogens wurde der entsprechende Passus erst nachträglich in Form eines Aufklebers eingefügt.[338] Diese Ergänzung des Formulares läßt einerseits die Vermutung zu, daß die Organisatoren des Krankenmordes ihre Aufmerksamkeit erst vergleichsweise spät auf diesen Personenkreis richteten. Andererseits ist es jedoch auch denkbar, daß bei der ›Aktion T4‹ reichsweit ein einheitliches »Merkblatt« verwendet wurde, das nur in den Regionen, wo evakuierte Patienten untergebracht waren, durch entsprechende Zusatzbestimmungen gezielt erweitert wurde. In jedem Fall ist die gesonderte Kenntlichmachung dieser Patienten auf einem Formblatt, das über Leben und Tod entscheiden sollte, ein deutlicher Hinweis darauf, daß die Kranken aus dem Räumungsgebiet – und damit auch die aus Homburg und Merzig – von den Organisatoren des Massenmordes als eine besonders leicht verfügbare Gruppe von potentiellen Opfern betrachtet wurden.

Mit Hilfe der Meldebögen sollten diejenigen Patienten ermittelt werden, die man aufgrund der Art und Schwere ihrer Erkrankung oder wegen ihrer Zugehörigkeit zu einer angeblich ›minderwertigen Rasse‹ töten wollte. Der Fragenkatalog des Formulares und das beigefügte Merkblatt sind ein Spiegelbild dieser Selektionskriterien. So fällt etwa auf, daß bei den meldepflichtigen Krankheiten keine körperlichen, sondern ausschließlich psychische und neurologische Leiden genannt werden – und zwar zumeist solche, die auch als ›Erbkrankheiten‹ im Sinne des Sterilisationsgesetzes galten, wie zum Beispiel Schizophrenie, Epilepsie oder Schwachsinn.[339] Die diagnostische Kontinuität zwischen der Zwangssterilisation und der ›Aktion T4‹ zeigt sich auch darin, daß in den Meldebögen nach begangenen Straftaten gefragt wurde.[340] Eine spätere, überarbeitete Version des Formular-Vordruckes enthielt sogar ausdrücklich eine Rubrik mit der Überschrift »Asozial, gemeinschaftsfeindlich?«[341] Auch der Umstand, daß die Meldebögen der ›Aktion T4‹ nicht nur an psychiatrische Einrichtungen geschickt wurden, sondern in Einzelfällen auch an Fürsorgeheime, in denen Landstreicher, Prostituierte und andere sozial auffällige Menschen untergebracht waren,[342] ist ein Beleg für die Verwischung der Grenzen zwischen medizinischen und sozialen Kriterien bei der Erfassung der Mordopfer.

Nicht-medizinische Maßstäbe lagen in den Meldebögen auch der Frage nach der bisherigen Dauer des Anstaltsaufenthaltes sowie nach der Arbeitsleistung der Kranken zugrunde. Anhand dieser Merkmale sollten solche Patienten herausgegriffen werden, die nicht oder nur eingeschränkt als Arbeitskräfte einsetz-

---

338 »Merkblatt« zum Meldebogen (HStA, Abt. 631a, Nr. 208). Bei Klee findet sich eine Abschrift des »Merkblattes«, in der diese nachträgliche Ergänzung jedoch nicht als solche gekennzeichnet ist (Ders.: Euthanasie, S. 93). Ebenso Mitscherlich, Mielke (Hg.): Medizin ohne Menschlichkeit, S. 190.

339 Vor allem Schmuhl wies auf diese diagnostische Kontinuität zwischen dem GzVeN und der ›Aktion T4‹ hin (Ders.: Rassenhygiene, Nationalsozialismus, Euthanasie, S. 198).

340 Ebd.

341 Ayaß: ›Asoziale‹, S. 96. Der hier erwähnte Formularvordruck wurde spätestens ab 1943 verwendet (Ebd.).

342 Als Beispiel für diese Praxis nannte Ayaß die Asozialenanstalt Farmsen in Hamburg, die bereits 1940 Meldebögen erhielt. Ab 1941 wurden Bewohner von Farmsen abgeholt und zur Ermordung in ›Euthanasie‹-Anstalten gebracht (Ebd., S. 100).

bar waren oder die als unheilbare Pflegefälle galten. Bei der Frage nach der Arbeitsfähigkeit und den Heilungschancen ging es um eine Kosten-Nutzen-Relation, die im Lauf der Zeit immer mehr an Bedeutung gewann.[343]

Während Ausländer grundsätzlich von der ›Euthanasie‹ ausgenommen werden sollten,[344] war die Ausfüllung des Meldebogens für jüdische Patienten und geisteskranke Rechtsbrecher in der Regel gleichbedeutend mit einem Todesurteil. Sie wurden auch dann der Ermordung zugeführt, wenn sie gute Arbeitskräfte waren oder gar nicht an einer der meldepflichtigen Krankheiten litten.[345] Selbst die ökonomisch-utilitaristischen Erwägungen, die man bei anderen Patienten zumindest ansatzweise noch anstellte, spielten bei diesen beiden Personengruppen keine Rolle: Hier entschieden allein rassistische und kriminalbiologische Vorurteile über Leben und Tod.

In den Meldebögen mußte auch vermerkt werden, ob der betroffene Patient regelmäßig Besuch erhielt.[346] Der Hintergrund dieser Frage ist offenkundig: Anstaltsinsassen, um die sich die Angehörigen nicht mehr kümmerten, ließen sich unauffälliger verschleppen und töten als solche, die noch enge Verbindungen zu ihren Familien unterhielten. Dem gleichen Zweck dürfte auch die Kennzeichnung der aus dem Räumungsgebiet evakuierten Kranken gedient haben, zumal bei ihnen davon auszugehen war, daß die Kontakte zu den Verwandten infolge der Kriegsereignisse wenigstens vorübergehend unterbrochen waren.

Zumindest zu Beginn der ›Aktion T4‹ gelang es der Berliner Zentrale, einen Teil der Anstaltsleiter über den eigentlichen Zweck der Meldebögen zu täuschen. Offiziell wurde die Einführung der Meldepflicht als »planwirtschaftliche Erfassung der Heil- und Pflegeanstalten« deklariert.[347] Diese irreführende Erklärung wirkte anfangs durchaus plausibel: Deutschland stand im Krieg; die

---

343 In einer überarbeiteten Fassung des Meldebogen-Vordruckes, die im Mai 1940 herausgegeben wurde, maß man dem Faktor Arbeitsfähigkeit ein noch größeres Gewicht bei als in der Ursprungsversion des Formulares (Schmuhl: Rassenhygiene, Nationalsozialismus, Euthanasie, S. 198f.). Zur Bedeutung der Arbeitskraft als Selektionskriterium siehe auch Anklageschrift Heyde (HStA, Abt. 631a, Nr. 79, S. 221f.).

344 Schmuhl: Rassenhygiene, Nationalsozialismus, Euthanasie, S. 200f. – Klee (Hg.): Dokumente, S. 100f. – Platen-Hallermund: Tötung Geisteskranker, S. 60.

345 Zur Behandlung jüdischer Patienten siehe Nationalsozialistische Massentötungen durch Giftgas. Eine Dokumentation. Hg. von Eugen Kogon, Hermann Langbein, Adalbert Rückerl u.a. Frankfurt/M. 1986, S. 53. – Anklageschrift Heyde (HStA, Abt. 631a, Nr. 79, S. 222). – Schmuhl: Rassenhygiene, Nationalsozialismus, Euthanasie, S. 198f. – Schmidt-von Blittersdorf, Debus, Kalkowsky: Geschichte der Anstalt Hadamar, S. 89. Zugespitzt formulierte Ernst Klee: »Die ›arischen‹ Opfer der NS-Euthanasie wurden nach ihrer Arbeitsfähigkeit selektiert, bei den nichtarischen Patienten genügte die Diagnose ›Jude‹.« (Ders.: Vom Krankenmord zum Judenmord. Neue Forschungsergebnisse zur ›Euthanasie‹ im Nationalsozialismus. In: Zeitgeschichte 21 (Mai/Juni 1994, Heft 5/6), S. 155-164, hier S. 155). Gestützt auf die nachgewiesenermaßen falsche Aussage von Viktor Brack, wonach Juden »die Wohltat der Euthanasie« nicht gewährt werden sollte, ging Platen-Hallermund 1948 noch davon aus, daß jüdische Patienten nicht dem Krankenmord zum Opfer gefallen, sondern in den Vernichtungslagern im Osten getötet worden seien (Dies.: Tötung Geisteskranker, S. 60). Zur Behandlung krimineller Anstaltsinsassen siehe Klee: ›Euthanasie‹, S. 123.

346 »Meldebogen 1« (Kopie eines Blanko-Formulares in HStA, Abt. 631a, Nr. 208).

347 Zit. aus der Abschrift des Erlasses bei Klee: ›Euthanasie‹, S. 91. Siehe auch Schmuhl: Rassenhygiene, Nationalsozialismus, Euthanasie, S. 197.

Notwendigkeit einer Klassifizierung der Patienten nach Diagnosen und Arbeitsfähigkeit erschien in dieser Situation durchaus nachvollziehbar. Manche Direktoren vermuteten, daß mit Hilfe der Meldebögen die halbwegs arbeitsfähigen Patienten ermittelt und zum Einsatz in der Landwirtschaft, beim Bau von Schanzen oder in der Kriegsindustrie abgezogen werden sollten.[348] Einige Anstaltsleiter, die den Verlust ihrer besten Arbeitskräfte befürchteten, stuften deshalb sogar deren Leistungsfähigkeit bewußt sehr niedrig ein, um sie in der Anstalt behalten zu können.[349] – Wie sich später zeigen sollte, war dies ein fataler Irrtum, der häufig gerade diese Patienten das Leben kosten sollte.

Im Bezirksverband Kassel, dem neben Marburg auch die Anstalten Haina und Merxhausen unterstellt waren, in denen ein beträchtlicher Teil der saarländischen Patienten lebte, waren derartige Mißverständnisse jedoch ausgeschlossen: Die Direktoren dieser drei Einrichtungen waren frühzeitig von Landeshauptmann Wilhelm Traupel über die geplante Tötung angeblich unheilbar kranker Patienten informiert worden,[350] so daß sie wußten, welchem Zweck die Erfassungsaktion diente.

Als Zwischeninstanz war Landeshauptmann Wilhelm Traupel in mehrfacher Hinsicht in die ›Aktion T4‹ eingebunden: Er verteilte die Meldebögen an die einzelnen Anstalten seines Zuständigkeitsbereiches, überwachte die zügige Ausfüllung der Papiere und klärte die Anstaltsleiter über den Hintergrund dieser Prozedur auf. Schließlich war er auch an der Rücksendung der ausgefüllten Formulare beteiligt: Die Anstalten Haina, Marburg, Merxhausen, Eichberg, Herborn und Weilmünster schickten ihre Meldebögen nicht direkt nach Berlin, sondern zunächst an Traupel, der die Dokumente sammelte und sie an das Reichsinnenministerium weiterleitete, das wiederum als Deckadresse für die ›T4‹-Zentrale fungierte.

In der Berliner Zentralstelle wurden die Meldebögen fotokopiert und an drei sogenannte Gutachter geschickt. Diese Gutachter waren linientreue Universitätsprofessoren, Ärzte und Anstaltsleiter, die von der Kanzlei des Führers für die Mitwirkung am Krankenmord angeworben worden waren. Ihre Aufgabe bestand darin, anhand der ausgefüllten Meldebögen zu entscheiden, ob der betreffende Patient umgebracht werden sollte.[351] Die Urteile der drei Sachverständigen wurden anschließend noch einem Obergutachter vorgelegt.[352] Insgesamt

[348] Ebd., S. 203. – Faulstich: Von der Irrenfürsorge zur ›Euthanasie‹, S. 212-215. – Meyer, Sueße: Abtransport, S. 48. – Platen-Hallermund: Tötung Geisteskranker, S. 60. – Arbeitskreis Euthanasie der Landesklinik Viersen: Die Heil- und Pflegeanstalt Johannistal/Süchteln und die Euthanasie. Viersen 1989, S. 7. – Winter: Hadamar als T4-Anstalt, S. 95.

[349] Siehe vorige Fußnote.

[350] Winter: Hadamar als T4-Anstalt, S. 95.

[351] Schmuhl: Rassenhygiene, Nationalsozialismus, Euthanasie, S. 201f. – Klee: ›Euthanasie‹, S. 116f. – Anklageschrift Heyde (HStA, Abt. 631a, Nr. 79, S. 343). Die Gutachter notierten ihr Votum in Form eines »+«- oder »-«-Zeichens auf den Meldebögen, wobei »+« für »Tötung« stand. War ein Gutachter sich in seinem Urteil nicht sicher, so trug er ein Fragezeichen ein (Ebd.).

[352] Als Obergutachter fungierte zunächst allein Herbert Linden vom Reichsinnenministerium; später übte auch Professor Werner Heyde diese Tätigkeit aus. Nach einiger Zeit wurde Linden durch Prof. Paul Nitsche abgelöst. Schmuhl: Rassenhygiene, Nationalsozialismus, Euthanasie, S. 202. – Klee: ›Euthanasie‹, S. 117f. – Anklageschrift Heyde (HStA, Abt. 631a, Nr. 79, S. 346).

standen reichsweit etwa 40 Gutachter in den Diensten der ›Aktion T4‹.[353] Zu ihnen gehörte auch der Homburger Psychiater Dr. Hanns Heinrich Heene.[354] Heene, der im Juli 1935 in die SS eingetreten war und auch der Partei angehörte, hatte die Nervenabteilung des Landeskrankenhauses bis zu ihrer Auflösung geleitet und war während des Krieges als Sanitätsoffizier tätig – davon die meiste Zeit im Homburger Reservelazarett.[355] Wo und in welchem Umfang er bei der Auswahl der späteren Opfer mitgewirkt hat, läßt sich aus dem vorliegenden Material nicht erschließen. In einer schriftlichen Erklärung über seine Mitgliedschaft in der SS, die Heene am 17. Mai 1945 bei den amerikanischen Besatzungstruppen vorlegte,[356] klafft für den Zeitraum zwischen Kriegsbeginn und Oktober 1940 eine Lücke.

Die Bezeichnung »Begutachtungsverfahren« suggeriert, daß die Selektion der zur Ermordung vorgesehenen Kranken anhand medizinischer oder wissenschaftlicher Kriterien erfolgt sei. Dies war jedoch nicht der Fall. Die einzige Grundlage für die Entscheidung über Leben und Tod eines Patienten war sein Meldebogen. Vom Schreibtisch aus fällten die Sachverständigen der ›Aktion T4‹ Todesurteile über Zehntausende von Menschen, ohne auch nur einen einzigen von ihnen zu Gesicht bekommen zu haben. Ihre Aufgabe erledigten die Gutachter, die für ihre Tätigkeit eine nach der Zahl der bearbeiten Bögen gestaffelte Aufwandsentschädigung erhielten,[357] in einer unglaublichen Geschwindigkeit: Der bereits erwähnte Dr. Hermann Pfannmüller, der zwischen 1917 und 1920 in Homburg tätig gewesen war, begutachtete im Rahmen der ›Aktion T4‹ neben seiner hauptberuflichen Tätigkeit als Direktor der bayrischen Anstalt Eglfing-Haar innerhalb von drei Wochen mehr als 2.100 »Fälle«. Sein badischer Kollege Dr. Josef Arthur Schreck bearbeitete während eines Dreivierteljahres 15.000 Meldebögen.[358] Wenn man außerdem noch bedenkt, unter welchen Bedingun-

---

[353] Über die Zahl der Gutachter existieren in der Literatur verschiedene Angaben: Nowak ging von »10 bis 15« Gutachtern aus (Ders.: ›Euthanasie‹ und Sterilisierung, S. 81.). Aly schätzte ihre Zahl auf etwa 30 (Ders. (Hg.): Aktion T4, S. 11). Leipert erwähnte 37 ärztliche Gutachter (Ders.: Galkhausen, S. 24). Eine undatierte Liste (HStA, Abt. 631a, Nr. 207. – Abdruck der gleichen Liste bei Klee: ›Euthanasie‹, S. 228f. Siehe auch Fridolf Kudlien: Ärzte im Nationalsozialismus. Köln 1985, S. 203f.) nennt insgesamt 74 Namen von Ärzten, die in der Zeit vor Juni 1943 an der Tötung erwachsener Geisteskranker beteiligt waren. Die Liste unterscheidet die Ärzte nach »Gutachtern« (40 Namen), »Ärzten in der Zentrale« (zwölf Namen), »Ärzten in den Anstalten« (13 Namen) sowie Ärzten in den »Forschungsabteilungen« (zusammen neun Namen). 13 der insgesamt 74 Namen werden in doppelter Funktion genannt. So erscheinen beispielsweise Dr. Steinmeyer, Prof. Nitsche, Dr. Hebold, Dr. Ratka, Dr. Wischer, Dr. Straub, Dr. Schmalenbach und Dr. Runckel sowohl als Gutachter als auch als »Ärzte in der Zentrale«. Acht der 40 Gutachter führten einen Professorentitel.

[354] Sein Name wird in der Gutachterliste (HStA, Abt. 631a, Nr. 207) geführt. Zu Heene siehe auch Klee: Was sie taten, S. 163f. Klee bezeichnete Heene hier fälschlicherweise als »Direktor des Landeskrankenhauses«. Dieses Amt hatte jedoch der an anderer Stelle bereits erwähnte Prof. Oskar Orth inne. Heene leitete lediglich die Nervenabteilung der Klinik.

[355] Alle hier erwähnten Angaben zur Person nach LA MfA, Bündel 15.

[356] Erklärung erhalten in ebda.

[357] Für die Bearbeitung von bis zu 500 Fragebögen pro Monat erhielten die Gutachter 100 RM, für bis zu 2.000 Fragebögen 200 RM, für bis zu 3.500 Fragebögen 300 RM und für mehr als 3.500 Fragebögen 400 RM (Klee: ›Euthanasie‹, S. 121).

[358] Schmuhl: Rassenhygiene, Nationalsozialismus, Euthanasie, S. 202. – Klee: ›Euthanasie‹, S. 120f. – Mitscherlich, Mielke (Hg.): Medizin ohne Menschlichkeit, S. 192f.

gen diese Formulare zuvor in den Anstalten ausgefüllt worden waren, verwundert es kaum, daß die Ergebnisse dieser bürokratischen Prozedur von Willkür und Zufälligkeiten geprägt waren. Selbst das Kriterium der Arbeitsfähigkeit, auf das die ›T4‹-Planer so großen Wert legten, wurde in der Praxis nicht selten in sein Gegenteil verkehrt.[359]

Angesichts dieser offenkundigen Unzulänglichkeiten stellt sich die Frage, weshalb die Organisatoren des Krankenmordes überhaupt an der Begutachtung festhielten. Ernst Klee sah in diesem Verfahren vor allem »eine Gewissensberuhigung für zweifelnde Komplizen.«[360] In der Tat zeigen die Vernehmungen unmittelbar beteiligter Mediziner in der Nachkriegszeit, daß die meisten von ihnen sich selbst nur als ein unbedeutendes Zahnrad in einem großen Getriebe begriffen: Die zumeist sehr jungen und unerfahrenen Ärzte, die in den ›T4‹-Anstalten die Morde ausführten, schoben die Verantwortung für ihr Tun auf die Gutachter, die ja in der Regel ausgewiesene psychiatrische Kapazitäten waren.[361] Umgekehrt wiesen die Gutachter jede persönliche Schuld mit der Begründung von sich, daß nicht sie selbst die Tötungen vollstreckt hätten, sondern die Kollegen vor Ort: »Ich hatte ja nicht die Aufgabe, das Leben der Geisteskranken abzukürzen, sondern ich hatte die Aufgabe, als ärztlicher Gutachter zu wirken,«[362] lautete die spitzfindige Erklärung, mit der sich der Eichberger Anstaltsleiter Friedrich Mennecke beim Nürnberger Ärzteprozeß gegen den Vorwurf des Krankenmordes verteidigte.

Gegenseitige Schuldzuweisungen wie diese sind symptomatisch für die Atmosphäre organisierter Verantwortungslosigkeit, in der sich der nationalsozialistische Krankenmord vollzog.[363] Jeder der Beteiligten fand in diesem System eine Instanz, hinter der er sich verstecken konnte. Begünstigt wurde dieser Exkulpationsmechanismus nicht nur durch das Hierarchiegefälle zwischen den Gutachtern und den einfachen Ärzten in den Anstalten, sondern auch durch die Verflechtung des Verfahrens mit dem behördlichen Dienstweg, der selbst den Vorbereitungen zum Massenmord noch den Anstrich bürokratischer Normalität verlieh. Die ›Aktion T4‹ ist geradezu ein Musterbeispiel für ein System, in dem es zwar eine Fülle von Zuständigkeiten, aber scheinbar keine persönliche Verantwortung gab. »Wo aber niemand mehr verantwortlich ist, drohen alle verantwortungslos zu werden.«[364] Alexander Mitscherlich, der diesen Satz 1946 in einem Zeitungsbeitrag über den Nürnberger Ärzteprozeß formulierte, sah den entscheidenden Wesenszug einer Diktatur darin, daß sie »jedermann die Verantwortung ab[nimmt]« und ihn »zum Funktionär« degradiert.[365]

---

359 HStA, Abt. 631a, Nr. 209. – Klee: ›Euthanasie‹, S. 119f. Zur Verschleppung und Ermordung von leistungsfähigen Arbeitskräften siehe auch Anklageschrift Heyde (HStA, Abt. 631a, Nr. 79, S. 350-357).

360 Klee: ›Euthanasie‹, S. 121.

361 Anklageschrift Heyde (HStA, Abt. 631a, Nr. 79, S. 379f., 388f.).

362 Nürnberger Protokoll S. 1919, hier zit. nach Platen-Hallermund: Tötung Geisteskranker, S. 84.

363 Ebd., S. 87.

364 Alexander Mitscherlich: Schuld und Entschuldigung. Zum Auftakt der Verteidigung im Nürnberger Ärzteprozeß. In: Die Neue Zeitung (München), 7.2.1947. Hier zit. aus: Ders.: Gesammelte Schriften, hg. von Klaus Menne. 10 Bde. Frankfurt/M. 1983, Bd. 6 (Politisch-publizistische Aufsätze 1, hg. von Herbert Wiegandt), S. 145-151, hier S. 148.

365 Ebd.

3.3.3 Die Durchführung und Tarnung der Morde

Spätestens Ende 1940 war die Erfassung der Patienten in den Anstalten der Bezirksverbände Kassel und Wiesbaden abgeschlossen.[366] Zu diesem Zeitpunkt waren auch die meisten Anstaltsleiter in dieser Region in die Mordpläne eingeweiht: Nachdem Landeshauptmann Traupel die Direktoren von Haina, Merxhausen und Marburg bereits vor Beginn der Meldebogen-Aktion über die ›Euthanasie‹ unterrichtet hatte,[367] wurden am 27. November 1940 auch die Leiter mehrerer anderer Anstalten – darunter unter anderem Eichberg, Scheuern, Weilmünster und Herborn – zu einem Treffen nach Berlin beordert, wo sie Instruktionen für ihre weitere Arbeit erhielten.[368] Wenige Wochen später informierte der Wiesbadener Anstaltsdezernent Fritz Bernotat auch die übrigen Ärzte dieser Anstalten.[369] Insofern muß man davon ausgehen, daß die Verantwortlichen in den Kliniken der Bezirksverbände Kassel und Wiesbaden schon vor Beginn der Krankenmorde in Hadamar wußten, daß eine beträchtliche Zahl ihrer Patienten in den kommenden Monaten umgebracht werden sollte.

In der Zwischenzeit waren die ausgefüllten Meldebögen aus den hessischen und nassauischen Anstalten von den Gutachtern bearbeitet und an die ›Euthanasie‹-Zentrale zurückgesandt worden. Dort trug man die Namen der Personen, die ermordet werden sollten, in sogenannte Verlegungslisten ein, die an die jeweiligen Anstalten geschickt wurden.[370] Zum Teil erfolgte der Versand der Listen direkt von Berlin aus; zum Teil – wie etwa im Bezirksverband Hessen – erhielten die Anstalten die Listen über die Landes- oder Provinzialbehörden.[371] Den Anstalten wurde mitgeteilt, daß die in den Listen genannten Patienten in Kürze abgeholt und in eine andere Einrichtung verlegt würden.[372] Wie schon die Erfassung wurde auch die bevorstehende Abholung der Kranken als »planwirtschaftliche Maßnahme« deklariert und mit dem Hinweis auf die militärische Lage und eine »Weisung des Herren Reichsverteidigungskommissares« begründet.[373]

Zusammen mit der Verlegungsliste erhielten die Anstalten ein Merkblatt mit detaillierten Anweisungen für die Vorbereitung des Transportes: Das Formular enthielt genaue Vorschriften, wie die persönliche Habe der Kranken für die Reise zu verpacken und in Listen zu erfassen war. Eventuell vorhandenes Barvermögen der Patienten, ihre Wertsachen und Krankenakten mußten für die Übergabe vorbereitet werden. Leicht erregbare Opfer sollten vor der Abfahrt mit Medikamenten ruhiggestellt werden. Weiterhin schrieb das Merkblatt vor,

---

366 Winter: Hadamar als T4-Anstalt, S. 94.
367 Ebd., S. 95.
368 Klee: ›Euthanasie‹, S. 266f.
369 Winter: Hadamar als T4-Anstalt, S. 96.
370 Schmuhl: Rassenhygiene, Nationalsozialismus, Euthanasie, S. 204. Siehe auch Klee: ›Euthanasie‹, S. 118.
371 LWVH 17/130.
372 Wie vorletzte Fußnote.
373 Siehe z.B. Abschrift des Anschreibens einer Verlegungsliste bei Mitscherlich, Mielke (Hg.): Medizin ohne Menschlichkeit, S. 194. – Platen-Hallermund: Tötung Geisteskranker, S. 62.

daß jedem Patienten ein Heftpflaster mit seinem Namen auf den Rücken geklebt werden mußte. Schließlich wurde den Anstalten ausdrücklich verboten, die Angehörigen über die bevorstehende Verlegung zu informieren.[374]

Diese Verlegungen, die in Wirklichkeit nichts anderes waren als die Verschleppung der Patienten zu ihrer Ermordung, wurden von den Transportstaffeln der ›Gemeinnützigen Kranken-Transport-GmbH‹ durchgeführt, die in den einzelnen Tötungsanstalten stationiert waren. Mit ihren berüchtigten grauen Omnibussen steuerte die ›GEKRAT‹ von dort aus die umliegenden Anstalten an und holte die Patienten ab, deren Namen auf den Verlegungslisten standen.[375] Nach ihrer Ankunft in der Tötungsanstalt mußten die Kranken sich ausziehen und wurden unter dem Vorwand, sie sollten ein Bad nehmen, in die als Duschraum getarnte Gaskammer geführt und dort eingesperrt. Widersetzten sich die Opfer, so wurden sie vom Pflegepersonal gewaltsam in die Todeszelle getrieben.[376] Von einem Nebenraum aus ließ dann ein Arzt Kohlenmonoxid in die Kammer einströmen. Mitunter dauerte es bis zu 20 Minuten, bis die Patienten erstickt waren.[377]

Unmittelbar vor ihrer Ermordung wurden die Opfer dem Tötungsarzt zu einer letzten »Untersuchung« vorgeführt.[378] Der Hadamarer Tötungsarzt Dr. Bodo Gorgaß erklärte nach dem Krieg bei einer Vernehmung, daß er bei dieser Begutachtung, die »in der Regel [...] nur ein bis zwei Minuten in Anspruch« genommen habe, kriegsversehrte Patienten und solche, »die überhaupt nicht geisteskrank waren«, von der Ermordung zurückstellen konnte.[379] Wie er jedoch selbst zugab, wurde von dieser Möglichkeit in der Praxis kaum Gebrauch gemacht.[380] Aber selbst eine Zurückstellung rettete den Kranken nicht unbedingt das Leben: Erschütternd ist der Fall einer hochschwangeren Patientin aus Eichberg, die zur Ermordung nach Hadamar verschleppt wurde. Dr. Gorgaß wei-

374 Abdruck des entsprechenden Merkblattes bei Klee: ›Euthanasie‹, S. 127f. Siehe auch Schmuhl: Rassenhygiene, Nationalsozialismus, Euthanasie, S. 204. – Mitscherlich, Mielke (Hg.): Medizin ohne Menschlichkeit, S. 194.

375 Schmuhl: Rassenhygiene, Nationalsozialismus, Euthanasie, S. 204.

376 Antje Wettlaufer: Die Beteiligung von Schwestern und Pflegern an den Morden in Hadamar. In: Roer, Henkel (Hg.): Psychiatrie im Faschismus, S. 283-330, hier S. 305.

377 Schmuhl: Rassenhygiene, Nationalsozialismus, Euthanasie, S. 206f. – Klee: ›Euthanasie‹, S. 146-149. – Anklageschrift Heyde (HStA, Abt. 631a, Nr. 79, S. 390-394). – Kaiser, Nowak, Schwartz: Eugenik, Sterilisation, ›Euthanasie‹, S. 255. Siehe auch eidesstattliche Erklärung Pauline Kneißler, Abdruck bei Mitscherlich, Mielke (Hg.): Medizin ohne Menschlichkeit, S. 188. Laut Schmuhl (a.a.O.) soll es in seltenen Einzelfällen vorgekommen sein, daß Kranke die Vergasung überlebten. Über das weitere Schicksal dieser Menschen machte er keine Angaben. Speziell zur Anstalt Hadamar siehe Schmidt-von Blittersdorf, Debus, Kalkowsky: Geschichte der Anstalt Hadamar, S. 91.

378 Ebd., S. 90f. – Schmuhl: Rassenhygiene, Nationalsozialismus, Euthanasie, S. 206.

379 Anklageschrift Heyde (HStA, Abt. 631a, Nr. 79, S. 379f.).

380 Ebd. Dies bestätigte auch die Schwester Pauline Kneißler in ihrer eidesstattlichen Erklärung: »Ich war fast ein Jahr in Grafeneck und weiß nur von wenigen Fällen, in denen die Patienten nicht vergast wurden.« (Hier zit. nach Mitscherlich, Mielke (Hg.): Medizin ohne Menschlichkeit, S. 188). Zur Praxis der Zurückstellung siehe auch Urteil des Schwurgerichtes Tübingen im »Grafeneck-Prozeß« (Auszug in Anklageschrift Heyde (HStA, Abt. 631a, Nr. 79, S. 386f.)). – Klee: ›Euthanasie‹, S. 140-143. Siehe dazu auch Schmidt-von Blittersdorf, Debus, Kalkowsky: Geschichte der Anstalt Hadamar, S. 90.

gerte sich, die Frau zu töten und schickte sie stattdessen wieder in ihre Heimatanstalt zurück. Der Eichberger Direktor Dr. Mennecke war jedoch nicht bereit, die Patientin wieder aufzunehmen und ließ sie mit dem nächsten Transport erneut nach Hadamar bringen. Nachdem Dr. Gorgaß sich weiterhin dagegen sträubte, die Frau in die Gaskammer zu schicken, wurde sie schließlich von einem Pfleger mit einer Injektion umgebracht.[381]

In den seltenen Fällen, in denen einzelne Patienten nach ihrer Ankunft in der Tötungsanstalt tatsächlich von der Ermordung zurückgestellt wurden, lagen oft keine medizinischen, sondern eher zufällige Gründe vor: Ein Mann aus der Anstalt Lüneburg, der nach Hadamar gebracht wurde, entging nur deshalb dem Tod, weil die Anstalt zu diesem Zeitpunkt gerade einen Gärtner suchte und er sich als Landwirt zu erkennen gab.[382] Insgesamt sollen in Hadamar 28 Personen der Ermordung entgangen sein, weil man sie als Arbeiter für das anstaltseigene Hofgut benötigte.[383] Was diesen wenigen Menschen das Leben rettete, war nicht die Diagnose des Arztes, sondern die Tatsache, daß sie als Arbeitskräfte gebraucht wurden.

Vor diesem Hintergrund stellt sich die Frage, welchen Sinn die sogenannte Abschlußuntersuchung überhaupt hatte. Offenbar wußten selbst die Tötungsärzte nicht so recht, weshalb ihnen die Patienten vor ihrer Ermordung nochmals vorgeführt wurden. Dr. Aquilin Ullrich, der in Brandenburg die Morde ausführte, gab 1961 zu Protokoll:

> »Warum Dr. Eberl und ich in dem Raum vor dem Vergasungsraum überhaupt noch eine solche oberflächliche Besichtigung der Kranken vornehmen mußten, war mir damals unerklärlich. Ich benützte sie gelegentlich dazu, um mir auffallende Kennzeichen, die für die Erstellung einer späteren natürlichen Todesursache Bedeutung gewinnen konnten, zu notieren.«[384]

In der Tat dürfte der wesentliche Zweck der letzten Untersuchung darin bestanden haben, daß bei dieser Gelegenheit eine plausible Todesursache gesucht werden konnte, die man später in die gefälschten Totenscheine eintrug.[385] Außerdem diente die klinische Routine der Untersuchungsprozedur – ähnlich wie die Tarnung der Gaskammer als Duschraum – auch der Irreführung der Opfer.[386] Auf einen weiteren Aspekt, der schon im Zusammenhang mit der im Grunde völlig sinnlosen Begutachtung der Meldebögen aufgefallen ist, wies Dr. Gorgaß in seiner hier bereits zitierten Aussage hin: Der Hadamarer Tötungsarzt berich-

---

381 Platen-Hallermund: Tötung Geisteskranker, S. 94. Schilderung des gleichen Falles bei Klee: ›Euthanasie‹, S. 141. Siehe auch Schmidt-von Blittersdorf, Debus, Kalkowsky: Geschichte der Anstalt Hadamar, S. 93.

382 Meyer, Sueße: Abtransport, S. 119.

383 Monika Daum: Arbeit und Zwang. Das Leben der Hadamarer Patienten im Schatten des Todes. In: Roer, Henkel (Hg.): Psychiatrie im Faschismus, S. 173-213, hier S. 192.

384 Anklageschrift Heyde (HStA, Abt. 631a, Nr. 79, S. 387f.).

385 Die gleiche Vorgehensweise bestätigte auch Dr. Gorgaß: »Aufgabe des Arztes war es, neben einer Kontrolle und etwaigen Ergänzungen des Befundes auch noch für das Standesamt zu vermerken, welche Todesursache eingetragen werden sollte.« (Anklageschrift Heyde (HStA, Abt. 631a, Nr. 79, S. 380-383)).

386 Schmuhl: Rassenhygiene, Nationalsozialismus, Euthanasie, S. 206f.

tete, er habe zu Beginn seiner Tätigkeit den Obergutachter und ›T4‹-Funktionär Professor Hermann Paul Nitsche nach dem Zweck der letzten Untersuchung der Opfer gefragt:

> »Dr. Nitsche gab mir damals dem Sinn nach die Antwort, die ›Untersuchungen‹ vor den Tötungskammern dienten vor allem der eigenen Gewissensberuhigung für den Arzt, der die Tötungen durchzuführen habe.«[387]

Nach der Tötung in der Gaskammer wurden den Opfern die Goldzähne herausgebrochen; das Zahngold wurde gesammelt und an die ›T4‹-Zentrale nach Berlin geschickt. Einzelne Leichen wurden auch seziert.[388] Man entnahm ihnen die Gehirne, die dann als anatomische Präparate unter anderem an die Universitäts-Nervenklinik in Frankfurt geschickt wurden.[389] Anschließend wurden die sterblichen Überreste der Patienten eingeäschert.

Die Vorgehensweise bei der Tötung der Geisteskranken – der Einsatz von Giftgas, die Tarnung der Gaskammern als Duschräume, das Entfernen der Goldzähne, die Einäscherung der Leichen und auch die Mitwirkung von Medizinern bei der ›Begutachtung‹ und Tötung der Opfer – war die gleiche, wie man sie ab Anfang 1942 auch bei der Ermordung der Juden in den Vernichtungslagern einsetzte. Auch personell und organisatorisch gab es enge Verflechtungen zwischen beiden Mordprogrammen. Das Personal der Vernichtungslager rekrutierte sich vor allem in der Anfangszeit zu einem beträchtlichen Teil aus ehemaligen Ärzten und Mitarbeitern der ›Aktion T4‹.[390]

Einige Zeit nach der Tötung teilten die ›T4‹-Anstalten den Familien der Opfer per Post mit, daß der betreffende Patient »unerwartet verstorben« sei; »bei seiner schweren unheilbaren Erkrankung« sei der Tod eine »Erlösung« für den Kranken gewesen. Diese Beileidsschreiben, die man im Anstaltsjargon auch ›Trostbriefe‹ nannte, wurden zusammen mit den Sterbeurkunden versandt und vom jeweiligen Tötungsarzt mit falschem Namen unterzeichnet.[391] In den Briefen wurden die Angehörigen außerdem darüber informiert, daß der Leichnam des Patienten »aus seuchenpolizeilichen Erwägungen« verbrannt worden sei. Auf Wunsch werde man die Asche für eine Urnenbeisetzung in der Heimat zur Verfügung stellen.[392]

---

387 Aussage Gorgaß, hier zit. nach Anklageschrift Heyde (HStA, Abt. 631a, Nr. 79, S. 383-385).

388 Schmuhl: Rassenhygiene, Nationalsozialismus, Euthanasie, S. 207. – Klee: ›Euthanasie‹, S. 149f. – Ders. (Hg.): Dokumente, S. 121-124. – Schmidt-von Blittersdorf, Debus, Kalkowsky: Geschichte der Anstalt Hadamar, S. 91f., S. 97.

389 Ebd., S. 92.

390 Nationalsozialistische Massentötungen, S. 150. – Schmuhl: Rassenhygiene, Nationalsozialismus, Euthanasie, S. 248-255.

391 Anklageschrift Heyde (HStA, Abt. 631a, Nr. 79, S. 407f.). – Schmuhl: Rassenhygiene, Nationalsozialismus, Euthanasie, S. 208. – Klee: ›Euthanasie‹, S. 151f. – Schmidt-von Blittersdorf, Debus, Kalkowsky: Geschichte der Anstalt Hadamar, S. 95.

392 Abdruck eines solchen ›Trostbriefes‹ bei Klee: ›Euthanasie‹, S. 151f. Die hier als Zitat gekennzeichneten Stellen stammen von dort. Siehe dazu auch Anklageschrift Heyde (HStA, Abt. 631a, Nr. 79, S. 407). In den Fällen, in denen Angehörige von diesem Angebot Gebrauch machten, übersandte die Tötungsanstalt eine gefüllte Urne an die für den Wohnort der Familie zuständige Friedhofsverwaltung, die dann die Bestattung durchführte. Da jedoch in den Krematorien die Asche der einzelnen Toten nicht getrennt gesammelt wurde, ist es nahezu ausgeschlossen, daß die

Aus Gründen der Geheimhaltung wurden die Todesfälle in den ›T4‹-Anstalten nicht von den Gemeinden beurkundet, auf deren Gebiet die Anstalten lagen, sondern von eigens eingerichteten Sonderstandesämtern in den Anstalten.[393] Um das Ausmaß des Massenmordes zu verschleiern, gingen diese Sonderstandesämter nach einiger Zeit dazu über, die Sterbefälle nicht mehr in ein fortlaufendes Register einzutragen, sondern in verschiedene Listen. Dadurch war es für die Empfänger der Totenscheine nicht mehr möglich, aus der Registernummer Rückschlüsse auf die Zahl der Verstorbenen zu ziehen.

Sowohl in den Sterbeurkunden als auch in den ›Trostbriefen‹ an die Familienangehörigen wurden fingierte Todesursachen wie »Tuberkulose«, »Lungenentzündung« oder »Blinddarmentzündung« angegeben. Bei der Erstellung dieser gefälschten Diagnosen stützten sich die ›T4‹-Ärzte zunächst auf eine Aufstellung des Statistischen Reichsamtes mit häufigen Todesursachen,[394] später griff man auf eine Liste von 61 tödlichen Krankheiten zurück, die der Brandenburger Tötungsarzt Dr. Irmfried Eberl eigens zu diesem Zweck zusammengestellt hatte.[395] In diesem Katalog gab Eberl, der im Sommer 1942 der erste Kommandant des Vernichtungslagers Treblinka wurde,[396] seinen ärztlichen Kollegen auch Hinweise darauf, welche Krankheit bei welchem Patienten-Typ besonders plausibel wirkte. So schrieb er etwa über die Todesursache »Blutvergiftung infolge Gesichtsfurunkel«:

> »Diese Todesursache kann bei jedem Lebensalter und für jeden Patienten gewählt werden. Zweckmäßigerweise verwendet man sie jedoch nicht bei Patienten, die an sich peinlich sauber sind. Bevorzugt kann sie gewählt werden bei jungen, kräftigen Patienten, die leicht schmieren, jedoch ist bei diesen Patienten die Gesamtdauer von Grundkrankheit und eigentlicher Todesursache mit mindestens acht Tagen zu bemessen, da bei diesen Patienten der Kreislauf relativ widerstandsfähig ist.«

Gefälscht wurde in den Sterbeurkunden und den Mitteilungen an die Angehörigen nicht nur die Todesursache, sondern häufig auch das Sterbedatum. Auf diese Weise wurde der Zusammenhang zwischen ›Verlegung‹ und Ermordung verschleiert. Außerdem bot die Angabe eines zeitlich verspäteten Todestages den Mördern die Möglichkeit, den Fürsorgeträgern für mehrere Tage oder so-

---

Hinterbliebenen tatsächlich auch die sterblichen Überreste ihres Verwandten erhielten. (Dorothea Sick: ›Euthanasie‹ im Nationalsozialismus am Beispiel des Kalmenhofs in Idstein im Taunus (Materialien zur Sozialarbeit und Sozialpolitik, Bd. 9). (2. Aufl.). Frankfurt/M. 1983, S. 41. – Anklageschrift Heyde (HStA, Abt. 631a, Nr. 79, S. 391f.). – Klee: ›Euthanasie‹, S. 150. – Schmuhl: Rassenhygiene, Nationalsozialismus, Euthanasie, S. 207.

393 Angaben zur Tätigkeit der Sonderstandesämter nach Ebd., S. 208. – Klee: ›Euthanasie‹, S. 155. – Schmidt-von Blittersdorf, Debus, Kalkowsky: Geschichte der Anstalt Hadamar, S. 96. – Anklageschrift Heyde (HStA, Abt. 631a, Nr. 79, S. 410).

394 Schmuhl: Rassenhygiene, Nationalsozialismus, Euthanasie, S. 207. – Anklageschrift Heyde (HStA, Abt. 631a, Nr. 79, S. 395f.).

395 Ebd., außerdem Klee: ›Euthanasie‹, S. 152f. Schmuhl beschrieb den gleichen Sachverhalt, nannte allerdings nicht den Verfasser der Liste (Ders.: Rassenhygiene, Nationalsozialismus, Euthanasie, S. 207f.). Die folgenden Angaben und Zitate zu den Fälschungen von Todesart und -datum stützen sich – soweit nicht anders vermerkt – auf diese Stellen. Ab September 1940 war Eberl als Tötungsarzt in Bernburg tätig.

396 Klee: ›Euthanasie‹, S. 377.

gar Wochen Unterbringungs- und Verpflegungsgelder in Rechnung zu stellen, obwohl die Patienten gleich nach ihrer Einlieferung in die Tötungsanstalt umgebracht worden waren. Durch diese Form von organisierter Urkundenfälschung erschlich sich die ›Aktion T4‹ nach Aussage ihres Hauptwirtschaftsleiters Lorent Gewinne in zweistelliger Millionenhöhe, die wiederum teilweise für die Finanzierung der ›Aktion T4‹ genutzt wurden. Zum Teil wurden die Erträge jedoch auch an die Parteikasse der NSDAP überwiesen.[397]

Manchmal wurde in den Sterbeurkunden neben dem fingierten Todesdatum auch ein falscher Sterbeort angegeben. Dieses Verfahren wurde vor allem dann angewandt, wenn in einer bestimmten ›T4‹-Anstalt zur selben Zeit mehrere Patienten umgebracht worden waren, die aus der gleichen Region stammten. Um zu verhindern, daß die Angehörigen der Toten aufgrund der Übereinstimmungen bei Sterbeort und Todesdatum Verdacht schöpften, verteilten die Tötungsanstalten in solchen Fällen nach der Ermordung der Kranken deren Akten auf verschiedene, weit auseinanderliegende Anstalten.[398] Diese stellten dann die Sterbeurkunden aus und benachrichtigten auch die Familien, denen so der tatsächliche Sterbeort verborgen blieb.[399]

So wurde etwa der Tod des früheren Hüttenarbeiters Martin Kleinert* aus Diefflen, der seit 1924 in Merzig untergebracht war und bei Kriegsbeginn zunächst nach Scheuern und dann nach Eichberg verlegt wurde, am 2. März 1941 in Hartheim bei Linz beurkundet,[400] obwohl aus einer Liste der Anstalt Eich-

[397] Schmidt-von Blittersdorf, Debus, Kalkowsky: Geschichte der Anstalt Hadamar, S. 95. – Schmuhl: Rassenhygiene, Nationalsozialismus, Euthanasie, S. 195. – Aly (Hg.): Aktion T4, S. 12. Die betrügerische Abrechnung von Pflegekosten bestätigte der ehemalige ›T4‹-Hauptwirtschaftsleiter Lorent nach dem Krieg in einer Zeugenaussage: »Die Hauptaufgabe der Zentralverrechnungsstelle war es, die Kosten zu vereinnahmen, die daraus entstanden, daß zwischen den tatsächlichen Sterbedaten und den beurkundeten Sterbedaten Diskrepanzen bestanden. Die Kostenträger wurden angehalten, die Kosten bis zu dem beurkundeten Sterbetag zu entrichten, obwohl der betroffene Kranke tatsächlich schon früher verstorben war. Die Kostenträger hatten nur Kenntnis von dem beurkundeten Sterbetag.« (Hier zit. nach Klee (Hg.): Dokumente, S. 141f.). Lorent, der 1942 Hauptwirtschaftsleiter bei ›T4‹ wurde, berichtete in seiner Zeugenaussage, daß bereits sein Vorgänger den Betrag von 14 Millionen Reichsmark aus der Kasse der Verrechnungsstelle übernommen habe (Ebd.). Die von Lorent erwähnte ›Zentralverrechnungsstelle‹ war auch für die Vermarktung des Zahngoldes zuständig, das man aus den Gebissen der Ermordeten herausbrach (Schmuhl: Rassenhygiene, Nationalsozialismus, Euthanasie, S. 195).

[398] Ebd., S. 208. – Klee: ›Euthanasie‹, S. 155. – Schmidt-von Blittersdorf, Debus, Kalkowsky: Geschichte der Anstalt Hadamar, S. 95f. Laut Anklageschrift Heyde erfolgte dieser Austausch von Akten ab Frühjahr 1940 (HStA, Abt. 631a, Nr. 79, S. 412).

[399] Um diese Fälschungen zu koordinieren, gab es in jeder Tötungsanstalt eine spezielle Verwaltungsabteilung, deren Aufgabe es war, die Heimatorte der Opfer auf einer großen Deutschlandkarte mit verschiedenfarbigen Stecknadeln zu markieren (Schmuhl: Rassenhygiene, Nationalsozialismus, Euthanasie, S. 208. – Schmidt-von Blittersdorf, Debus, Kalkowsky: Geschichte der Anstalt Hadamar, S. 95. Laut Anklageschrift Heyde wurden die ›Absteckabteilungen‹ erst einige Wochen nach dem Beginn der Gasmorde eingerichtet (so in Grafeneck im April 1940) (Ebd., S. 413f.). Diese Datierung wurde auch durch die Zeugenaussage des zweiten Büroleiters von Grafeneck bestätigt (Abdruck bei Klee (Hg.): Dokumente, S. 138. Dort auch Schilderung der Arbeitsweise der ›Absteckabteilungen‹)).

[400] MZG 669.

berg hervorgeht, daß er bereits am 17. Februar 1941 nach Hadamar »entlassen« wurde, wo er noch am selben Tag in der Gaskammer starb.[401]

Auch die Familie von Elfriede Urban* aus Griesborn wurde auf diese Weise über die wahren Todesumstände der Patientin getäuscht.[402] Schon vor ihrer Ermordung hatte diese Frau eine wahre Odyssee durch verschiedene Anstalten über sich ergehen lassen müssen: Im Mai 1939 war die damals 31jährige in Merzig eingeliefert worden. Von dort brachte man sie bei Kriegsbeginn nach Weilmünster. Sechs Wochen später wurde sie nach Merxhausen verlegt und am 12. Juni 1941 nach Eichberg. Dort wurde Elfriede Urban* am 3. Juli 1941 mit unbekanntem Ziel abgeholt.[403] Ende Juli erhielten ihre Eltern einen Brief der Heil- und Pflegeanstalt Bernburg an der Saale, in dem ihnen mitgeteilt wurde, daß die Patientin in dieser Anstalt an einer »Lungenentzündung« gestorben sei. Die Leiche könne »innerhalb von 24 Stunden« abgeholt werden; andernfalls müsse sie »wegen Seuchengefahr« verbrannt werden. Da die Familie – vermutlich aus religiösen Gründen – eine Feuerbestattung vermeiden wollte, reisten zwei Brüder der Kranken unverzüglich nach Bernburg, wo man ihnen die Auskunft gab, daß die Einäscherung bereits erfolgt sei. Über die weiteren Ereignisse berichtete einer der beiden Brüder nach dem Krieg in einem Brief an die Anstalt Merzig:

> »Im Krematorium wurde uns eine Urne ausgehändigt, auf deren Deckel ein Schildchen mit dem Namen, Geburts- und Sterbetag meiner Schwester angenietet war. Ein katholischer Priester von Bernburg, mein Bruder Philipp* und ich haben dieses Gefäß auf dem Friedhof III in Bernburg in einem Urnengrab beigesetzt.«

Doch die Urne, die in Bernburg bestattet wurde, enthielt mit größter Wahrscheinlichkeit nicht die sterblichen Überreste von Elfriede Urban*, und ihre Brüder trauerten vor dem falschen Grab: Am 3. Juli 1941 hatte überhaupt keine Verlegung von Eichberg in das Hunderte von Kilometern entferne Bernburg stattgefunden. Stattdessen wurden an diesem Tag 114 Frauen, die zuvor aus den Anstalten Merxhausen und Darmstadt nach Eichberg gebracht worden waren, zur Ermordung ins benachbarte Hadamar verschleppt.[404] Mit großer Wahrscheinlichkeit war Elfriede Urban* eine von ihnen.

Die planmäßige Irreführung der Angehörigen von Elfriede Urban*, denen man einen falschen Sterbeort nannte und eine Urne mit fremder Asche aushändigte, um die näheren Umstände des gewaltsamen Todes der Patientin zu verschleiern, überdauerte das Dritte Reich. Als einer der beiden Brüder der Patientin sich in den Jahren 1959/60 mit Unterstützung der Anstalt Merzig um eine Entschädigung bemühte, versuchte er, die letzten Lebenswochen seiner Schwester zu rekonstruieren. Da der Mann in der Gewißheit lebte, daß er im Sommer 1941 die Asche der Verstorbenen auf dem Bernburger Friedhof beigesetzt hatte, konzentrierten sich seine Nachforschungen auf diese Anstalt. Daß die Spur, die er verfolgte, von Anfang an gefälscht war, konnte er nicht ahnen. Und so lief die Suche auch 20 Jahre nach dem Tod des Opfers buchstäblich ins Leere: Der Di-

---

401 HStA, Abt. 430/1, Nr. 12529.
402 Alle Angaben hierzu – soweit nicht anders vermerkt – nach MZG 631.
403 LWVH 17/254.
404 Übersicht Patientenverlegungen im Rahmen der ›T4‹ im LWV-Archiv Kassel.

rektor des Krankenhauses für Psychiatrie und Neurologie Bernburg teilte seinem Merziger Kollegen am 4. Januar 1960 auf Anfrage mit, daß eine Patientin namens Elfriede Urban* im Register seiner Anstalt nicht erfaßt sei. Die Familie scheint daraufhin ihre Nachforschungen aufgegeben zu haben.

3.3.4 Die ersten ›T4‹-Morde in Hadamar

Mit der Verlegung und Ermordung von 30 männlichen Patienten aus Eichberg begannen am 13. Januar 1941 die Krankenmorde in Hadamar. Am 15. Januar erfolgte der zweite Transport. Bei den Opfern handelte es sich um 30 Frauen aus Weilmünster.[405] Unter ihnen waren auch elf Patientinnen aus Homburg und Merzig.[406] Eine von ihnen war Johanna Wieser* aus Völklingen. Sie war am 19. Mai 1938 – vermutlich im Zuge der von den Nationalsozialisten betriebenen Auflösung kirchlicher Anstalten – aus dem Herz-Jesu-Haus in Kühr-Niederfell nach Merzig verlegt worden. Zu Kriegsbeginn kam sie nach Weilmünster, und am 15. Januar 1941 wurde sie nach Hadamar verschleppt und dort getötet. Der Tag, an dem Johanna Wieser* ermordet wurde, war ihr 22. Geburtstag.[407]

Zunächst erfolgte etwa dreimal pro Woche ein Transport nach Hadamar.[408] Aber schon Ende Januar erhöhte sich die Zahl der Verlegungen. Fast an jedem Werktag brachte die ›GEKRAT‹ nun mit ihren Omnibussen Psychiatriepatienten in die Todesanstalt.[409] Auch die Größe der einzelnen Transporte nahm zu. Hatten sie in der ersten Zeit nicht mehr als 30 Personen umfaßt, so waren es bald schon über 100 Opfer pro Tag.[410]

In der Anfangsphase der Morde in Hadamar betrafen die Deportationen die Anstalten Eichberg, Weilmünster, Idstein, Herborn und Scheuern,[411] die alle in der näheren Umgebung der Tötungsanstalt lagen. Binnen kürzester Zeit wurde ein beträchtlicher Anteil der Patienten dieser Einrichtungen umgebracht. So wurden aus Weilmünster innerhalb von sieben Wochen insgesamt 704 Kranke[412] abgeholt und getötet. – Das war mehr als ein Drittel der Patienten dieser Anstalt. Unter den Opfern waren auch 195 Saarländerinnen und Saarländer, die ursprünglich in Homburg und Merzig untergebracht waren.[413]

---

[405] Ebd.

[406] Namentliche Liste der Verlegungen aus Weilmünster in HStA, Abt. 463, Nr. 1155.

[407] Angaben nach ebd., siehe auch MZG 130.

[408] Roer, Henkel (Hg.): Psychiatrie im Faschismus, S. 367.

[409] Ebd.

[410] Ebd. Siehe auch Übersicht Patientenverlegungen im Rahmen der ›T4‹ im LWV-Archiv Kassel.

[411] Siehe vorige Fußnote.

[412] Es handelte sich um 324 Frauen und 380 Männer.

[413] Die Gesamtzahl der in diesem Zeitraum aus Weilmünster nach Hadamar verlegten Patienten ergibt sich aus der Übersicht Patientenverlegungen im Rahmen der ›T4‹ im LWV-Archiv Kassel. Die saarländischen Patienten sind namentlich erfaßt in HStA, Abt. 463, Nr. 1155 und Abt. 461, Nr. 32061[3]. Von folgenden Patienten aus dem Saarland sind noch die Krankengeschichten erhalten:
Verlegung am 27. Januar 1941: EVZ-L/1, Akten 1, 2 und 3; EVZ-L/2, Akten 13 und 14; EVZ-L/5, Akte 7; EVZ-L/8, Akte 19; EVZ-L/10, Akte 10.

Ähnlich war die Situation in Herborn: Aus dieser Anstalt wurden zwischen dem 24. Januar und dem 24. März insgesamt 773 Patienten nach Hadamar verschleppt;[414] 60 von ihnen kamen aus dem Saarland.[415] Auffällig ist, daß es sich bei diesen 60 Kranken fast durchweg um Frauen handelte; bei späteren Transporten aus Herborn wurden jedoch auch männliche Patienten nach Hadamar verlegt. Möglicherweise wurden die Männer bei den ersten Verlegungen zunächst noch verschont, weil sie als Arbeitskräfte gebraucht wurden.

Aus Eichberg wurden zwischen dem 13. Januar und dem 29. April insgesamt 606 Patienten nach Hadamar deportiert und dort ermordet,[416] darunter 34 Personen aus dem Saarland.[417] Insgesamt wurden innerhalb von dreieinhalb Monaten 40 Prozent der Bewohner der Anstalt Eichberg umgebracht.

Die Anstalt Scheuern verzeichnete zwischen dem 18. März und dem 21. April 284 Verlegungen nach Hadamar.[418] Zu den Opfern aus Scheuern gehörte auch der 14jährige Alfred Weller* aus Wadgassen.[419] Der Junge, der an Epilepsie und Schwachsinn litt, war ursprünglich in einem kirchlichen Heim untergebracht gewesen. Im Oktober 1937 war er auf staatliche Anordnung nach Scheuern verlegt worden, von wo er am 19. März 1941 nach Hadamar gebracht wurde.[420]

Zwischen dem 17. Januar und dem 29. April wurden aus der Anstalt Kalmenhof bei Idstein 90 Männer und 142 Frauen nach Hadamar deportiert.[421] Unter ihnen war auch ein zwölfjähriges Mädchen aus Neunkirchen,[422] das am 10. Fe-

---

Verlegung am 31. Januar 1941: EVZ-L/4, Akte 5; EVZ-L/5, Akte 17.
Verlegung am 6. Februar 1941: EVZ-L/1, Akte 6; EVZ-L/6, Akte 17.
Verlegung am 20. Februar 1941: EVZ-L/3, Akte 9.
Verlegung am 24. Februar 1941: EVZ-L/1, Akte 8; EVZ-L/12, Akte 4; EVZ-L/13, Akte 5.
Verlegung am 27. Februar 1941: EVZ-L/5, Akte 1; EVZ-L/6, Akte 18.
Verlegung am 6. März 1941: EVZ-L/10, Akte 8.

[414] Es handelte sich dabei um 355 Frauen und 418 Männer. Diese Zahlen ergeben sich aus einem Schreiben des Landeswohlfahrtsverbandes Hessen vom 1. November 1960 an die Generalstaatsanwaltschaft Frankfurt (HStA, Abt. 631a, Nr. 313).

[415] Die saarländischen Patienten sind namentlich erfaßt in Verlegungen aus Herborn nach Hadamar (LWV-Archiv Hadamar). Von folgenden Opfern aus dem Saarland sind noch Krankengeschichten erhalten: EVZ-LI/5, Akte 1; EVZ-LI/12, Akte 9; EVZ-LI/14, Akte 14; EVZ-LI/8, Akte 25; EVZ-LI/1, Akte 7; EVZ-LI/11, Akte 4; EVZ-LI/1, Akte 6; EVZ-LI/13, Akte 9; EVZ-LI/13, Akte 6; EVZ-LI/8, Akte 11; EVZ-LI/2, Akte 2; EVZ-LI/1, Akte 8; EVZ-LI/4, Akte 5; EVZ-LI/10, Akte 4.

[416] Es handelte sich um 295 Frauen und 311 Männer.

[417] Die Gesamtzahl der in diesem Zeitraum aus Eichberg nach Hadamar verlegten Patienten ergibt sich aus der Übersicht Patientenverlegungen im Rahmen der ›T4‹ im LWV-Archiv Kassel. Dort sind auch die Namen der Opfer überliefert.

[418] 150 Frauen und 134 Männer. Quelle: Übersicht Patientenverlegungen im Rahmen der ›T4‹ im LWV-Archiv Kassel.

[419] EVZ-LXI/5, Akte 19. Die nachstehenden Angaben hierzu stützen sich auf ebd.

[420] Die Gesamtzahl der saarländischen Patienten, die aus Scheuern nach Hadamar verschleppt wurden, läßt sich nicht mehr feststellen. Von drei Patienten aus dem Saarland, die während dieses Zeitraumes aus Scheuern nach Hadamar verschleppt wurden, sind noch Krankenakten erhalten: EVZ-LXI/4, Akte 17; EVZ-LXI/5, Akten 12 und 19.

[421] Übersicht Patientenverlegungen im Rahmen der ›T4‹ im LWV-Archiv Kassel. In Ermangelung einer Liste sind Angaben zur Zahl der Opfer aus dem Saarland nicht möglich. Erhalten sind folgende Krankenakten von saarländischen Patienten: EVZ-LXX/3, Akten 3, 5 und 10; EVZ-LXX/4, Akten 1, 2 und 13; EVZ-LXX/5, Akte 7.

[422] EVZ-LXX/4, Akte 2.

bruar 1941 zusammen mit 70 weiteren Patientinnen aus Idstein abgeholt und ermordet wurde.

Es entsprach der perversen Logik der nationalsozialistischen Rassenpolitik, daß man jüdische und nicht-jüdische Geisteskranke selbst auf dem Weg zu ihrer Ermordung noch voneinander trennte: Die jüdischen Patienten aus den Anstalten Eichberg, Weilmünster und Andernach, die der Tötungswelle vom Herbst 1940 entgangen waren,[423] wurden im Februar 1941 mit separaten Transporten nach Hadamar gebracht und dort umgebracht.[424] So wurden am 7. Februar 91 jüdische Männer und Frauen aus Weilmünster nach Hadamar verschleppt. Sieben von ihnen hatten vor dem Krieg in den Anstalten Homburg und Merzig gelebt. Zu ihnen gehörte auch der Kaufmann Albert Hirsch* aus Saarburg, der nach der ›Reichskristallnacht‹ mit einer frischen Wunde am Kopf in Merzig eingewiesen worden war.[425]

3.3.5 Das System der sogenannten ›Zwischenverlegungen‹

»Die Einteilung dieser Transporte und die Beschaffung geeigneter Transportmittel ist Sache der Landesheilanstalten«[426]

Nachdem ein beträchtlicher Teil der Patienten der in der näheren Umgebung von Hadamar gelegenen Anstalten Eichberg, Weilmünster, Scheuern, Herborn und Idstein innerhalb weniger Wochen ermordet worden war, wurden diese Einrichtungen zu sogenannten ›Zwischenanstalten‹ umfunktioniert. Das bedeutet, daß sie nun für die vorübergehende Unterbringung von Geisteskranken genutzt wurden, die aus weiter entfernt liegenden Anstalten hierher gebracht und nach einigen Tagen oder Wochen ebenfalls nach Hadamar verschleppt wurden.[427] Beim Aufbau dieser ›Zwischen-‹ oder ›Durchgangsanstalten‹, die gelegentlich auch als ›Beobachtungsanstalten‹ bezeichnet wurden,[428] konnte man in

---

423 Siehe oben S. 223.

424 5. Februar: 19 jüdische Patienten aus Eichberg; 7. Februar: 91 jüdische Patienten aus Weilmünster; 11. Februar: 58 jüdische Patienten aus Andernach (Roer, Henkel (Hg.): Psychiatrie im Faschismus, S. 367).

425 HStA, Abt. 461, Nr. 32061^3; MZG 273. Siehe auch oben S. 209-211.

426 Aus dem Protokoll einer Besprechung des Bezirksverbandes Kassel mit den Direktoren der Anstalten Haina, Merxhausen und Marburg am 21. April 1941 (LWVH 17/130).

427 Darstellung des Systems der ›Zwischenverlegungen‹ am Beispiel der Anstalt Hadamar bei Schmidt-von Blittersdorf, Debus, Kalkowsky: Geschichte der Anstalt Hadamar, S. 87. (Unvollständige) Liste der ›Zwischenanstalten‹ aller ›T4‹-Anstalten bei Schmuhl: Rassenhygiene, Nationalsozialismus, Euthanasie, S. 206. Die hier genannten Angaben zu Hadamar stammen aus Winter: Hadamar als T4-Anstalt, S. 94. Als Zwischenstationen für Verlegungen nach Hadamar dienten außerdem auch die Anstalten Andernach und Galkhausen in der Rheinprovinz sowie die ehemaligen Grafenecker ›Zwischenanstalten‹ Wiesloch (Baden) und Weinsberg (Württemberg).

428 Die Bezeichnung ›Zwischenanstalt‹ wird – obgleich sprachlich nicht sehr glücklich – seit den 60er Jahren in der Literatur zum Thema ›Euthanasie‹ praktisch durchgängig verwendet. In früheren Publikationen (z.B. Platen-Hallermund: Tötung Geisteskranker, S. 61f.) werden auch Begriffe wie ›Durchgangsanstalt‹ oder ›Beobachtungsanstalt‹ gebraucht. Die Benennung »Beobachtungsanstalt«, die ebenso wie der Terminus »Durchgangsanstalt« ursprünglich aus Verteidigungsplä-

Hessen auf Erfahrungen aus den älteren ›T4‹-Anstalten Grafeneck und Brandenburg zurückgreifen. Auch diese Mordstätten waren von einem Netz von Anstalten umgeben, die als Sammellager für die Todeskandidaten dienten.

Für die Organisatoren der ›Aktion T4‹ bot die Einbeziehung solcher Durchgangsstationen mehrere Vorteile: Ein wichtiger Grund für ihre Einrichtung dürfte darin bestanden haben, daß man auf diese Weise in der Nähe der Tötungsanstalten eine große Zahl von Patienten gleichsam auf Abruf bereithalten konnte. Daneben diente diese Vorgehensweise auch der Tarnung der Massenmorde: Indem man die Kranken vor ihrer Tötung durch die ›Zwischenanstalten‹ schleuste, konnte der wahre Zielort der Verlegungen sowohl gegenüber den Herkunftsanstalten als auch gegenüber den Familienangehörigen verschleiert werden.[429] Eine Anweisung des Bezirksverbandes Hessen an die ihm unterstellten Anstalten sah vor, daß die Angehörigen der Patienten und die Kostenträger erst nach erfolgter Verlegung in die ›Durchgangsanstalten‹ über den Abtransport informiert werden durften.[430] Auf diese Weise wurden die Familien der Kranken vor vollendete Tatsachen gestellt: Von der Verlegung ihrer Angehörigen in eine – häufig weit entfernte – ›Zwischenanstalt‹ erfuhren sie erst, wenn die Verschleppung bereits erfolgt war. Wenn sie dann ihrerseits gegen diese Vorgehensweise protestierten, wenn sie eine Rückverlegung forderten, um Entlassung des Patienten oder auch nur um Gewährung einer Besuchsmöglichkeit baten, wurden sie mit schriftlichen Rückfragen seitens der ›Durchgangsanstalt‹ solange hingehalten, bis sie schließlich den Bescheid erhielten, daß der Kranke inzwischen »in eine unbekannte Anstalt« überführt worden sei. Diese »unbekannte Anstalt« war identisch mit der Tötungsanstalt; und zu dem Zeitpunkt, als die ›Zwischenanstalten‹ die Familienangehörigen über die Weiterverlegung informierten, waren die Patienten in der Regel bereits tot.[431]

Bemerkenswert an der Einrichtung der ›Zwischenanstalten‹ ist die Tatsache, daß sie im Zuständigkeitsgefüge der ›Aktion T4‹ zu einer Verschiebung der Verantwortung für den Krankenmord führte. Bei den ersten ›T4‹-Morden hatten die Heimatanstalten der Todeskandidaten eine weitgehend passive Funktion: Vom Reichsinnenministerium oder den Provinzialbehörden erhielten die Anstaltsleiter die Listen mit den Namen der Patienten, die »in eine andere Anstalt verlegt« werden sollten. Zum festgesetzten Termin erschien dann das Transportkommando der ›GEKRAT‹ in der Anstalt und holte die Kranken ab. Bei den ›Zwischenverlegungen‹ war dies anders: Zwar erhielten die Heimatanstalten auch jetzt Verlegungslisten. Durchgeführt wurden die Transporte nun jedoch

doyers von ›T4‹-Funktionären und -Ärzten stammt, hat jedoch einen stark beschönigenden Charakter, da auf diese Weise suggeriert wird, daß die Patienten in diesen Einrichtungen nochmals untersucht oder begutachtet worden seien, was in der Praxis nicht der Fall war.

429 Schmuhl: Rassenhygiene, Nationalsozialismus, Euthanasie, S. 205f. – Schmidt-von Blittersdorf, Debus, Kalkowsky: Geschichte der Anstalt Hadamar, S. 85. – Platen-Hallermund: Tötung Geisteskranker, S. 61f.

430 Schreiben des Bezirksverbandes Hessen an die Landesheilanstalten Haina, Marburg und Merxhausen vom 23. April 1941 (LWVH 17/130, S. 479f.). Der Bezirksverband berief sich bei der Einführung dieser Regelung auf Erfahrungen des württembergischen Innenministeriums (Ebd.).

431 Schmidt-von Blittersdorf, Debus, Kalkowsky: Geschichte der Anstalt Hadamar, S. 97f.

nicht mehr von der ›GEKRAT‹, sondern von den Anstalten selbst.[432] Wie im folgenden gezeigt wird, gestand die ›T4-Zentrale‹ den beteiligten Provinzialbehörden und Anstalten dabei ein relativ hohes Maß an Autonomie zu: Die Koordination der Verlegungen wurde weitgehend den einzelnen Anstaltsleitern übertragen: Sie legten Transporttermine und Fahrtrouten fest, entschieden über die Auswahl der Verkehrsmittel und stellten das Begleitpersonal aus den Reihen ihrer eigenen Pflegekräfte.

Durch die Einbindung der Heimatanstalten in die Verlegungen und den Einsatz von Schwestern und Pflegern, die den Kranken vertraut waren, sollte vermieden werden, daß die Patienten Argwohn schöpften oder bei ihrer Abholung Widerstand leisteten. Die Transporte zwischen Stamm- und ›Zwischenanstalten‹ erfolgten fast immer per Bahn;[433] die gespenstischen grauen Busse, die in der Bevölkerung schon sehr früh Anlaß zu Gerüchten gegeben hatten,[434] verkehrten in der Regel nur noch zwischen den ›Zwischenanstalten‹ und der jeweiligen Mordstätte.[435] Auch dies trug zur Verschleierung der ›Euthanasie‹-Verbrechen bei.

Gleichzeitig hatte diese Dezentralisierung von Entscheidungskompetenzen jedoch auch zur Folge, daß die Heimatanstalten der Opfer organisatorisch immer tiefer in den Krankenmord verstrickt wurden und – willentlich oder nicht – in die Rolle von Mittätern gerieten. Damit wuchs einerseits ihre Mitverantwortung für das Schicksal der Opfer. Andererseits hatten sie jedoch auch die Chance, Einfluß auf die Verlegungen zu nehmen und einzelne Patienten vor der Ermordung zu bewahren.[436]

Besonders deutlich zeigt sich diese Verstrickung am Beispiel der Anstalten Haina und Merxhausen, in denen seit Mitte Oktober 1939 mehrere Hundert Patienten aus dem Saarland untergebracht waren. Wie in den meisten Einrichtungen der Bezirksverbände Kassel und Wiesbaden trafen die Meldebögen der ›Aktion T4‹ auch hier am 28. Juni 1940 ein. Anders als die nassauischen Anstalten waren die Einrichtungen des Bezirksverbandes Kassel, zu dem neben Haina und Merxhausen auch Marburg gehörte, von den ersten Verlegungen nach Hadamar jedoch noch nicht betroffen. Während in Weilmünster und Scheuern, in Eichberg, Herborn und auf dem Kalmenhof fast täglich die grauen Busse der ›GEKRAT‹ vorfuhren, um neue Mordopfer abzuholen, blieben die Patienten der nordhessischen Anstalten zunächst von den Todestransporten verschont.

Das änderte sich am 10. April 1941: An diesem Tag forderte die Berliner ›GEKRAT‹-Zentrale den Kasseler Landeshauptmann Wilhelm Traupel unter Berufung auf eine Weisung »des zuständigen Reichsverteidigungskommissars« dazu auf, »recht bald« 600 Patienten aus Marburg, Merxhausen und Haina in die ›Zwischenanstalten‹ Eichberg, Herborn, Idstein, Scheuern und Weilmünster zu überstellen[437] – also in jene Einrichtungen, aus denen man in den Wochen zuvor

[432] Ebd., S. 87.
[433] Ebd.
[434] Siehe oben S. 240-242.
[435] Beschreibung der Abholung bei Winter: Hadamar als T4-Anstalt, S. 96.
[436] Siehe dazu unten S. 268-275.
[437] LWVH 17/130; LWVH 13/Pat. 168. Siehe auch Klüppel: ›Euthanasie‹ und Lebensvernichtung 1933-1945, S. 335.

Hunderte von Kranken abgeholt und systematisch ermordet hatte. Dem Schreiben an den Landeshauptmann waren Listen mit den Namen der zu verlegenden Kranken beigelegt; es enthielt jedoch keine weiteren Anweisungen für die Durchführung der Transporte. Die ›GEKRAT‹ teilte dem Landeshauptmann außerdem mit, daß man Ministerialrat Eugen Stähle, den obersten Medizinalbeamten im Stuttgarter Innenministerium, gebeten habe, seinen Kasseler Kollegen »die von ihm in dieser Angelegenheit für Württemberg erlassenen Anordnungen in Abschrift zuzustellen.« Dem Schreiben der ›GEKRAT‹ ist außerdem auch zu entnehmen, daß der Landeshauptmann schon vorher bei einer Unterredung in Kassel von Vertretern der ›T4‹-Zentrale über die geplanten Patientenverschiebungen unterrichtet worden war.

An diesem Vorgang fällt auf, daß die ›GEKRAT‹ keine konkreten Vorgaben zu den Verlegungsterminen machte und auch nicht festlegte, welche Patienten in welche Anstalt gebracht werden sollten. Die Klärung dieser Fragen und auch die Durchführung der Transporte überließ man vielmehr den Behörden vor Ort.

Zur Vorbereitung der Verlegungen setzte sich der Bezirksverband Kassel am 16. April 1941 mit seinem Wiesbadener Pendant in Verbindung.[438] Beide verständigten sich darauf, daß aus Merxhausen 200 Frauen nach Eichberg und aus Haina 200 Männer nach Idstein verlegt werden sollten. Marburg sollte 50 Männer nach Scheuern und 150 Frauen nach Weilmünster abgeben.[439] Auf eine Festlegung der Transporttermine verzichteten die Bezirksverbände; stattdessen vereinbarten sie, daß die jeweils betroffenen Abgabe- und Aufnahmeanstalten die weiteren Vorbereitungen direkt miteinander abstimmen und die Verlegungen dann eigenverantwortlich durchführen sollten.[440]

Über diesen Auftrag wurden die Direktoren von Haina, Merxhausen und Marburg am 21. April 1941 bei einer Besprechung in Kassel unterrichtet.[441] Nachdem Landeshauptmann Traupel den Anstaltsleitern bereits vier Tage vorher die Transportlisten zugesandt hatte – ohne jedoch schon Angaben über die Verlegungsziele zu machen –, teilte er ihnen nun konkret mit, in welche Anstalten die Kranken im einzelnen überführt werden sollten. Außerdem wurden die Anstaltsleiter darauf hingewiesen, daß weder die Angehörigen noch die Kostenträger über die bevorstehende Verlegung informiert werden sollten.[442] Wie sehr die Bezirksverwaltung sich bei der Umsetzung der Mordpläne auf die Mitarbeit der einzelnen Anstalten und der Verantwortlichen vor Ort verließ, geht aus der folgenden Passage der Sitzungsniederschrift hervor:

> »Es wurde festgestellt, daß die Vorarbeiten zur Verlegung der Kranken alsbald in Angriff zu nehmen und zu beschleunigen sind, damit die Überführung so schnell wie möglich erfolgen kann. Es bestand Einigkeit darüber, daß das Gros der Kranken mit der Eisenbahn zu befördern ist. Bei Kranken, die nur liegend befördert werden

438 Schreiben des Kasseler Oberpräsidenten an den Oberpräsidenten in Wiesbaden vom 16. April 1941 (LWVH 17/130).

439 Schreiben von Landesverwaltungsrat Müller (Bezirksverband Wiesbaden) vom 18. April 1941 (Ebd.).

440 Ebd.

441 Die nachstehenden Ausführungen stützen sich auf das Protokoll der Sitzung (Ebd.).

können, oder die an ansteckenden Krankheiten leiden (Tbc., Bazillenträger) kommt evtl. Sondertransport in Frage. Die Einteilung dieser Transporte und die Beschaffung geeigneter Transportmittel ist Sache der Landesheilanstalten. Sofern sie hierbei auf Schwierigkeiten stoßen, wenden sie sich an die Hauptverwaltung Kassel. Den Zeitpunkt der Transporte vereinbaren die drei Landesheilanstalten mit den aufnehmenden nassauischen Heilanstalten. [...] Das erforderliche Begleitpersonal für die Transporte bestimmen die Herren Anstaltsdirektoren.«

Dieses Sitzungsprotokoll ist ein Beweis dafür, daß die Anstalten, die an den ›Zwischenverlegungen‹ beteiligt waren, bei der Planung und Durchführung dieser Transporte offenbar über ein beträchtliches Maß an Eigenständigkeit verfügten. Vor diesem Hintergrund relativiert sich die gängige Vorstellung von der ›Euthanasie‹ als einem zentral gelenkten Massenmord, der der lokalen Einflußnahme durch Ärzte und Anstaltsleiter weitgehend entzogen war. Die Delegation von Zuständigkeiten und Verantwortlichkeiten bis hinab auf die Ebene der einzelnen Anstalten deutet vielmehr darauf hin, daß die lokalen Behörden und auch die Anstaltsdirektoren, Ärzte und Pflegekräfte keineswegs nur unwissende oder ohnmächtige Werkzeuge der Berliner ›T4-Zentrale‹ waren, sondern daß sie bei der Vorbereitung der Verlegungen in gewissen Grenzen sehr wohl eigenverantwortliche Entscheidungen treffen konnten.

Die Einbindung der verschiedenen Verwaltungsebenen durch Übertragung begrenzter Zuständigkeiten erleichterte nicht nur die Realisierung der Mordpläne, sondern sie trug auch – ähnlich wie die Kompetenzverkettung zwischen Gutachtern und Tötungsärzten – zur Entstehung eines Systems organisierter Verantwortungslosigkeit bei. Die Parzellierung der Zuständigkeiten erlaubte es den Anstaltsleitern, von »Verlegung« zu sprechen, wo es um wissentliche Beihilfe zum Massenmord ging. Gleichzeitig wurden die Anstalten durch ihre aktive Beteiligung an den Verlegungen moralisch korrumpiert.

Andererseits darf jedoch auch nicht übersehen werden, daß die Delegation von Verantwortung und Entscheidungskompetenzen nach unten den einzelnen Anstalten auch die Möglichkeit eröffnete, zumindest einzelne Kranke vor dem Abtransport in eine Tötungsanstalt zu bewahren. Wie weit die Ärzte und Anstaltsleiter den Handlungsspielraum, den ihnen ihre vorgesetzten Behörden gaben, zur Rettung von Patienten nutzten, wird im weiteren Verlauf dieses Kapitels am Beispiel der Anstalten Haina und Merxhausen untersucht werden.

Die Vereinbarungen der Besprechung vom 21. April wurden sehr rasch in die Tat umgesetzt: Am 29. April ordnete der Kasseler Oberpräsident ein generelles Entlassungsverbot für die Anstalten Haina, Marburg und Merxhausen an,[443] um zu verhindern, daß Patienten, die auf der ›GEKRAT‹-Liste standen, von mitleidsvollen Ärzten zu ihren Angehörigen entlassen wurden, wo sie dem Zugriff der Mörder entzogen waren. Bereits am folgenden Tag begannen die Transporte aus Haina und Merxhausen in die nassauischen ›Zwischenanstalten‹: Aus

442 Dieser Hinweis ist im Original rot unterstrichen.

443 »Im Rahmen der von dem Reichsverteidigungskommissar getroffenen Anordnungen bestimme ich, daß künftig die Entlassung oder Verlegung eines Kranken aus der dortigen Anstalt nur mit meiner vorherigen Genehmigung erfolgen darf.« (Ebd.).

Merxhausen wurden am 30. April 138 Frauen nach Eichberg überführt.[444] 16 von ihnen stammten aus dem Saarland.[445] Am gleichen Tag verlegte die Anstalt Haina 146 männliche Patienten in die Heilerziehungsanstalt Kalmenhof bei Idstein.[446] Unter ihnen waren 30 Saarländer.[447] Angesichts der Eile, mit der die Beschlüsse der Direktorenkonferenz vom 21. April umgesetzt wurden, liegt die Vermutung nahe, daß die Anstalten schon vorab über die Verlegungspläne unterrichtet worden waren. Sonst wären sie wohl kaum in der Lage gewesen, in der Kürze der Zeit die notwendigen Vorbereitungen für die Transporte zu treffen. Wie groß der Planungsaufwand war, zeigt das Beispiel der Anstalt Merxhausen: Die 138 Patientinnen aus dieser Anstalt wurden zunächst mit einer privaten Kleinbahn nach Kassel-Wilhelmshöhe gebracht, wo sie dann in einen eigens bereitgestellten Sonderzug der Reichsbahn umstiegen.[448] Dies bedeutet, daß die Anstalt die Modalitäten des Transportes mit zwei verschiedenen Eisenbahngesellschaften abstimmen und außerdem auch noch Verhandlungen mit der Aufnahmeanstalt Eichberg führen mußte. Es ist kaum vorstellbar, daß diese Vorbereitungsarbeiten innerhalb einer Frist von nur neun Tagen abgeschlossen werden konnten.

Die Verhandlungen mit der Eisenbahnverwaltung sind ein gutes Beispiel dafür, daß sich die umfangreichen Krankentransporte vor der Öffentlichkeit kaum verborgen halten ließen und daß neben den Anstalten auch andere Behörden an ihrer Umsetzung beteiligt waren. Der Verlegung vom 30. April folgte ein längerer Streit zwischen der Anstalt Merxhausen und der Reichsbahndirektion Kassel über die Höhe der Fahrtkosten:[449] Die Reichsbahn hatte der Anstalt den regulären Fahrpreis für 138 Patienten und 22 Begleitpersonen in Rechnung gestellt. Die Anstalt beharrte jedoch auf der Gewährung einer Fahrpreisermäßigung »für hilfsbedürftige Kranke«. Dem widersetzte sich die Reichsbahn mit folgender Begründung:

> »Die Fahrpreisermäßigung für hilfsbedürftige Kranke darf nach der allgemeinen Ausführungsbestimmung D VI/65a zu § 11 der Eisenbahnverkehrsordnung nur gewährt werden bei Fahrten zur Aufnahme in öffentliche Anstalten und bei der Entlassung aus diesen Anstalten. Für Fahrten von einer Anstalt in eine andere ist diese Fahrpreisermäßigung dagegen nicht vorgesehen. Hieran hat auch die außergewöhn-

---

[444] Ebd.

[445] Transportliste in LWVH 17/127 (S. 119-126). Siehe auch Kostenrechnung der Anstalt Merxhausen an den Reichsstatthalter der Westmark vom 12. Juli 1941 (LWVH 17/254, Bd. 1, S. 84-87). Von folgenden Patientinnen aus dem Saarland sind noch Krankengeschichten erhalten: MZG 11; 77; 86; 139; 383; 507; 526; 706; 717; 801. Diese Akten stammen aus Merzig und enden i.d.R. mit dem Verlassen dieser Anstalt. Das weitere Schicksal der Patientinnen ergibt sich aus den Verpflegungskostenrechnungen der Anstalt Merxhausen (LWVH 17/254, Bd. 1, S. 84-87) und den Transportlisten (LWVH 17/127).

[446] Listen in LWVH 13/Pat. 168.

[447] Die Namen der 30 Patienten aus dem Saarland sind in ebd. überliefert. Von fünf von ihnen sind noch Krankengeschichten erhalten, die auch den Aufenthalt in Haina dokumentieren: EVZ-LXI/1, Akte 22; EVZ-LXX/2, Akte 17; EVZ-LXX/3, Akte 2; EVZ-LXX/4, Akten 7 und 8.

[448] Schriftverkehr mit Reichsbahn und Kleinbahndirektion Kassel-Naumburg in LWVH 17/126 und LWVH 17/127.

[449] Ebd.

liche Veranlassung zur Durchführung dieser Transporte nichts geändert. Es ist vielmehr in den für die Durchführung dieser Transporte getroffenen, für den gesamten Reichsbahnbereich gültigen Anordnungen ausdrücklich darauf hingewiesen worden, daß für Gruppen- und Einzelfahrten keine Fahrpreisermäßigung zugestanden werden darf.«[450]

Dieses Schreiben der Reichsbahn läßt darauf schließen, daß man dort »die außergewöhnliche Veranlassung zur Durchführung dieser Transporte« sehr wohl kannte und daß sogar spezielle Durchführungsbestimmungen für diesen Fall erlassen worden waren. Auch wenn damit noch nicht mit Sicherheit feststeht, daß die Bahnbehörden über den geplanten Massenmord informiert waren, ist diese Passage doch ein deutlicher Beleg dafür, daß der Kreis derjenigen, die zumindest ansatzweise in die »geheime Reichssache« eingeweiht und in ihre Realisierung verstrickt waren, weitaus größer war, als man üblicherweise annimmt.[451]

Die Transporte vom 30. April 1941 bildeten die erste von insgesamt drei Verlegungswellen, mit denen die ›T4‹-Opfer aus Haina, Merxhausen und Marburg abgeholt wurden. Am 20. Mai teilte die Verwaltung des Bezirksverbandes Kassel den drei Anstalten mit, daß die Transporte nach Nassau »baldmöglichst« fortgesetzt würden.[452] Dem Brief waren Verlegungslisten beigefügt, die vorsahen, daß aus der Anstalt Merxhausen 21 männliche und 201 weibliche Patienten nach Herborn zu überführen seien. Aus Haina sollten jeweils 100 Männer nach Weilmünster und auf den Kalmenhof verlegt werden. Marburg sollte 49 Männer nach Herborn und 67 Frauen nach Scheuern abgeben.

Auch diese Transporte wurden innerhalb kurzer Zeit in die Tat umgesetzt. Aus Haina wurden am 5. Juni 1941 insgesamt 138 Patienten nach Idstein und Weilmünster gebracht.[453] Unter ihnen waren auch 26 Saarländer.[454] Die Anstalt Merxhausen hatte bereits am 29. und 30. Mai 165 Patienten nach Herborn überführt,[455] darunter 17 Frauen und drei Männer aus dem Saarland.[456] Die meisten von ihnen wurden am 19. und am 20. Juni von Herborn aus nach Hadamar verschleppt und dort getötet.

Welche Irrfahrt durch die verschiedensten Anstalten hinter den Kranken lag, zeigt das Schicksal von Dorothea Schäfer* aus Düppenweiler.[457] Nach einer Hirnhautentzündung war sie im Januar 1930 im Alter von 18 Jahren in die Ner-

---

450 Ebd.

451 Ähnliches gilt für die Bahntransporte, mit denen Juden aus ganz Europa in die Vernichtungslager im Osten gebracht wurden (Raul Hilberg: Die Vernichtung der europäischen Juden. (Durchgesehene und erweiterte Ausgabe). 3 Bände. Frankfurt/M. 1990, Bd. 3, S. 1063).

452 LWVH 17/130. Die nachstehend genannten Zahlen stammen aus ebd.

453 Verlegungslisten in LWVH 13/Pat. 168.

454 Von folgenden Patienten aus dem Saarland, die an diesem Tag verlegt wurden, sind noch Akten vorhanden: MZG 263; 813 (= EVZ-LXX/5, Akte 11); EVZ-LXX/3, Akte 14. Die Namen der übrigen ergeben sich aus den Verlegungslisten (LWVH 13/Pat. 168).

455 LWVH 17/127; LWVH 17/128.

456 Ebd. Von folgenden Patienten aus dem Saarland sind noch Krankengeschichten erhalten: MZG 38; 118; 126; 150; 175; 184; 226; 231; 249; 360; 640; 808; EVZ-LI/3, Akte 15; EVZ-LI/9, Akte 1; EVZ-LI/9, Akte 5; EVZ-LI/11, Akte 18.

457 Die folgenden Angaben und Zitate hierzu stützen sich – soweit nicht anders vermerkt – auf EVZ-LI/9, Akte 1.

venabteilung des Landeskrankenhauses Homburg aufgenommen worden. Von dort wurde sie am 24. September 1938 nach Hadamar verlegt. Als diese Anstalt zu Kriegsbeginn zum Lazarett umfunktioniert wurde, brachte man Dorothea Schäfer* am 28. August 1939 nach Herborn. »Aus platztechnischen Gründen« wurde sie von dort aus am 14. Oktober 1939 nach Merxhausen überführt. Anderthalb Jahre später, am 30. Mai 1941, kam die Patientin im Zuge einer ›Zwischenverlegung‹ zurück nach Herborn und wurde schließlich am 20. Juni nach Hadamar verschleppt,[458] wo sie am gleichen Tag umgebracht wurde. Innerhalb von noch nicht einmal drei Jahren hatte sie insgesamt fünf Verlegungen über sich ergehen lassen müssen.

Am 27. Mai 1941 leitete der Kasseler Oberpräsident durch Übersendung neuer Transportlisten eine dritte Verlegungswelle ein.[459] Die Anstalt Merxhausen erhielt den Auftrag, 275 weibliche Patienten in die ›Zwischenanstalt‹ Eichberg zu überführen; aus Haina sollten 291 Männer nach Weilmünster gebracht werden.[460] Die entsprechenden Transporte fanden Mitte Juni statt: Aus Merxhausen wurden am 12. und 13. Juni insgesamt 204 Patientinnen nach Eichberg verlegt;[461] Haina überführte am 17. Juni 150 männliche Kranke nach Weilmünster.[462] In beiden Fällen waren auch eine Reihe von Personen aus dem Saarland betroffen.[463]

Eine von ihnen war Emma Heinen*.[464] Die 45jährige aus Mettlach hatte seit 1926 in der Merziger Anstalt gelebt. Im Herbst 1939 war sie über Weilmünster nach Merxhausen gekommen. Offenbar hatte sie auch von dort aus noch Kontakt zu ihren Angehörigen. Am 7. Juni 1941,[465] wenige Tage vor der Verschleppung der Patientin nach Eichberg, erkundigte sich ihr Onkel bei der Anstalt Merxhausen nach einer Besuchsmöglichkeit. Durch diese Anfrage geriet die Klinik in eine schwierige Lage, denn einerseits war es ausdrücklich verboten, Angehörige von Patienten über bevorstehende Verlegungen in ›Zwischenanstalten‹ zu informieren. Andererseits mußte man im konkreten Fall damit rechnen, daß die Familie mißtrauisch werden würde, wenn ihre Anfrage unbeantwortet blieb. Außerdem war nicht auszuschließen, daß die Verwandten zu einem unangemeldeten Besuch nach Merxhausen kommen könnten. Vielleicht war dies der Grund dafür, daß man den Angehörigen die bevorstehende Verlegung schließlich doch mitteilte. Am 10. Juni schrieb ein Anstaltsarzt an den Onkel von Emma Heinen*:

458 Übersicht über die Verlegungen von Herborn nach Hadamar im LWV-Archiv Hadamar (ohne Signatur).
459 LWVH 13/Pat. 168; LWVH 17/130.
460 Siehe vorige Fußnote.
461 Siehe Transportlisten und Schriftwechsel mit der Eisenbahnverwaltung in LWVH 17/126.
462 Verlegungsliste in LWVH 13/Pat. 168.
463 Aus Merxhausen wurden am 12. und 13. Juni 27 Saarländerinnen nach Eichberg überführt (Namensliste in LWVH 17/254, Bd. 1). Von folgenden Patientinnen existieren noch Krankengeschichten: MZG 13; 17; 64; 80; 90; 195; 224; 270; 449; 456; 512; 534; 550; 597; 614; 618; 700; 727; 742; 631. Aus Haina wurde bei diesem Transport lediglich ein Patient aus dem Saarland nach Weilmünster verlegt; seine Krankengeschichte ist nicht mehr erhalten.
464 MZG 161; die nachstehend angeführten Zitate stammen aus LWVH 17/126.
465 Das Schreiben (LWVH 17/126) ist auf den 7. Juni datiert und trägt einen Eingangsstempel vom 9. Juni.

»Auf Ihre Anfrage vom 7.6.41 teile ich Ihnen mit, daß Ihre Nichte, Frl. Emma Heinen*, am 12.6.41 auf Anordnung des Herrn Reichsverteidigungs-Kommissars aus planwirtschaftlichen Gründen in die Landesheilanstalt Eichberg verlegt wird. Unsere Kr. steht nach wie vor dauernd unter dem Einfluß krankhafter Vorstellungen, sie ist geistig weitgehend abgestumpft, in ihrem Benehmen verschroben und in ihren sprachlichen Äußerungen völlig zerfahren. Sie läßt keinerlei normale Interessen erkennen, muß zu allem geschoben werden. Körperlich geht es ihr zufriedenstellend.«

Als diese Auskunft bei den Verwandten im Saarland eintraf, war Emma Heinen* wahrscheinlich bereits auf dem Weg nach Eichberg, wo ihre Spur sich verliert. Ob die Familie versuchte, sie dort zu besuchen, ist nicht bekannt. Der Brief aus Merxhausen erweckt den Eindruck, als hätte sein Verfasser der Familie durch die Schilderung der mangelnden Kommunikationsfähigkeit der Patientin die Besuchsabsicht ausreden wollen, während er gleichzeitig versuchte, die Angehörigen durch den Hinweis auf die befriedigende körperliche Verfassung der Kranken in Sicherheit zu wiegen. Trotzdem scheint es dem Mediziner nicht ganz wohl gewesen zu sein, als er das Antwortschreiben formulierte. Im Entwurf hatte der Brief noch mit folgenden Worten begonnen: »Zu meinem Bedauern muß ich Ihnen auf Ihre Anfrage vom 7.6.41 mitteilen« ... Diese Passage wurde jedoch von Hand durchgestrichen und durch ein lapidares »Auf Ihre Anfrage vom [...] teile ich Ihnen mit« ... ersetzt. Und da der Verfasser offenbar fürchtete, daß dieser Briefentwurf, der in seiner ursprünglichen Fassung immerhin noch einen gewissen Schimmer von Mitgefühl verriet, in falsche Hände geraten könnte, notierte er am Rand des Schreibens: »Konzept bleibt hier!«

Mit den Verlegungen von Mitte Juni 1941 wurden die letzten ›T4‹-Opfer aus Haina und Merxhausen in die nassauischen ›Zwischenanstalten‹ und von dort weiter nach Hadamar verschleppt. Zwar erhielt die Anstalt Haina Anfang Juli den Auftrag für einen weiteren Transport,[466] aber als dieser schließlich am 29. August durchgeführt wurde, war die ›Aktion T4‹ bereits beendet. Vor allem unter dem Eindruck der Resonanz auf die Predigten des Münsteraner Bischofs Clemens August Graf von Galen hatte Hitler wenige Tage zuvor den Abbruch des Mordprogrammes verfügt.[467]

3.3.6 Handlungsmöglichkeiten von Ärzten und Anstaltspersonal bei den ›Zwischenverlegungen‹ im Rahmen der ›Aktion T4‹

Im Zusammenhang mit den sogenannten ›Zwischenverlegungen‹ ist hier bereits mehrmals auf die relative Autonomie der Anstalten bei der Durchführung der Transporte hingewiesen worden. Daß es einen solchen Handlungsspielraum tatsächlich gab und daß manche Anstaltsleiter ihn in der Praxis auch nutzten, zeigen insbesondere die Beispiele Haina und Merxhausen. Bei einer Überprüfung

466 Schreiben des Kasseler Oberpräsidenten an die Anstalt Haina vom 5. Juli 1941 (LWVH 13/Pat. 168).

467 Siehe unten S. 279.

der Transportlisten der ›T4‹-Zentrale für diese beiden Anstalten fällt auf, daß sie nur einen Teil der zur Ermordung vorgesehenen Patienten in die ›Zwischenanstalten‹ verlegten. So hätte Merxhausen laut Verlegungsliste zwischen April und August 1941 insgesamt 697 Patienten an verschiedene ›Zwischenanstalten‹ abgeben sollen; tatsächlich verlegt wurden aber nur 507 Personen (72,7 Prozent).[468] Noch deutlicher fällt der Unterschied zwischen den von der ›Zentrale‹ geplanten und den tatsächlich durchgeführten Verlegungen in Haina aus: 803 Patienten waren hier zum Abtransport und zur Ermordung vorgesehen; in die ›Zwischenanstalten‹ überführt wurden jedoch lediglich 461 von ihnen (57,4 Prozent).[469] Diese unvollständige Durchführung der Verlegungen ist vor allem darauf zurückzuführen, daß beide Anstalten eine erhebliche Zahl von Patienten vom Abtransport zurückstellten.[470] Begründet wurden diese Zurückstellungen fast immer damit, daß die betroffenen Personen dringend als Arbeitskräfte für die Aufrechterhaltung des Anstaltsbetriebes benötigt würden.

Grundsätzlich war es den Anstalten erlaubt, einzelne Kranke, »die aus einem besonderen Grunde zum Verbleiben [...] reklamiert werden sollen,«[471] aus den Verlegungslisten zu streichen. Allerdings sollten derartige Zurückstellungen nur in begründeten Einzelfällen vorgenommen werden.[472] Neben unentbehrlichen Arbeitskräften konnten auch Schwerkranke von der Verlegung ausgenommen werden.[473] Auch Patienten, die bereits verstorben oder entlassen worden waren, wurden aus den Listen gestrichen. Die Gründe für die Abweichungen von der Verlegungsliste mußten von den Anstalten in jedem einzelnen Fall schriftlich festgehalten und über den Oberpräsidenten an die ›GEKRAT‹ gemeldet werden.[474]

So strich die Anstalt Merxhausen aus der Liste für den ersten Transport am 30. April 1941 eine Patientin, »welche im Nähsaal mit der Anfertigung von Zeltplanen für die Wehrmacht beschäftigt ist und eine äußerst geschickte und sehr fleißige Arbeiterin ist.« Außerdem wurden die Namen von 46 Personen gestrichen, die zum Zeitpunkt der Verlegung bereits verstorben waren. Weitere zwölf Patienten waren entlassen oder in andere Einrichtungen verlegt worden, einer war aus der Anstalt geflohen und zwei nicht transportfähig. Aufgrund dieser verschiedenen Zurück-

468 Die Zahlen ergeben sich aus den Verlegungslisten in LWVH 17/130.

469 Die Zahlen ergeben sich aus den Verlegungslisten in LWVH 13/Pat. 168.

470 Auch in der Anstalt Wunstorf, von wo aus in der ersten Jahreshälfte 1941 im Rahmen von ›Zwischenverlegungen‹ ebenfalls Patienten in nassauische Anstalten überführt wurden, hat es solche Zurückstellungen gegeben. Allerdings war ihre Zahl wesentlich niedriger als in Haina oder Merxhausen (Finzen: Massenmord, S. 138, 150).

471 Protokoll der Besprechung des Kasseler Oberpräsidenten mit den Direktoren von Haina, Merxhausen und Marburg vom 21. April 1941 (LWVH 17/130).

472 »Es besteht allerdings Übereinstimmung darin, daß der Kreis dieser Kranken möglichst eng gezogen werden muß.« (Ebd.).

473 Merkblatt »Betr.: Verlegung von Geisteskranken«, ohne Datum, abgelegt zusammen mit dem Protokoll vom 21. April 1941 (Ebd.).

474 Die entsprechenden Zurückstellungslisten aus Haina (in LWVH 13/Pat. 168) und Merxhausen (in LWVH 17/130) bilden die Grundlage für das vorliegende Kapitel. Alle nachstehenden Angaben und Zitate im Zusammenhang mit Zurückstellungen in Haina und Merxhausen entstammen diesen Listen.

stellungen wurden von den 200 Kranken, die an diesem Tag aus Merxhausen nach Eichberg überführt werden sollten, letztlich nur 138 verlegt. Ähnlich hoch war die Zahl der Streichungen bei den folgenden Transporten am 29./30. Mai sowie am 12./13. Juni. In Merxhausen wurde die Mehrzahl der Streichungen in den Verlegungslisten damit begründet, daß die betreffenden Patienten am Transporttermin bereits verstorben waren. Daß die Anstaltsleitung Kranke als unentbehrliche Arbeitskräfte zurückstellte, kam dagegen eher selten vor. Allerdings stieg die Zahl dieser Fälle im Laufe der Zeit kontinuierlich an: Reklamierte die Anstalt bei der ersten Verlegung lediglich eine einzige Patientin mit dieser Begründung, so waren es beim zweiten Transport bereits 19 und bei der dritten Verlegung sogar 32.[475]

Noch größer war die Zahl der Zurückstellungen in Haina:[476] Von den 201 Kranken, die bei der ersten ›T4‹-Verlegung am 30. April in die Anstalt Kalmenhof bei Idstein gebracht werden sollten, wurden 55 aus der Liste gestrichen, davon 20 mit der Begründung, daß es sich bei ihnen um unentbehrliche Arbeitskräfte handle. Bei der zweiten Verlegung, die am 5. Juni erfolgte und ursprünglich 200 Patienten umfassen sollte, betrug die Zahl der Streichungen 62. In 45 Fällen wurde die Zurückstellung mit der Arbeitskraft der Kranken begründet; fünf Patienten wurden wegen Transportunfähigkeit zurückgestellt.

Das Ausmaß der Zurückstellungen in Haina blieb der ›T4‹-Zentrale nicht verborgen. In einem Brief vom 11. Juni beschwerte sich die ›GEKRAT‹ beim Kasseler Oberpräsidenten:

> »Die von Ihnen in den Verlegungslisten angegeben Gründe sind von der Ärztekommission unter Hinzuziehung der vorhandenen Unterlagen nochmals überprüft worden und die Zurückstellung der unten aufgeführten Kranken abgelehnt worden. [...] Ich werde mir erlauben, die unten aufgeführten Namen erneut auf einer Verlegungsliste zu nennen, und bitte, diese in die vereinbarte Anstalt zu bringen.«[477]

Der Oberpräsident sicherte daraufhin der ›GEKRAT‹ die Überführung der zurückgehaltenen Patienten zu und erteilte dem Hainaer Direktor Dr. Zeiß den Auftrag, »entsprechend zu verfahren.«[478] Diese Mahnung traf in Haina ein, als dort gerade die dritte Verlegung abgeschlossen worden war: Von 291 Patienten, die am 17. Juni abtransportiert werden sollten, hatte die Anstalt fast die Hälfte, nämlich 141, aus der Liste gestrichen. In 102 Fällen lautete der Zurückstellungsgrund »unentbehrliche Arbeitskraft«.[479]

Insgesamt waren in Haina nach den drei ›T4‹-Transporten 197 Kranke zurückgeblieben,[480] obwohl sie eigentlich in eine ›Zwischenanstalt‹ hätten verlegt

[475] In Relation zur Zahl der zu verlegenden Patienten stieg damit der prozentuale Anteil der Zurückstellungen angeblich unentbehrlicher Arbeitskräfte in Merxhausen von 0,5 auf 8,5 und schließlich sogar auf 11,6 Prozent.

[476] Die folgenden Angaben zu Haina stützen sich auf LWVH 13/Pat. 168.

[477] Ebd.

[478] Schreiben des Oberpräsidenten vom 17. Juni 1941 (Ebd.).

[479] Damit wurden beim dritten Transport aus Haina 35 Prozent der zur Verlegung vorgesehenen Patienten als unentbehrliche Arbeitskräfte aus der Liste gestrichen. Bei der zweiten Verlegung waren es 22,5 Prozent gewesen; bei der ersten 9,5 Prozent.

[480] Diese Zahl ergibt sich aus der Summe der zurückbehaltenen Arbeitskräfte und der – angeblich oder tatsächlich – transportunfähigen Personen. Verstorbene und entlassene Patienten (insgesamt 73) wurden nicht mitgerechnet.

werden sollen. Mit anderen Worten: Fast jeder dritte Patient, der ursprünglich auf einer Transportliste stand, war zurückgestellt worden. Diese hohe Zahl von Zurückstellungen war vermutlich der Grund, warum die ›GEKRAT‹ am 1. Juli anordnete, daß in Haina und auch in Marburg zusätzlich noch eine vierte Verlegungswelle durchgeführt werden sollte: Aus Haina sollten nun nochmals 111 Patienten abgeholt werden, aus Marburg 24. Merxhausen dagegen hatte die Erwartungen der ›T4‹-Planer offenbar so weit erfüllt, daß man dort auf Nachforderungen verzichtete.[481] Die Anstaltsleitung von Haina ließ sich durch diese zusätzliche Verlegung jedoch nicht irritieren und erhöhte erneut die Zahl der Zurückstellungen: Von den 111 Patienten, die die ›GEKRAT‹ gefordert hatte, wurden 66 als gute Arbeitskräfte für den Verbleib in Haina reklamiert; sechs weitere wurden als transportunfähig eingestuft. Als die Verlegung am 29. August stattfand, überführte man schließlich gerade einmal 27 Personen – also nur ein Viertel der vorgesehenen Zahl.

Graphik 4: Zurückstellungen von »unentbehrlichen Arbeitskräften« in Haina

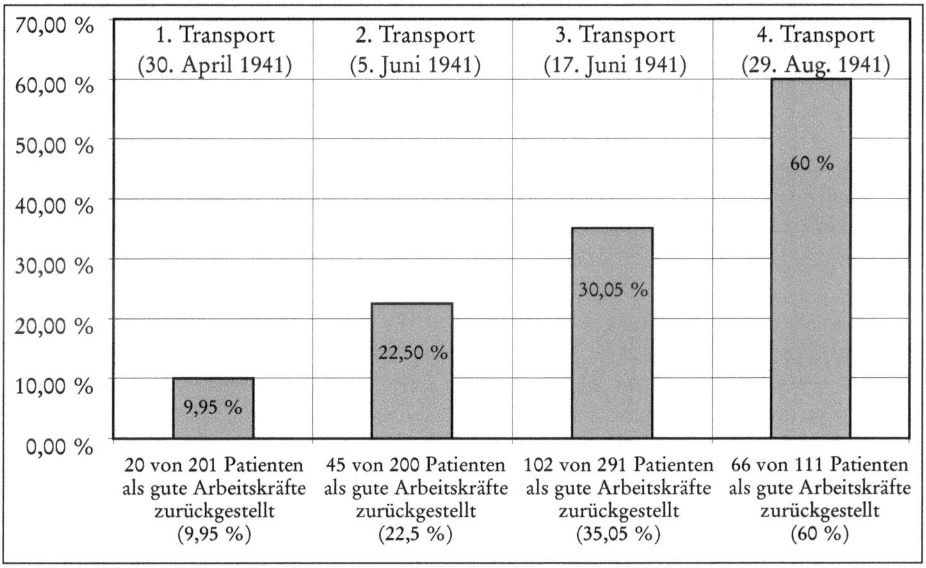

Neben der ungewöhnlich hohen Zahl der Zurückstellungen fällt bei dem Transport vom 29. August auch die verzögerte Durchführung auf: Während sonst zwischen dem Eingang der Verlegungslisten und der Überführung der Patienten im Schnitt etwa 14 Tage vergingen, ließ die Anstalt sich für die Vorbereitung dieses letzten Transportes sieben Wochen lang Zeit. Warum es zu dieser Verspätung kam, ist nicht nachweisbar. Fest steht jedoch, daß von den 27 Menschen,

[481] Schreiben des Kasseler Oberpräsidenten an den Direktor von Haina, 5. Juli 1941 (LWVH 13/Pat. 168). In diesem Schreiben wird die Verlegung von 98 Patienten aus Haina angekündigt; die Verlegungslisten der ›GEKRAT‹ nennen jedoch 111 Personen.

die am 29. August nach Weilmünster gebracht wurden, keiner mehr in der Gaskammer von Hadamar ums Leben kam: Denn als die Patienten Haina verließen, war die ›Aktion T4‹ bereits abgebrochen worden. Von daher ist die Vermutung naheliegend, daß die Anstaltsleitung versucht haben könnte, den Transport bis zum Ende der Massenmorde aufzuschieben. Daß dieses Ende bevorstand, war in Haina spätestens seit Anfang Juli bekannt, denn in dem gleichen Schreiben, in dem der Oberpräsident die letzten Transporte aus Haina und Marburg anordnete, hatte er ausdrücklich erklärt, daß danach »die Verlegungen im wesentlichen abgeschlossen« sein würden.[482] Insofern ist es nicht auszuschließen, daß man in Haina bei der Durchführung dieser letzten Verlegung bewußt auf Zeitgewinn gesetzt hatte – eine Strategie, die den betroffenen Patienten zumindest vorläufig das Leben rettete.

Die Vermutung, daß die Hainaer Anstaltsleitung versucht haben könnte, möglichst viele Kranke vor der Verlegung und Ermordung zu bewahren, wird auch durch verschiedene Auffälligkeiten bei den Zurückstellungsgründen gestützt, die bei näherer Betrachtung oft nicht sehr plausibel wirken. So wurde der 71jährige ehemalige Merziger Patient Udo Knauber* beim ersten Transport am 30. April mit folgender Begründung aus der Verlegungsliste gestrichen: »Ist bei Holzeinschlag und Kulturarbeiten bei den Prov. Forstämtern eingesetzt. – unentbehrliche Arbeitskraft.«[483] Angesichts des Lebensalters von Knauber* sind Zweifel angebracht, ob er als Waldarbeiter tatsächlich so »unentbehrlich« war, wie die Anstalt behauptete. Mit der gleichen Begründung wurde auch der 68jährige Franz Sonntag* aus Differten vor dem Abtransport bewahrt.[484] Selbst einem 77jährigen bescheinigte man in Haina, daß er »trotz seines Alters noch selbständig landwirtschaftliche Arbeiten aller Art [verrichtet]. Nicht zu entbehren.«[485]

Die »Unentbehrlichkeit« anderer Patienten wurde damit begründet, daß sie ausgebildete Handwerker – beispielsweise Sattler, Schuster, Schneider oder Bäcker – waren und ihren Beruf auch in der Anstalt ausübten. Zurückgestellt wurden jedoch auch solche Personen, die lediglich einfache Handlangerdienste verrichteten. Dem 38jährigen Ludwig Schwalb*, der aus dem lothringischen Creutzwald stammte und in der Anstalt Haina das Spülwasser aus der Küche in den Schweinestall transportierte, attestierte man, daß er »als selbständige Arbeitskraft nicht zu entbehren« sei.[486] Auch ihm blieb die Verlegung erspart. Gleiches galt für Helmut Reinhard* aus Püttlingen: Er wurde zurückgestellt, weil er als Putzhilfe in einer Krankenabteilung arbeitete.[487] Der ehemalige preußische Unteroffizier Hermann Schultz* aus Eppelborn, der 1908 nach Merzig gekommen war, weil er wegen seiner Homosexualität unter Angstzuständen litt,[488] überlebte die ›Aktion T4‹, weil die Anstalt Haina glaubhaft machen

[482] Ebd.
[483] Es handelt sich um den Fall MZG 736. Zitat aus LWVH 13/Pat. 168.
[484] Ebd.
[485] Ebd.
[486] Ebd.
[487] Ebd.
[488] MZG 460. Siehe auch oben S. 213.

konnte, daß man beim Kartoffelwaschen in der Küche und bei der Anlieferung von Lebensmitteln nicht auf seine Hilfe verzichten könne.[489]

Die Zurückstellung dieser Patienten, die letztlich doch eher einfache Hilfsdienste verrichteten, ist vor allem deshalb bemerkenswert, weil die ›T4‹-Zentrale bestrebt war, die Hürde zwischen sogenannten »mechanischen« Tätigkeiten und qualifizierter Facharbeit möglichst hoch anzusetzen, um die Zahl der Zurückstellungen niedrig zu halten. Im Sommer 1940 hatte Ministerialrat Dr. Herbert Linden vom Reichsinnenministerium in einem Schreiben an den Oberpräsidenten von Hannover betont, daß beim Ausfüllen der Meldebögen »eher zu viel als zu wenig Kranke zu melden« seien und daß auch »Kartoffelschälen und Gemüseputzen, Anfertigen von einfachen Kartonagen, Tüten und Matten« als einfache, »mechanische Tätigkeiten« anzusehen seien, die keine Zurückstellung rechtfertigten.[490] Gemessen an dieser strengen Vorgabe aus Berlin legte die Anstalt Haina bei der Zurückstellung angeblich unentbehrlicher Arbeitskräfte einen relativ weit gefaßten Maßstab an.

Zum Teil läßt sich diese Vorgehensweise sicherlich durch den kriegsbedingten Arbeitskräftemangel erklären, von dem die Anstalten als nicht unmittelbar kriegswichtige Betriebe besonders hart betroffen waren. In einer Situation, in der Pfleger und technisches Personal zur Wehrmacht einberufen wurden, gewann die Arbeitskraft der Patienten zusätzlich an Bedeutung. Möglicherweise trug dies dazu bei, daß einige Anstalten bei der Zurückstellung von Kranken pragmatisch vorgingen und sich über die Anweisungen aus Berlin hinwegsetzten. Auch in der Industrie gibt es Beispiele dafür, daß ideologisch motivierte Vorgaben – etwa beim Umgang mit sogenannten ›Fremdarbeitern‹ – von einzelnen Firmen oder Vorgesetzten in der Praxis unterlaufen wurden, weil diese weniger an der Demütigung oder Vernichtung dieser Menschen interessiert waren als an der Ausbeutung ihrer Arbeitskraft.[491] Für die Annahme, daß zwischen der Zurückstellung von Patienten und dem Arbeitskräftemangel ein gewisser Zusammenhang bestehen könnte, spricht auch der Umstand, daß in Haina die Zahl der Zurückstellungen wesentlich höher war als in Merxhausen. In Merxhausen waren fast nur weibliche Patienten untergebracht, während in Haina vorwiegend Männer lebten. Da der Krieg vor allem zu einem Mangel an männlichen Arbeitskräften führte, könnte dies eine denkbare Erklärung dafür sein, warum in Haina mehr Patienten als unentbehrliche Arbeiter aus den Verlegungslisten gestrichen wurden als in Merxhausen.

Dennoch kann der Arbeitskräftemangel nicht der einzige Grund für die zahlreichen Zurückstellungen in Haina gewesen sein. So deuten das hohe Lebensalter einiger Patienten und auch die verzögerte Abwicklung des letzten Transportes darauf hin, daß die Anstalt nicht nur institutionelle Eigeninteressen verfolgte, sondern offenbar bestrebt war, Patienten vor der Ermordung zu bewahren. Auch manche der Zurückstellungsgründe, die für einzelne Patienten ange-

---

489 LWVH 13/Pat. 168.

490 Anklageschrift Heyde (HStA, Abt. 631a, Nr. 79, S. 221f.)

491 Vgl. z.B. die Situation bei Volkswagen (Hans Mommsen, Manfred Grieger: Das Volkswagenwerk und seine Arbeiter im Dritten Reich. Düsseldorf 1996, S. 42-46, 723, 864, 872f.)

führt wurden, wirken eher konstruiert. So begründete die Hainaer Anstaltsleitung die Streichung eines 68jährigen aus der Verlegungsliste wie folgt:

> »Verfügt über ein umfassendes Wissen, besitzt besondere philosophische Kenntnisse, ist befähigt zu selbständiger wissenschaftlicher Arbeit, unterhält freundschaftliche Beziehungen zu früheren Bekannten, ist dabei der gebende Teil. Ist Sonderling und wegen seines menschenscheuen Wesens und seiner krankhaften Bescheidenheit wirtschaftlich gescheitert, wird hier soweit als möglich mit der Hausarbeit beschäftigt.«[492]

Auch dieser Mann konnte vor dem Zugriff der ›Aktion T4‹ bewahrt werden. Ebenfalls zurückgestellt wurden in Haina zwei Patienten, die im Ersten Weltkrieg als Soldaten gedient hatten.[493] Diese Beispiele deuten darauf hin, daß es den beteiligten Ärzten und Pflegekräften nicht nur um die Sicherung des Arbeitskräftebedarfs der Anstalt ging, sondern auch um die Rettung von Menschen.[494]

Großzügig legte man in Haina auch das Kriterium der Transportfähigkeit aus. Schon bei der ersten Verlegung am 30. April wurde der Saarländer Jakob Kneipp* als »Typhusbazillenträger« aus der Transportliste gestrichen. Am 11. Juni erklärte die ›GEKRAT‹ seine Zurückstellung für unbegründet: »Sowohl die Kranken mit einem Lungenleiden als auch die Typhusbazillenträger sind nach Ansicht der Ärzte durchaus verlegungsfähig.«[495] Daraufhin wurde Jakob Kneipp* von der ›T4‹-Zentrale wiederum auf eine Verlegungsliste gesetzt. Doch die Anstalt Haina strich seinen Namen erneut. Dieses Mal waren es technische Gründe, die man als Verlegungshindernis anführte: »Für die Verlegung nach der Anstalt Eichberg vorgesehen, Überführung wegen bestehender Transportschwierigkeiten (das Krankenauto des Kreises Frankenberg ist nicht fahrbereit) noch nicht möglich.«[496]

In Haina und auch in Merxhausen wurden immer wieder Patienten mit der Begründung aus der Liste gestrichen, daß sie bereits entlassen worden seien. Dies ist insofern bemerkenswert, als der Kasseler Oberpräsident kurz vor Beginn der Verlegungsaktion angeordnet hatte, daß Entlassungen nur noch mit seiner vorherigen Genehmigung durchgeführt werden durften.[497] Zwar läßt sich im Einzelfall nicht mehr nachweisen, ob die Entlassungen vor oder nach dieser Verfügung erfolgt sind. Allerdings gibt es jedoch einen Hinweis darauf, daß einzelne Anstaltsmitarbeiter sich offenbar bemühten, diese Beschränkung zu umgehen: Am 4. Juni 1941 bestimmte der Oberpräsident, daß Entlassungsanträge

---

492 LWVH 13/Pat. 168.

493 Ebd.

494 Ähnliches läßt sich auch im Zusammenhang mit dem Holocaust beobachten: Wie u.a. Thomas Sandkühler festgestellt hat, wurden auch Juden vor der Ermordung bewahrt, weil ihre Arbeitgeber sie als unentbehrliche Arbeitskräfte reklamierten. (Ders.: ›Endlösung‹ in Galizien, S. 338-341, 355f., 373, 421). Erwähnung verdienen in diesem Zusammenhang auch die bekannten Rettungsinitiativen von Oskar Schindler.

495 LWVH 13/Pat. 168.

496 Ebd.

497 Schreiben des Oberpräsidenten an die Anstalten Haina, Merxhausen und Marburg vom 29. April 1941 (LWVH 17/130).

in Zukunft nur noch von den Anstaltsleitern persönlich oder von ihren Vertretern gestellt werden durften.[498] Diese Verschärfung der ohnehin schon strengen Entlassungsbeschränkungen könnte darauf hindeuten, daß Ärzte oder Pflegekräfte zuvor versucht hatten, hinter dem Rücken der Anstaltsleiter Patienten nach Hause zu schicken.

Wie bereits erwähnt, schöpften die Anstalten Merxhausen und Haina die gegebenen Zurückstellungsmöglichkeiten in sehr unterschiedlichem Umfang aus: Während Merxhausen von 697 angeordneten Verlegungen 507 durchführte, waren es in Haina lediglich 461 von 803. Wenn man zudem berücksichtigt, daß in Merxhausen mehr als die Hälfte der Streichungen auf Todesfälle zurückzuführen ist, während dies in Haina nur bei knapp 17 Prozent der Fall war, werden die Unterschiede im Zurückstellungsverhalten der beiden Anstalten noch deutlicher. Diese Diskrepanz ist zum Teil darauf zurückzuführen, daß in Haina vor allem männliche Patienten untergebracht waren, die während des Krieges als Arbeitskräfte eher unabkömmlich waren als ihre Schicksalsgenossinnen in Merxhausen. Daneben dürften sicherlich auch die Persönlichkeit der beiden Direktoren, ihre Einstellung zum Nationalsozialismus und zur Rassenhygiene sowie ihr ärztliches Selbstverständnis und ihre menschlich-ethische Grundhaltung zu den Unterschieden im Zurückstellungsverhalten der beiden Anstalten beigetragen haben. Für eine nähere Betrachtung dieser Frage fehlen jedoch die biographischen Informationen über beide Personen. Gleiches gilt für Ärzte und Pflegepersonal. Von dem Merxhausener Direktor Dr. Malcus ist bekannt, daß er während des Krieges als Oberstabsarzt innerhalb der Anstalt auch ein Reservelazarett leitete.[499] Ob er aufgrund dieser Funktion dem Regime gegenüber willfähriger eingestellt war als sein Hainaer Kollege Dr. Zeiß, läßt sich jedoch nicht mit der nötigen Sicherheit sagen.

Bemerkenswert ist, daß die zahlreichen Zurückstellungen, die der Hainaer Anstaltsdirektor Dr. Zeiß vornahm, keine nachweisbaren negativen Folgen für ihn selbst hatten. Obwohl er wesentlich mehr Patienten aus den Verlegungslisten streichen ließ als Dr. Malcus in Merxhausen und obwohl er beim letzten Transport lediglich ein Viertel der von der ›GEKRAT‹ geforderten Kranken auslieferte, blieb er bis zum Kriegsende im Amt. Von den Patienten, die er in seiner Anstalt zurückbehielt, wurde keiner gewaltsam abgeholt. Dieses Beispiel zeigt, daß den Anstalten, die an den ›Zwischenverlegungen‹ beteiligt waren, offenbar auch dann kein Nachteil entstand, wenn sie den Entscheidungsspielraum, der ihnen seitens der ›T4‹-Zentrale zugestanden wurde, über das vorgegebene Maß hinaus zugunsten ihrer Patienten nutzten.

In diesem Zusammenhang darf allerdings auch nicht übersehen werden, daß nicht alle Anstalten im gleichen Maß Einfluß auf die Verlegungen nehmen konnten wie Haina, Merxhausen oder Marburg. Da diese Anstalten im Rahmen der ›Zwischenverlegungen‹ selbst für die Abwicklung der Transporte verantwortlich waren, war die Chance, Änderungen in den Listen vorzunehmen oder Termine zu verzögern, hier wesentlich größer als etwa in Eichberg, Scheuern oder Weil-

498 Ebd.

499 Erckenbrecht: Merxhausen, S. 124, 187.

münster, wo die Planung und Durchführung der Verlegungen in den Händen der ›GEKRAT‹ selbst lag. Zwar konnten auch diese Anstalten einzelne Patienten als unentbehrliche Arbeitskräfte zurückstellen. Wenn sie das aber taten, mußten sie anstelle dieser Personen die gleiche Zahl anderer Kranker an die ›GEKRAT‹ ausliefern, die zu diesem Zweck über eine »Nachrückerliste« mit den Namen von zusätzlichen Verlegungskandidaten verfügte.[500] Als wirksames Mittel zur Rettung von Patienten erwies sich die Zurückstellung als gute Arbeitskräfte somit nur in jenen Einrichtungen, die ihre Insassen zunächst an ›Zwischenanstalten‹ abgeben mußten. Den übrigen Anstalten stand dieser Weg nicht offen.

3.3.7 Die Lebensbedingungen während der ›Zwischenverlegungen‹

Die ›Zwischenverlegungen‹ erfolgten unter oft erbärmlichen Umständen. Ein Briefwechsel zwischen den Anstalten Haina und Kalmenhof[501] zeichnet ein drastisches Bild der Transportbedingungen, denen die Patienten unterworfen waren: Im Zuge der ersten Verlegungswelle waren am 30. April 1941 146 Kranke aus Haina mit einem anstaltseigenen Lastwagen zur nächsten Bahnstation[502] und von dort mit dem Zug nach Idstein gebracht worden, wo die Patienten, wie es in einem Bericht der Anstalt Haina wörtlich heißt, »durch das Begleitpersonal ausgeladen« wurden.[503] Drei der Pfleger aus Haina, die die Kranken begleiteten, blieben anschließend noch für einige Tage »zur Unterstützung des Personals der Heilerziehungsanstalt Kalmenhof in Idstein.«[504] Dieser Umstand läßt darauf schließen, daß der Kalmenhof offenbar noch nicht einmal über genügend Pflegekräfte verfügte, um die ›Durchgangspatienten‹ zu versorgen. Geleitet wurde der Transport von Friedrich Feuser, einem Oberpfleger aus Merzig, der im Zuge der Räumung dieser Anstalt nach Haina gekommen war.

Ob die Patienten bei der Abreise in die ›Zwischenanstalten‹ wußten, daß sie nur noch wenige Tage oder Wochen zu leben hatten, läßt sich schwer feststellen. Dennoch dürften viele von ihnen geahnt haben, daß dieser Transport alles andere als eine normale Verlegung war: Vor der Abreise war jedem von ihnen ein Stück Heftpflaster auf den Rücken geklebt worden, auf dem der Name des jeweiligen Kranken stand. Häufig löste sich diese Markierung jedoch während der Reise, so daß die Aufnahmeanstalt die Identität der Betroffenen nicht mehr feststellen konnte. Deswegen ging man bei späteren Transporten dazu über, den Kranken ihren Namen und Vornamen mit einem Tintenstift direkt auf den Rücken zu schreiben.[505] Darüber hinaus war es in einigen Anstalten anschei-

---

500 Schmuhl: Rassenhygiene, Nationalsozialismus, Euthanasie, S. 204.

501 Beschwerde der Anstalt Kalmenhof vom 2. Mai 1941; Stellungnahme der Anstalt Haina vom 13. Mai 1941; beides in LWVH 13/Pat. 168. Die nachstehende Schilderung stützt sich – soweit nicht anders vermerkt – auf diese Quelle.

502 Klüppel: ›Euthanasie‹ und Lebensvernichtung 1933-1945, S. 341.

503 Stellungnahme der Anstalt Haina vom 13. Mai 1941 (LWVH 13/Pat. 168).

504 Ebd.

505 Transporthinweise der ›Zwischenanstalt‹ Herborn an den Direktor von Merxhausen vom 26. Mai 1941 (LWVH 17/128).

nend auch üblich, die besseren Kleidungsstücke der zur Tötung vorgesehenen Patienten zurückzubehalten und sie stattdessen vor der Abreise mit weniger guter Wäsche einzukleiden, die man aus dem Besitz von anderen Kranken zusammengestückelt hatte.[506]

In den ›Zwischenanstalten‹ blieben die Patienten dann für einige Tage oder Wochen, bis sie von der ›GEKRAT‹ mit dem Bus abgeholt und zur Ermordung nach Hadamar gebracht wurden. So wurden die drei Saarländer Johann Cappel*,[507] Kurt Stiller*[508] und Walter Isenhut*,[509] die am 1. September 1939 aus Merzig nach Scheuern und am 14. Oktober 1939 von dort nach Haina verlegt worden waren, mit dem Transport vom 30. April 1941 aus Haina in die ›Zwischenanstalt‹ Kalmenhof überführt. Am 26. Mai 1941 wurden sie und 14 weitere Patienten aus dem Saarland zum letzten Mal in der Verpflegungskostenabrechnung des Kalmenhofs genannt.[510] Schon einige Tage vorher endeten die Eintragungen für Sebastian Ziel* aus Neunkirchen, Hugo Jakobs* aus Ensdorf und Michel Neu* aus Saarbrücken, die ebenfalls am 30. April aus Haina nach Idstein verlegt worden waren.[511] Die beiden ehemaligen Merziger Patienten Horst Matheis*[512] und Martin Nagel*[513] blieben bis zum 7. Juni in Idstein. Dann wurden auch sie aus der Kostenrechnung gestrichen[514] und nach Hadamar gebracht.

Ähnlich erging es den weiblichen Kranken, die am 30. April aus Merxhausen in die ›Zwischenanstalt‹ Eichberg verlegt worden waren. Die meisten von ihnen wurden am 28. Mai zum letzten Mal in der Kostenabrechnung der Anstalt Eichberg aufgeführt.[515] An diesem Tag wurden 116 Patienten aus Eichberg in Hadamar ermordet.[516] Zu den Saarländerinnen, die aus Merxhausen nach Eichberg und von dort nach Hadamar verschleppt wurden, gehörte die 74jährige Irma Zeller* aus Altenkessel.[517] Seit 1926 hatte die unverheiratete Frau in der Anstalt Merzig gelebt. Bis zur Räumung dieser Klinik waren die Bindungen der Patientin zu ihrer Familie offenbar recht gut gewesen: Alljährlich konnte die Kranke Merzig für einige Wochen verlassen, um ihre Angehörigen zu besuchen. Anläßlich der Saarabstimmung vom 13. Januar 1935[518] hatte man ihr sogar einen besonders langen Urlaub gewährt. Doch der Kontakt zur Familie wurde mit Kriegsbeginn nachhaltig gestört: Am 1. September 1939 war die Patientin aus

---

506 Die ›Zwischenanstalt‹ Herborn beschwerte sich in Merxhausen darüber, »daß Kranke Kleider und Wäsche anhatten, die mit ganz verschiedenen Namen gekennzeichnet waren.« (Ebd.).

507 EVZ-LXX/4, Akte 8.

508 EVZ-LXX/4, Akte 7.

509 EVZ-LXX/2, Akte 17.

510 Kostenrechnung Kalmenhof (LWVH 13/Pat. 168).

511 Ebd.

512 EVZ-LXX/1, Akte 2.

513 EVZ-LXI/1, Akte 22.

514 Ebd.

515 Kostenrechnung für verlegte Patienten (LWVH 17/254, Bd. 1, S. 84-87).

516 Roer, Henkel (Hg.): Psychiatrie im Faschismus, S. 367.

517 Die nachstehenden Schilderungen und Zitate stützen sich auf MZG 562.

518 Aus dem Urlaubsantrag des Neffen der Patientin vom 18. Januar 1935: »Sehr geehrter Herr Doktor! Da die Tage der Aufregung vorbei und der Sieg unser ist, möchte ich Sie bitten, meiner Tante, Irma Zeller*, einen 6- bis 8wöchentlichen [sic] Urlaub ab 1.2. 1935 zu gestatten.« – Dem Gesuch wurde stattgegeben. (Ebd.).

Merzig nach Scheuern evakuiert worden. Sechs Wochen später verlegte man sie ins nordhessische Merxhausen. Am 30. April 1941 wurde sie nach Eichberg gebracht und am 28. Mai von dort nach Hadamar. Selbst gutwillige Familienangehörige konnten diese verworrenen Wege – zumal unter den Bedingungen von Krieg und Geheimhaltung – kaum nachvollziehen.

In den ›Zwischenanstalten‹ erfuhren die ›Durchgangspatienten‹, keinerlei medizinische oder therapeutische Betreuung. »Es bestand Klarheit, daß alle diese Patienten Todeskandidaten waren,« erklärte der Eichberger Direktor Friedrich Mennecke bei seiner Vernehmung während des Nürnberger Ärzteprozesses.[519] Die Lebensbedingungen in den ›Zwischenanstalten‹ waren erbärmlich: Die von auswärts zuverlegten Kranken wurden getrennt von den noch verbliebenen Stammpatienten untergebracht.[520] Den Pflegekräften und Ärzten, deren Zahl ohnehin sehr gering war,[521] war es verboten, sie zu behandeln; sie blieben weitgehend sich selbst überlassen.[522] In der ›Zwischenanstalt‹ Eichberg, wo im Sommer 1941 zeitweise bis zu 1.800 Menschen in drangvoller Enge untergebracht waren, lagen die Kranken in Fluren und Sälen auf Strohsäcken,[523] ehe sie zur Ermordung nach Hadamar verschleppt wurden. In Weilmünster, das ebenfalls als ›Zwischenanstalt‹ diente, wurden die ›Durchgangspatienten‹ – wie sich eine Pflegerin nach dem Krieg bei einer staatsanwaltschaftlichen Vernehmung ausdrückte – »zusätzlich unter Ausnutzung des Fußbodens untergebracht.«[524] Selbst die Anstaltskirche wurde in Weilmünster als Massenquartier für Kranke genutzt.[525]

Angesichts der elenden Lebensbedingungen, unter denen die Patienten in den ›Zwischenanstalten‹ dahinvegetieren mußten, erweist sich die Bezeichnung ›Beobachtungsanstalt‹, mit der Viktor Brack und Karl Brandt bei ihrer Vernehmung im Nürnberger Ärzteprozeß suggerieren wollten, daß die Kranken in diesen Einrichtungen noch ein letztes Mal untersucht und begutachtet worden seien,[526] als eine reine Schutzbehauptung. Für die ›Durchgangspatienten‹ hatten die ›Zwischenanstalten‹ keinerlei medizinische Funktion, sondern sie waren Wartesäle des Todes. – Und das spürten viele der Betroffenen auch: »Sehr viele Patienten sind sich ihrer Lage durchaus bewußt«, heißt es in einem zeitgenössischen Bericht des katholischen Anstaltsgeistlichen von Eichberg an das Bischöfliche Ordinariat Limburg.[527]

Es fällt schwer, sich vorzustellen, in welchem Zustand die Kranken waren, als sie schließlich nach den Strapazen des Transportes und nach der menschenun-

---

519 Hier zit. nach Anklageschrift Heyde (HStA, Abt. 631a, Nr. 79, S. 573f.).

520 Winter: Hadamar als T4-Anstalt, S. 95. – Dickel: Alltag in einer Landesheilanstalt, S. 109.

521 Schreiben des Kasseler Oberpräsidenten an die Direktoren von Haina, Merxhausen und Marburg vom 20.6.1941 (LWVH 17/130).

522 Winter: Hadamar als T4-Anstalt, S. 95f. – Platen-Hallermund: Tötung Geisteskranker, S. 87.

523 »Eichberg-Chronik.« In: Übersicht Patientenverlegungen im Rahmen der ›T4‹ im LWV-Archiv Kassel. – Dickel: Alltag in einer Landesheilanstalt, S. 106.

524 Vernehmung der damaligen stellvertretenden Oberschwester von Weilmünster am 31. Mai 1961 (HStA, Abt. 631a, Nr. 310b).

525 Ebd.

526 Nürnberger Protokoll, S. 7675f., hier zit. nach Anklageschrift Heyde (HStA, Abt. 631a, Nr. 79, S. 573). Siehe auch Platen-Hallermund: Tötung Geisteskranker, S. 87.

527 Zit. nach Dickel: Alltag in einer Landesheilanstalt, S. 109.

würdigen Unterbringung in den ›Zwischenanstalten‹ zur Ermordung nach Hadamar gebracht wurden. Die Psychologin Alice Platen-Hallermund, die als Beobachterin am Nürnberger Ärzteprozeß teilnahm und 1948 eine der ersten Studien über die nationalsozialistischen ›Euthanasie‹-Verbrechen verfaßte, äußerte die Vermutung, daß es eine indirekte Wechselwirkung zwischen der oft erbärmlichen Verfassung der Opfer und der Tötungsbereitschaft des Peronals in den ›T4-Anstalten‹ gegeben habe:

> »Der Zustand der Patienten war bei ihrer Ankunft in der Tötungsanstalt denkbar schlecht. Sie waren meist völlig desorientiert [...]; Angst und schlechte Behandlung verwirrten sie derart, daß vorher Geordnete den Eindruck von Verblödeten machten. Niemand machte sich in der Tötungsanstalt Gedanken, diese kaum mehr menschlichen Wesen zu vergasen.«[528]

3.3.8 Die Predigten des Münsteraner Bischofs Clemens August Graf von Galen und das Ende der ›Aktion T4‹

In der Zeit um den 20. August 1941 – das genaue Datum ist nicht bekannt – gab Hitler den mündlichen Befehl zur Einstellung der ›Aktion T4‹.[529] Wenige Tage zuvor hatte der Münsteraner Bischof Clemens August Graf von Galen in seiner berühmten Predigt vom 3. August öffentlich über die sogenannte ›Euthanasie‹ berichtet und dabei die Morde scharf verurteilt.[530] Galen betonte, daß die ›Euthanasie‹ nicht nur aus religiösen und moralischen Gründen zutiefst verwerflich sei, sondern auch einen schweren Verstoß gegen geltendes staatliches Recht darstelle. Besondere Brisanz erhielten die Worte des Bischofs dadurch, daß er deutlich machte, daß die Krankenmorde sich nicht gegen eine isolierte Bevölke-

---

528 Platen-Hallermund: Tötung Geisteskranker, S. 67.

529 Schmuhl: Rassenhygiene, Nationalsozialismus, Euthanasie, S. 210. Die Anordnung dürfte spätestens am 24. August 1941 erfolgt sein, da einer Aktennotiz aus der Anstalt Bernburg zu entnehmen ist, daß die Tätigkeit der ›Aktion T4‹ an diesem Tag eingestellt wurde (Ebd.). Laut Nowak erteilte Hitler den Befehl am 24. August (Nowak: Widerstand, Zustimmung, Hinnahme. Das Verhalten der Bevölkerung zur ›Euthanasie‹. In: Frei (Hg.): Medizin und Gesundheitspolitik, S. 235-251, hier S. 246). Vgl. auch Aly: Medizin gegen Unbrauchbare, S. 29. Drechsel datierte Hitlers Anweisung auf den 27. August (Ders.: Beurteilt – vermessen – ermordet. Die Praxis der Euthanasie bis zum Ende des deutschen Faschismus. Duisburg 1993, S. 38).

530 Abdruck der Predigt vom 3. August 1941 in: Clemens August von Galen: Akten, Briefe und Predigten 1933-1946. Bearb. Von Peter Löffler. 2 Bde. (Veröffentlichungen des Instituts für Zeitgeschichte. In Verbindung mit Hans Günter Hockerts, Rudolf Morsey, Norbert Trippen hg. von Ulrich von Hehl. Reihe A: Quellen, Bd. 42). (2., erweiterte Aufl.). Paderborn 1996, Bd. 2, S. 874-883. Der Anlaß für die Predigt vom 3. August 1941 war die Abholung von Kranken aus der Anstalt Marienthal bei Münster. Der Bischof hatte zunächst vergeblich versucht, die Verschleppung dieser Patienten durch Erstattung von Anzeigen bei der Staatsanwaltschaft, dem Landgericht und dem Polizeipräsidenten sowie durch eine Intervention beim Landeshauptmann zu verhindern (Schreiben an den Landeshauptmann vom 26. Juli: Ebd., S. 867f.; Schreiben an den Polizeipräsidenten vom 28. Juli: Ebd., S. 869). Schon einige Wochen vorher hatte er die Verlesung eines Hirtenbriefes der Fuldaer Bischofskonferenz über die Unveräußerlichkeit des menschlichen Lebens zum Anlaß genommen, um darauf hinzuweisen, daß die »zahlreichen Todesfälle von Geisteskranken nicht von selbst eintreten, sondern absichtlich herbeigeführt werden.« (Zit. nach ebd., S. 867. Siehe auch Nowak: ›Euthanasie‹ und Sterilisierung, S. 160f.).

rungsgruppe richteten, sondern daß jeder Mensch in Deutschland im Laufe seines Lebens in eine Situation kommen konnte, in der er Gefahr lief, Opfer dieses staatlichen Nützlichkeitsdenkens zu werden:

»Wenn man den Grundsatz aufstellt und anwendet, daß man den unproduktiven Menschen töten darf, dann wehe uns allen, wenn wir alt und altersschwach werden! Wenn man die unproduktiven Menschen töten darf, dann wehe den Invaliden, die im Produktionsprozeß ihre Kraft, ihre Knochen geopfert und eingebüßt haben! Wenn man die unproduktiven Mitmenschen gewaltsam beseitigen darf, dann wehe unseren armen, braven Soldaten, die als Schwerkriegsverletzte, als Krüppel, als Invaliden in die Heimat zurückkehren. Wenn einmal zugegeben wird, daß Mitmenschen das Recht haben, ›unproduktive Mitmenschen‹ zu töten – und wenn es jetzt auch nur zunächst arme, wehrlose Geisteskranke trifft –, dann ist grundsätzlich der Mord an allen unproduktiven Menschen, also an den unheilbar Kranken, den arbeitsunfähigen Krüppeln, den Invaliden der Arbeit und des Krieges, dann ist der Mord an uns allen, wenn wir alt und altersschwach und damit unproduktiv werden, freigegeben. [...] Dann ist keiner von uns noch seines Lebens sicher.«[531]

In dieser Predigt, deren Text in den folgenden Wochen rasche Verbreitung im In- und Ausland fand,[532] sprach der Bischof offen aus, was weite Teile der Bevölkerung über die Krankentötungen wußten oder doch zumindest ahnten. Denn anders, als die Betreiber der ›Aktion T4‹ erwartet hatten, waren die Morde keineswegs geheim geblieben: Bereits kurz nach dem Beginn der Verbrechen kursierten in der Umgebung der einzelnen Tötungsanstalten und in den Heimatorten der Opfer Gerüchte, die bei vielen Menschen Angst und Mißtrauen auslösten. So hatte etwa der Landgerichtspräsident von Wiesbaden schon vier Wochen nach den ersten Morden in Hadamar über eine »große Beunruhigung in der Bevölkerung« berichtet:

»Es wird behauptet, daß man in den öffentlichen Irrenanstalten auf höhere Weisung seit einiger Zeit dazu übergegangen sei, unheilbar Geisteskranke zu beseitigen. Die Kranken würden ohne Benachrichtigung der Angehörigen in bestimmte Anstalten, genannt wird besonders die Landes-Heil- und Pflegeanstalt Hadamar, überführt und dort angeblich durch Vergasung getötet.«[533]

Wie sehr die Menschen durch die Ereignisse in der Psychiatrie beunruhigt waren, geht auch aus einem Lagebericht des Präsidenten des Frankfurter Oberlandesgerichtes vom 16. Mai 1941 hervor:

»In den Orten, in denen sich Heil- und Pflegeanstalten befinden und in benachbarten Orten, teilweise aber schon in größerem Umkreis, z.B. im ganzen Rheingau, wird fortgesetzt über die Frage der Vernichtung lebensunwerten Lebens gespro-

531 Galen: Akten, Briefe und Predigten, Bd. 2, S. 878.

532 An den folgenden Sonntagen wurde die Predigt auch in anderen Kirchen verlesen; ihr Text kursierte in mündlichen Nacherzählungen und selbstgefertigten Abschriften. Schon nach wenigen Wochen zitierten auch ausländische Rundfunksender den Münsteraner Bischof. Die Royal Airforce warf im Spätherbst 1941 Flugblätter ab, in denen auf ihn und seine Ansprachen Bezug genommen wurde. (Nowak: ›Euthanasie‹ und Sterilisierung, S. 163, 169f.).

533 Bericht des Wiesbadener Landgerichtspräsidenten vom 15. Februar 1941 (Zit. nach Schmidt-von Blittersdorf, Debus, Kalkowsky: Geschichte der Anstalt Hadamar, S. 118f.). Weitere Beispiele für das Scheitern der Geheimhaltung bei Klee: ›Euthanasie‹, S. 248-255.

chen. Die Fahrzeuge, mit denen die Kranken aus ihren Unterbringungsanstalten zu Zwischenanstalten und von da zu Liquidationsanstalten gebracht werden, sind der Bevölkerung bekannt. Wie man mir sagt, rufen die Kinder, wenn solche Transportwagen kommen: Da werden wieder welche vergast. In Limburg sollen auf der Fahrt von Weilmünster nach Hadamar täglich 1 bis 3 große Omnibusse mit verhängten Fenstern durchkommen, die Insassen in die Liquidationsanstalt Hadamar abliefern. [...] Den dicken Rauch der Verbrennungshalle sähe man täglich in Hadamar. [...] Abgesehen von dem äußeren Hergang, der die Fantasie der Bevölkerung beschäftigt, beunruhigt sich die Bevölkerung vor allem auch über die Frage, ob nicht auch alte Leute, die im Leben Tüchtiges geleistet hätten und jetzt im Alter etwas schwachsinnig geworden seien, mit liquidiert würden.«[534]

Diesen Sorgen und Ängsten, die die Gerüchte über die ›Euthanasie‹ in der Bevölkerung ausgelöst hatten, verlieh der Bischof von Münster mit seiner Predigt vom 3. August von der Kanzel herab ein öffentliches Gewicht, über das die nationalsozialistischen Machthaber nicht hinwegsehen konnten.[535] Als Autorität des öffentlichen Lebens sprach von Galen offen aus, was viele Menschen zwar vermuteten oder im Stillen dachten, aber aus Angst vor Verfolgung nicht laut zu sagen wagten.[536] Auf diese Weise wurde er – wie Dirk Blasius es formuliert hat – zum »Ausdruck und Verstärker einer breitgefächerten gesellschaftlichen Unruhe.«[537]

Diese Unruhe wurde nach dem 3. August von den Machthabern mit wachsender Besorgnis registriert: Westfälische Parteidienststellen berichteten schon wenige Tage später, daß die offenen Worte des Bischofs von Münster sich »moralisch verheerend« auf das Ansehen der NSDAP auswirkten.[538] In einem Situationsbericht des Propagandaministeriums wurde die Predigt als der »wohl bisher stärkste Angriff gegen die deutsche Staatsführung [...] seit Jahrzehnten«[539] bewertet. An der Spitze des NS-Regimes herrschte Unsicherheit darüber, wie man auf die schweren Vorwürfe des Kirchenmannes reagieren sollte: Während Martin Bormann und Walter Tiessler, der Leiter des Reichsringes für nationalsozialistische Propaganda und Volksaufklärung, seine Hinrichtung forderten, warnte Goebbels vor einem offenen Bruch mit der Kirche während des Krie-

534 HStA, Abt. 631a, Nr. 211 (48). Eine ähnliche Schilderung der Reaktionen in der Bevölkerung auf die Vorgänge in der Anstalt Grafeneck hatte der Stuttgarter Oberlandesgerichtspräsident dem Reichsjustizminister bereits im Oktober 1940 vorgelegt (HStA, Abt. 631a. Nr. 273).

535 Blasius: »Einfache Seelenstörung«, S. 177. Ähnlich beurteilte auch Ernst Klee die Wirkung der Predigt des Bischofs von Münster (Ders. (Hg.): Dokumente, S. 193).

536 Daß die verunsicherte Öffentlichkeit schon lange auf eine entschiedene Stellungnahme der Kirchen gewartet hatte, geht bereits aus einem Protestschreiben hervor, das Kardinal Faulhaber, der Erzbischof von München und Freising, im November 1940 an den damaligen Reichsjustizminister Gürtner gerichtet hatte. Faulhaber berichtete in diesem Brief zunächst über die Gerüchte, die über die Massenmorde im Umlauf waren, und wies dann auf die Erwartungen der Menschen gegenüber den Kirchen hin: »Aus den Kreisen des Volkes wird [...] laut und immer lauter nach einem Wort der deutschen Bischöfe zu dieser Tatsache, amtliche Beseitigung von kranken Volksgenossen, gerufen.« (HStA, Abt. 631a, Nr. 211 (48)).

537 Dirk Blasius: Umgang mit Unheilbaren, S. 103. – Ders.: »Einfache Seelenstörung«, S. 177. Ähnlich bewerteten auch Meyer und Sueße die Bedeutung der Predigten (Dies.: Abtransport, S. 215).

538 Zit. nach Nowak: ›Euthanasie‹ und Sterilisierung, S. 163.

539 Zit. nach ebd., S. 166f.

ges.[540] Diese Ansicht teilte auch Hitler.[541] So blieb der Bischof bis zum Kriegsende unbehelligt.

Bei weniger prominenten Kritikern der ›Euthanasie‹ schreckten die Machthaber auch vor der Einweisung in Konzentrationslager und selbst vor der Verhängung der Todesstrafe nicht zurück. So wurden in Lübeck 1943 drei katholische Kapläne und ein evangelischer Pastor, die unter anderem die Galen-Predigten und einen Protestbrief des württembergischen Landesbischofs Theophil Wurm in ihren Gemeinden verbreitet hatten, wegen ›Wehrkraftzersetzung‹ und ›landesverräterischer Feindbegünstigung‹ zum Tode verurteilt und hingerichtet.[542] Eine Verkäuferin aus Hadamar, die im benachbarten Limburg arbeitete, wurde im Herbst 1941 festgenommen und für ein halbes Jahr im Konzentrationslager Ravensbrück inhaftiert, nachdem sie mit zwei Arbeitskolleginnen, deren Vater in Hadamar »verstorben« war, über die Morde gesprochen und dabei die Predigten des Bischofs von Münster erwähnt hatte.[543] Auch die saarländische Fürsorgerin Änne Meier, die sich weigerte, die Sterilisationspolitik der Nationalsozialisten zu unterstützen und die 1942 wegen der Verbreitung verbotener Schriften verhaftet und ebenfalls nach Ravensbrück gebracht wurde, hatte Abschriften der Galen-Predigten verteilt.[544]

Im Protestverhalten der katholischen Kirche gegen die ›Euthanasie‹ markierten die Ansprachen des Bischofs von Münster einen grundlegenden Wendepunkt: Clemens August Graf von Galen war keineswegs der erste geistliche Würdenträger, der die Beendigung der Krankenmorde gefordert hatte. Seit dem Bekanntwerden der Tötungen hatten sowohl Vertreter der katholischen als auch der evangelischen Kirche wiederholt die Einstellung dieser Verbrechen verlangt.[545] Allerdings taten sie dies in der Regel nicht öffentlich, sondern sie trugen ihre Einsprüche zumeist in Form von Denkschriften, Beschwerdebriefen oder durch persönliche Vorsprache bei einzelnen Ministern oder leitenden Beamten vor. Mit seiner Predigt vom 3. August 1941 beendete Clemens August Graf von Galen diese Eingabepolitik, die sich als wirkungslos erwiesen hatte,

540 Ebd., S. 167.

541 Ebd., S. 166, 171.

542 Nowak: ›Euthanasie‹ und Sterilisierung, S. 164. Klee erwähnte mehrere Geistliche, die verhaftet wurden, nachdem sie in Predigten den Krankenmord kritisiert hatten (Ders.: ›Euthanasie‹, S. 337-339).

543 Winter: Geschichte der NS-›Euthanasie‹-Anstalt Hadamar, S. 159.

544 Änne Meier, S. 40f. Siehe auch oben S. 177f.

545 So schickte Pastor Paul Gerhard Braune, der Vizepräsident des Central-Ausschusses der Inneren Mission, im Frühsommer 1940 eine Denkschrift gegen die Krankenmorde an Hitler und Göring, nachdem er zuvor zusammen mit Friedrich von Bodelschwingh ohne Erfolg bei vier verschiedenen Reichsministern vorgesprochen hatte (Nowak: ›Euthanasie‹ und Sterilisierung, S. 132). Etwa zur gleichen Zeit forderten auf katholischer Seite der Freiburger Erzbischof Conrad Gröber und der Rottenburger Generalvikar Dr. Kottmann, deren Diözesen den Kernbereich des Einzugsgebietes von Grafeneck bildeten, von Lammers die Einstellung der Morde. Im Gegenzug erklärten sie sich bereit, »auf caritativem Wege für alle Unkosten aufzukommen, die dem Staat durch die Pflege der zum Tode bestimmten Geisteskranken erwachsen.« (HStA, Abt. 631a, Nr. 211. – Nowak: ›Euthanasie‹ und Sterilisierung, S. 158). Im Namen aller katholischen Bischöfe legte Kardinal Adolf Bertram, der Vorsitzende der Fuldaer Bischofskonferenz, am 11. August 1940 in der Reichskanzlei Beschwerde gegen die Morde ein (Ebd.).

und trug den Protest der Kirche auf die Kanzel und damit in die Öffentlichkeit.[546] Diesem Beispiel folgten kurze Zeit später auch verschiedene andere Bischöfe.[547] Damit hatte der kirchliche Widerstand gegen die Krankenmorde eine neue Qualität erreicht, über die die Machthaber nicht mehr hinwegsehen konnten.

Wenige Tage nach der Predigt des Bischofs von Münster in der Lamberti-Kirche ließ Hitler die ›Aktion T4‹ einstellen. Die Entscheidung zum Abbruch der Massenvergasungen bedeutete jedoch keineswegs das Ende des Vernichtungsfeldzuges gegen die Kranken und Schwachen, sondern war lediglich eine von taktischen Erwägungen bestimmte Rücksichtnahme auf die Stimmung in der Bevölkerung. Der vorläufige Charakter von Hitlers Anordnung zeigt sich unter anderem daran, daß die zentrale Planungsstelle des Massenmordes, die ›Reicharbeitsgemeinschaft Heil- und Pflegeanstalten‹, auch nach dem Abbruch der ›Aktion T4‹ weiter bestehen blieb.[548] Auch die Erfassung der Anstaltsinsassen mit Meldebögen wurde weiter fortgesetzt und zusätzlich über den psychiatrischen Bereich hinaus auch auf die Bewohner von Alters- und Fürsorgeheimen ausgedehnt.[549] In diesem Zusammenhang darf auch nicht übersehen werden, daß im August 1941 zwar die Vergasung von Anstaltspatienten eingestellt wurde; die Tötung von KZ-Häftlingen, die man im Rahmen der sogenannten ›Sonderbehandlung 14f13‹ in die Gaskammern der ›T4‹-Anstalten verschleppte, wurde jedoch in Bernburg und Hartheim weiter fortgesetzt.[550]

Die Frage, ob es neben dem mutigen Auftreten des Bischofs von Münster und der veränderten Qualität der kirchlichen Proteste noch weitere Gründe für das Ende der ›Aktion T4‹ gab und welches Gewicht ihnen zukommt, wird in der

546 Nach Nowak war von Galens Predigt vom 3. August nicht nur eine Kampfansage an die nationalsozialistische Regierung, sondern auch eine »Loyalitätsaufkündigung gegen Bertram und damit gegen eine als wirkungslos erkannte Diplomatie.« (Ders.: Sterilisation, Krankenmord und Innere Mission, S. 79). Marlis G. Steinert unterschied in diesem Zusammenhang innerhalb des deutschen Episkopates zwischen einer »militanten« und einer »konziliaten« Gruppe, die eher auf einen Ausgleich mit dem Regime bedacht war. Zur letzteren zählte sie u.a. Kardinal Bertram und Heinrich Wienken, der in Berlin als Verbindungsmann zwischen Kirche und Reichsregierung tätig war. Der »militanten« Gruppe rechnete Steinert neben von Galen den Münchner Kardinal Faulhaber, den Freiburger Erzbischof Gröber sowie die Bischöfe Preysing (Berlin) und Rackl (Eichstätt) zu. (Dies.: Hitlers Krieg und die Deutschen. Stimmungen und Haltungen der deutschen Bevölkerung im Zweiten Weltkrieg. Düsseldorf, Wien 1970, S. 151f. Siehe auch: Hans Günter Hockerts: Die nationalsozialistische Kirchenpolitik im neuen Licht der Goebbels-Tagebücher. In: Aus Politik und Zeitgeschichte. Beilage zur Wochenzeitung »Das Parlament«, B30/83 (30. Juli 1983), S. 23-38, hier S. 34).

547 So die Bischöfe Bornewasser (Trier), Stohr (Mainz), Graf von Preysing (Berlin) (Nowak: ›Euthanasie‹ und Sterilisierung, S. 173f.).

548 Blasius: »Einfache Seelenstörung«, S. 179.

549 Siehe unten S. 300.

550 Klee: ›Euthanasie‹, S. 345-352. Vgl. auch Schmuhl: Rassenhygiene, Nationalsozialismus, Euthanasie, S. 217-219. Laut Schulze wurde die ›Sonderbehandlung 14f13‹ nach dem Abbruch der ›Aktion T4‹ außerdem auch in der Anstalt Pirna fortgesetzt (Ders.: ›Euthanasie‹ in Bernburg, S. 153). Schilter dagegen gelangte in seiner Studie über Pirna zu dem Ergebnis, daß die dortige Gaskammer »nach dem 24. August 1941 nicht mehr benutzt wurde.« (Ders.: Unmenschliches Ermessen, S. 159).

Forschungsliteratur unterschiedlich beantwortet.[551] Zwar erscheint die von einigen Autoren vertretene These, daß die Massenvergasungen im August 1941 beendet worden seien, weil die Krankentötungen zu dieser Zeit ihr numerisches »Plansoll«[552] erreicht hätten,[553] angesichts der späteren Fortsetzung der Anstaltsmorde mit anderen Mitteln kaum plausibel. Andererseits deutet der hier bereits erwähnte Brief, mit dem der Kasseler Oberpräsident am 5. Juli 1941 den letzten Transport aus Haina ankündigte und dabei auch erwähnte, daß »damit [...] die Verlegungen im wesentlichen abgeschlossen« seien,[554] darauf hin, daß ein Ende der Massenmorde in ihrer bisherigen Form zumindest in einzelnen Regionen des Reiches schon einige Wochen vor der Predigt von Bischof Galen absehbar war.

3.3.9 Das Ausmaß der ›T4‹-Morde in Hadamar und die Zahl der Opfer aus dem Saarland

Die letzte nachweisbare Tötung von Geisteskranken in der Gaskammer von Hadamar fand am 21. August 1941 statt.[555] Seit dem 13. Januar 1941 waren hier insgesamt 10.072 Frauen, Männer und Kinder ermordet worden.[556] Anhand der Verlegungslisten lassen sich unter ihnen auch 418 Patienten aus dem Saarland nachweisen.[557] Da die Überlieferung lückenhaft ist und sich nicht alle Namen

---

551 Während Gerhard Baader, Bernd Walter, Uwe Kaminsky und Adalbert Rückerl ähnlich wie Dirk Blasius die Ansicht vertraten, daß die Proteste der Kirche im Sommer 1941 zu einer Steigerung der bereits latent vorhandenen Beunruhigung und des Mißtrauens in der Bevölkerung geführt hätten, so daß Hitler sich schließlich zur Einstellung der Morde gezwungen sah, äußerte Hans Walter Schmuhl die Vermutung, daß der Abbruch der ›Aktion T4‹ im August 1941 nicht nur eine Reaktion auf die kirchlichen Äußerungen gewesen sei, sondern auch die Folge eines Machtverlustes der Kanzlei des Führers innerhalb des nationalsozialistischen Herrschaftsgefüges. Kurt Nowak vertrat ebenfalls die Ansicht, daß das Ende der Massenvergasungen »nicht unbedingt als Einlenken des NS-Regimes interpretiert werden« könne. Stattdessen sah er einen möglichen Zusammenhang zwischen der Einstellung der ›Aktion T4‹ und einer »Effektivierung und stärkere[n] Verwissenschaftlichung der psychiatrischen Praxis.« (Nowak: Widerstand, Zustimmung, Hinnahme, S. 246. – Baader: ›Euthanasie‹, S. 99. – Bernd Walter: Psychiatrie und Gesellschaft in der Moderne. Geisteskrankenfürsorge in der Provinz Westfalen zwischen Kaiserreich und NS-Regime. Paderborn 1996, S. 736f. – Kaminsky: Zwangssterilisation und ›Euthanasie‹ im Rheinland, S. 410f. – Adalbert Rückerl: NS-Verbrechen vor Gericht. Versuch einer Vergangenheitsbewältigung. (2., überarb. Aufl.). Heidelberg 1984, S. 35. – Blasius: Umgang mit Unheilbaren, S. 103. – Ders.: »Einfache Seelenstörung«, S. 177. Meyer, Sueße: Abtransport, S. 215. – Schmuhl: Sterilisation, ›Euthanasie‹, ›Endlösung‹. Erbgesundheitspolitik unter den Bedingungen charismatischer Herrschaft. In: Frei (Hg.): Medizin und Gesundheitspolitik, S. 295-308, hier S. 363).

552 So wörtlich bei Drechsel: Beurteilt – vermessen – ermordet, S. 38.

553 Neben Drechsel (Ebd.) argumentierte auch Aly in dieser Weise (Ders.: Medizin gegen Unbrauchbare, S. 29).

554 Schreiben des Kasseler Oberpräsidenten an den Direktor von Haina, 5. Juli 1941 (LWVH 13/Pat. 168). Siehe oben S. 272.

555 Roer, Henkel (Hg.): Psychiatrie im Faschismus, S. 367. An anderer Stelle wird auch der 24. August »als das Ende der ersten Mordphase in Hadamar« bezeichnet (Schmidt-von Blittersdorf, Debus, Kalkowsky: Geschichte der Anstalt Hadamar, S. 99).

556 Ebd., S. 98.

557 195 aus Weilmünster, 60 aus Herborn, 34 aus Eichberg, drei aus Scheuern, sechs aus Idstein, 63 aus Merxhausen, 57 aus Haina.

zuordnen lassen, dürfte die Zahl der saarländischen ›T4‹-Opfer in Hadamar in Wirklichkeit noch größer gewesen sein. Insgesamt fielen der ›Aktion T4‹ in den sechs Tötungsanstalten 70.273 Anstaltsinsassen zum Opfer.[558]

In einigen ›Euthanasie‹-Anstalten wurden ab Frühjahr 1941 außerdem auch KZ-Häftlinge umgebracht, die angeblich krank oder arbeitsunfähig waren.[559] Auch bei diesen Morden, die im Jargon der Täter in Anlehnung an das entsprechende Aktenzeichen der KZ-Verwaltung als ›Sonderbehandlung 14f13‹ bezeichnet wurden, versuchte man, die Fassade ärztlichen Tuns aufrechtzuerhalten. Die Auswahl der Opfer wurde von ›T4‹-Gutachtern vorgenommen. Diese Mediziner besuchten die einzelnen Lager und erfaßten die von der SS bereits vorselektierten Häftlinge mit den gleichen Meldebögen, wie man sie auch in den psychiatrischen Anstalten verwendete. Bei der Begutachtung der KZ-Insassen wurden neben medizinischen auch rassische und politische Maßstäbe angewandt. Die Zahl der Häftlinge, die auf diese Weise getötet wurden, wird auf etwa 20.000 geschätzt.

Deutlicher als in abstrakten Opferzahlen tritt die Ungeheuerlichkeit des Krankenmordes zu Tage, wenn man sich seine konkreten Auswirkungen auf die einzelnen Anstalten vergegenwärtigt: Aus Haina waren während der ›T4‹-Phase insgesamt 461 Personen abgeholt und in ›Zwischenanstalten‹ verschleppt worden.[560] Das war mehr als ein Drittel der Anstaltsinsassen.[561] Noch drastischer war die Situation in Merxhausen. Dort sank die Zahl der Kranken während des Jahres 1941 von 922 auf 434.[562] Das bedeutet, daß weit mehr als die Hälfte der Patienten dieser Einrichtung innerhalb weniger Monate umgebracht worden waren. Auch die nassauischen Anstalten Weilmünster, Eichberg, Herborn und Scheuern hatten einen erheblichen Teil ihrer Stammpatienten durch die ›Euthanasie‹ verloren, ehe sie zu ›Zwischenanstalten‹ umfunktioniert wurden.[563]

558 Schmuhl: Rassenhygiene, Nationalsozialismus, Euthanasie, S. 213. – Klee: ›Euthanasie‹, S. 340.

559 Siehe oben S. 283, Fußnote 550.

560 Diese Zahl ergibt sich aus den Verlegungslisten. In LWVH 17/130 wird die Zahl der Verlegungen im Rahmen der ›Aktion T4‹ mit 475 beziffert.

561 Wie die Anstalt Haina der Frankfurter Generalstaatsanwaltschaft am 25. September 1960 mitteilte, sank die Belegungszahl zwischen dem 1. April und dem 1. Oktober 1941 von 1.081 auf 644 Patienten. (HStA, Abt. 631a, Nr. 313). Daß die Differenz hier nicht 461, sondern 437 beträgt, dürfte daran gelegen haben, daß während dieser Zeitspanne auch einige Aufnahmen in die Anstalt zu verzeichnen waren. Die Zahl von 461 ›T4‹-Verlegungen wird im übrigen auch in diesem Schreiben ausdrücklich bestätigt.

562 Mitteilung des Psychiatrischen Krankenhauses Merxhausen vom 19. September 1960 auf Anfrage der Generalstaatsanwaltschaft Frankfurt (HStA, Abt. 631a, Nr. 318). Die gleichen Zahlen finden sich in LWVH 17/130.

563 Siehe oben S. 258.

3.4 Das Schicksal der Kranken nach dem Ende der ›Aktion T4‹

Wie bereits erwähnt, bedeutete der Abbruch der ›Aktion T4‹ im August 1941 keineswegs das Ende der Patiententötungen, sondern lediglich die Einstellung der zentral gelenkten Massenvergasungen, die insbesondere wegen der umfangreichen Sammeltransporte vor der Öffentlichkeit kaum geheim gehalten werden konnten. An ihre Stelle traten nun andere, weniger auffällige Formen des Krankenmordes.

Kennzeichnend für diese Morde, die bis heute in der Literatur zumeist als ›wilde Euthanasie‹ bezeichnet werden,[564] ist zumindest in der Anfangsphase das weitgehende Fehlen einer zentralen Steuerung. Anders als während der ›Aktion T4‹ wurden die Opfer der ›wilden Euthanasie‹ nicht in eigens dafür eingerichtete Tötungseinrichtungen verschleppt, sondern in gewöhnlichen Heil- und Pflegeanstalten durch die Verabreichung von hochdosierten Medikamenten oder durch systematischen Nahrungsentzug umgebracht. Es waren dies die gleichen Methoden, wie man sie seit Herbst 1939 auch bei der sogenannten ›Kinder-Euthanasie‹ anwandte. Da es im Nachhinein kaum möglich ist, diese Morde von der normalen bzw. kriegsbedingten Sterblichkeit abzugrenzen, läßt sich die Zahl der Patienten, die im Zuge der ›wilden Euthanasie‹ ermordet wurden, auch nur schwer beziffern. Neuere Schätzungen gehen von bis zu 120.000 Opfern aus.[565] Bekannt sind etwa 30 Anstalten, die sich an diesen Verbrechen beteiligten.[566]

Ausgeführt wurden die Tötungen nicht von Spezialisten der ›Aktion T4‹, sondern von regulären Ärzten und Pflegekräften aus den jeweiligen Anstalten – von Männern und Frauen, die sich zur gleichen Zeit in unmittelbarer räumlicher Nähe auch um die Heilung und Pflege anderer Patienten kümmerten. Dieses Nebeneinander von Therapie und Mord, das geradezu ein Grundmotiv der NS-Medizin ist,[567] trat während der sogenannten ›wilden Euthanasie‹ besonders drastisch zu Tage: So tötete Dr. Walter Schmidt, der 1942 als Nachfolger von Friedrich Mennecke die Leitung der Anstalt Eichberg übernahm, bis zum Kriegsende mehrere Hundert Patienten. Dies hinderte ihn nicht daran, sich zur gleichen Zeit in derselben Einrichtung um die Einführung neuester Therapie- und Diagnoseverfahren zu bemühen.[568]

---

[564] Nach Gerhard Baader geht diese Bezeichnung auf eine Aussage von Viktor Brack im Nürnberger Prozeß zurück (Ders.: ›Euthanasie‹-Aktion, S. 22. Vgl. auch Platen-Hallermund: Tötung Geisteskranker, S. 70). Michael Wunder datierte die erste Erwähnung des Begriffes bereits auf 1942 (Ders.: Euthanasie in den letzten Kriegsjahren. Die Jahre 1944 und 1945 in der Heil- und Pflegeanstalt Hamburg-Langenhorn. Husum 1992, S. 13).

[565] Faulstich: Hungersterben, S. 582. Vgl. auch Siemen: Psychiatrie im Nationalsozialismus, S. 31-33. Schmuhl bezifferte die Zahl der Opfer der ›wilden Euthanasie‹ mit »mindestens 30.000«, wies aber ausdrücklich darauf hin, daß es sich um eine »vorsichtige Schätzung« handele (Ders.: Rassenhygiene, Nationalsozialismus, Euthanasie, S. 364).

[566] Ebd., S. 363.

[567] Ebd., S. 261. – Blasius: »Einfache Seelenstörung«, S. 180f. – Richarz: Heilen, Pflegen, Töten, S. 191-195. – Siemen: Psychiatrie im Nationalsozialismus, S. 28f.

[568] Platen-Hallermund: Tötung Geisteskranker, S. 95f. – Dickel: Alltag in einer Landesheilanstalt, S. 107.

Ebenso wie die Durchführung der Morde wurde auch die Entscheidung über Leben und Tod der Patienten auf eine dezentrale Ebene verlagert. Im Gegensatz zur ›Aktion T4‹ wurden die Todesurteile nun nicht mehr von den anonymen Gutachtern einer fernen Behörde gefällt, sondern unmittelbar von den Ärzten und Pflegern vor Ort, die auch für die Ausführung zuständig waren. Angesichts ihres dezentralen Charakters gebrauchte Dirk Blasius für diese zweite Phase des nationalsozialistischen Krankenmordes auch die treffende Bezeichnung »Euthanasie von unten.«[569] Der Mord hielt auf diese Weise auf einer breiten Front Einzug in den psychiatrischen Alltag. Damit änderte sich auch der Grad der Beteiligung von Ärzten und Pflegekräften an den Verbrechen: Während der ›Aktion T4‹ konnte sich das Anstaltspersonal, soweit es nicht unmittelbar in einer der sechs Vernichtungsstätten beschäftigt war, in der subjektiven Wahrnehmung des eigenen Tuns auf die Schutzbehauptung zurückziehen, man habe kriegswichtige Meldebögen ausgefüllt und Patienten auf Verlegungen vorbereitet, deren Ziel man in der Regel zwar kannte, aber eigentlich nicht zu kennen brauchte und strenggenommen auch gar nicht kennen durfte. Jetzt aber war die Situation eine andere: Es ging nicht mehr um die Mitwirkung an einem Vorgang, der sich als »Verlegung« beschönigen ließ, sondern darum, eigenhändig kranke Menschen umzubringen.[570]

Zu den psychiatrischen Einrichtungen, in denen die Tötung von Patienten nach dem Ende der ›Aktion T4‹ auf dezentraler Ebene fortgesetzt wurde, gehörte auch die Anstalt Hadamar, die im Spätsommer 1942, ein Jahr nach dem Abbruch der Massenvergasungen, wieder in eine Bezirksanstalt umgewandelt worden war. Praktiziert wurde die ›wilde Euthanasie‹ außerdem auch auf dem Kalmenhof[571] und in der Anstalt Eichberg, in der zahlreiche evakuierte Patienten aus Merzig und Homburg lebten und die seit September 1939 auch als Aufnahmeanstalt für die Bevölkerung des Saarlandes diente.[572]

---

569 Blasius: »Einfache Seelenstörung«, S. 182.

570 Da zumindest in der Anfangsphase der ›wilden Euthanasie‹ kein äußerer Zwang seitens der Berliner Zentrale auf die einzelnen Anstalten nachweisbar ist, stellt sich die Frage, wie es dazu kommen konnte, daß eine beträchtliche Zahl von gewöhnlichen Ärzten, Schwestern und Pflegern zu Mördern wurde. Im Rahmen dieser Regionalstudie über das Saarland kann diese Frage nicht beantwortet werden, da es an detaillierten Informationen über das Personal in den hessischen Anstalten fehlt. Die gleiche Frage stellt sich im übrigen nicht nur für die Psychiatrie, sondern auch für viele andere Verbrechen des NS-Staates. Wichtige Anregungen für eine grundsätzliche Auseinandersetzung mit diesem Thema bei Christopher Browning: Ganz normale Männer. Das Reserve-Polizeibataillon 101 und die ›Endlösung‹ in Polen. Reinbek 1996.

571 Winter: Hadamar als T4-Anstalt, S. 101. – Klee: ›Euthanasie‹, S. 436. Siehe auch Christian Schrappner, Dieter Sengling: Sozialpädagogik im Nationalsozialismus – Die Heilerziehungsanstalt Kalmenhof/Idstein 1888-1988: Ein Beispiel. In: Euthanasie in Hadamar, S. 115-122, hier S. 118f.

572 Aufgrund der extrem hohen Sterblichkeit in der Anstalt Weilmünster vermutete Sandner, daß sich außer Hadamar, Eichberg und Idstein auch diese nassauische Anstalt an der ›wilden Euthanasie‹ beteiligt habe. Allerdings sei dies »nicht zweifelsfrei beweisbar« (Ders.: Die Landesheilanstalt Weilmünster, S. 140; 148-150).

3.4.1 Die ›wilde Euthanasie‹ in Eichberg

Über die Zahl der Menschen, die zwischen Januar 1941 und März 1945 in Eichberg ums Leben kamen, existieren in der Literatur unterschiedliche Angaben, die zwischen 1.200 und über 2.700 schwanken.[573] Auch wenn die Zahl der Opfer heute möglicherweise nicht mehr feststellbar ist, gibt es doch Belege dafür, daß zeitgenössische Beobachter schon sehr früh eine auffällige Zunahme der Todesfälle in dieser Anstalt bemerkten. So beschwerte sich bereits Anfang 1942 der Standesbeamte der Gemeinde Erbach, auf deren Gebiet die Klinik lag, über die wachsende Zahl der Sterbefälle, die er beurkunden mußte: Während in der Anstalt in früheren Jahren jährlich etwa 60 Personen verstorben seien, habe sich diese Zahl 1941 auf 473 erhöht. In der Gemeinde Erbach seien dagegen im gleichen Zeitraum lediglich 28 zivile Todesfälle zu verzeichnen gewesen. Außerdem bemängelte der Standesbeamte, daß die Akten der Patienten häufig unvollständig seien, was die Beurkundung der Todesfälle erschwere.[574] Abschließend regte er an, daß die Anstalt doch ein eigenes Standesamt einrichten solle.[575] Ob es nur die Scheu vor zusätzlicher Arbeitsbelastung war, die ihn zu diesem Vorschlag veranlaßte, läßt sich nicht mit der nötigen Sicherheit nachweisen. Immerhin ist auch denkbar, daß der Beamte die Beurkundung der Sterbefälle in der Anstalt ablehnte, weil ihm das, was dort geschah, nicht geheuer war und er nicht in die Morde verstrickt werden wollte.

Als die Anstaltsleitung mit der Beschwerde der Gemeindeverwaltung konfrontiert wurde, begründete sie die Lückenhaftigkeit der Akten damit, daß die Kranken von auswärts zuverlegt worden seien. Auf die Anforderung von fehlenden Unterlagen in den Heimatorten oder in den Herkunftsanstalten der betroffenen Personen habe man aus Gründen der Geheimhaltung verzichtet: »Eine Urkundenbeschaffung vor deren Ableben dürfte sich [...] aus grundsätzlichen Erwägungen nicht empfehlen.«[576] Diese Formulierung verrät einiges über die Einstellung, mit der man in Eichberg den neu aufgenommenen Patienten be-

---

573 Auf der Grundlage von Verlegungszahlen bezifferte Faulstich die Zahl der Todesfälle (einschließlich der natürlichen) mit 1.120 (Ders.: Hungersterben, S. 565). Nach einer anderen Publikation gab es in Eichberg 2.722 Mordopfer (Gedenkstätten für die Opfer des Nationalsozialismus. Eine Dokumentation. Hg. von der Bundeszentrale für politische Bildung. Bearbeitet von Ulrike Puvogel und Martin Stankowski unter Mitarbeit von Ursula Graf. (2., überarbeitete und erweiterte Aufl.). Bonn 1995, Bd. 1, S. 288). Die von Faulstich genannte Zahl von 1.120 Opfern wirkt m. E. plausibler, zumal sie sich auch eher mit der nachstehend geschilderten Beobachtung des Erbacher Standesbeamten vereinbaren läßt als die Zahl 2.722. Im sog. »Eichberg-Prozeß« 1946 hat das Landgericht Frankfurt auf eine Ermittlung einer Gesamt-Opferzahl verzichtet und sich auf die Fälle beschränkt, die einzelnen Angeklagten konkret zur Last gelegt werden konnten (Boberach: Strafrechtliche Verfolgung, S. 168).

574 Brief des Wiesbadener Regierungspräsidiums vom 21. März 1942 (in HStA, Abt. 430/1, Nr. 12505).

575 Ähnlich argumentierte einige Zeit später auch der Bürgermeister von Hadamar, als er von der dortigen Anstalt »einen angemessenen Zuschuß zur Bestreitung der (erhöhten) Personal- und sächlichen Kosten« verlangte. (Schmidt-von Blittersdorf, Debus, Kalkowsky: Geschichte der Anstalt Hadamar, S. 117).

576 Brief des Wiesbadener Regierungspräsidiums vom 21. März 1942 (in HStA, Abt. 430/1, Nr. 12505).

gegnete. Bemerkenswert ist außerdem, daß die Anstaltsleitung in ihrer Stellungnahme zu der Beschwerde des Standesbeamten gar nicht erst den Versuch unternahm, den massiven Anstieg der Sterbefallzahlen zu leugnen oder auch nur zu beschönigen.[577]

Nach dem Krieg schilderte ein Pfleger der Anstalt Eichberg den Ablauf der Tötungen folgendermaßen:

> »Dr. Schmidt kam öfters, manchmal zwei- bis dreimal an einem Tage, manchmal auch nur einmal in der Woche durch meine Station. Der Grund dafür war verschieden. Dr. Schmidt deutete mit seinem Finger auf einzelne Patienten und sagte, der oder jener würde ihm nicht mehr gefallen. [...] Manchmal ließ er solche Kranke sofort ins Ärztezimmer bringen und manchmal gab er auch eine bestimmte Zeit an, wann er den Kranken im Ärztezimmer haben wollte. Der Pfleger vom Dienst mußte dann jeweils den Kranken zu Dr. Schmidt bringen. Wenn ich Dienst hatte, dann war ich mit Dr. Schmidt zusammen und habe ihm, wie das üblich ist, die Handreichungen gemacht. Wenn nun ein solcher Kranker im Ärztezimmer war, dann sagte Dr. Schmidt mir, daß ich eine Morphiumspritze zurecht machen sollte. [...] Nachdem Dr. Schmidt jeweils die Spritze verabfolgt hatte, verließ er, meistens ohne ein Wort zu sagen, das Ärztezimmer. Nach etwa zwei bis drei Minuten war dann der Patient verstorben. Die diensthabenden Krankenpfleger holten dann die Leiche im Ärztezimmer ab.«[578]

Eine der psychisch Kranken, die in Eichberg ums Leben kamen, war die 20jährige Stefanie Leiner*.[579] Die junge Frau war zu Kriegsbeginn aus Merzig nach Weilmünster gebracht worden und wurde am 4. Dezember 1940 nach Eichberg weiterverlegt. Sieben Wochen später starb sie dort. Als Todesursache wird in ihrem Krankenblatt »Herzschwäche« genannt. Die gleiche Diagnose findet sich auch in den Akten von fünf weiteren saarländischen Patienten, die alle im Laufe des Jahres 1941 in Eichberg verstarben.[580] Der jüngste von ihnen war 28 Jahre alt.[581] Zu den Saarländern, die 1941 in Eichberg angeblich an »Herzschwäche« starben, gehört auch der 65jährige Albert Gabler*.[582] Zwar erscheint die in den Akten genannte Todesursache angesichts des Alters des Patienten durchaus plausibel; dennoch sind die weiteren Umstände seines Todes merkwürdig. Gabler* war am 9. Juni 1941 wegen Unruhe und Depressionen im Saarbrücker Bürgerhospital aufgenommen worden. Dort diagnostizierte man eine Altersdemenz und überwies den Patienten am 14. Juni 1941 nach Eichberg, wo er bereits einen Monat später starb. Wenn Albert Gabler* tatsächlich an einer tödlichen Herzschwäche litt, die innerhalb so kurzer Zeit zum Tode führte, so stellt sich die Frage, warum das Bürgerhospital, das ein Allgemeinkrankenhaus war, dieses or-

---

577 Der Wunsch der Gemeinde nach Einrichtung eines separaten Standesamtes in Eichberg wurde nicht erfüllt. Am 7. Januar 1943 zog der Erbacher Bürgermeister den Vorschlag zurück (Ebd.). Einer der Gründe, warum die Anstalt und ihre vorgesetzten Behörden die Einrichtung einer solchen Stelle ablehnten, dürfte in dem Mißtrauen liegen, das die Erwähnung von Anstalts-Standesämtern seit dem Bekanntwerden der ›Aktion T4‹ in der Öffentlichkeit auslöste.

578 Zit. nach Dickel: Alltag in einer Landesheilanstalt, S. 110.

579 Alle Angaben und Zitate hierzu nach HStA, Abt. 430/1, Nr. 11149.

580 HStA, Abt. 430/1, Nr. 11181; 10865; 10852; 11234; 10924.

581 HStA, Abt. 430/1, Nr. 11234. Das Alter der übrigen betrug 43, 50 (2x) und 65 Jahre.

582 Alle Angaben hierzu nach HStA, Abt. 430/1, Nr. 10865.

ganische Leiden nicht behandelte und Gabler* stattdessen die Strapazen einer Verlegung in die Eichberger Psychiatrie zumutete.

Bei vier weiteren Patienten aus dem Saarland, die 1941 in Eichberg ums Leben kamen, lautete die Todesursache »Herzstillstand«.[583] Unter ihnen war auch der 22jährige Tiefbauarbeiter Günter Weiß* aus St. Ingbert, über den der Eichberger Anstaltsdirektor Friedrich Mennecke in einem Gutachten geurteilt hatte, daß er in seinem Heimatort »als asozialer, geistesgestörter Mensch« gelte.[584]

In ihrem stereotypen Gleichklang erinnern die Todesursachen »Herzschwäche«, »Herzstillstand« und »allgemeines Siechtum« an die gefälschten Eintragungen in den Sterbeurkunden, die in den Sonderstandesämtern der ›T4-Anstalten‹ ausgestellt wurden. Der Tod des 38jährigen Schuhmachers Hubert Mühlbauer*, der aus einem Dorf in der Gegend von Saarlouis stammte und am 4. Juni 1939 aus Merzig nach Eichberg verlegt wurde,[585] wo er am 8. Juni 1941 starb, wurde auf eine »Blutvergiftung« infolge einer »Gesichtsfurunkel« zurückgeführt – also genau auf jene »Grundkrankheit«, die der ›T4‹-Tötungsarzt Dr. Irmfried Eberl in seiner Mustersammlung mit fingierten Todesursachen für besonders geeignet hielt, um den Tod von »jungen, kräftigen Patienten« plausibel erscheinen zu lassen.[586]

Neben der auffälligen Häufung bestimmter Diagnosen lassen auch Ungereimtheiten in den Krankengeschichten Zweifel daran aufkommen, daß diese Menschen eines natürlichen Todes gestorben waren: So teilte die Anstalt Eichberg am 7. Oktober 1940 dem Reichskommissar für die Saarpfalz mit, daß der körperliche Zustand der Patientin Cornelia König* aus Niedersalbach keinerlei Anlaß zur Besorgnis gebe.[587] Knapp ein halbes Jahr später starb die Frau im Alter von 42 Jahren. In ihrer Akte ist als Todesursache »Körper- und Herzschwäche bei Spaltungsirresein« vermerkt. Das plötzliche Auftreten einer Körperschwäche bei einer vergleichsweise jungen Person, die kurz zuvor noch ausdrücklich als gesund bezeichnet worden war, erscheint zumindest fragwürdig. Noch widersprüchlicher sind die Angaben zu den Todesumständen von Katharina Böll* aus Püttlingen:[588] Die letzte Eintragung in ihrer Krankengeschichte datiert vom 9. Juli 1941 und lautet: »Heute unter zunehmender Herzschwäche bei allg. Siechtum gestorben.« Auf dem Formular, mit dem die Anstalt das zuständige Standesamt über den Tod der 70jährigen unterrichtete, wurde dagegen als Todesursache zunächst »Lungenentzündung bei Idiotie« vermerkt. Diese Eintragung wurde jedoch nachträglich durchgestrichen und durch den handschriftlichen Hinweis auf ein Altersgebrechen ersetzt. Im Personalbogen der gleichen Patientin findet sich schließlich noch eine weitere Variante: Dort wird der Tod der Kranken mit »allgemeinem Siechtum« begründet. Diese Unstim-

---

[583] HStA, Abt. 430/1, Nr. 11464; 11300; 11376; 11494. Das Alter dieser Patienten betrug 22, 38, 48 und 57 Jahre.

[584] Alle Angaben und Zitate hierzu nach HStA, Abt. 430/1, Nr. 11300. Siehe auch oben S. 232.

[585] Alle Angaben und Zitate hierzu nach HStA, Abt. 430/1, Nr. 10418.

[586] Siehe oben S. 255.

[587] Alle Angaben und Zitate hierzu nach HStA, Abt. 430/1, Nr. 10873.

[588] Alle Angaben und Zitate hierzu nach HStA, Abt. 430/1, Nr. 11249. Zur Person der Patientin siehe auch oben S. 232.

migkeiten sind zumindest merkwürdig und könnten darauf hindeuten, daß die amtlichen Todesursachen fingiert waren und der Tod von Katharina Böll* in Wirklichkeit nicht auf eine Krankheit, sondern auf äußere Einflüsse zurückzuführen ist.

Ein Teil der hier erwähnten Todesfälle von saarländischen Patienten, die unter fragwürdigen Umständen in Eichberg ums Leben kamen, ereignete sich bereits vor August 1941. Dieser Umstand und auch der zeitliche Kontext der Beschwerde des Erbacher Standesbeamten deuten darauf hin, daß die sogenannte ›wilde Euthanasie‹ in dieser Anstalt nicht erst nach der Einstellung der ›Aktion T4‹ im Spätsommer 1941 als lokale Fortsetzung der zentral gelenkten Morde initiiert worden ist, sondern bereits vorher parallel dazu betrieben wurde. Auch aus einer Reihe von anderen Anstalten gibt es Hinweise auf ein solches zeitliches Nebeneinander zwischen der ›Aktion T4‹ als »Euthanasie von oben« und den dezentralen Krankenmorden als »Euthanasie von unten.«[589] Diese zeitliche Überschneidung kann als Indiz dafür betrachtet werden, daß das Denken in rassenhygienischen Kategorien bis hinab auf die Ebene einzelner Anstalten Verbreitung gefunden hatte und daß das Lebensrecht der Behinderten nicht nur von der Berliner ›Zentrale‹, sondern auch von manchen Ärzten vor Ort in Frage gestellt wurde.

Seit April 1941 existierte in Eichberg außerdem eine sogenannte ›Kinderfachabteilung‹, in der behinderte Kinder und Jugendliche mit Schlaf- und Beruhigungsmitteln getötet wurden.[590] Da die obere Altersgrenze für die Aufnahme in derartige ›Kinderfachabteilungen‹ im Lauf der Zeit immer weiter heraufgesetzt wurde – der Eichberger Anstaltsleiter Friedrich Mennecke sagte nach dem Krieg beim Nürnberger Ärzteprozeß aus, daß selbst 16- und 17jährige in die ›Kinder-Euthanasie‹ einbezogen worden seien[591] –, kam es auch hier zu einer

[589] So hatte Professor Hermann Paul Nitsche, der im Rahmen der ›Aktion T4‹ als Obergutachter tätig war und Ende 1941 die medizinische Leitung der ›Reichsarbeitsgemeinschaft Heil- und Pflegeanstalten‹ übernahm, schon Anfang 1940 eine Tötungsmethode entwickelt, bei der eine systematische Mangelernährung über einen längeren Zeitraum mit der Verabreichung vergleichsweise geringer Schlafmitteldosen kombiniert wurde, wodurch sich eine natürliche Todesursache vortäuschen ließ. Unter der beschönigenden Bezeichnung ›Dämmerschlafkur‹ hatte das sächsische Innenministerium bereits vor Kriegsbeginn den ihm unterstellten Anstalten die Anwendung eines ähnlichen Mordverfahrens nahegelegt (Schmuhl: Rassenhygiene, Nationalsozialismus, Euthanasie, S. 220f., 223. – Klee: ›Euthanasie‹, S. 417f.). Daß diese Empfehlung schon lange vor dem Ende der ›Aktion T4‹ in die Tat umgesetzt wurde, geht aus einer Denkschrift hervor, die der Vizepräsident des Zentralausschusses der Inneren Mission am 9. Juli 1940 zusammengestellt hat und in der er davon berichtete, daß Hunderte von Patienten in sächsischen Anstalten infolge von Nahrungsentzug verstorben seien (Abdruck bei Platen-Hallermund: Tötung Geisteskranker, S. 68). Eine zeitliche Überschneidung zwischen der ›Aktion T4‹ und der sogenannten ›wilden Euthanasie‹ läßt sich auch in der Anstalt Niedernhart bei Linz belegen. Dort wurden bereits im Herbst 1940 sechs Patienten mit einem Schlafmittel vergiftet (Gerhart Marckhgott: ›Euthanasie‹ in Oberdonau. In: Zeitgeschichte, 21. Jg. (Mai/Juni 1994), S. 165-182, hier S. 176).

[590] Dickel: Alltag in einer Landesheilanstalt, S. 110.

[591] Vernehmung Menneckes vor dem Militärgerichtshof Nr. 1 in Nürnberg am 17. Januar 1947, hier zit. nach HStA, Abt. 631a, Nr. 302a. Menneckes Angaben stimmen mit einem Schreiben von Hefelmann (›Reichsausschuß zur wissenschaftlichen Erfassung von erb- und anlagebedingten schweren Leiden‹) an das württembergische Innenministerium vom 11. September 1942 überein: »Wie Sie wissen, hat der Reichsausschuß in allen Teilen des Reiches Kinderfachabteilungen bei

Überschneidung zwischen den verschiedenen Formen des nationalsozialistischen Krankenmordes.

3.4.2 Zwischen lokaler Eigeninitiative und zentraler Planung: Die ›wilde Euthanasie‹ in Hadamar

Die Anstalt Hadamar blieb auch nach dem Ende der ›Aktion T4‹ eine der Zentralen des nationalsozialistischen Krankenmordes. Während der sogenannten ›wilden Euthanasie‹ kamen hier 4.422 Männer und Frauen ums Leben; nur die wenigsten von ihnen starben eines natürlichen Todes.[592] Nach dem Abbruch der Massenvergasungen im August 1941 war die Anstalt Hadmar zunächst für etwa ein Jahr ungenutzt geblieben. Das Personal wurde in dieser Zeit zum Teil in andere Einrichtungen abkommandiert; zum Teil wurden die Pflegekräfte auch mit Aufräumungs- und Instandhaltungsarbeiten beschäftigt.[593] Einige Schwestern und Pfleger nahmen zwischen Januar und März 1942 an einem Sanitätseinsatz an der Ostfront teil.[594] Mit Wirkung vom 1. August 1942 wurden die Gebäude schließlich an den Bezirksverband Wiesbaden zurückgegeben, der wieder eine reguläre Heil- und Pflegeanstalt einrichtete.[595] Zuvor hatte man die Gaskammer und das Krematorium abgerissen.[596]

Die neue Landesheilanstalt, die über 550 Betten verfügte, wurde von Chefarzt Dr. Adolf Wahlmann und Verwaltungsinspektor Alfons Klein geleitet.[597] Schon allein das Mißverhältnis zwischen der Bettenzahl der Anstalt und der Tatsache, daß hier in zweieinhalb Jahren 4.422 Menschen ums Leben kamen, läßt darauf schließen, daß die meisten dieser Todesfälle gewaltsam herbeigeführt wurden. Wie die Mörder dabei vorgingen, schilderte eine Oberschwester nach dem Krieg vor Gericht:

> »Die Auswahl erfolgte in der Weise, daß die Stationsschwestern die betreffenden Patienten ihrer Abteilung laufend auf Zettel notierten und ich die Zettel sodann an Dr. Wahlmann überbrachte. [...] Dr. Wahlmann sah sich hierauf die Akten nochmals an und ließ sich auch die Patientinnen bei der Visite vorstellen, worauf er seine Entscheidung traf.« [598]

Heil- und Pflegeanstalten, Universitätskliniken, Kinderkrankenhäusern usw. eingerichtet. In diese werden die auf Grund der Ihnen bekannten Meldepflicht gemeldeten Kinder zur Beobachtung und entsprechenden Behandlung eingewiesen. Gleichzeitig werden in diesen Abteilungen auch Kinder bis zu 16 Jahren behandelt, die auf Grund einer diesbezüglichen Entscheidung von der Reichsarbeitsgemeinschaft Heil- und Pflegeanstalten dem Reichsausschuß vor längerer Zeit zuständigkeitshalber zur weiteren Erfassung angegeben worden waren.« (Hier zit. nach Anklageschrift Heyde (HStA, Abt. 631a, Nr. 79, S. 7)).

592 Winter: Hadamar als T4-Anstalt, S. 101f. Detaillierte Zahlenangaben bei Schmidt-von Blittersdorf, Debus, Kalkowsky: Geschichte der Anstalt Hadamar, S. 103.

593 Winter: Hadamar als T4-Anstalt, S.100. – Wettlaufer: Beteiligung, S. 298f.

594 Friedlander: Der Weg zum NS-Genozid, S. 469. Siehe außerdem auch vorige Fußnote.

595 Winter: Hadamar als T4-Anstalt, S. 100f.

596 Ebd.

597 Angaben zu Bettenzahl und Leitung nach Ebd., S. 102.

598 Aussage Oberschwester Irmgard Huber, zit. nach Wettlaufer: Beteiligung, S. 299. Siehe auch Winter: Hadamar als T4-Anstalt, S. 102. Siehe auch Aussage von Dr. Wahlmann vor dem Frankfurter Landgericht 1947 (HStA, Abt. 461/32061).

Anschließend verabreichten Pflegekräfte diesen Patienten überdosierte Schlafmittel in Tablettenform oder tödliche Injektionen.[599] In einigen Fällen sollen auch rüstige Insassen gezwungen worden sein, den Schwestern und Pflegern bei den Morden zu assistieren.[600] Auch in Hadamar wurden während der zweiten Mordphase gefälschte Angaben in die Totenscheine der ermordeten Patienten eingetragen.[601] Anfangs bestattete man die Leichen der Opfer noch auf dem städtischen Friedhof, aber schon bald ging man aus Gründen der Geheimhaltung dazu über, die sterblichen Überreste der Ermordeten in Massengräbern innerhalb des Anstaltsgeländes zu begraben.[602]

Anders als in Eichberg oder auf dem Kalmenhof sind in der Bezirksanstalt Hadamar, die im August 1942 wieder den Betrieb aufnahm, von Anfang an Ansätze für eine zentrale Steuerung der ›wilden Euthanasie‹ nachweisbar. Während die Anstalten Eichberg und Kalmenhof zu Beginn der ›wilden Euthanasie‹ über einen eigenen Patientenbestand verfügten, mußte die Anstalt Hadamar, die ja bei ihrer Wiedereröffnung leer stand, zunächst wieder neu belegt werden. Dazu führte man ab Sommer 1942 eine Reihe von Sammeltransporten durch, bei denen mehrere Hundert Patienten aus anderen Einrichtungen nach Hadamar gebracht wurden.[603] Durchgeführt wurden diese Transporte von der ›GEKRAT‹,[604] also von jener Tarnorganisation, die schon während der ›T4‹-Phase für die Verschleppung der Opfer in die Tötungsanstalten zuständig gewesen war. Allein im August 1942 kamen im Zuge von drei großen Verlegungen 494 Kranke aus Bremen und aus der Anstalt Kloster Hoven bei Zülpich nach Hadamar.[605] Dort wurden die meisten von ihnen schon nach kurzer Zeit umgebracht. Die ehemalige Merziger Patientin Eva Peters*, die seit 1911 in Kloster Hoven lebte und am 18. August 1942 nach Hadamar gebracht worden war, starb am 22. September.[606] Mit dem gleichen Transport kam Beate Hauser* nach Hadamar. Ihre Krankengeschichte endet am 29. Januar 1943 mit der Eintragung: »Tod im paral. Anfall.«[607]

Die beiden Frauen, die die Ankunft in der nassauischen Anstalt nur um einige Wochen überlebten, waren keine Einzelfälle: Innerhalb eines Vierteljahres ermordeten Dr. Wahlmann und seine Helfer so viele Menschen, daß in der Anstalt bereits im November wieder genügend Platz für die Aufnahme von 230 neuen Patienten war, die mit drei Sammeltransporten aus Uchtspringe und Altscherbitz nach Hadamar kamen.[608] Im Januar 1943 wurden erneut 196 Frauen und Männer aus Scheuern nach Hadamar verlegt; aus der gleichen Anstalt folgten im Februar nochmals 174 Personen. Im März nahm Hadamar 117 Kranke aus

599 Winter: Hadamar als T4-Anstalt, S. 101f. – Wettlaufer: Beteiligung, S. 299f.
600 Daum: Arbeit und Zwang, S. 204.
601 Winter: Hadamar als T4-Anstalt, S. 101.
602 Ebd., S. 102.
603 Schmidt-von Blittersdorf, Debus, Kalkowsky: Geschichte der Anstalt Hadamar, S. 103f.
604 Ebd.
605 Ebd.
606 HStA, Abt. 430/2, Nr. 1481.
607 HStA, Abt. 430/2, Nr. 901.
608 Schmidt-von Blittersdorf, Debus, Kalkowsky: Geschichte der Anstalt Hadamar, S. 103f. Die nachstehenden Verlegungszahlen entstammen der gleichen Quelle.

Eichberg und der sächsischen Anstalt Waldheim auf. Bis zum Kriegsende verging kaum ein Monat, in dem nicht mindestens 100 neue Patienten mit Sammeltransporten aus oft weit entfernt liegenden Einrichtungen nach Hadamar gebracht wurden.

Die Aufnahme einer so großen Zahl von Patienten innerhalb kurzer Zeit war in der vergleichsweise kleinen Anstalt nur deshalb möglich, weil viele der Kranken schon wenige Tage nach ihrer Ankunft getötet wurden: Der ehemalige Bergmann Michael Pfaff* aus Dudweiler wurde am 16. Februar 1943 aus Scheuern nach Hadamar überführt – acht Tage später war er tot.[609] Zwar könnte man den Tod von Michael Pfaff* auch auf sein hohes Lebensalter zurückführen – er war 79 Jahre alt –, aber es finden sich auch Belege dafür, daß wesentlich jüngere Patienten wenige Tage oder Wochen nach ihrer Ankunft in Hadamar ums Leben kamen: Der 44jährige Theodor Wegener* aus St. Ingbert[610] und die 59jährige Frieda Würtz* aus Ottweiler[611] starben drei Wochen nach der Verlegung. Der Bergmann Alban Kirchner* aus Quierschied starb einen Monat nach seiner Ankunft in Hadamar im Alter von 33 Jahren.[612] Auch die 59jährige Gisela Weirich* aus Fürth war nach vier Wochen in Hadamar nicht mehr am Leben.[613] Die Saarbrückerin Angelika Richmann*, die am 17. Oktober 1944 im Alter von 63 Jahren aus Weilmünster nach Hadamar gebracht wurde, überlebte ihre Ankunft nur um 13 Tage. Als Todesursache werden in ihrer Krankengeschichte »Darmgrippe und Herzschwäche« genannt.[614]

Daß im Rahmen der sogenannten ›wilden Euthanasie‹ Anstaltsbetten systematisch durch Mord für Neuaufnahmen freigemacht wurden, bestätigt auch ein Brief des Direktors der sächsischen Anstalt Waldheim:

> »Ich [...] habe reichlich zu tun, da fast alle Neuaufnahmen aus der Gegend zwischen Leipzig, Chemnitz und Meißen zu mir kommen. Ich könnte diese Aufnahmen natürlich niemals unterbringen, wenn ich nicht entsprechende Maßnahmen zum Freimachen von Plätzen durchführen würde, was ganz reibungslos geht. Es fehlt mir allerdings sehr an den erforderlichen Medikamenten.«[615]

Die Anstalt Hadamar ist ein Beispiel dafür, wie bei der ›wilden Euthanasie‹ die dezentrale Ausführung der Morde mit Elementen einer zentralen Steuerung verknüpft wurde: Zwar erfolgte die Auswahl und Tötung der Opfer innerhalb der Anstalt durch die Ärzte und Pflegekräfte. Die Sammeltransporte, mit denen man die Patienten aus anderen Einrichtungen in die Todesanstalt brachte, wurden jedoch von der ›GEKRAT‹ – und damit von einer Unterabteilung der Berliner ›Zentrale‹ – organisiert und durchgeführt. Es ist durchaus denkbar, daß diese beiden Komponenten sich nicht nur ergänzten, sondern auch gegenseitig

609 HStA, Abt. 430/2, Nr. 1318.
610 HStA, Abt. 430/2, Nr. 1012.
611 HStA, Abt. 430/2, Nr. 1413.
612 HStA, Abt. 430/2, Nr. 371 (identisch mit MZG 814).
613 HStA, Abt. 430/2, Nr. 242.
614 HStA, Abt. 430/2, Nr. 529 (identisch mit MZG 519). Das Schicksal eines weiteren Opfers aus dem Saarland wird in HStA, Abt. 430/2, Nr. 1366 dokumentiert.
615 Zit. nach Schmuhl: Rassenhygiene, Nationalsozialismus, Euthanasie, S. 232.

verstärkten: Durch die Morde in Hadamar entstand einerseits Raum für weitere Verlegungen von außerhalb. Gleichzeitig forcierte die ›GEKRAT‹ durch immer neue Transporte die Fortsetzung der Tötungen, indem sie den Belegungsdruck auf die Anstalt erhöhte.

Diese Überschneidung zwischen zentraler Lenkung und lokaler Eigeninitiative, die sich in Hadamar aufgrund der besonderen Situation dieser Anstalt schon vergleichsweise früh abzeichnete, läßt sich in späteren Jahren auch in anderen Einrichtungen beobachten. Ab etwa 1943 wurden infolge der veränderten Kriegslage und der Zunahme der Luftangriffe auf deutsche Städte immer häufiger Anstaltsgebäude für die Einrichtung von Ausweichkrankenhäusern, Lazaretten und Notquartieren beschlagnahmt. Die Patienten, die ursprünglich in diesen Einrichtungen gelebt hatten, wurden in einzelne Sammelanstalten verlegt.[616] Organisiert wurden diese Transporte von einem Behördenapparat, an dessen Spitze zwei Männer standen, die bereits zum Leitungspersonal der ›Aktion T4‹ gehört hatten:[617] Ministerialrat Herbert Linden aus der Gesundheitsabteilung des Reichsinnenministeriums war im Oktober 1941 zum ›Reichsbeauftragten für die Heil- und Pflegeanstalten‹ ernannt worden. Zu seinen Aufgaben gehörte unter anderem die Planung der Anstaltsräumungen und die Bereitstellung von Ausweichquartieren. Eine Schlüsselposition nahm bei den Verlegungen auch Karl Brandt ein. Der Begleitarzt Hitlers, den dieser 1939 im sogenannten ›Gnadentod-Erlaß‹ zusammen mit Reichsleiter Philipp Bouhler mit der Durchführung der ›Euthanasie‹ beauftragt hatte, wurde im Sommer 1942 mit dem Amt des Bevollmächtigten für das Sanitäts- und Gesundheitswesen betraut.[618] In dieser Funktion war er unter anderem für die Koordination des zivilen und des militärischen Medizinalbereichs zuständig.

Auf Veranlassung von Linden, der weiterhin eng mit der ›Reichsarbeitsgemeinschaft‹ zusammenarbeitete,[619] wurden die Sammeltransporte, die man ab 1943 im Zuge der Räumung ganzer Anstalten für die Einrichtung von Lazaretten und Ausweichquartieren durchführte, gezielt in solche Kliniken gelenkt, in denen die ›wilde Euthanasie‹ besonders rücksichtslos betrieben wurde.[620] Zu ihnen gehörten unter anderem auch Hadamar, der Kalmenhof und Eichberg.[621] Diese Vorgehensweise, bei der die militärische Lage zum Anlaß genommen wurde, um die Kranken in weit entfernt liegende Anstalten zu verlegen, wo sie getötet wurden, erinnert an die Räumung der Anstalten Homburg und Merzig zu Kriegsbeginn: Auch dort lag infolge des Krieges und der Grenznähe zu Frankreich eine plausibel wirkende militärische Konstellation vor, die man nutzte, um die Patienten aus ihrer gewohnten Umgebung herauszureißen und dem Zugriff ihrer Mörder auszuliefern.

Zu den Opfern dieser sogenannten ›Aktion Brandt‹ gehörte auch eine Gruppe von mindestens sechs Personen aus dem Saarland, die am 17. Oktober 1944 »in-

616 Ebd., S. 230f., 234f.

617 Die nachstehenden Ausführungen zur Tätigkeit von Linden und Brandt stützen sich auf Schmuhl: Rassenhygiene, Nationalsozialismus, Euthanasie, S. 230-235.

618 Ab 25. August 1944: Reichskommissar für das Sanitäts- und Gesundheitswesen.

619 Blasius: »Einfache Seelenstörung«, S. 180. – Walter: Psychiatrie und Gesellschaft, S. 746.

620 Schmuhl: Rassenhygiene, Nationalsozialismus, Euthanasie, S. 234f.

621 Ebd., S. 235.

folge Räumung der Landesheilanstalt Weilmünster für Lazarettzwecke« nach Hadamar verlegt wurden, wo die meisten von ihnen innerhalb weniger Wochen ums Leben kamen.[622] Das gleiche Schicksal erlitt auch die 50jährige Mathilde Wachs* aus Güdingen.[623] Die Frau, die lange Zeit in Merzig untergebracht gewesen war, wurde am 16. November 1944 aus Eichberg nach Hadamar überführt. Ihren Angehörigen wurde die Verlegung in einem vorgedruckten Schreiben mitgeteilt:

> [...] »ist heute nach der Landesheilanstalt Hadamar/Lahn verlegt worden. Die Verlegung erfolgte im Zuge von kriegsbedingten Maßnahmen und zur Beschaffung von Unterkünften für fliegerbeschädigte Kranke aus terrorisierten Städten.«

Zwei Monate später war Mathilde Wachs* tot.

Die Zusammenarbeit der Dienststellen von Linden und Brandt mit der ›Reichsarbeitsgemeinschaft‹ bei den Anstaltsräumungen führte dazu, daß sich bei der ›wilden Euthanasie‹ mit fortschreitender Kriegsdauer verstärkt Elemente einer zentralen Lenkung bemerkbar machten. Von zentraler Stelle wurden nicht nur die Verlegungen gesteuert, sondern auch die Medikamente beschafft, die man zur Tötung der Patienten verwendete.[624] In einem Runderlaß vom 4. April 1943 forderte Linden die Landes- und Provinzialbehörden dazu auf, bei der Besetzung von Leitungsfunktionen in psychiatrischen Anstalten bevorzugt ehemalige ›T4‹-Mitarbeiter zu berücksichtigen.[625] Auch dieser Erlaß ist ein Hinweis auf Ansätze zu einer zentralen Einflußnahme auf die ›wilde Euthanasie‹ bei gleichzeitiger Wahrung ihres dezentralen Erscheinungsbildes, dessen Beibehaltung schon allein aus Gründen der Tarnung zweckmäßig erschien.

Dennoch sollte man diese Elemente einer zentralen Planung auch nicht überbewerten.[626] Maßgebend für die Durchführung der ›wilden Euthanasie‹ waren nicht in erster Linie die Funktionäre der ›Reichsarbeitsgemeinschaft‹, sondern die örtlichen Entscheidungsträger. Das zeigt sich etwa am Beispiel der österreichischen Anstalt Niedernhart, wo im Frühjahr 1943 monatlich bis zu 100 Pati-

---

622 HStA, Abt. 430/2, Nr. 529 (identisch mit MZG 519) und HStA, Abt. 430/2, Nr. 371. Neben diesen Verlegungen von Weilmünster nach Hadamar fanden im Herbst 1944 auch mehrere Transporte von Weilmünster nach Eichberg statt, bei denen mindestens 147 Kranke – darunter auch eine Reihe von Saarländern – verlegt wurden (HStA, Abt. 430/1, Nr. 12603).

623 Alle Angaben und Zitate hierzu nach HStA, Abt. 430/2, Nr. 211. Hinweise auf Verlegungen von Eichberg nach Hadamar finden sich auch in HStA, Abt. 430/1, Nr. 12593 und in HStA, Abt. 430/1, Nr. 12564. Daneben fanden bereits im Herbst 1943 eine Reihe von Verlegungen von Eichberg nach Hadamar, Weilmünster und Herborn statt, von denen mindestens 21 Kranke aus dem Saarland betroffen waren (HStA, Abt. 430/1, Nr. 12607).

624 Schmuhl: Rassenhygiene, Nationalsozialismus, Euthanasie, S. 232.

625 Ebd., S. 231f.

626 In der Literatur wird der Stellenwert dieser Elemente einer zentralen Lenkung unterschiedlich bewertet. Schmuhl sah in ihnen den Ausdruck einer »Reinstitutionalisierung der Euthanasie« (Ebd., S. 230-236. Ebenso Wunder: Euthanasie, S. 11f.). Blasius dagegen hielt die mit dem Begriff »Reinstitutionalisierung« verbundene Interpretation für »quellenmäßig nicht eindeutig belegbar,« und betonte, daß »lokale und regionale Entscheidungsprozesse [...] in den letzten Kriegsjahren für das Anstaltssterben eine weit größere Rolle [spielten], als zentrale Vernichtungsplanungen. [...] Die Kriegslage schuf eine Eigendynamik der Krankentötungen, die freilich mit der Radikalisierungsdynamik des ins Wanken geratenen nationalsozialistischen Systems in einem engen Zusammenhang steht.« (Ders.: »Einfache Seelenstörung«, S. 180, 182).

enten umgebracht wurden. Als der Anstaltsdirektor Dr. Lonauer, der die Tötungen selbst vornahm, im September des gleichen Jahres zum Kriegsdienst bei der Waffen-SS einberufen wurde, sanken die Sterbezahlen ziemlich abrupt wieder auf den Durchschnitt der Jahre 1939 bis 1941.[627] Auch die Tatsache, daß mehrere Anstalten – darunter auch Haina und Merxhausen – sich gegen den Willen der ›Reichsarbeitsgemeinschaft‹ erfolgreich weigerten, die ›wilde Euthanasie‹ zu praktizieren,[628] deutet darauf hin, daß die Berliner ›Zentrale‹ nur einen begrenzten Einfluß auf diese Morde hatte und letztlich auf willfährige Kooperationspartner vor Ort angewiesen war.

3.4.3 Die Lebensbedingungen in den Anstalten nach dem Ende der ›Aktion T4‹

In Hadamar gewannen die Morde, die hier im Zuge der ›wilden Euthanasie‹ begangen wurden, sehr schnell eine brutale Eigendynamik: Einzelne Schwestern und Pfleger begannen, zusätzlich zu den Tötungen, die von Dr. Wahlmann angeordnet wurden, nach eigenem Gutdünken Kranke umzubringen.[629] Schamlos nutzte ein Krankenpfleger die Todesangst der Insassen aus, um sich eine Patientin unter Androhung einer tödlichen Injektion sexuell gefügig zu machen und mehrmals zum Geschlechtsverkehr zu zwingen.[630] So wie in den letzten Vorkriegsjahren die administrativ verordnete Demütigung der Kranken durch angebliche »Sparmaßnahmen« bei vielen Pflegekräften die Hemmschwelle für Gewalttätigkeiten und Mißhandlungen herabgesetzt hatte, so führte jetzt die tägliche Gegenwart des Mordes zu einer Verrohung des Anstaltsalltages.

Aber auch wenn man von der unmittelbaren Gewaltanwendung absieht, waren die Lebensbedingungen der Patienten in Hadamar erbärmlich: Die Verpflegung wurde auf eine Hungerkost reduziert.[631] Im Winter blieb die Anstalt weitgehend ungeheizt. Bei Fliegeralarm wurden die Kranken in ihren Aufenthaltsräumen eingesperrt und ihrem Schicksal überlassen. Über die hygienischen Verhältnisse in Hadamar berichtete eine Patientin, die das Dritte Reich überlebte:

> »Die verseuchten und urindurchtränkten Strohsäcke wurden niemals erneuert. [...] Die Schlafdecken wurden nie gelüftet. Es gab nur alle 14 Tage frische Leibwäsche. Das Personal hat sich besonders vor den schmutzigen Arbeiten gedrückt. Alles mußten die sogenannten Arbeitskranken tun.«[632]

Ähnlich war die Situation in Eichberg: Die täglichen Aufwendungen für die Verpflegung eines Insassen waren hier bis auf 32 Pfennig reduziert wor-

---

627 Marckhgott: ›Euthanasie‹ in Oberdonau, S. 175, 178.

628 Siehe unten S. 298.

629 Wettlaufer: Beteiligung, S. 300, 327. Ähnlich Klee: ›Euthanasie‹, S. 435.

630 Wettlaufer: Beteiligung, S. 305. Platen-Hallermund berichtete über ein ähnliches Vorkommnis in der Anstalt Eichberg. Dort habe Landesrat Bernotat dafür gesorgt, daß der Täter vor Strafverfolgung verschont blieb und nach eintägiger Haft wieder an seinen Arbeitsplatz zurückkehren konnte. (Dies.: Tötung Geisteskranker, S. 73).

631 Angaben zu den Lebensbedingungen in Hadamar nach Daum: Arbeit und Zwang, S. 199-203.

632 Zit. nach ebd., S. 199.

den.[633] Von 700 westfälischen Patienten, die im Sommer 1941 im Rahmen der ›Aktion T4‹ in die damalige ›Zwischenanstalt‹ Eichberg verschleppt worden waren und nach dem Abbruch der Massenvergasungen nicht mehr weiter nach Hadamar verlegt wurden, waren anderthalb Jahre später nur noch 278 am Leben.[634] Die übrigen waren ermordet worden oder starben infolge von Unterernährung und Infektionskrankheiten, die sich unter den verheerenden hygienischen Bedingungen sehr rasch ausbreiteten.

Auch in den übrigen Anstalten waren die Patienten schweren Qualen und Entbehrungen ausgesetzt. In Weilmünster, wo eine Reihe von Kranken aus dem Saarland untergebracht war, verdoppelte sich die Zahl der jährlichen Todesfälle zwischen 1941 und 1942 von 348 auf 733.[635] Die Sterberate stieg bis 1944 auf über 50 Prozent.[636] Die Hauptursache dafür dürften Hunger und Mangelerscheinungen gewesen sein,[637] die allerdings weniger auf die Auswirkungen des Krieges zurückzuführen waren als auf den Willen der Anstaltsleitung, sich auf diese Weise der Patienten zu entledigen.[638] Die Patienten mußten sich von selbstgesammelten Brennesseln, Kartoffelschalen und Kohlrüben ernähren.[639] Der Weilmünsterer Anstaltspfarrer Walter Adlhoch berichtete,[640] daß viele Kranke infolge unzureichender und einseitiger Ernährung völlig abgemagert waren und an so schweren Darmerkrankungen litten, daß bald auch Wäsche und Matratzen in Mitleidenschaft gezogen wurden: »Da die Betten durchgefault waren, lagen die Sterbenden in der Badewanne im Wasser. Da hab' ich ihnen dann die Krankensalbung gespendet.« Die Mutter einer jungen Frau, die zwischen 1942 und 1944 als Patientin in Weilmünster untergebracht war, sagte 1962 bei einer Vernehmung durch die Kriminalpolizei aus, daß ihr bei einem Besuch in der Anstalt auf dem Friedhof Massengräber aufgefallen seien.[641]

Die Anstalten Haina und Merxhausen beteiligten sich – sehr zum Mißfallen der ›Reichsarbeitsgemeinschaft‹ – nicht aktiv an der Ermordung von Kranken. Der Betriebsarzt der ›Reichsarbeitsgemeinschaft‹ bedauerte im Sommer 1944 nach einer Inspektionsreise, daß er in beiden Einrichtungen »für eine aktive Tätigkeit in dieser Richtung keine Liebe gefunden« habe.[642] Dennoch erhöhte sich auch hier nach 1941 die Mortalität auf ein Vielfaches: 1939 starben in Merxhausen 129 von insgesamt 1.028 Patienten. 1944 betrug die Zahl der Toten 142 – al-

633 Schmuhl: Rassenhygiene, Nationalsozialismus, Euthanasie, S. 222.

634 Walter: Psychiatrie und Gesellschaft, S. 741.

635 Ebd., S. 741f. Bei einer durchschnittlichen Belegung mit 1.500 bis 1.700 Patienten.

636 Sandner: Die Landesheilanstalt Weilmünster, S. 143.

637 Beispiele dafür in ebd., S. 143-145.

638 Faulstich: Hungersterben, S. 556-559.

639 Angaben zur Ernährungssituation nach Sandner: Die Landesheilanstalt Weilmünster, S. 143f. – Walter: Psychiatrie und Gesellschaft, S. 741f.

640 Im Gespräch mit Ernst Klee am 29. April 1982. Die folgenden Schilderungen und Zitate von Pfarrer Adlhoch stammen aus Klee: ›Euthanasie‹, S. 427.

641 Vernehmungsprotokoll des Landeskriminalamtes Nordrhein-Westfalen vom 1. August 1962 (HStA, Abt. 631a, Nr. 280b).

642 Zit. nach Klee: ›Euthanasie‹, S. 443.

lerdings bei einer Belegung von nur noch 435 Personen.[643] Angesichts dieser extrem hohen Sterblichkeitszahlen fällt es schwer, eine Grenze zwischen dem aktiven Mord, wie er in Hadamar, auf dem Eichberg und wohl auch in Weilmünster praktiziert wurde, und der systematischen Beschneidung der Lebensgrundlagen in den übrigen Anstalten zu ziehen. Der Unterschied war letztlich nur noch gradueller Natur.[644]

3.4.4 Vorbereitungen für eine Wiederaufnahme der ›Aktion T4‹ und zunehmende Grenzverwischung zwischen den verschiedenen NS-Mordprogrammen

Neben der ›wilden Euthanasie‹, neben Mangelernährung, Krankheiten, Verwahrlosung und Mißhandlungen wurde das Leben eines Teils der Anstaltsinsassen ab 1943 auch noch von einer anderen Seite bedroht: Am 8. April dieses Jahres kündigte die ›Reichsarbeitsgemeinschaft‹ beim Kasseler Oberpräsidenten eine Visitation der Anstalt Haina durch Obermedizinalrat Dr. Theodor Steinmeyer, den Leiter der thüringischen Landesheilanstalt Pfaffenrode, an.[645] Steinmeyer, der zuvor bereits als ›T4-Gutachter‹ tätig gewesen war, hatte den Auftrag, geisteskranke Straftäter, die per Gerichtsbeschluß in die Anstalt eingewiesen worden waren, auf ihre Arbeitsfähigkeit zu untersuchen.[646] Den Hintergrund für diese Erfassung bildete eine Absprache zwischen Justizministerium und Polizei, wonach kriminelle Patienten, soweit sie arbeitsfähig und in den Anstalten entbehrlich waren, in Konzentrationslager überführt werden sollten.[647] Das Reichsinnenministerium sah in der Abschiebung dieses Personenkreises eine willkommene Möglichkeit zur Entlastung der Psychiatrie. In einem Rundschreiben vom 8. August wies Linden die Anstaltsleiter deshalb an, »von dieser Gelegenheit zur Gewinnung freier Betten weitgehend Gebrauch zu machen.«[648]

> »Da die restlose Ausnutzung dieser Möglichkeit zweifellos erheblich dazu beitragen kann, die Anstalten von unerwünschten und störenden Elementen zu säubern, ersuche ich, der Angelegenheit ein besonderes Augenmerk zuzuwenden. [...] In der Hauptsache werden für die Abgabe solche Personen in Frage kommen, die einer irrenärztlichen Behandlung nicht mehr bedürfen, die vielmehr Eigenart und Betrieb der Heil- und Pflegeanstalt stören (Schwachsinnige und Psychopathen, die zu den Hangkriminellen zählen).«[649]

---

643 Zahlenangaben aus einem Bericht der Anstalt Merxhausen an den Regierungspräsidenten der Provinz Kurhessen vom 20. September 1945 (LWVH 17/130). Zur Entwicklung der Mortalität in Merxhausen siehe auch Klüppel: ›Euthanasie‹ und Lebensvernichtung 1933-1945, S. 347.

644 Vgl. auch Bernhardt: Anstaltspsychiatrie, S. 32.

645 LWVH 13/Pat. 168.

646 Ebd.

647 Ausführliche Darstellung in einem Schreiben des Reichsinnenministeriums an alle Anstaltsleiter vom 8.8.1943 (LWVH 17/130). Siehe auch Klee: ›Euthanasie‹, S. 360-362.

648 Ebd.

649 Ebd.

Am 2. April 1944 wurden 17 Geisteskranke »auf Anordnung des Reichskriminalpolizeiamtes«[650] aus Haina in das Konzentrationslager Mauthausen verlegt. Vermutlich überlebten nur zwei von ihnen das Dritte Reich.[651]

Bei der ›Reichsarbeitsgemeinschaft‹ ging man davon aus, daß die ›Aktion T4‹ spätestens nach einer siegreichen Beendigung des Krieges fortgesetzt werden würde.[652] Um für eine solche Wiederaufnahme gerüstet zu sein, verlangte man auch nach dem Abbruch des zentral gelenkten Massenmordes von den Anstalten weiterhin die Vorlage von Meldebögen. Zudem wurde durch einen Erlaß des Reichsinnenministeriums vom 12. November 1942 der Kreis der potentiellen Opfer weiter ausgedehnt: Das Ministerium ordnete an, daß die Heil- und Pflegeanstalten in Zukunft nicht mehr nur Patienten mit bestimmten Diagnosen melden mußten, sondern grundsätzlich alle Kranken »ohne Rücksicht auf Krankheitsform und Krankheitsdauer.«[653] Die Frist für die turnusmäßige Vorlage dieser Anzeigen wurde von einem halben auf ein Vierteljahr verkürzt.[654] Im Protokoll einer Dienstbesprechung in der Kanzlei des Führers am 12. August 1943 heißt es dazu:

> »Ganz besonderer Wert wird auf die Einhaltung der Meldungen durch die Anstalten [...] gelegt, um bei einer eventuellen Aufhebung des ›Stopp‹ in der Lage zu sein, mit den Arbeiten beginnen zu können. [...] Die Quartals-Meldungen von den Anstalten [...] sind zu überwachen. Anstalten, die nach Ablauf des Quartals ihre Meldungen nicht vollzogen haben, müssen unter Frist-Stellung angemahnt werden.«[655]

Diese Anweisung ist ein deutlicher Beleg dafür, daß der Abbruch der ›Aktion T4‹ im Spätsommer 1941 nur einen vorläufigen Charakter hatte und im wesentlichen dazu diente, eine zusätzliche Beunruhigung der Bevölkerung während des Krieges zu vermeiden.

Die Erfassung potentieller Mordopfer blieb nicht auf psychiatrische Einrichtungen beschränkt. In einem an Ministerialrat Linden adressierten Schreiben vom 21. August 1942 machte die ›Reichsarbeitsgemeinschaft Heil- und Pflegeanstalten‹ den Vorschlag, in Zukunft grundsätzlich alle Bewohner von kirchlichen und privaten Alters-, Fürsorge- und Pflegeheimen zu registrieren.[656] Diese Ausweitung der Meldepflicht auf Alte und Gebrechliche wurde damit begründet, daß in den Alten- und Pflegeheimen der Caritas und der Inneren Mission eine beträchtliche Zahl von »Schwachsinnigen« und »chronisch Geisteskranken« lebten, die von den Heimleitungen bisher »gegen besseres Wissen« nicht gemeldet worden seien.[657]

---

650 LWVH 13/Pat. 168. Patienten aus dem Saarland sind in dieser Gruppe nicht nachweisbar.

651 Klüppel: ›Euthanasie‹ und Lebensvernichtung 1933-1945, S. 347.

652 In einem Schreiben vom 15.1.1944 an Prof. Nitsche zitierte Dietrich Allers den Bevollmächtigten für das Sanitäts- und Gesundheitswesen folgendermaßen: »Auf jeden Fall ist Herr Professor Brandt sehr interessiert an dem ganzen Problem. Er hat ausdrücklich betont, daß die Wiederaufnahme der Arbeit im großen Stil ohne Zweifel eines Tages kommen müsse, daß allerdings im Kriege nicht mehr damit zu rechnen sei.« (HStA, Abt. 631a, Nr. 208).

653 RMI-Erlaß vom 12.11.1942 (Schmuhl: Rassenhygiene, Nationalsozialismus, Euthanasie, S. 224).

654 Verfügung des RMI vom 19.12.1942 (HStA, Abt. 631a, Nr. 208).

655 Protokoll der Besprechung vom 12.8.1943 (Ebd.).

656 Schreiben der RAG an Linden vom 21.8.1942 (Ebd. Vgl. Schmuhl: Rassenhygiene, Nationalsozialismus, Euthanasie, S. 228).

657 Ebd.

Ungeachtet der Kriegslage wurden diese Vorbereitungsarbeiten für eine mögliche Wiederaufnahme des zentral gelenkten Massenmordes bis ins zweite Halbjahr 1944 fortgesetzt.[658] Diesem auffälligen Kontrast zwischen einem mit bürokratischer Akribie umgesetzten Vernichtungswillen auf der einen und einem zunehmenden politischen und militärischen Wirklichkeitsverlust auf der anderen Seite begegnet man in ähnlicher Weise auch bei der Judenverfolgung: Auch an diesem militärisch widersinnigen und ausschließlich ideologisch motivierten Verbrechen hielt das NS-Regime buchstäblich bis zum Schluß fest. Als die Alliierten bereits in der Normandie gelandet waren und alle Transportkapazitäten eigentlich für militärische Zwecke benötigt wurden, organisierten die deutschen Besatzer weiterhin Eisenbahntransporte, mit denen Juden aus Paris quer durch Europa nach Auschwitz verschleppt wurden.[659] Ähnliches läßt sich auch im Bereich der Psychiatrie beobachten.[660]

Die Fortsetzung der Erfassung und die Erweiterung des Kreises der zu meldenden Personen lassen darauf schließen, daß die ›Reichsarbeitsgemeinschaft‹ sich nicht nur auf eine Wiederaufnahme der ›Aktion T4‹ vorbereitete, sondern auch auf eine Ausdehnung des klinischen Massenmordes über die psychiatrischen Anstalten hinaus. Diese Entgrenzung des »medikalisierten Tötens«[661] hatte sich schon vorher abgezeichnet: Im Rahmen der sogenannten ›Sonderbehandlung 14f13‹ wurden seit Frühjahr 1941 auch KZ-Häftlinge in ›Euthanasie‹-Anstalten ermordet.[662] Später rekrutierte sich aus den Reihen der ›Aktion T4‹ das Stammpersonal der Vernichtungslager Belzec, Sobibor und Treblinka, in deren Gaskammern nach vorsichtigen Schätzungen weit mehr als eine Million Juden getötet wurden.[663]

Auch bei der ›wilden Euthanasie‹ kam es im Lauf der Zeit zu einer Ausweitung des Kreises der Mordopfer: In der Anstalt Hadamar wurde im Mai 1943 ein ›Erziehungsheim für jüdische Mischlinge‹ eingerichtet.[664] Die Kinder und Jugendlichen, die auf Anweisung des Reichsinnenministeriums[665] unter dem Vorwand, sie litten an Psychopathie oder Schwachsinn, in die Anstalt eingewiesen wurden, waren keineswegs krank, sondern wurden allein wegen ihrer jüdischen Abstammung nach Hadamar gebracht, wo sie wie die Psychiatriepatienten von Dr. Wahlmann und seinen Helfern mit hochdosierten Medikamenten vergiftet wurden.[666] Auf die gleiche Weise wurden in Hadamar ab 1943 auch

658 Klee: ›Euthanasie‹, S. 444.

659 Hilberg: Vernichtung, Bd. 2, S. 697. Ähnlich war die Situation in Italien (Ebd., S. 722). Vgl. auch Sebastian Haffner: Anmerkungen zu Hitler. Frankfurt/M. 1981, S. 122.

660 So wurden noch im Herbst 1944 trotz massiver Tieffliegergefahr Patienten aus der Anstalt Gangelt bei Heinsberg mit dem Bus abgeholt. (Seipolt: Sippe, S. 122).

661 Begriff bei Lifton: Ärzte im Dritten Reich, S. 38-43. (Vgl. auch den englischen Originaltitel »The Nazi Doctors. Medical Killing and the Psychology of Genocide.« New York 1986).

662 Siehe oben S. 285.

663 Klee: ›Euthanasie‹, S. 370f., 374-379. Vgl. Schmuhl: Rassenhygiene, Nationalsozialismus, Euthanasie, S. 250-255. Siehe auch Friedlander: Der Weg zum NS-Genozid, S. 467-474. – Nationalsozialistische Massentötungen, S. 146-193.

664 Winter: Hadamar als T4-Anstalt, S. 103.

665 Schnellbrief des RMI vom 15. April 1943 an den Oberpräsidenten in Wiesbaden (HStA, Abt. 631a, Nr. 276).

666 Mitscherlich, Mielke (Hg.): Medizin ohne Menschlichkeit, S. 212. Siehe auch Aussage einer Gemeindeschwester aus Hadamar vor dem Frankfurter Landgericht 1947 (HStA, Abt. 461/32061).

etwa 600 ausländische Zwangs- und Zivilarbeiter getötet, die aufgrund psychischer oder physischer Leiden nicht mehr arbeitsfähig waren.[667] Auch einige geistig verwirrte deutsche Soldaten gehörten zu den Mordopfern in Hadamar.[668]

3.5 Handlungsmöglichkeiten der beteiligten Personen und Institutionen

3.5.1 Zwischen Protest, Gleichgültigkeit und Einverständnis: Die Reaktionen der Angehörigen von Patienten auf die ›Euthanasie‹

»Ihr denkt vielleicht, das Kind hätte niemand. Aber das ist der Fall ja nicht.«[669]

Wie sich bereits im Zusammenhang mit dem Abbruch der ›Aktion T4‹ gezeigt hat, blieben die Morde und die katastrophalen Lebensbedingungen in den Anstalten nicht geheim.[670] Sehr bald kursierten Gerüchte in der Öffentlichkeit, die bei der Bevölkerung zu einem zunehmenden Mißtrauen gegenüber der Psychiatrie führten. Bereits im Oktober 1940 wies der Vertrauensmann der Württembergischen Arbeitsgemeinschaft evangelischer Seelsorger an Gemüts- und Nervenkranken in einem Protestschreiben an Reichsgesundheitsführer Leonardo Conti auf die wachsende Ablehnung der Anstalten hin:

> »Wurden bisher Kranke, welche das Unglück hatten, geistig zu erkranken, der Heilanstalt mit Vertrauen zu treuen Händen übergeben, so suchen jetzt die Familien erkrankte Angehörige von der Anstalt fernzuhalten oder aus ihr herauszubekommen, damit ihnen die Maßnahme der Lebensvernichtung erspart bleibe.«[671]

Daß die Psychiatrie in der Öffentlichkeit in Mißkredit geraten war, blieb auch den staatlichen Stellen nicht verborgen, die für die Durchführung des Krankenmordes verantwortlich waren. Als die ›Reichsarbeitsgemeinschaft Heil- und Pflegeanstalten‹ im Sommer 1942 versuchte, anhand der Stimmungs- und Lageberichte verschiedener Behörden die Einstellung der Bevölkerung zum Anstaltswesen zu sondieren,[672] mußte sie feststellen, daß fast überall in Deutschland »Scheu und Mißtrauen gegen Anstaltsaufnahmen« herrschten. In allen Regionen seien die Aufnahmezahlen rückläufig. Freiwillig begebe sich kaum noch jemand in stationäre psychiatrische Behandlung. Und in den wenigen Fällen, in

[667] Winter: Hadamar als T4-Anstalt, S. 103.
[668] Dies.: Geschichte der NS-›Euthanasie‹-Anstalt Hadamar, S. 149.
[669] Aus dem Brief der Mutter eines saarländischen Patienten an die Anstalt Kalmenhof (Siehe unten S. 311).
[670] Siehe oben S. 280f.
[671] HStA, Abt. 631a, Nr. 277.
[672] Alle Angaben und Zitate aus den Lageberichten nach HStA, Abt. 631a. Nr. 206.

denen es doch noch zu Anstaltsaufnahmen komme, handele es sich »fast ganz überwiegend [um] polizeiliche oder sonstige behördliche Einweisungen.« Außerdem registrierte die ›Reichsarbeitsgemeinschaft‹, daß die Familien von Patienten immer häufiger auf eine möglichst rasche Entlassung ihrer kranken Angehörigen aus der Anstalt drängten.

In den Lageberichten, die der ›Reichsarbeitsgemeinschaft‹ aus den verschiedenen Landesteilen vorlagen, wurden auch die Gründe für den Ansehensverlust der Psychiatrie genannt: In Hessen, wo die überwiegende Mehrheit der saarländischen Patienten untergebracht war, registrierte man ein »starkes Mißtrauen [...], zumal dem Volke die Ziele der Verlegung genau bekannt seien.« In Weilmünster seien die Neuaufnahmen von Patienten »relativ seltener geworden infolge von Gerüchten.« In Westfalen, wo ebenfalls »ein Verlust des Vertrauens der Bevölkerung zu den Anstalten« festgestellt wurde, »bestehe [...] das Bestreben, die Kranken in konfessionellen Anstalten unterzubringen, wo sie ›sicherer‹ seien.« In Baden verzeichnete man zwischen 1940 und 1941 einen Rückgang der Aufnahmezahlen in öffentliche Anstalten um fast ein Drittel, »was auf einen gewissen Widerstand gegen die Anstaltsaufnahme überhaupt zurückzuführen ist,« wie es in dem entsprechenden Lagebericht heißt. Nicht anders war die Einstellung der Bevölkerung im Osten des Reiches: »Danzig, sprich Westpreußen, berichtet energisches Sträuben gegen Verlegungen aus Angst vor vorzeitigem Ableben und das Bestreben, die Kranken vorzeitig aus der Anstalt zu nehmen.«

Auch unter den Angehörigen saarländischer Patienten läßt sich dieses Mißtrauen gegenüber der Psychiatrie nachweisen. Ein Beispiel hierfür ist das Schicksal von Florian Halder*. Der 14jährige Junge, der aus der St. Wendeler Gegend stammte, war im Sommer 1940 wegen Epilepsie nach Eichberg eingewiesen worden. Als sein älterer Bruder, der zu diesem Zeitpunkt Soldat war, von der Anstaltseinweisung erfuhr, schrieb er einen energischen Brief an die Anstalt und verlangte, daß sein Bruder Florian* entweder sofort entlassen oder aber in eine kirchliche Einrichtung verlegt werden sollte:[673]

> »Wie mir erst jetzt bekannt wird, handelt es sich bei der Ihnen unterstellten Anstalt nicht um eine Heilanstalt für Epileptiker, sondern um ein Irrenhaus. Ich kenne die Krankheit meines Bruders [...] und auch seinen geistigen Zustand und weiß jetzt schon, daß der Aufenthalt im Irrenhaus für ihn den sicheren Untergang und keine Besserung bedeutet. Als Bruder bin ich besorgt um ihn und betrachte es als meine verdammte Pflicht und Schuldigkeit, für Florian* das Möglichste für seine Besserung zu tun: Entweder kommt er in eine entsprechende Heilanstalt für Epileptiker oder nach Hause. Ein weiterer Grund zwingt mich zu diesem Schritt: Meine Mutter hat den Zustand meines Bruders gesehen bei einem Besuch in der Heilanstalt und sie leidet schwer unter dem Eindruck, den sie dort empfunden hat. Sie ist bereits krank, wie mir aus Schreiben von Nachbarn bekannt wird. Ich habe ein Bruderherz und ein Herz für meine Mutter und kann und werde nicht dulden, daß zu Hause Mutter und Bruder dahinsiechen, während ich im Felde stehe. Daher dringe ich darauf, entweder meinen Bruder in eine Heilanstalt für Epileptiker (die beste ist nach meinem Dafürhalten die Bodelschwinghsche in Bethel bei Bielefeld) zu überweisen

[673] Alle Angaben und Zitate hierzu nach HStA, Abt. 430/1, Nr. 10643.

oder ihn nach Hause zu entlassen. Ich möchte diesen Vorschlag nicht in die Länge gezogen sehen, sondern so schnell wie möglich erledigt sehen.«

Dieser Brief zeigt, daß die Morde und auch die erbärmlichen Lebensbedingungen in den staatlichen Anstalten von den Angehörigen sehr wohl registriert wurden. Wie groß der Leidensdruck der Familie von Florian Halder* angesichts des Eichberger Anstaltselends gewesen sein muß, läßt sich schon allein daran ermessen, daß die Angehörigen den Jungen lieber in einem mehrere Hundert Kilometer entfernten kirchlichen Heim unterbringen lassen wollten als in der vergleichsweise heimatnah gelegenen Anstalt Eichberg. Bemerkenswert ist, daß der Protest des Bruders schon nach kurzer Zeit Erfolg hatte: Am 25. Oktober 1940 wurde Florian Halder* nach Bethel verlegt. Neben der energischen Diktion, die Florians* Bruder in seinem Schreiben an den Tag legte, könnte dazu möglicherweise auch die Tatsache beigetragen haben, daß er Soldat war und man ihm vielleicht auch deshalb mit einer gewissen Rücksichtnahme begegnete.

Daß die Angehörigen zumindest in Einzelfällen durch ein energisches Auftreten die Entlassung eines Patienten durchsetzen konnten, zeigt auch das Beispiel von Hermann Halmes* aus Wiebelskirchen.[674] Der 61jährige war im November 1940 wegen chronischen Alkoholismus nach Eichberg eingeliefert worden. Zwei Monate später teilte der Bürgermeister von Wiebelskirchen der Anstalt mit, daß der Landrat von Ottweiler die sofortige Entlassung des Patienten angeordnet habe. Auf die Entlassungsverfügung aus Ottweiler reagierte der Eichberger Anstaltsdirektor Friedrich Mennecke mit einer Verzögerungstaktik: In einem Schreiben an die Kreisverwaltung erklärte er, daß der Landrat die Freigabe des Patienten erst dann anordnen könne, wenn zuvor die Polizeibehörde ein Gutachten der Anstalt über seine Entlassungsfähigkeit angefordert habe. In seinem Brief ließ Mennecke keinen Zweifel daran, wie dieses Gutachten bei Hermann Halmes* ausfallen würde:

»Pflichtgemäße Aufgabe der Anstalt [...] ist es, alle Maßnahmen zu treffen, um besonders während des Kriegszustandes die öffentliche Sicherheit durch kritiklose Entlassung asozialer Geisteskranken [sic] nicht zu gefährden.«

Nach diesem abschlägigen Bescheid der Anstalt stellte der Bezirksfürsorgeverband Ottweiler die Zahlung der Pflegekosten für Halmes* ein. Aber auch dadurch ließ Mennecke sich nicht umstimmen. Erfolglos blieb auch ein in energischem Tonfall gehaltenes Schreiben des Wiebelskircher Bürgermeisters, das mit dem Satz endete: »Halmes* ist sofort zu entlassen.« Warum die Behörden in Wiebelskirchen und Ottweiler sich so massiv für die Entlassung von Hermann Halmes* einsetzten, ist unbekannt. Denkbar erscheint, daß die Familie des Patienten beim Bürgermeister und beim Landrat interveniert hatte. Die Tochter von Halmes*, die ebenfalls in Briefen an die Anstalt die Entlassung ihres Vaters verlangte, war von Beruf Krankenschwester und ahnte oder wußte deshalb möglicherweise, was in diesen Monaten in den Anstalten geschah. Sie war es auch, die ihren Vater schließlich aus Eichberg herausholte:

674 Alle Angaben und Zitate hierzu nach HStA, Abt. 430/1, Nr. 11007.

Nachdem die Entlassungsverfügungen von Landrat und Bürgermeister erfolglos geblieben waren und auch ein entsprechendes Gesuch der Tochter von der Anstalt nicht erfüllt wurde, bat die junge Frau am 5. Februar 1941 »in einer dringenden Familienangelegenheit« um eine Besuchserlaubnis. Mit einer lapidaren Begründung wurde ihr jedoch auch dieser Wunsch verwehrt:

> »Da die Besuche aus Gründen der Reichsverteidigung für die Dauer des Krieges gesperrt sind, bitte ich Sie, die Angelegenheit schriftlich erledigen zu wollen.«

Für die Verweigerung der Besuchserlaubnis hatte die Anstalt allen Grund: In den wenigen Wochen, seitdem die ›Aktion T4‹ in Hadamar begonnen hatte, waren bereits 220 Kranke aus Eichberg abgeholt und getötet worden. Die Tochter von Hermann Halmes*, die schon vorher wiederholt an die Anstaltsleitung geschrieben und sich dabei besorgt über das Wohlergehen ihres Vaters geäußert hatte, ließ sich jedoch durch diesen Bescheid nicht entmutigen, sondern reiste wenig später ohne Besuchsgenehmigung nach Eichberg, wo sie persönlich die Entlassung ihres Vaters verlangte. Diese Überrumpelung der Anstalt hatte offensichtlich Erfolg: Die Akte von Halmes* endet mit dem Vermerk, daß der Patient am 18. Februar 1941 »gegen ärztlichen Rat« von seiner Tochter aus der Anstalt abgeholt worden sei. Auch bei einigen anderen Patienten läßt sich nachweisen, daß die Eichberger Anstaltsleitung schließlich vor den mit Nachdruck vorgetragenen Entlassungswünschen der Angehörigen kapitulierte und die Kranken auf eigene Verantwortung nach Hause entließ.[675]

Das Schicksal dieser Menschen, die durch das hartnäckige Insistieren ihrer Familien gerettet wurden, läßt sich kaum verallgemeinern. Dennoch deutet die Reaktion der Anstaltsleitung in diesen Fällen darauf hin, daß ein beherztes Einschreiten der Angehörigen zumindest in Einzelfällen zur Rettung von Patienten führen konnte.[676] Wie das Beispiel von Hermann Halmes* gezeigt hat, trug auch die Intervention von lokalen Behörden zur Entlassung von Anstaltsinsassen bei. Möglicherweise war es die Angst vor Gerüchten, die die Anstaltsdirektoren in solchen Fällen zum Nachgeben zwang. Darüber hinaus dürfte aber auch die Tatsache eine Rolle gespielt haben, daß die Krankenmorde – anders als die Zwangssterilisation – illegal waren. Die Täter wußten zwar den Willen des ›Führers‹ auf ihrer Seite, nicht aber das Gesetz. Selbst glühenden Nationalsozia-

[675] So in den Fällen HStA, Abt. 430/1, Nr. 10634; Nr. 10671; Nr. 10958; Nr. 11031; Nr. 11040; Nr. 11139; Nr. 11140; Nr. 11179; Nr. 11215. Hinweise darauf, daß die Anstalten durch eine energische persönliche Intervention zur Entlassung von Patienten genötigt werden konnten, finden sich auch bei Schmidt: Selektion in der Heilanstalt, S. 120. – Schmuhl: Rassenhygiene, Nationalsozialismus, Euthanasie, S. 188.

[676] Daß die Mörder sich den Interventionen der Familien offenbar nicht immer entziehen konnten, geht auch aus dem folgenden Brief hervor, den der Eichberger Oberarzt Dr. Schmidt von der Tarnorganisation erhielt, die für die sogenannte ›Kinder-Euthanasie‹ zuständig war: »Auf Grund eines an Herrn Professor Dr. Brandt gerichteten Schreibens [...] bitte ich um einen ausführlichen Befundbericht über die erwähnte A... G..., die sich angeblich zur Zeit bei Ihnen befinden soll. Mit dieser Angelegenheit war auch bereits einmal der Oberpräsident Wiesbaden befaßt. Die Angehörigen der A... G... erstreben anscheinend auf jede mögliche Weise deren Entlassung. Falls ärztlicherseits eine solche zur Zeit verantwortet werden kann, wäre es zu überlegen, ob nicht im Hinblick auf den Ruf der Anstalt vielleicht doch diesem Antrag entsprochen werden sollte.« (Zit. nach Mitscherlich, Mielke (Hg.): Medizin ohne Menschlichkeit, S. 211.)

listen scheint dieser Umstand ein gewisses Unbehagen bereitet zu haben. Anders läßt es sich kaum erklären, daß leitende ›T4‹-Funktionäre wiederholt – aber ohne Erfolg – versucht hatten, Hitler zum Erlaß eines ›Euthanasie‹-Gesetzes zu bewegen, um Rechtssicherheit für ihr verbrecherisches Tun zu erhalten.[677] Insofern bildete auch die Illegalität der Aktion und die – wenn auch nur formalen – Bedenken, die die Täter deswegen hatten, einen Ansatzpunkt für den Widerstand gegen die ›Euthanasie‹.

Eine gewisse Scheu der Anstaltsleitungen vor einem direkten Konflikt mit den Familien der Patienten läßt sich auch an der Krankengeschichte des Homburgers Fritz Wagner* ablesen.[678] Im Herbst 1940 war der 45jährige nach Eichberg eingewiesen worden. Im folgenden Sommer, zu einem Zeitpunkt, als die ›Aktion T4‹ in Hadamar schon mehrere Monate in Gange war, floh Wagner* aus der Anstalt nach Hause, wo er mit Duldung des örtlichen Landrates blieb. Einen Monat später wurde er formell aus Eichberg entlassen. Wie es dazu kam, läßt sich nur erahnen: Vermutlich verzichtete die Anstalt auf eine Verfolgung des Patienten, nachdem die vollendeten Tatsachen, die er durch seine Flucht geschaffen hatte, vom Homburger Landrat legalisiert worden waren.[679]

Diese Beispiele deuten darauf hin, daß es für die Familien von Anstaltsinsassen auch unter den Bedingungen des Dritten Reiches gewisse Möglichkeiten für Protest, Selbstbehauptung und widerständisches Verhalten gab und daß sie im Einzelfall sogar die Entlassung ihrer kranken Angehörigen durchsetzen und sie so vor der Ermordung bewahren konnten. Letzteres war allerdings nur dann möglich, wenn die Angehörigen beherzt und energisch auftraten und dabei auch bereit waren, sich über geltende Regeln und Bestimmungen hinwegzusetzen, indem sie beispielsweise Besuchsverbote ignorierten und lokale Behörden wie Bürgermeister oder Landräte für ihr Anliegen gewannen.

Allerdings sollten die Möglichkeiten und die Bereitschaft der Familien, kranke Angehörige aus der Anstalt nach Hause zu holen, auch nicht überschätzt werden. Nicht jede betroffene Familie war willens oder in der Lage, einen verwirrten oder geisteskranken Menschen daheim zu versorgen. Erschwert wurde dies auch durch die Kriegssituation: Die Einberufung der männlichen Familienmitglieder zum Militär und die verstärkte Heranziehung der Frauen zum Arbeitseinsatz machten die Betreuung von Kranken innerhalb privater Haushalte oft zu einem kaum lösbaren Problem. Erschwert wurde die Lage im Saarland außerdem auch durch die zweimalige Evakuierung der grenznahen Gebiete.

In einigen Fällen kam es auch vor, daß die Familien nicht nur wegen äußerer Umstände, sondern aus innerer Überzeugung auf die Stellung eines Entlassungsgesuches verzichteten oder ihre Angehörigen sogar bewußt in die Psychiatrie abschoben. Ein bedrückendes Beispiel dafür ist das Schicksal der 19jährigen Traudel Gräser* aus Homburg.[680] Die junge Frau hatte die Schule abgebro-

---

677 Gruchmann: Justiz im Dritten Reich, S. 508-510.

678 Alle Angaben und Zitate hierzu nach HStA, Abt. 430/1, Nr. 10967.

679 Diese Vermutung deckt sich mit einer Feststellung von Alice-Platen Hallermund, wonach entlassene Patienten niemals mit Gewalt in die Anstalt zurückgeholt worden seien, da man das öffentliche Aufsehen eines solchen Schrittes fürchtete (Dies.: Tötung Geisteskranker, S. 65).

680 Alle Angaben und Zitate hierzu nach HStA, Abt. 430/1, Nr. 10667.

chen, weil sie Schauspielerin werden wollte. Bei einer Bühneneignungsprüfung vor der Theaterkammer des Gaues Baden in Karlsruhe war ihr »eine große Begabung« attestiert worden, »die aus innerstem Empfinden heraus schon heute für tragische Geschehnisse eine außerordentliche Ausdruckskraft besitzt.« Doch die Familie – der Vater war Studienrat – wollte von einer Schauspielkarriere nichts wissen und steckte Traudel*, die offenbar in den Augen ihrer Umgebung auch einen ziemlich unangepaßten Lebenswandel pflegte, in verschiedene Anstalten, aus denen sie jedoch immer wieder entwich. Kurz nachdem ein solcher Fluchtversuch gescheitert war, schrieb ihr Vater am 19. September 1939 an die Eichberger Anstaltsleitung:

> »Unter den obwaltenden Umständen, da wir bereits den Schein für die Freimachung unseres Gebietes in der Hand haben und gar nicht wissen, wie lange wir noch hier bleiben können, ist es an und für sich schon unmöglich, Traudel* nach Hause zu nehmen. Aber auch sonst sehe ich die Unmöglichkeit ein, Traudel* nach ihrer neuerlichen Flucht wieder nach Hause zu nehmen. Solange sie nicht begreift, daß man sich nur durch ernste Arbeit sein Leben zimmern kann, solange sie nur zuerst immer an die ›Freiheit‹ denkt und damit ›schrankenloses Ausleben‹ versteht, wird sie in der von ihr ersehnten Freiheit nicht bestehen können, sondern immer bald Schiffbruch leiden. Nachdem sie trotz ihres feierlichen Versprechens nicht einmal vier Wochen durchgehalten hat, hat sie sich selbst den Weg in die Freiheit abgeschnitten, weil sie gezeigt hat, daß sie nirgends durchhalten wird und damit für die Freiheit nicht reif ist. Ich bitte, ihr dies womöglich vorzulesen.«

Dieser Brief zeigt deutlich, daß der Vater in der Psychiatrie in erster Linie einen Disziplinierungsapparat zur Durchsetzung seines eigenen, bürgerlichen Lebensentwurfs sah. In seinen Augen war das Irrenhaus der richtige Ort, um den Freiheitsdrang seiner Tochter zu brechen. Auch wenn man dem Homburger Studienrat zugute halten mag, daß sein Brief noch aus der Zeit vor Beginn der ›Aktion T4‹ stammt, so wird in seinen Worten doch eine ausgesprochen gefühllose Haltung deutlich: Für das reale Elend und Unrecht des Anstaltsalltages, für die Demütigung der Kranken, die zu diesem Zeitpunkt gerade in Eichberg schon mit Händen zu greifen war, hatte er keinen Blick.

Sehr vereinzelt finden sich auch Hinweise darauf, daß Familien, die sich die Ideologie des Nationalsozialismus zu eigen gemacht hatten, nicht nur die Anstaltseinweisung, sondern auch die Tötung kranker Angehöriger ausdrücklich in Kauf nahmen oder sogar verlangten.[681] Eine solche Einstellung zeigt sich beispielsweise im Schicksal von Berthold Erfurter*, der im Januar 1939 in einem Vorort von Saarbrücken als Sohn eines Gestapo-Beamten geboren worden war.[682] Zwei Jahre später wurde das Kleinkind, das an »Mongolismus«, einem Herzfehler und »erheblicher geistiger Unterentwicklung« litt, vom Gesundheitsamt Groß-Gerau, wohin die Familie bei der Räumung der ›Roten Zone‹ evakuiert worden war, an den ›Reichsausschuß zur wissenschaftlichen Erfas-

---

681 Beispiele aus anderen Regionen Deutschlands bei Schmidt: Selektion in der Heilanstalt, S. 129. – Klee: ›Euthanasie‹, S. 307f. Vgl. auch Schmuhl: Rassenhygiene, Nationalsozialismus, Euthanasie, S. 184.

682 Alle Angaben und Zitate hierzu nach HStA, Abt. 430/1, Nr. 10919. Schilderung eines ähnlichen Vorganges bei Schmuhl: Rassenhygiene, Nationalsozialismus, Euthanasie, S. 184.

sung von erb- und anlagebedingten schweren Leiden‹ gemeldet. Der ›Reichsausschuß‹ war eine Tarnorganisation, die für die Durchführung der sogenannten ›Kinder-Euthanasie‹ zuständig war und in ganz Deutschland sogenannte ›Kinderfachabteilungen‹ unterhielt, in denen geistig oder körperlich behinderte Neugeborene, Kleinkinder und später auch Jugendliche umgebracht wurden.[683] Als die Eltern von Berthold Erfurter* die Mitteilung erhielten, daß ihr Sohn in die ›Kinderfachabteilung‹ Eichberg aufgenommen werden sollte, meldete sich der Vater mit einem Brief bei der Anstalt und bat um einen Zuschuß zu den Behandlungskosten:

> »Ich bin damit einverstanden, daß mein Sohn alsbald Ihrer Pflege übergeben wird. Vorher ist jedoch die Kostenfrage zu klären. Ich bin nicht in der Lage, auch nur einen Teil zu den entstehenden Kosten beizutragen, da ich z.Zt. ein Eigenheim errichte, dessen monatliche Belastung allein mit ca. 120,00 RM angesetzt werden muß. Hierzu kommen noch weitere Verbindlichkeiten. Ich bitte daher, von dort aus den Antrag zu stellen, daß die Kosten vom Reich übernommen werden. Dies umso mehr, als ich die Absicht habe, für weiteren Nachwuchs – nicht zuletzt im Interesse des Reichs – Sorge zu tragen.«

Auch wenn der Vater in diesem Schreiben an keiner Stelle sein ausdrückliches Einverständnis mit der Tötung seines Sohnes erklärte, so kommt doch sehr deutlich sein Bestreben zum Ausdruck, das behinderte Kind in eine Anstalt abzuschieben. Das kleinliche Feilschen um die »Pflegekosten« in der Tötungsanstalt und die Aufrechnung der Auslagen für das kranke Kind gegen die Aussicht auf eine Eigenheimidylle und »weiteren Nachwuchs« zeigen in bizarrer Verdichtung die kleinbürgerliche Seite der nationalsozialistischen Gewaltverbrechen. Indem er die Bitte um die Kostenübernahme mit dem Hinweis auf seine Bereitschaft, weitere Kinder zu zeugen, in Verbindung brachte, bediente sich der Vater eines bevölkerungspolitischen Arguments, das auch von den Betreibern der ›Kinder-Euthanasie‹ gebraucht wurde: Sie begründeten die Unterbringung behinderter Kinder in speziellen Anstalten unter anderem damit, daß die Pflege eines solchen Kindes viele Eltern davon abhalte, der »Volksgemeinschaft« weitere – gesunde – Kinder zu schenken:

> »Die Volksgemeinschaft hat das größte Interesse daran, daß Kinder mit schweren Mißbildungen oder schweren geistigen Schädigungen alsbald einer erfolgversprechenden Behandlung oder einer Asylierung zugeführt werden. [...] Durch die Asylierung schwer leidender und besonders pflegebedürftiger Kinder wird den Eltern erfahrungsgemäß eine wirtschaftliche und seelische Last abgenommen und eine Vernachlässigung etwa in der Familie vorhandener gesunder Kinder zugunsten des kranken Kindes verhindert. Oft wird beobachtet, daß, auch wenn das Leiden des kranken Kindes nicht anlagemäßig bedingt ist, seitens der Eltern auf weitere Nachkommenschaft verzichtet wird, um alle Sorgfalt dem kranken Kinde zuwenden zu können. Alle diese ungesunden Begleitumstände werden durch eine Asylierung des Kindes vermieden.«[684]

683 Zur ›Kinder-Euthanasie‹ siehe oben S. 193.

684 Schreiben des Reichsinnenministeriums an alle Regierungspräsidenten, Reichsstatthalter und Gesundheitsämter vom 20. September 1941 (HStA, Abt. 631a, Nr. 279).

Der ›Reichsausschuß‹ entsprach der Bitte des Vaters von Berthold Erfurter* und sagte die Übernahme der Pflegekosten zu. Dann aber geschah etwas Merkwürdiges: Trotz der Kostenübernahme und eines Schreibens der Anstalt Eichberg, wonach das Kind jederzeit eingeliefert werden könne, ließ die Familie sich fast zwei Monate Zeit, bis sie Berthold* schließlich am 11. Juni 1941 in die ›Kinderfachabteilung‹ brachte. Aus unbekannten Gründen wurde der Junge dort jedoch nicht getötet, sondern nach viereinhalb Monaten wieder zu seinen Eltern entlassen.

Ein hohes Maß an Gleichgültigkeit seitens der Familie spricht auch aus der Krankengeschichte von Otto Johann*.[685] Der pensionierte Bergmann, der nicht verheiratet war, wurde Ende August 1939 aus dem Landeskrankenhaus Homburg nach Eichberg verlegt. Obwohl die Familie des Patienten nicht im Evakuierungsbereich der ›Roten Zone‹ lebte, ließ sein Bruder, der zugleich auch sein Vormund war, sich mehr als zwei Jahre Zeit, bis er sich schließlich im November 1941 schriftlich in Eichberg nach dem Befinden von Otto Johann* erkundigte. Die Anstalt erwiderte darauf, daß sein körperlicher Zustand »zufriedenstellend« sei. Daraufhin ließ der Bruder nichts mehr von sich hören. Am 12. Mai 1942 starb Otto Johann* im Alter von 62 Jahren – angeblich an den Folgen eines Herzstillstands. In der Sterbenachricht informierte die Anstalt die Familie über den Beerdigungstermin und teilte ihr außerdem mit, daß man auf Wunsch auch einen Geistlichen hinzuziehen könne und daß auf eigene Kosten auch eine Überführung in die Heimat möglich sei. Die telegraphische Antwort des Bruders fiel kurz und bündig aus: »Beerdigt Bruder in aller Stille. Angehörige kommen nicht. Hans Johann*.«

Die Bemühungen um die Entlassung eines Kranken auf der einen und die mehr oder weniger bewußte Abschiebung auf der anderen Seite markieren die Extremformen möglicher Verhaltensweisen der Angehörigen. Dazwischen liegt eine breite Grauzone, die man vielleicht am ehesten mit dem Begriff »Normalität« beschreiben kann. Wie sahen die »normalen« Beziehungen zwischen den Anstaltspatienten und ihren Angehörigen unter den Bedingungen von Krieg und NS-Herrschaft aus? Wie erfolgreich war die Entsolidarisierungskampagne der nationalsozialistischen Propaganda in der Realität? Welche Auswirkungen hatte die Evakuierung der saarländischen Patienten auf die Bindungen zwischen den Kranken und ihren Familien?

Quantifizierende Antworten auf diese Fragen sind kaum möglich. Allerdings zeigt sich bei der Auswertung der noch erhaltenen Unterlagen über die Patienten aus dem Saarland, daß es diese »normalen« Bindungen trotz aller Widrigkeiten des Krieges und trotz der räumlichen Trennung zwischen den Anstaltsinsassen und ihren Angehörigen in vielen Fällen durchaus gab. Aufschluß darüber gibt beispielsweise ein Kassenbuch der Anstalt Weilmünster, in dem die Taschengeldkonten der Kranken aus dem Saarland verzeichnet waren.[686] In diesem Buch, das von Anfang 1940 bis Herbst 1941 geführt wurde, finden sich nicht

[685] Alle Angaben und Zitate hierzu nach HStA, Abt. 430/1, Nr. 11454.

[686] Signatur des Kassenbuches: LWVH 19/2. Alle weiteren Angaben zu diesem Kontext beziehen sich – sofern nicht anders vermerkt – auf ebd.

nur Angaben über die Höhe der Barschaft der einzelnen Patienten, sondern auch über die Anlässe, bei denen sie von ihren Angehörigen Geld erhielten, das dann vom Pflegepersonal für sie verwahrt wurde.

So ist dem Kassenbuch beispielsweise zu entnehmen, daß der 33jährige Bruno Marx* aus Bildstock, der seit 1933 mit mehreren Unterbrechungen Patient in Merzig gewesen war[687] und im Herbst 1939 nach Weilmünster verlegt wurde, zwischen Juli und Dezember 1940 insgesamt viermal Besuch von zu Hause erhielt, wobei die Angehörigen jedesmal auch kleinere Beträge auf sein Konto einzahlten. Im gleichen Zeitraum erhielt der ehemalige Bergmann außerdem noch mindestens zwei Briefe, deren Eingang im Kassenbuch vermerkt ist, weil sie Geld enthielten. Der frühere Homburger Patient Friedrich Münster* wurde innerhalb eines halben Jahres in Weilmünster dreimal von Verwandten besucht und bekam außerdem auch des öfteren Post von zu Hause.[688] Die Angehörigen von Helmut Löbel* kamen im Lauf von zwei Monaten dreimal nach Weilmünster.

Auch wenn die Zahl der Besuche bei diesen drei Patienten ungewöhnlich hoch erscheint, handelt es sich bei ihnen keineswegs um Einzelfälle: Viele Kranke aus dem Saarland erhielten in Weilmünster regelmäßig Post: Bei Karl-Heinz Frisch* trafen innerhalb von vier Monaten drei Briefe ein, denen jeweils auch ein kleiner Geldbetrag beigelegt war; Willi Harz*[689] bekam innerhalb von zwei Monaten zweimal Post. Kurt Backes* aus Beckingen[690] erhielt zwischen Oktober 1939 und Juli 1940 fünf Briefe und Pakete mit Geld. Über Backes* berichtet das Kassenbuch, daß er sehr häufig Abhebungen von seinem Konto vornahm, um Postkarten zu kaufen. Auch Ludwig Blank*, der ebenfalls zahlreiche Päckchen von daheim bekam, verwendete einen beträchtlichen Teil seines Taschengeldes für den Erwerb von Briefmarken. Gleiches gilt für Ludwig Seidel*. Diese Beispiele, deren Reihe sich weiter fortsetzen ließe, deuten darauf hin, daß die Bindungen zwischen den Kranken und ihren Angehörigen keineswegs nur einen einseitigen Charakter hatten: Offenbar versuchten manche Patienten, auch von ihrer Seite aus die Verbindungen zu Verwandten und Bekannten aufrechtzuerhalten, indem sie Briefe und Karten nach Hause schickten.

Es gab freiliche auch Kranke, bei denen sich keinerlei Kontakt zu Angehörigen nachweisen läßt: Das Konto von Herbert Herrmann* wurde am 27. Januar 1941 aufgelöst,[691] ohne daß in den anderthalb Jahren zuvor auch nur einmal Geld einbezahlt oder abgehoben worden wäre. Aber dies war doch eher die Ausnahme.

Menschlich anrührende Beispiele für die Treue, die einzelne Familien ihren kranken Angehörigen auch unter den erschwerten Bedingungen von Krieg, Evakuierung und vorsätzlicher Abschottung der Anstalten entgegenbrachten, finden sich auch in der Korrespondenz mit den Anstaltsleitungen: So schrieben

[687] Vgl. auch MZG 99.
[688] Vgl. auch HStA, Abt. 430/1, Nr. 11494.
[689] Vgl. auch MZG 207.
[690] Vgl. auch MZG 673.
[691] An diesem Tag wurden 76 Patienten aus Weilmünster nach Hadamar verschleppt (Roer, Henkel (Hg.): Psychiatrie im Faschismus, S. 367).

die Eltern von Gerhard Kuhn* aus Lummerschied, der 1937 als 15jähriger aus einem kirchlichen Heim in die Heilerziehungsanstalt Kalmenhof bei Idstein verlegt worden war, regelmäßig an die Anstalt, um sich nach dem Gesundheitszustand ihres Sohnes zu erkundigen.[692] Über Weihnachten holten sie den Jungen jedes Jahr zu sich nach Hause. Am 2. November 1939, zwei Monate nach der Evakuierung der grenznahen Gebiete des Saarlandes, meldete die Mutter sich mit einem Brief bei der Direktion des Kalmenhofes:

> »Werter Herr Direktor, ich habe schon paarmal angefragt, wie es meinem Sohn Gerhard* geht. Immer noch keine Antwort, hatte jedesmal Rückporto bei gefügt. Ich möchte endlich mal wissen, was eigentlich los ist. Der arme Junge kann doch nicht schreiben, dann sind Sie wenigstens so gut und schreibt mir bitte mal Bescheid. Ihr denkt vielleicht, das Kind hätte niemand. Aber das ist der Fall ja nicht.«

Auch die Eltern von Maria Glaser* aus Scheidt[693] und Marianne Christ* aus Sulzbach[694] schrieben regelmäßig an die Leitung der Anstalt Kalmenhof, um sich nach dem Zustand ihrer Kinder zu erkundigen.

Angesichts der Tatsache, daß in den Meldebögen der ›Aktion T4‹ nicht nur nach der Art der Erkrankung und der Arbeitsleistung eines Patienten gefragt wurde, sondern auch nach der Häufigkeit von Besuchen, könnte man eigentlich erwarten, daß diejenigen Kranken, die regelmäßige Kontakte zu ihren Angehörigen unterhielten, eine größere Chance hatten, der ›Euthanasie‹ zu entgehen, als ihre übrigen Schicksalsgenossen. Doch diese Vermutung läßt sich anhand des ausgewerteten Materials leider nicht bestätigen: Gerhard Kuhn* aus Lummerschied wurde ebenso ermordet wie Maria Glaser* und Marianne Christ*. Und auch in Weilmünster lassen sich keine signifikanten Unterschiede zwischen denjenigen Patienten feststellen, die häufig Besuch oder Post erhielten, und jenen, die von ihren Angehörigen vernachlässigt wurden.[695]

Somit bleibt festzuhalten, daß es in vielen Fällen trotz äußerst ungünstiger Umstände eine fortdauernde Alltagssolidarität zwischen den Kranken und ihren Familien gab. Gegenüber der nationalsozialistischen Gewaltpolitik blieb diese Solidarität jedoch weitgehend wirkungslos, solange sie die Konventionen des Anstaltsalltages nicht verletzte. Erst wenn die Angehörigen sich über bestehende Regelungen hinwegsetzten, indem sie beispielsweise dezidiert die Entlassung des Kranken verlangten, indem sie Besuchsverbote ignorierten oder lokale Behörden für ihr Anliegen einschalteten, hatten sie eine gewisse Chance, die Patienten vor Mord und Mißhandlung zu retten.

---

692 Alle Angaben hierzu nach EVZ-LXX/1, Akte 15.

693 EVZ-LXX/6, Akte 20.

694 EVZ-LXX/4, Akte 1.

695 Angesichts der Tatsache, daß unterschiedslos auch diejenigen Kranken getötet wurden, die enge und regelmäßige Kontakte zu ihren Angehörigen unterhielten, erscheint die von Götz Aly an verschiedener Stelle vertretene These, das NS-System habe der Bevölkerung eine versteckte Gelegenheit zur Zustimmung zu den Morden gewährt und ihr die Möglichkeit geboten, sie im Sinne einer »passive[n] Komplizenschaft« »billigend in Kauf zu nehmen,« fragwürdig (Aly (Hg.): Aktion T4, S. 48. – Ders.: Medizin gegen Unbrauchbare, S. 14-17, 26. – Ders., Heim: Vordenker der Vernichtung, S. 274.). Zweifel an dieser These äußerte auch Schmuhl: Rassenhygiene, Nationalsozialismus, Euthanasie, S. 191, Anm. 6.

Auf die Ermordung ihrer Angehörigen reagierten die Familien unterschiedlich. Einige wenige richteten Beschwerdebriefe an staatliche Stellen oder erstatteten Anzeige bei der Justiz.[696] Außerdem wandte sich eine Reihe von Hinterbliebenen auch an die Kirchen. Dies ist insofern von Bedeutung, als einige Kirchenvertreter, die gegen die ›Euthanasie‹ protestierten, sich dabei gezielt auf Informationen stützten, die sie von betroffenen Familien erhalten hatten.[697] In der Anfangsphase der ›Aktion T4‹ gelang es manchen Angehörigen auch, durch den Wortlaut von Todesanzeigen ein verstecktes Zeichen der Empörung zu setzen, indem sie auf den »plötzlichen Tod«, die »lange Ungewißheit« oder die »bereits erfolgte Einäscherung« hinwiesen.[698] Da in den Anzeigen häufig auch der Ort genannt wurde, wo der Patient angeblich »verstorben« war, konnten aufmerksame Zeitungsleser Rückschlüsse auf die Häufung von Todesfällen in bestimmten Anstalten ziehen. Offenbar sahen die Behörden in diesen Todesanzeigen eine ernsthafte Bedrohung der Geheimhaltung der ›Euthanasie‹, denn sehr bald wurde den Zeitungen der Abdruck solcher Inserate verboten.[699]

3.5.2 Die Handlungsmöglichkeiten von Ärzten und medizinischem Personal[700]

Die Bandbreite der Reaktionsweisen von Ärzten und Anstaltsleitern auf die Krankenmorde reichte von der bewußten Unterstützung der Morde über resignatives Geschehen-Lassen und hinhaltendes Taktieren bis hin zu aktivem Widerstand. Während etwa die Anstalt Haina durch intensive Nutzung der Zurückstellungsmöglichkeiten eine große Zahl von Patienten vor der Ermordung bewahrte und sich später auch an der ›wilden Euthanasie‹ nicht beteiligte, war in der Anstalt Eichberg der rassenhygienische Eifer der Verantwortlichen offenbar so groß, daß sie schon vor dem Ende der ›Aktion T4‹ damit begannen, in eigener Regie Kranke zu ermorden.[701]

---

696 So erstattete beispielsweise der Sohn einer Frau, die in Brandenburg ermordet wurde, am 18. November 1940 Anzeige beim Amtsgericht Sangershausen (HStA, Abt. 631a, Nr. 211 (50)). Zum Umgang der Justiz mit Beschwerden aus über die Krankenmorde siehe unten S. 322-326. Entsprechende Reaktionen von Angehörigen saarländischer Patienten sind nicht überliefert. Daher wird hier auf Beispiele aus anderen Regionen verwiesen.

697 So z.B. Pastor Paul Gerhard Braune, der Vizepräsident des Centralausschusses für die Innere Mission, der im Sommer 1940 eine Denkschrift gegen die ›Euthanasie‹ verfaßte (Nowak: ›Euthanasie‹ und Sterilisierung, S. 131-136. Siehe auch die Vernehmung von Pastor Braune durch die Staatsanwaltschaft Frankfurt/M. am 12. September 1946 (HStA, Abt. 631a, Nr. 274)).

698 Klee: ›Euthanasie‹, S. 249. Vgl. Schmuhl: Rassenhygiene, Nationalsozialismus, Euthanasie, S. 209.

699 Ebd.

700 In diesem Kapitel geht es darum, die verschiedenen Reaktionsweisen von Ärzten und medizinischem Personal zu beschreiben, die mit den Krankenmorden konfrontiert wurden. Um eine möglichst umfassende Bandbreite aufzeigen zu können, schließt die nachstehende Betrachtung auch solche Anstalten ein, in denen keine Patienten aus dem Saarland untergebracht waren. Sinngemäß das Gleiche gilt auch für das folgende Kapitel, in dessen Mittelpunkt die Handlungsmöglichkeiten von staatlichen Instanzen stehen, die indirekt an der ›Euthanasie‹ beteiligt waren.

701 Siehe oben S. 291.

Das unterschiedliche Verhalten der beiden Anstaltsleitungen deutet darauf hin, daß der Handlungsspielraum der beteiligten Behörden, Anstalten und Ärzte offenbar größer war, als gängige Vorstellungen dies vermuten lassen. Dieses Urteil kann freilich nicht pauschal auf jede Anstalt und jede Situation übertragen werden: So waren bei der sogenannten ›wilden Euthanasie‹, deren Hauptmerkmal ja gerade in ihrem dezentralen Charakter lag, die Handlungsmöglichkeiten – und auch die individuelle Verantwortung – sehr viel größer als bei der zentral gelenkten ›Aktion T4‹. Und innerhalb der ›Aktion T4‹ wiederum muß – wie die vorliegende Darstellung gezeigt hat – zwischen Morden mit und ohne vorhergehender ›Zwischenverlegung‹ unterschieden werden.

Vor allem bei den ›Zwischenverlegungen‹ wurde den Anstalten ein beträchtliches Maß an Eigenverantwortung zugestanden: Sie waren für die Planung und Durchführung der Transporte zuständig, legten die Termine fest, verhandelten mit der Reichsbahn und stellten schließlich aus ihren eigenen Reihen auch das Begleitpersonal für die Überführung der Kranken in die ›Zwischenanstalten‹. Auch die regionalen Verwaltungsbehörden, die als Bindeglied zwischen der Berliner Zentrale und den einzelnen Anstalten fungierten, verfügten zumindest in Hessen-Nassau,[702] wo die meisten saarländischen Patienten nach Kriegsbeginn untergebracht waren, über erhebliche eigene Kompetenzen.

Auffällig ist auch, daß die Zuständigkeiten der einzelnen Akteure sich nur auf Einzelschritte innerhalb des Tötungsverfahrens bezogen: Die Stammanstalten der Patienten füllten Meldebögen aus, die von anonymen Gutachtern ausgewertet wurden. Die zur Ermordung vorgesehen Patienten wurden durch das Personal ihrer Heimatanstalt in eine sogenannte ›Zwischenanstalt‹ überführt und von dort nach einiger Zeit von der ›GEKRAT‹ abgeholt und in die Tötungsanstalt gebracht, wo junge und unerfahrene Ärzte das Urteil der Gutachter schließlich ausführten. Diese Aufsplitterung der Verantwortung diente der Verschleierung der Krankenmorde und erleichterte es den Ärzten, Pflegern und Verwaltungsmitarbeitern, ihre Beteiligung an den Verbrechen zu beschönigen und die Verantwortung dafür auf andere Instanzen abzuschieben. Dieser Verdrängungsmechanismus, die Möglichkeit, sich hinter einem Apparat, hinter Vorgesetzten und Vorschriften zu verstecken, läßt sich auch bei anderen nationalsozialistischen Gewaltverbrechen beobachten. So wies Ludolf Herbst im Zusammenhang mit der administrativen Vorbereitung der Vernichtung der europäischen Juden darauf hin, daß auch dieser Massenmord »in strikter Arbeitsteilung«[703] erfolgt sei:

> »Niemandem wurde mehr abverlangt, als in seinem ›kleinen‹ Zuständigkeitsbereich zu funktionieren. Die Verantwortung war aufgesplittert und konnte ›nach oben‹ und ›nach Osten‹ abgewälzt werden. Das hat die psychische Verdrängung der Mitschuld ebenso erleichtert wie die sprachliche ›Tarnung‹ eines Tatbestandes, der jedem, der sehen und hören wollte, schon durch die unmenschliche Behandlung der Juden bei der ›Erfassung‹ und durch die Art und Weise, in der der Abtransport sich vollzog, hätte klar sein müssen.«

[702] Eine ähnliche Beobachtung hat Asmus Finzen für die Provinz Hannover gemacht (Ders.: Massenmord, S. 124-151).

[703] Herbst: Das nationalsozialistische Deutschland, S. 388. Von dort stammt auch das nachstehende Zitat.

Wo gab es nun für Ärzte und Pflegekräfte konkrete Möglichkeiten für die Rettung von Patienten? – Ein erster Ansatzpunkt, um die Ermordung zumindest einzelner Anstaltsbewohner zu verhindern, bot sich bei der Erfassung: In den Regionen, wo der Massenmord relativ spät einsetzte und deshalb schon gerüchteweise bekannt geworden war, verzögerten oder verweigerten einige kirchliche und private Einrichtungen die Ausfüllung der Meldebögen[704] oder machten beschönigende Angaben über den Schweregrad der Erkrankung und die Arbeitskraft der Patienten.[705] Der Erfolg dieser Vorgehensweise war unterschiedlich: Oft entsandte die Berliner ›Euthanasie-Zentrale‹ in solchen Fällen eine Ärztekommission, die dann ihrerseits in den Anstalten die Selektionen vornahm und dabei zum Teil äußerst rücksichtslos vorging.[706] Manchmal gelang es den Anstalten jedoch auch, die Erfassung ihrer Patienten durch eine geschickte Hinhaltetaktik so lange zu verzögern, daß es nicht mehr zu einer Verlegung kam.[707]

Auch nach der Erfassung der Anstaltsinsassen gab es noch Möglichkeiten, um diese vor der Ermordung zu bewahren. Das Beispiel Haina zeigt, daß es Anstaltsleiter gab, denen es gelang, eine erhebliche Zahl von Patienten als unentbehrliche Arbeitskräfte,[708] als nicht transportfähig oder als klinisch interessante Fälle für Forschung und Lehre von der Verlegung zurückzustellen.[709]

Obwohl die Entlassung von Patienten während der Dauer der ›Aktion T4‹ grundsätzlich verboten war, forderten einige Anstalten die Familien von Kranken, deren Verlegung bevorstand, dazu auf, ihre Angehörigen nach Hause zu holen.[710] Alice Platen-Hallermund berichtete, daß eine Ärztin und eine Fürsorgerin der Anstalt Eichberg hinter dem Rücken des Direktors gefährdete Insassen entlassen hätten.[711] In Einzelfällen wurden Patienten auch versteckt oder auf Spaziergänge und Ausflüge geschickt, wenn die ›GEKRAT‹-Busse vorfuhren.[712] Einige kirchliche Häuser verweigerten nach dem Bekanntwerden der ersten Morde kategorisch die Herausgabe weiterer Patienten.[713] So berichtete die Obe-

---

704 So z.B. die Rotenburger Anstalten (Träger: Innere Mission) (Meyer, Sueße: Abtransport, S. 146f.) oder die westfälische Diakonissenanstalt Sarepta (Ebd., S. 88f.).

705 So z.B. die Privatanstalt Ilten bei Hannover (Ebd., S. 138).

706 Klee: ›Euthanasie‹, S. 243-248. – Kaminsky: Zwangssterilisation und ›Euthanasie‹ im Rheinland, S. 364-368. Siehe auch oben S. 244f.

707 So z.B. in der von der Inneren Mission geleiteten Anstalt Himmelsthür bei Hildesheim (Meyer, Sueße: Abtransport, S. 145f.) und in der Privatklinik Ilten bei Hannover (Ebd., S. 139). Ähnlich war die Situation in den Anstalten der Inneren Mission in Westfalen und im Rheinland (Kaminsky: Zwangssterilisation und ›Euthanasie‹ im Rheinland, S. 370).

708 Ähnliches wird aus den badischen Anstalten Kork und Mosbach berichtet (Kaminsky: Zwangssterilisation und ›Euthanasie‹ im Rheinland, S. 373). Weitere Beispiele bei Schmidt: Selektion in der Heilanstalt, S. 54-58.

709 Beispiele für die Zurückstellung von Patienten aus angeblich wissenschaftlichen Gründen bietet vor allem die Universitätsnervenklinik Göttingen, die von dem erklärten ›Euthanasie‹-Gegner Professor Gottfried Ewald geleitet wurde (Meyer, Sueße: Abtransport, S. 107f.).

710 Ebd., S. 112-114. – Klee: ›Euthanasie‹, S, 308f. – Nowak: ›Euthanasie‹ und Sterilisierung, S. 143f. – Schmuhl: Rassenhygiene, Nationalsozialismus, Euthanasie, S. 203.

711 Platen-Hallermund: Tötung Geisteskranker, S. 64.

712 Klee: ›Euthanasie‹, S. 238.

713 Nach einer Erhebung des Deutschen Caritasverbandes haben 21 katholische Einrichtungen die Herausgabe von Patienten verweigert, diese zu ihren Angehörigen entlassen oder sie in den An-

rin der Pflegeanstalt Jestetten im Kreis Waldshut nach dem Krieg bei einer richterlichen Vernehmung:

> »Der 3. Transport sollte am 6. oder 8.12.1940 erfolgen, jedoch erschienen damals die Omnibusse vergeblich, weil ich mich ganz energisch gewehrt habe, die bereit zu stellenden Pfleglinge herauszugeben. Wir hatten nämlich inzwischen durch Angehörige solcher Pfleglinge, die mit den ersten beiden Transporten abgeholt worden waren, von dem Tod dreier Patienten erfahren, die bei uns nicht so schnell gestorben wären. Aufgrund des damit bei uns hervorgerufenen Eindrucks hatten wir das Gefühl, daß mit den abgeholten Pfleglingen etwas Unkorrektes geschehe. Ich habe deshalb, als die Transportliste kam, vom Landrat verlangt, daß er sich bei Dr. Sprauer in Karlsruhe dafür einsetze, daß der Transport verhindert werde. Aufgrund meines energischen Auftretens hat tatsächlich der Landrat erreicht, daß ich den [sic] Transportführer sagen konnte, der Transport sei im Auftrage des Innenministeriums vertagt. Der Transportführer wollte mir das zwar nicht glauben, mußte aber trotzdem unverrichteter Dinge wieder wegfahren, weil ich einfach die Herausgabe der Patienten verweigert habe. Er erschien zwar am nächsten Tage wieder, aber erneut ergebnislos. Ich habe ihm nämlich zu erkennen gegeben, daß wir von dem Tod dreier Pfleglinge erfahren hatten. Dabei habe ich auch zum Ausdruck gebracht, daß diese bei uns nicht gestorben wären. Es kam zu einer heftigen Auseinandersetzung, die mit der Drohung endete, daß ich ihn bald an anderer Stelle wiedersehen würde und dann die Abrechnung erfolge.«[714]

Zu der angedrohten »Abrechnung« kam es indessen nicht: Die Schwester blieb bis 1948 im Amt; und es wurden auch keine weiteren Patienten mehr aus Jestetten abgeholt.[715] Ähnlich wie die bereits erwähnten Beispiele von Familienangehörigen, denen es gelang, mit Unterstützung von Landräten und Bürgermeistern die Entlassung von Anstaltspatienten zu erreichen, zeigt auch dieser Fall, daß die Erfolgschancen von Rettungsversuchen wuchsen, wenn es gelang, örtliche Behörden für dieses Anliegen zu gewinnen.

Allerdings waren nicht alle Leiter von kirchlichen Anstalten, die die Herausgabe von Patienten verweigerten, vor Verfolgung sicher. So wurde Schwester Anna Bertha Königsegg, die Visitatorin der Salzburger Ordensprovinz der Barmherzigen Schwestern des Heiligen Vinzenz von Paul, wiederholt inhaftiert, weil sie in scharfer Form gegen die Ermordung der Kranken protestiert und den Anstalten ihres Ordens jede Mitwirkung bei diesem Verbrechen untersagt hatte.[716]

---

stalten versteckt. Insgesamt sollen auf diese Weise etwa 1.500 Personen vor der Verlegung in eine Tötungsanstalt bewahrt worden sein. (Hans-Josef Wollasch: Caritas und Euthanasie im Dritten Reich. Staatliche Lebensvernichtung in katholischen Heil- und Pflegeanstalten 1936 bis 1945. In: Dörner, Haerlin, Rau, Schernus, Schwendy (Hg.): Der Krieg gegen die psychisch Kranken, S. 129-145, hier S. 137f. [Der Beitrag erschien erstmals in: Caritas 1973. Jahrbuch des Deutschen Caritasverbandes. Freiburg/Brsg. 1973, S. 61-85]).

714 Vernehmung von Schwester Cassiana (Maria Eiberger), von 1938 bis 1948 Oberin der Pflegeanstalt Jestetten, durch den Untersuchungsrichter beim Landgericht Limburg am 5.6.1961 (HStA, Abt. 631a, Nr. 294). Ähnlicher Fall aus der katholischen Anstalt Gangelt bei Seipolt: Sippe, S. 122.

715 Vernehmung von Schwester Cassiana (siehe vorige Fußnote).

716 Wolfgang Neugebauer: Unser Gewissen verbietet uns, in dieser Aktion mitzuwirken. Der NS-Massenmord an geistig und körperlich Behinderten und der Widerstand der Sr. Anna Bertha Kö-

Während der sogenannten ›wilden Euthanasie‹, die im Gegensatz zur ›Aktion T4‹ einen dezentralen Charakter hatte, lag es weitgehend in der Verantwortung der einzelnen Anstaltsleiter und Ärzte, ob sie sich an den Morden beteiligten oder nicht. Neben einer Reihe weiterer Anstalten verweigerten auch Haina und Merxhausen nach dem Ende der ›Aktion T4‹ die Mitwirkung bei der aktiven Tötung von Kranken.[717] Aber auch aus den Anstalten, in denen die ›wilde Euthanasie‹ praktiziert wurde, gibt es Beispiele für einzelne Ärzte, Pflegekräfte und Mitarbeiter, die versuchten, das Leben von Patienten zu retten. In der Anstalt Eglfing-Haar bei München, deren Direktor Hermann Pfannmüller zwei sogenannte »Hungerhäuser« eingerichtet hatte, in denen Patienten durch systematische Mangelernährung qualvoll getötet wurden, erhöhten eine Köchin und der Verwaltungsinspektor heimlich die Essensrationen der betroffenen Kranken, um sie vor dem Verhungern zu bewahren.[718]

Abgesehen von Haina und Merxhausen finden sich in den hessischen und nassauischen Anstalten, in denen die überwiegende Zahl der Kranken aus dem Saarland untergebracht war, keine Hinweise darauf, daß es von seiten des Personals während der ›wilden Euthanasie‹ Bemühungen um die Rettung von Patienten gab. Eine Ursache dafür lag sicherlich in der harten Politik von Landesrat Bernotat, der ein fanatischer Vorkämpfer der NS-Psychiatrie war und die ihm anvertrauten Kranken schon lange vor Beginn der ›Euthanasie‹ nicht wie Schutzbefohlene, sondern wie Feinde behandelt hatte. Auch die Tatsache, daß die Anstalten Scheuern, Weilmünster, Eichberg, Kalmenhof und Herborn im Sommer 1941 als ›Zwischenanstalten‹ dienten, durch die im Laufe weniger Monate Hunderte von Patienten unter erbärmlichen Bedingungen auf dem Weg nach Hadamar hindurchgeschleust wurden, könnte zu einer gewissen Abstumpfung des Personals beigetragen haben.

In vielen Fällen standen Ärzte und Anstaltsleiter in staatlichen Anstalten bei dem Versuch, Patienten vor der Ermordung zu bewahren, vor einem kaum lösbaren moralischen Dilemma: Zwar hatten sie – wie sich im Zusammenhang mit der Anstalt Haina gezeigt hat – bei den ›Zwischenverlegungen‹ die Möglichkeit, auch in größerem Umfang Kranke aus den Verlegungslisten zu streichen.[719] Zugleich mußten sie jedoch die Abholung anderer Patienten hinnehmen. Sie konnten nur solange wirksam helfen, wie sie selbst Bestandteil des Systems blieben, das das Leben der Patienten bedrohte.[720]

Wie groß die Gefahr war, daß Widerstand unter diesen Bedingungen in Mitwirkung umschlug, hat Uwe Kaminsky am Beispiel der Anstalt Bethel und der

nigsegg. In: Dokumentationsarchiv des österreichischen Widerstandes. Jahrbuch 1999. Wien 1999, S. 71-79, hier S. 77f. – Hinterhuber: Ermordet und vergessen, S. 41f.

717 Siehe oben S. 298.

718 Nowak: Widerstand, Zustimmung, Hinnahme, S. 247. – Richarz: Heilen, Pflegen, Töten, S. 175f.

719 Siehe oben S. 268-275.

720 Dieses Dilemma läßt sich auch in anderen Bereichen des Dritten Reiches beobachten: So gelangte Thomas Sandkühler in seiner Untersuchung über den »Judenmord in Ostpolen und die Rettungsinitiativen von Berthold Beitz« zu dem ernüchternden Schluß, daß »systemsprengende Oppostition humanitäres Engagement für verfolgte Juden eher erschwert, wenn nicht verhindert hat.« (Ders.: ›Endlösung‹ in Galizien, S. 420).

evangelischen Anstalten im Rheinland beschrieben: Nachdem führende Vertreter der Inneren Mission ohne Erfolg versucht hatten, durch Gespräche und Eingaben bei Regierungsvertretern den Abbruch der ›Euthanasie‹ herbeizuführen, entschloß sich der leitende Arzt von Bethel zu einer Vorgehensweise, die man als »Vorselektion« bezeichnen könnte.[721] Da er aus anderen Anstalten erfahren hatte, daß dort auch Patienten mit vergleichsweise guten Heilungsaussichten abgeholt worden waren, ließ er die Betheler Kranken schon im Vorfeld des Besuchs einer Ärztekommission der ›Aktion T4‹ von seinen eigenen Mitarbeitern nach Leistungsfähigkeit und Krankheitsbild in sieben Gruppen einteilen, wobei er bereit war, Angehörige der niedrigsten Kategorien preiszugeben. Dieses Verfahren, bei dem die Kranken von ihren eigenen Betreuern nach dem »Wert des in Frage kommenden Lebens für die Gemeinschaft«[722] eingestuft wurden, wandten auch die evangelischen Anstalten im Rheinland an. Die Ärztekommission, die einige Zeit später in Bethel eintraf, konnte sich beim Ausfüllen der Meldebögen auf die Vorarbeiten der Anstalt stützen: Professor Werner Heyde, der medizinische Leiter der ›Aktion T4‹, der die Betheler Kommission zusammen mit Viktor Brack geleitet hatte, erklärte dazu 1947 vor Gericht:

> »Die dortigen Ärzte hatten aber beim Eintreffen der Erfassungskommission ihre Patienten bereits [...] eingestuft und zwar ersichtlich – wenn auch unausgesprochen – nach dem Gesichtspunkt, welche dieser Kranken unter die Aktion fallen könnten. Die Eingruppierung war sehr sorgfältig vorgenommen, so daß unsere Erfassungskommission nur in wenigen Fällen zu einem anderen Ergebnis gekommen ist.«[723]

Während der Betheler Arzt und seine rheinländischen Kollegen bei dem Versuch, einzelne Kranke zu retten, in eine Situation gerieten, in der sie den Mördern in die Hände arbeiteten, beschritten andere Mediziner einen Weg strikter Abgrenzung. Sie versuchten, jede persönliche Verstrickung mit dem Krankenmord zu vermeiden, indem sie sich zeitweise oder auf Dauer aus ihrem Beruf zurückzogen – allerdings um den Preis, daß sie dann auch nichts mehr für ihre Patienten tun konnten. So beantragte etwa der Emmendinger Direktor Mathes seine vorzeitige Pensionierung,[724] und Dr. Römer, der Leiter der Anstalt Illenau bei Konstanz, meldete sich krank, wenn Patienten abgeholt werden sollten.[725] Römer hatte zuvor erfolglos versucht, die Verlegungen zu verhindern. Daraufhin war ihm anheimgestellt worden, er könne selbst aussuchen, welche Kranken er zur Ermordung abgeben wolle. Ähnlich wie diese beiden badischen Psychiater verhielt sich auch Dr. Hermann Grimme, der Direktor der Landes-Heil- und Pflegeanstalt Hildesheim.[726] Nach-

---

721 Kaminsky: Zwangssterilisation und ›Euthanasie‹ im Rheinland, S. 361-364. – Klee: ›Euthanasie‹, S. 322-326.

722 Wörtlich aus einer Aktennotiz des Geschäftsführers des Rheinischen Provinzialausschusses für Innere Mission vom März 1941 (Zit. nach Kaminsky: Zwangssterilisation und ›Euthanasie‹ im Rheinland, S. 363).

723 Zit. nach Klee: ›Euthanasie‹, S. 325.

724 Faulstich: Von der Irrenfürsorge zur ›Euthanasie‹, S. 270f.

725 Ebd., S. 238f. Auch Dr. Römer beantragte wenig später seine Versetzung in den Ruhestand (Ebd.). Siehe auch Baader: ›Euthanasie‹-Aktion, S. 24.

726 Alle Angaben und Zitate über das Verhalten von Dr. Grimme nach Meyer, Sueße: Abtransport, S. 90-92.

dem Grimme von den geplanten Verlegungen erfahren hatte, richtete er eine Reihe von Protestbriefen an verschiedene Kollegen, an den Oberpräsidenten und an die Gesellschaft Deutscher Neurologen und Psychiater. Als dann aber die Verlegungslisten in seiner eigenen Anstalt eintrafen, übergab er sie seinem Stellvertreter zur weiteren Bearbeitung und ging in Urlaub. Über die faktische Wirkungslosigkeit seines Protestes machte Grimme sich keine Illusionen. In einem Brief an einen Kollegen klagte er:

»Dann habe ich mich entschlossen, noch einmal einen Bericht an den O.P. [den Oberpräsidenten, cb.] zu machen. Es wird dies allerdings nichts nutzen, doch habe ich dann wenigstens meine Pflicht getan und mein Gewissen etwas entlastet.«

Das Verhalten von Dr. Grimme ist in vielerlei Hinsicht bezeichnend für den inneren Zwiespalt, in dem Ärzte und Pflegekräfte standen: Einerseits war die Rettung von Patienten mit der Mitwirkung an den Verbrechen verbunden. Andererseits bedeutete der Versuch, sich aus moralischen Gründen dieser Verstrickung zu entziehen, auch den Verzicht auf Interventionsmöglichkeiten zugunsten der Patienten. In einem Brief an seinen Kollegen Grimme reflektierte Professor Gottfried Ewald, der Direktor der Universitätsnervenklinik und Provinzial-Heil- und Pflegeanstalt Göttingen, am 24. Februar 1941 dieses Dilemma:

»Meine eigene Stellungnahme ist noch nicht endgültig. Ich denke sehr an eine Beurlaubung oder Abgabe, jedoch will dies sehr wohl erwogen sein. Nützen würde ich damit natürlich niemandem, aber ich weiß noch nicht, wie ich mich mit meinem ärztlichen Gewissen abfinden soll.«[727]

Ewald entschied sich schließlich dafür, den Dienst nicht zu quittieren, sondern versuchte, von seiner Position als Anstaltsleiter und Hochschullehrer aus möglichst viele Patienten durch Fälschung von Meldebögen und Zurückstellungen zu retten. Nach dem Krieg begründete er seine Entscheidung für den Verbleib in der Psychiatrie gegenüber der Staatsanwaltschaft Hannover damit,

[...] »daß nur auf solche Weise die Aktion behindert und die Rettung von einer größeren Zahl von Kranken ermöglicht werden konnte. Nach eingehender Rücksprache kam das gesamte Ärzte-Kollegium zu der Überzeugung, daß durch ein Ausscheiden der beteiligten Ärzte aus dem Amt nicht nur nichts erreicht, sondern vielmehr die schwerste Gefährdung aller ursprünglich genannten Kranken heraufgeführt worden wäre.«[728]

Im übrigen scheute Ewald im Zusammenhang mit der ›Euthanasie‹ keineswegs den Konflikt mit den Machthabern: Als er am 15. August 1940[729] zusammen mit

[727] Zit. nach Ebd., S. 104f.

[728] Ebd., S. 105.

[729] Unter Bezugnahme auf Klee, der für diese Sitzung im laufenden Text nur Tag und Monat, aber keine Jahreszahl angab (Ders.: ›Euthanasie‹, S. 223) datierte Schmuhl (Ders.: Rassenhygiene, Nationalsozialismus, Euthanasie, S. 192) das Treffen auf den »15. August 1939«. Nach einer Aktennotiz von Ewald fand die Besprechung jedoch am 15. August 1940 statt (HStA, Abt. 631a, Nr. 294). Für diesen Termin sprechen auch das Datum des Einladungsbriefes (8. August 1940) sowie Ewalds Protestschreiben an Reichsgesundheitsführer Conti, das auf den 21. August 1940 datiert ist. Auch aus inhaltlichen Gründen kann die Sitzung unmöglich am 15. August 1939 stattgefun-

anderen Hochschullehrern und Anstaltsdirektoren zu einer Besprechung nach Berlin eingeladen wurde,[730] in deren Verlauf die Teilnehmer aufgefordert wurden, als ›T4‹-Gutachter bei der Auswahl der Mordopfer mitzuwirken, erhob er Einspruch und erklärte, daß er für eine solche Tätigkeit nicht zur Verfügung stehe.[731] Daraufhin mußte er die Sitzung verlassen. Nach seiner Rückkehr aus Berlin faßte er die Gründe für seine Ablehnung schriftlich zusammen und schickte diese Denkschrift gegen die ›Euthanasie‹ an den medizinischen Leiter der ›Aktion T4‹, an den Dekan der medizinischen Fakultät der Universität Göttingen, an den Landeshauptmann in Hannover, an einen als Psychiater tätigen Vetter von Hermann Göring und an Reichsgesundheitsführer Leonardo Conti, der in früheren Jahren Student bei ihm gewesen war. Trotz seiner Proteste und obwohl er seine Verpflichtung zur Verschwiegenheit verletzt hatte, wurde Professor Ewald vom Regime nicht verfolgt.[732] Seine Direktorenstelle behielt er bis zu seiner Emeritierung im Jahre 1956.[733]

Größere Schwierigkeiten, sich der Mitwirkung an den Verbrechen zu entziehen, hatten dagegen die Schwestern und Pfleger sowie die Techniker und die Bürokräfte, die in den Tötungsanstalten tätig waren:[734] Eine Verwaltungsangestellte, die als 19jährige nach Hadamar dienstverpflichtet worden war, reichte mehrmals erfolglos die Kündigung ein und mußte selbst nach der Geburt ihres Kindes weiter in der Anstalt arbeiten.[735] Andere Mitarbeiterinnen in Hadamar konnten im Zusammenhang mit Heirat und Familiengründung den Dienst quittieren. Von einer Krankenpflegerin wird berichtet, daß sie eine Schwangerschaft vortäuschte, um ihre Entlassung zu erreichen.[736] Einige Mitarbeiter bemühten sich um eine Versetzung in andere Anstalten; ein Pfleger aus Hadamar meldete sich freiwillig zur Wehrmacht.[737]

Die ›Euthanasie‹ betraf nicht nur Anstaltspsychiater, sondern indirekt auch niedergelassene Ärzte, Gesundheitsämter und andere Behörden, zu deren Aufga-

---

den haben, zumal Heyde in der Versammlung davon sprach, daß man »im Gegensatz zu der zurückliegenden Zeit die Heilanstalten im jetzigen Zeitpunkt nicht mehr so nötig für militärische Zwecke« benötige (Klee: ›Euthanasie‹, S. 223). Diese Aussage legt nahe, daß die Besprechung erst nach den militärischen Anfangserfolgen gegen Polen und Frankreich stattgefunden haben kann.

730 Die nachstehende Schilderung des Sitzungsverlaufes stützt sich auf die Vernehmungen von Professor Ewald vom 24. März 1960 (HStA, Abt. 631a, Nr. 294) sowie vom 3. Juni 1960 (letztere hier zit. nach Anklageschrift Heyde (HStA, Abt. 631a, Nr. 79)). Auf die Anklageschrift nimmt auch Klee Bezug (Ders.: ›Euthanasie‹, S. 223). Siehe auch Schmuhl: Rassenhygiene, Nationalsozialismus, Euthanasie, S. 192.

731 Daß Ewald in der Sitzung protestiert hatte und anschließend den Raum verließ, wurde auch von anderen Teilnehmern der Besprechung bestätigt (Siehe z.B. Aussage von Prof. Friedrich Mauz vom 10. August 1960 (HStA, Abt. 631a, Nr. 301)).

732 Aussage Ewalds vom 24. März 1960 (HStA, Abt. 631a, Nr. 294).

733 Auch in anderen Zusammenhängen waren Ärzte im Dritten Reich offenbar keinem besonders harten Befehlsnotstand ausgeliefert. Selbst aus der Schreckenswelt der Konzentrationslager gibt es Beispiele dafür, daß SS-Ärzte, die sich weigerten, die Mordpolitik der Nazis zu unterstützen, wegen ihres Verhaltens nicht belangt wurden. (Kudlien: Ärzte im Nationalsozialismus, S. 217f.).

734 Aly schätzt die Zahl der Angestellten, die an den Krankenmorden beteiligt waren, auf 300-400 (Ders. (Hg.): Aktion T4, S. 12).

735 Winter: Geschichte der NS-›Euthanasie‹-Anstalt Hadamar, S. 114.

736 Wettlaufer: Beteiligung, S. 311f.

737 Ebd.

ben die Einweisung von Geisteskranken und Behinderten in Anstalten gehörte. Wie sich im Zusammenhang mit den Reaktionen der Öffentlichkeit auf die Zunahme der Todesfälle in der Psychiatrie gezeigt hat, ging die Zahl der Anstaltsaufnahmen in allen Teilen Deutschlands seit Beginn der Krankenmorde drastisch zurück.[738] Dieser Rückgang der Aufnahmezahlen läßt sich nicht nur durch die Ängste der Familien von psychisch Kranken erklären, die um das Leben ihrer Angehörigen fürchteten, sondern deutet außerdem auch darauf hin, daß ein Teil der niedergelassenen Ärzte und der Mitarbeiter in den Gesundheitsämtern sich bei Anstaltseinweisungen zurückhielt. So meldete etwa ein Kreisleiter der NSDAP aus Franken im Dezember 1940 dem Gaustabsamtsleiter in Nürnberg:

> »Als ich Herrn Bezirksarzt Löffler den Vorschlag machte, einen Maurermeister [...] zur Beobachtung seines Geisteszustandes auf einige Wochen nach Ansbach in die Anstalt zu schicken, erklärte er, dies nicht verantworten zu können, da er nicht wisse, ob derselbe wieder lebend zurückkommt.«[739]

In einem Schreiben an den Chef der Reichskanzlei wies Staatssekretär Franz Schlegelberger, der nach dem Tod von Justizminister Gürtner die kommissarische Leitung des Ministeriums übernommen hatte, am 4. März 1941 darauf hin, daß psychiatrische Gutachter sich zunehmend weigerten, im Gerichtsverfahren die Anstaltsunterbringung von Straftätern zu fordern:

> »Die Grundlagen des Strafverfahrens sind insofern erschüttert worden, als sachverständige Ärzte erklärt haben, sie könnten es nicht mehr mit ihrem Gewissen vereinbaren, in Grenzfällen die verminderten Zurechnungsfähigkeit von Angeklagten festzustellen und damit die Grundlage für ihre Unterbringung in einer Heil- und Pflegeanstalt zu schaffen, weil eine solche Unterbringung im Ergebnis die Vollziehung eines Todesurteils ohne vorausgegangenes Gerichtsverfahren bedeute.«[740]

Auch bei der sogenannten ›Kinder-Euthanasie‹ scheint die Kooperationsbereitschaft der niedergelassenen Ärzte und Hebammen eher gering gewesen zu sein.[741] Bereits am 20. Februar 1940 beschwerte sich Dr. Linden vom Reichsinnenministerium beim württembergischen Innenministerium darüber, daß aus dessen Zuständigkeitsbereich »Meldungen bisher in sehr geringer Anzahl bezw. überhaupt nicht erfolgt« seien.[742] Dies war kein Einzelfall: In einem Erlaß vom 20. September 1941 monierte das Reichsinnenministerium, »daß die Meldungen aus einzelnen Bezirken sehr spärlich eingehen, was auf Mängel in der Durchführung der Meldepflicht schließen läßt.«[743] Um diese »Mängel« zu beheben, wurden die Amtsärzte beauftragt, die Anzeigetätigkeit der Hebammen genauer zu überwachen.[744] Nicht überall wurden diese Anordnungen jedoch befolgt: Noch

---

738 Siehe oben S. 302.

739 HStA, Abt. 631a, Nr. 211 (45).

740 Schreiben vom 4. März 1941 (HStA, Abt. 631a, Nr. 211 (49)). Zu diesem Schreiben siehe auch unten S. 324.

741 Schmuhl: Rassenhygiene, Nationalsozialismus, Euthanasie, S. 183. – Nowak: Widerstand, Zustimmung, Hinnahme, S. 248.

742 HStA, Abt. 631a, Nr. 276.

743 Ebd.

744 Ebd.

im Mai 1943 berichteten etwa die Gesundheitsämter in Garmisch und Starnberg, »daß sich die Hebammen um ihre Pflicht, behinderte Neugeborene zu melden, bisher nicht gekümmert hätten.«[745] Auch manche Amtsärzte legten nicht den gewünschten »Ermittlungseifer« an den Tag. So beschwerte sich der Direktor der Anstalt Eichberg bei der Leitung des ›Reichsausschusses‹ darüber, daß der Amtsarzt des Kreises Rheingau keine Kinder in die ›Fachabteilung‹ auf dem Eichberg einweise.[746]

Ähnlich wie bei der Fahndung nach ›erbkranken‹ Personen im Rahmen des Zwangssterilisationsverfahrens[747] verhielt sich ein nicht unerheblicher Teil der niedergelassenen Ärzte und medizinischen Hilfskräfte, aber auch der Amtsärzte nach Beginn der Krankenmorde bei Anstaltseinweisungen offenbar eher zurückhaltend. Auch hier ist diese fehlende Kooperationsbereitschaft vermutlich darauf zurückzuführen, daß die betroffenen Ärzte der staatlichen Gesundheitspolitik mit Mißtrauen begegneten, weil sie ihnen Verhaltensweisen zumutete, die sie mit ihrem Gewissen nicht vereinbaren konnten oder die sie in Konflikte mit ihrer Umgebung gebracht hätten. Zwar sind in der Literatur kaum Beispiele für einen offenen Protest von Ärzten gegen die ›Euthanasie‹ überliefert,[748] aber die vorstehenden Zitate und auch die Entwicklung der Aufnahmezahlen in den Anstalten lassen darauf schließen, daß es sich bei den niedergelassenen Ärzten, die versuchten, ihre Patienten vor einer Einbeziehung in die Mordaktion zu bewahren, nicht nur um Einzelfälle gehandelt haben kann.

3.5.3 Handlungsmöglichkeiten von staatlichen Instanzen, die indirekt an der ›Euthanasie‹ beteiligt waren[749]

Wie bei den meisten anderen NS-Gewaltverbrechen[750] ist es auch bei der sogenannten ›Euthanasie‹ kaum möglich, den Kreis der beteiligten Personen und In-

---

745 Richarz: Heilen, Pflegen, Töten, S. 185.

746 Schilderung des Vorganges bei Platen-Hallermund: Tötung Geisteskranker, S. 48.

747 Siehe oben S. 60-68 und S. 173-177.

748 Neben dem bereits erwähnten Göttinger Psychiatrieprofessor Gottfried Ewald (siehe oben S. 318f.) ist hier noch der Freiburger Pathologe Prof. Franz Büchner zu nennen, der am 18. November 1941 in der Freiburger Universitätsaula einen Vortrag zu dem Thema »Der Eid des Hippokrates. Die Grundgesetze der ärztlichen Ethik« hielt, in dem er sich scharf vom ›Euthanasie‹-Gedanken distanzierte (Mitscherlich-Mielke (Hg.): Medizin ohne Menschlichkeit, S. 204. – Mende: Die Wiener Heil- und Pflegeanstalt »Am Steinhof«, S. 39).

749 Ähnlich wie im vorangehenden Kapitel über die Handlungsmöglichkeiten von Ärzten und medizinischem Personal werden auch in den nachstehenden Ausführungen über die Reaktionen der staatlichen Verwaltung neben Fällen, die einen Bezug zum Saarland haben, auch Beispiele aus anderen Regionen beschrieben, um ein möglichst umfassendes Bild der Handlungsoptionen zu zeichnen.

750 Siehe etwa Dieter Pohl: Von der ›Judenpolitik‹ zum Judenmord. Der Distrikt Lublin des Generalgouvernements 1939-1944. (Münchner Studien zur neueren und neuesten Geschichte, hg. Von Hans Günter Hockerts und Gerhard A. Ritter, Bd. 3). Frankfurt/M., Berlin, Bern 1993, S. 106f. Über die Beteiligung der Zivilverwaltung im besetzten Polen an der Verfolgung und Ermordung der Juden berichtete auch Christian Gerlach (Ders.: Die Bedeutung der deutschen Ernährungspolitik für die Beschleunigung des Mordes an den Juden 1942. In: Ders.: Krieg, Ernährung, Völ-

stitutionen exakt abzugrenzen. Dies gilt nicht nur für den Bereich der Anstalten und des psychiatrischen Versorgungssystems, sondern auch für die verschiedenen Verwaltungsinstanzen, die mit dem Krankenmord konfrontiert wurden. So konnte etwa den Fürsorgeverbänden, die die Unterbringungskosten der Patienten trugen, die Häufung der Todesfälle in den Anstalten nicht verborgen bleiben. Gleiches gilt für Vormundschafts- und Nachlaßgerichte, und selbst bei den Friedhofsverwaltungen mußte die steigende Zahl von Urnenbeisetzungen mit den immer gleichen Sterbeorten zumindest einen gewissen Argwohn auslösen.

Auch bei den Kommunalbehörden konnte die wachsende Zahl von Todesfällen unter den Anstaltspatienten kaum unbemerkt bleiben.[751] Der Bürgermeister von Hadamar, der während der ›wilden Euthanasie‹ für die Beurkundung der Todesfälle in der Anstalt zuständig war, bemerkte – ähnlich wie der Standesbeamte aus Erbach[752] – sehr wohl die ungewöhnlich hohe Sterblichkeit in der Anstalt. Aber in dem Schreiben, mit dem er sich an den Bezirksverband Nassau wandte, fragte er nicht etwa nach der Ursache des Massensterbens hinter Anstaltsmauern, sondern bat um »einen angemessenen Zuschuß zur Bestreitung der (erhöhten) Personal- und sächlichen Kosten.«[753] Auch die Reichsbahn war in die Krankenmorde verstrickt. Wie bei der Deportation der Juden in die Vernichtungslager in Polen stellte sie auch bei der ›Euthanasie‹ Züge für den Transport der Opfer in die ›Zwischenanstalten‹ zur Verfügung.[754]

Die Krankentötungen wurden nicht jenseits von Staat und Gesellschaft ausgeführt, sondern innerhalb eines komplexen bürokratischen Räderwerks mit einem fein verästelten Gefüge von Zuständigkeiten und Kompetenzen. Dies hatte zur Folge, daß eine Vielzahl von staatlichen und kommunalen Dienststellen,

---

kermord. Forschungen zur deutschen Vernichtungspolitik im Zweiten Weltkrieg. Hamburg 1998, S. 167-257). Vgl. auch die klassischen Ausführungen von Hannah Arendt (Dies.: Eichmann in Jerusalem. Ein Bericht von der Banalität des Bösen. (8. Aufl.). München 1998, S. 205f.) und Raul Hilberg (Ders.: Vernichtung, Bd. 3, S. 1061-1064).

751 Siehe z.B. den Bericht des Rottweiler Oberstaatsanwalts an den Stuttgarter Generalstaatsanwalt (von diesem am 12. Oktober 1940 ans Reichsjustizministerium weitergeleitet): »In meinem Amtsbezirk geht schon seit Monaten das Gerücht, daß geistes- und körperschwache Anstaltspfleglinge planmäßig beseitigt werden. [...] Diesen Gerüchten bin ich vorsichtig nachgegangen, zumal sie immer häufiger und in immer größerer Form auftauchten. [...] Daß ganz auffallend viel Anstaltspfleglinge in allerletzter Zeit gestorben sind, entnahm ich zuerst einer Äußerung des hiesigen Kreisamtsleiters der NSV, mit dem ich ganz beiläufig über die Sache ins Gespräch kam. Er meinte, es wäre zweckmäßig, wenn die Gemeinden von den großen durch das Sterben der Pfleglinge freigewordenen Geldern einen Teil der NSV zuweisen würden, und machte hierüber schon ganz bestimmte Vorschläge. Genaue Zahlen anlangend, so sagte mir gestern der hiesige Landrat vertraulich, daß im Kreisverband Rottweil nicht weniger als 70 Anstaltspfleglinge in kürzester Zeit mit Tod abgegangen seien. Der Rottweiler Amtsarzt, vorsichtig befragt, drückte sich ganz farblos aus; er habe auch schon gelegentlich von dem Gerücht gehört.« (HStA, Abt. 231a, Nr. 273).

752 Siehe oben S. 288.

753 Zit. nach Schmidt-von Blittersdorf, Debus, Kalkowsky: Geschichte der Anstalt Hadamar, S. 117.

754 Siehe oben S. 265f. Selbst wenn die Eisenbahnbehörden über den tatsächlichen Zweck der Krankentransporte nicht informiert waren, mußte ihnen die Häufung dieser Verlegungen auffallen. So teilte die Reichsbahndirektion Hannover am 8. April 1941 der Anstalt Wunstorf mit, daß ein geplanter Transport verschoben werden müsse, da der betreffende Zug »an den vorhergehenden Tagen [...] durch die Beförderung von Kranken einer anderen Heilanstalt schon ausgelastet« sei. (Zit. nach Finzen: Massenmord, S. 140).

Privatfirmen und Einzelpersonen innerhalb kurzer Zeit Kenntnis von diesen Verbrechen erhielt oder in ihre Durchführung verwickelt wurde.

Zu denjenigen, die aus dem Wissen um diese Verbrechen Konsequenzen zogen, gehörte der Brandenburger Amtsgerichtsrat Dr. Lothar Kreyßig.[755] Als Vormundschaftsrichter war er bereits in der ersten Hälfte des Jahres 1940 mit der Tatsache konfrontiert worden, daß Geisteskranke, für die er die Pflegschaft übernommen hatte, plötzlich verlegt worden waren und wenig später als »verstorben« gemeldet wurden. Kreyßig, der der bekennenden Kirche angehörte, protestierte am 8. Juli 1940 schriftlich beim Reichsjustizminister gegen die Verschleppung und Tötung seiner Mündel. In seinem Brief wies der Richter auf die fortschreitende Unterhöhlung der Rechtsordnung in Deutschland und auf die Zunahme rechtsfreier Räume hin:

> »Jeder aber weiß wie ich, daß die Tötung Geisteskranker demnächst als eine alltägliche Wirklichkeit ebenso bekannt sein wird wie etwa die Existenz der Konzentrationslager. Es kann gar nicht anders sein. Recht ist, was dem Volke nützt. Im Namen dieser furchtbaren, von allen Hütern des Rechtes in Deutschland unwidersprochenen Lehre sind ganze Gebiete des Gemeinschaftslebens vom Rechte ausgenommen, vollkommen z.B. die Konzentrationslager, vollkommen nun auch die Heil- und Pflegeanstalten. Was beides in der Wirkung aufeinander bedeutet, wird man abwarten müssen.«[756]

Der Amtsrichter aus Brandenburg wurde in den folgenden Wochen mehrmals im Reichsjustizministerium vorstellig und erstattete auch eine Strafanzeige wegen der Tötung von Kranken.[757] Außerdem untersagte er allen Anstalten, in denen Mündel von ihm untergebracht waren, die Weiterverlegung dieser Patienten.[758] Um den Richter, der sich mit der Autorität seines Amtes gegen die ›Euthanasie‹ wandte, zum Verzicht auf seinen Protest zu bewegen, sah sich schließlich Reichsjustizminister Gürtner persönlich gezwungen, ihm eine Kopie von Hitlers ›Gnadentod-Erlaß‹ vorzulegen.[759] Im Gegensatz zu Gürtner war Kreyßig jedoch nicht bereit, dieses Dokument als gültige Rechtsgrundlage für den Krankenmord zu akzeptieren.[760] Er wurde schließlich in den vorzeitigen Ruhestand versetzt, blieb aber ansonsten bis zum Kriegsende von weiteren Repressalien verschont.[761]

---

755 Schilderung des Protestes von Kreyßig bei Gruchmann: Justiz im Dritten Reich, S. 505-512. – Schmuhl: Rassenhygiene, Nationalsozialismus, Euthanasie, S. 297f. – Nowak: ›Euthanasie‹ und Sterilisierung, S. 153f. Auszugsweise auch bei Klee: ›Euthanasie‹, S. 209. Ähnlich wie Kreyßig verhielt sich auch der Aachener Amtsgerichtsrat Dr. Helmut Weber (Siehe dazu Nowak: ›Euthanasie‹ und Sterilisierung, S. 154).

756 Abdruck des Briefes bei Loewy, Winter (Hg.): NS-›Euthanasie‹ vor Gericht, S. 183-185, hier S. 185. Auszüge des gleichen Briefes bei Klee: ›Euthanasie‹, S. 209. Vgl. Schmuhl: Rassenhygiene, Nationalsozialismus, Euthanasie, S. 297f. Siehe auch Nowak: ›Euthanasie‹ und Sterilisierung, S. 154.

757 Details siehe Schmuhl: Rassenhygiene, Nationalsozialismus, Euthanasie, S. 297f.

758 Ebd. Siehe auch Klee: ›Euthanasie‹ , S. 241. – Nowak: ›Euthanasie‹ und Sterilisierung, S. 154.

759 Schmuhl: Rassenhygiene, Nationalsozialismus, Euthanasie, S. 298.

760 Ebd. – Klee: ›Euthanasie‹, S. 248.

761 Nowak: ›Euthanasie‹ und Sterilisierung, S. 154. – Schmuhl: Rassenhygiene, Nationalsozialismus, Euthanasie, S. 298.

Gerade im Bereich der Justiz mußte die ›Euthanasie‹ erhebliche Friktionen auslösen. Das lag nicht nur daran, daß die Tötung von Kranken auch nach damaligem Recht ein schweres Verbrechen darstellte, sondern auch an der Tatsache, daß Deutschland auch unter der Gewaltherrschaft der Nationalsozialisten ein hochentwickelter Verwaltungsstaat blieb, in dem – überspitzt formuliert – selbst staatliches Unrecht einer formalen Rechtsgrundlage bedurfte. Aufschlußreich für die Spannungen, denen die Justiz sich wegen der Morde ausgesetzt sah, ist das an anderer Stelle bereits erwähnte Schreiben, das Staatssekretär Franz Schlegelberger am 4. März 1941 an den Chef der Reichskanzlei richtete.[762] Schlegelberger berichtete darin, daß alle Aufgabenfelder der Justizverwaltung von den Krankenmorden tangiert würden. Im Vormundschaftswesen und bei den Nachlaßgerichten komme es ebenso zu Irritationen wie im Bereich der Strafgerichtsbarkeit:

> »Verfahren wurden eingeleitet und durchgeführt, obwohl die Beschuldigten nicht mehr lebten, da der Staatsanwaltschaft diese Tatsache nicht bekannt geworden war. Anklage- und Wiederaufnahmeverfahren ließen sich nicht zum Abschluß bringen, weil Täter oder Zeugen inzwischen ›verstorben‹ [Anführungszeichen im Original, cb] waren. Wiederholt hat sich herausgestellt, daß Verurteilte, die in einer Heil- und Pflegeanstalt untergebracht waren, der weiteren Aufsicht der Staatsanwaltschaft dadurch entzogen wurden, daß sie ohne ihre Anhörung aus den Anstalten entfernt worden waren und später beseitigt wurden.«

Die von Schlegelberger genannten Beispiele zeigen, welche Irritationen und Konflikte die Krankenmorde bei Teilen der Justiz auslösten. Richter und Staatsanwälte waren verunsichert und forderten vom Justizministerium eindeutige Regelungen. So klagte der Generalstaatsanwalt beim Oberlandesgericht Jena in einer Eingabe an das Ministerium:

> »Es macht viel unnötige Arbeit, wenn die Staatsanwaltschaft als Vollstreckungsbehörde [...] sich über die Heil- und Pflegeanstalt, die Gemeinnützige Kranken-Transport G.m.b.H. zur Liquidationsanstalt durchfragen muß, um dann zu erfahren, daß der Untergebrachte schon längst verstorben ist. Es wäre angebracht, eine Mitteilungspflicht der Liquidationsanstalt an die Strafvollstreckungsbehörde einzuführen.«[763]

Ähnlich argumentierte auch der Präsident des Bamberger Oberlandesgerichtes in seinem Lagebericht vom 1. März 1941:

> »Man kann sich zur Frage der Beseitigung ›nichtlebenswerten‹ Lebens stellen wie man will, auf alle Fälle müßte eine solche Maßnahme von einer Reihe von Kautelen abhängig gemacht sein, die jeden Mißbrauch und jeden Mißgriff nach menschlichem Ermessen ausschließen und vor allem müßte die Anordnung einer solchen Maßnahme, die aufs allerschwerste in das Recht der Persönlichkeit und der Familie ein-

[762] Schreiben vom 4. März 1941 (HStA, Abt. 631a, Nr. 211 (48)). Die oben auf S. 320 zitierte Passage über die Weigerung psychiatrischer Gutachter, im Gerichtsverfahren die Anstaltsunterbringung von Angeklagten zu fordern, stammt aus dem gleichen Brief.

[763] Schreiben des Generalstaatsanwaltes beim Oberlandesgericht Jena an das Reichsjustizministerium vom 17.7.1941 (HStA, Abt. 631a, Nr. 211).

greift, ihre Grundlage in einem Staatsgesetz haben. Ein derartiges Gesetz ist aber bisjetzt [sic] nicht erlassen.«[764]

Die Bewertung dieser Stellungnahmen aus den Reihen der Justiz ist nicht einfach: Einerseits kommt in ihnen eine rechtspositivistische Auffassung zum Ausdruck, die den Anschein erweckt, als hätten diese Richter und Staatsanwälte sich weniger über die Krankentötungen als solche empört als über die Verfahrensprobleme, die sich daraus ergaben. Andererseits können diese Eingaben aber auch Ausdruck eines vorsichtigen Taktierens gewesen sein, dessen Ziel es war, der ›Euthanasie‹ nicht mit offener Opposition zu begegnen, sondern sie mit formalen Argumenten anzugreifen, von denen man hoffte, daß auch die Betreiber der ›Aktion‹ sich ihnen nicht würden entziehen können. Zu den Juristen, die durch Insistieren auf die Einhaltung von formalen Verfahrensregeln versuchten, »Schlimmeres zu verhüten«, gehörte offenbar auch der parteilose Justizminister Franz Gürtner, der im Sommer 1940 gegenüber der Reichskanzlei vergeblich die Forderung erhoben hatte, entweder die Morde einzustellen oder ein ›Euthanasie‹-Gesetz zu erlassen.[765]

Um die Proteste der Richter und Staatsanwälte einzudämmen, lud das Reichsjustizministerium – Minister Gürtner war mittlerweile verstorben – am 23. und 24. April 1941 die Oberlandesgerichtspräsidenten und Generalstaatsanwälte zu einer Arbeitstagung nach Berlin ein.[766] Im Verlauf dieser Konferenz, bei der Brack und Heyde die Teilnehmer über die ›Euthanasie‹ informierten,[767] ordnete Schlegelberger an, daß alle Vorgänge im Zusammenhang mit den Krankentötungen, die bei den Gerichten und Staatsanwaltschaften bekannt wurden, unverzüglich an das Ministerium abgegeben werden sollten.[768] Offenbar wollte

---

[764] Lagebericht des Bamberger Oberlandesgerichtspräsidenten vom 1.3.1941 (HStA, Abt. 631a, Nr. 211). Die gleiche Forderung erhob auch der Stuttgarter Generalstaatsanwalt in einem Schreiben an das Reichsjustizministerium vom 1.8.1940 (HStA, Abt. 631a, Nr. 211).

[765] Gruchmann: Justiz im Dritten Reich, S. 507f. Gruchmann gelangte zu dem Schluß, »daß Gürtner ein Euthanasie-Gesetz nicht etwa nur deshalb forderte, um in seinem Ressort einen störungsfreien Geschäftsgang zu gewährleisten, sondern daß er die ungesetzliche und geheime Tötung aus seiner innersten Einstellung heraus ablehnte und durch die Einführung eines öffentlichen, geregelten Verfahrens abbremsen, d.h. auf wirkliche Euthanasiefälle [sic!] beschränken und jeglichen, die Rechtssicherheit gefährdenden Mißbrauch nach Möglichkeit ausschalten wollte.« (Ebd., S. 510). Siehe auch Schmuhl: Rassenhygiene, Nationalsozialismus, Euthanasie, S. 298-302.

[766] Gruchmann: Justiz im Dritten Reich, S. 527-530. Der Verlauf dieser Tagung ist nur lückenhaft dokumentiert. In der Tagesordnung verbarg sich die Unterrichtung über den Krankenmord hinter der Überschrift »Vorträge über eine für die Justiz besonders wichtige Frage« (HStA, Abt. 631a, Nr. 211). Ein Protokoll existiert nur von der Begrüßungsrede Schlegelbergers. Bei der Rekonstruktion der Vorträge von Brack und Heyde stützte sich die Nachkriegsjustiz auf die Notizen, die sich ein damaliger Konferenzteilnehmer (Oberlandesgerichtspräsident Dr. Alexander Bergmann) gemacht hatte (Ebd.). Eine Gesamtdarstellung des Verlaufes findet sich bei Schmuhl: Rassenhygiene, Nationalsozialismus, Euthanasie, S. 303.

[767] Notizen Bergmann (HStA, Abt. 631a, Nr. 211). – Schmuhl: Rassenhygiene, Nationalsozialismus, Euthanasie, S. 303.

[768] Vernehmung Schlegelberger vom 20.8.1964 (HStA, Abt. 631a, Nr. 274). Am Tag vor der Berliner Konferenz hatte das Reichsjustizministerium alle Oberlandesgerichtspräsidenten und Generalstaatsanwälte bereits angewiesen, alle Vorgänge, die irgendeinen Bezug zur Tötung von Geisteskranken haben könnten, in ihren Behörden nur noch persönlich zu bearbeiten (Schreiben des

er auf diese Weise verhindern, daß einzelne Staatsanwälte oder Richter eigenmächtig Ermittlungen anstellten oder gar ein Verfahren einleiteten.[769] De facto entzog Schlegelberger auf diese Weise den Krankenmord dem Zugriff der Justiz. Die Heil- und Pflegeanstalten wurden damit – wie der Brandenburger Amtsgerichtsrat Dr. Kreyßig befürchtet hatte – vollends zu »rechtsfreien Räumen«.

Reichsjustizministeriums vom 22.4.1941 an alle Oberlandesgerichtspräsidenten und Generalstaatsanwälte (HStA, Abt. 631a, Nr. 211)).

[769] Gegen diese Interpretation verwahrte Schlegelberger sich bei seiner Vernehmung von 20.8.1964. Er betonte, daß er die Abgabe solcher Vorgänge nur deswegen angeordnet habe, weil er vom Ministerium aus die Öffentlichkeit über die wahren Hintergründe der ›Euthanasie‹ informieren und die ›Aktion‹ so zu Fall bringen wollte (HStA, Abt. 631a, Nr. 274).

4. EPILOG: OPFER UND ÜBERLEBENDE

Am 23. Juni 1949 traf ein Transport mit 12 Männern und Frauen aus den Anstalten Merxhausen, Haina und Eichberg in Merzig ein.[1] Fast zehn Jahre nach der Räumung der saarländischen Anstalten Merzig und Homburg zu Beginn des Zweiten Weltkrieges kehrten damit die letzten der zwischen 1.150 und 1.600 Geisteskranken, die damals evakuiert worden waren,[2] in ihre Heimat zurück.

Die genaue Zahl der Patienten aus dem Saarland, die das Dritte Reich überlebten, läßt sich aufgrund der vorhandenen Quellen nicht mehr feststellen. Allerdings deuten die erhaltenen Verlegungslisten und Verpflegungsabrechnungen und nicht zuletzt auch die Zahl der Anstaltsbetten im Saarland nach 1945 darauf hin, daß es nur sehr wenige Überlebende gab und daß der Anteil der ›Euthanasie‹-Opfer im Saarland wesentlich höher war als in anderen Regionen Deutschlands. Wie die vorstehende Untersuchung gezeigt hat, wurden allein im Zuge der ›Aktion T4‹ zwischen Januar und August 1941 mindestens 418 Saarländerinnen und Saarländer aus den Anstalten Weilmünster, Herborn, Eichberg, Merxhausen, Haina, Idstein und Scheuern nach Hadamar verschleppt und dort ermordet.[3] Das bedeutet, daß vermutlich etwa ein Drittel der Psychiatriepatienten aus dem Saarland im Rahmen der ›Aktion T4‹ getötet wurde.[4] Zum Vergleich: In Bayern lag der Anteil der ›T4‹-Opfer unter den Anstaltspatienten bei mindestens 15 Prozent,[5] reichsweit bei etwa 20 Prozent.[6]

Anders als bei der ›Aktion T4‹ ist man bei der Ermittlung der Zahl der Opfer der sogenannten ›wilden Euthanasie‹ auf Schätzungen angewiesen, zumal heute kaum noch feststellbar ist, welche Todesfälle auf Krankheit, Alter oder die Auswirkungen des Krieges zurückzuführen sind und welche durch systematischen Nahrungsmittelentzug oder Überdosierung von Medikamenten herbeigeführt wurden. Die geringe Zahl von Anstaltsinsassen aus dem Saarland, die 1945 noch am Leben waren, deutet jedoch darauf hin, daß auch nach dem Ende der ›Aktion T4‹ sehr viele dieser Menschen eines gewaltsamen Todes gestorben sind.

Unter den 1.150 bis 1.600 Psychiatriepatienten, die zu Kriegsbeginn aus Homburg und Merzig evakuiert wurden, lassen sich anhand des verfügbaren Quellenmaterials lediglich etwa 80 Personen nachweisen, die das Dritte Reich überlebten: 37 Frauen und Männer wurden nach dem Ende des Zweiten Weltkrieges aus hessischen und nassauischen Anstalten in ihre Heimat zurückver-

---

1 Namensliste in LWVH 17/254.

2 Zur Zahl der evakuierten Patienten siehe oben S. 194.

3 Siehe oben S. 284.

4 Geht man von den 1.154 nachweisbaren Verlegungen aus dem Saarland im Jahr 1939 aus, so betrug der Anteil der ›T4‹-Opfer 36,2 Prozent; legt man die Zahl der 1939 im Saarland vorhandenen Psychiatrie-Betten (=1.600) zugrunde, so gelangt man zu einem Anteil von 26,1 Prozent.

5 Siemen: Die bayerischen Heil- und Pflegeanstalten, S. 459.

6 Bezogen auf die Belegungszahlen von 1939.

legt.[7] Weitere 30 Patienten waren bereits in den Jahren 1942 und 1944 aus Haina, Merxhausen, Scheuern und Weilmünster in die 1939 geräumte Anstalt Merzig zurückgebracht worden.[8] Die Gründe für diese Rückverlegungen nach Merzig, die »auf Veranlassung des Reichsstatthalters Westmark«[9] erfolgten, sind unbekannt. Möglicherweise wurden die Kranken, bei denen es sich ausnahmslos um Männer handelte, als Arbeitspatienten bei Aufräumarbeiten im Anstaltsgelände oder bei der Versorgung des dort untergebrachten Lazaretts eingesetzt.[10] Für diese Annahmen spricht vor allem die Tatsache, daß die meisten von ihnen in ihren Krankengeschichten ausdrücklich als »gute Arbeitskräfte« bezeichnet werden. Einige dieser Patienten waren aus diesem Grund 1941 in Haina und Merxhausen aus den Verlegungslisten gestrichen worden.[11] Als im Herbst 1944 die Front näherrückte, wurden diese Kranken aus Merzig nach Homburg verlegt, von wo ein Teil von ihnen bereits Mitte April 1945 – wenige Tage nach dem Einmarsch der Amerikaner im Saarland – wieder nach Merzig zurückkehrte.[12] Der Ermordung entgingen außerdem die – wenigen – Patienten, die während der Evakuierung nach Hause entlassen worden waren.[13]

Selbstverständlich ist nicht auszuschließen, daß außer diesen etwa 80 namentlich bekannten Personen noch weitere Psychiatriepatienten aus dem Saarland das Dritte Reich und die Krankenmorde überlebt haben. Ein Anhaltspunkt, um diese Dunkelziffer einzugrenzen, ergibt sich aus der Zahl der Anstaltsbetten in der unmittelbaren Nachkriegszeit. Im Herbst 1945 gab es im Saarland 260 Behandlungsplätze für Nervenkranke.[14] Insofern ist davon auszugehen, daß die Zahl der überlebenden Patienten zwischen 80 und maximal 260 lag.[15] Mit anderen Worten: Von den mehr als tausend Anstaltsbewohnern, die man 1939 aus Homburg und Merzig evakuiert hatte, überlebte weniger als ein Viertel das Dritte Reich.[16] Die übri-

[7] MZG 7; 45; 59; 67; 71; 89; 92; 96; 101; 105; 121; 234; 238; 262; 263; 302; 320; 322; 335; 365; 388; 390; 407; 430; 496; 515; 528; 540; 590; 600/601; 647; 679; 698; 699; 726; 749; 811. Die zuvor erwähnten 12 Patienten, die am 23. Juni 1949 nach Merzig verlegt wurden, sind in diese Aufzählung mit eingeschlossen.

[8] MZG 46; 62; 92; 103; 164; 237; 243; 284; 356; 415; 469; 487; 558; 572; 619; 622; 648; 654; 662; 696; 715; 737; 745; 751; 778; 798; 817; 484; 542; 653. Die meisten der Kranken kamen aus Haina.

[9] Dieser Hinweis findet sich in MZG 654; 696.

[10] Anders als in Homburg und Merzig wurde der Anstaltsbetrieb in der ebenfalls evakuierten pfälzischen Anstalt Klingenmünster bereits nach Abschluß des Frankreichfeldzuges Anfang Oktober 1940 mit den Patienten, die zu diesem Zeitpunkt noch am Leben waren, wieder aufgenommen. (Scherer: Die Heil- und Pflegeanstalt Klingenmünster, S. 68-75). Schon vorher waren einzelne Kranke als Arbeitspatienten nach Klingenmünster zurückverlegt worden, die sich u.a. um die Feldbestellung auf den anstaltseigenen Gütern kümmerten (Ebd., S. 68).

[11] So MZG 469; 487; 572, 619; 622; 737; 817.

[12] So MZG 356; 619; 778.

[13] Bekannt sind elf Personen: MZG 18, 169; 235; 317; 360; 434; 477; 608; 689; 712; HStA, Abt. 430/1, Nr. 11557.

[14] Die 260 Betten waren in Homburg angesiedelt (Jochim: Von der Heil- und Pflegeanstalt zu den Universitätskliniken, S. 102). Die Merziger Psychiatrie nahm erst im Herbst 1946 wieder ihre Tätigkeit auf (Barthel: Zum 75-jährigen Bestehen, S. 13).

[15] Wobei die Tendenz eher zum niedrigeren Wert gehen dürfte, da ein beträchtlicher Teil der 260 Betten vermutlich für Patienten benötigt wurde, die seit der Evakuierung 1939 neu erkrankt waren.

[16] Unter Berücksichtigung möglicher Dunkelziffern sowohl bei der Zahl der Evakuierungen als auch bei der der Überlebenden kann der Anteil der Patienten, die nach Kriegsende noch am Leben waren, mit fünf bis maximal 22 Prozent beziffert werden.

gen waren ermordet worden oder während der Evakuierung gestorben, wobei die Grenze zwischen natürlichen und unnatürlichen Todesursachen im Einzelfall nur sehr schwer zu ziehen ist.

Auch wenn man bei der Zahl der überlebenden Patienten aus dem Saarland einen gewissen Unsicherheitsfaktor konzidieren muß, zeigt sich deutlich, daß der Anteil der Patienten, die während des Dritten Reiches ums Leben kamen, in dieser Region wesentlich höher war als im übrigen Deutschland. Neuere Schätzungen gehen davon aus, daß im gesamten Reich während der Kriegsjahre zwischen 185.000 und 200.000 Anstaltsbewohner getötet wurden[17] – davon 70.273 im Rahmen der ›Aktion T4‹ und 110.000 bis 130.000 im Zuge der sogenannten ›wilden Euthanasie‹. Rein statistisch gesehen bedeutet dies, daß mehr als die Hälfte der etwa 340.000 Personen, die 1939 in psychiatrischen Anstalten lebten,[18] bis 1945 ermordet wurde.[19] In den bayerischen Anstalten, für die inzwischen genauere Opferzahlen vorliegen,[20] kamen in den Jahren zwischen 1940 und 1945 mindestens 43,8 Prozent der Patienten, die in diesem Zeitraum behandelt wurden, ums Leben oder wurden getötet.[21] In Sachsen verringerte sich die Zahl der Anstaltsbewohner allein zwischen 1940 und 1942 um 53 Prozent, in Thüringen im gleichen Zeitraum um 47 Prozent.[22] Von den Psychiatriepatienten aus dem Saarland waren dagegen mindestens 75 Prozent während des Dritten Reiches gestorben oder ermordet worden.

Ein Hauptgrund dafür, daß die Psychiatriepatienten aus dem Saarland vom nationalsozialistischen Krankenmord härter betroffen waren als ihre Schicksalsgenossen in den meisten anderen Regionen Deutschlands, dürfte u.a. darin bestanden haben, daß die Anstalten im Saarland – ähnlich wie im Osten des Reiches – zu Beginn des Krieges im Rahmen eines militärischen Kontextes geräumt worden waren. Zwar wurden die saarländischen Patienten nicht unmittelbar nach der Evakuierung der Anstalten getötet, wie dies etwa in Pommern der Fall war, aber sie wurden in eine Region deportiert, in der die Rassenpolitik der Nazis besonders rigide praktiziert wurde. Durch die sukzessiven Weiterverlegungen nach der Räumung der psychiatrischen Einrichtungen in Merzig und Homburg hatten die Kranken aus dem Saarland zudem kaum die Chance, sich in ihrer neuen Umgebung zu integrieren. In den Anstalten in der Provinz Hessen-Nassau blieben die zuverlegten Patienten aus dem Saarland Ausgegrenzte unter Ausgegrenzten.

Nach dem Krieg wurde das Schicksal der Opfer rasch verdrängt. In Anstaltschroniken, Festschriften und heimathistorischen Aufsätzen »endet« die Ge-

---

17 Faulstich ging von 185.000 Opfern aus (Ders.: Hungersterben, S. 582) – Siemen schätzte die Zahl der ermordeten Anstaltsbewohner auf über 200.000 (Ders.: Psychiatrie im Nationalsozialismus, S. 33).

18 Gesamtzahl der Anstaltspatienten in Deutschland nach ebd., S. 26.

19 Diese Zahl, die durch die nachstehend zitierten Regionalstudien der Tendenz nach bestätigt wird, deckt sich mit einer Schätzung von Platen-Hallermund aus dem Jahr 1948, wonach durchschnittlich 50 Prozent der Patienten der deutschen Anstalten ermordet worden seien (Dies.: Tötung Geisteskranker, S. 66).

20 In diesem Zusammenhang sei auf den hier schon mehrmals zitierten Sammelband von Cranach und Siemen verwiesen (Dies. (Hg.): Psychiatrie im Nationalsozialismus.)

21 Siemen: Die bayerischen Heil- und Pflegeanstalten, S. 459.

22 Angaben zu Sachsen und Thüringen nach Schilter: Unmenschliches Ermessen, S. 9.

schichte der saarländischen Psychiatrie mit der Räumung der Anstalten Homburg und Merzig im Herbst 1939, um dann nach 1945 gleichsam aus dem Nichts heraus neu zu beginnen.[23] Die schrecklichen Ereignisse, die zwischen diesen beiden Daten lagen, wurden dabei ebenso ausgeblendet wie das Schicksal der Zwangssterilisierten.

Symptomatisch für den Umgang mit den Opfern der Medizinverbrechen des Dritten Reiches nach dem Zweiten Weltkrieg ist ein Gutachten, das der Homburger Gynäkologe Heinrich Heberer und der Saarbrücker Nervenarzt Emil Weidner Ende 1948 im Auftrag der saarländischen Landesregierung erstellten und das unter dem Titel »Sind Zwangssterilisierte Opfer des Faschismus?« im »Saarländischen Ärzteblatt« veröffentlicht wurde.[24] Zumindest für Dr. Weidner war diese Materie kein Neuland: Während des Dritten Reiches hatte er als ärztlicher Beisitzer beim Erbgesundheitsobergericht Köln an Sterilisationsurteilen mitgewirkt.[25] Nun, da der Krieg und die Naziherrschaft vorbei waren, wurde er von der neuen Regierung zum Richter über seine eigenen Taten und seine früheren Opfer bestellt.[26] Entsprechend fiel das Gutachten von 1948 aus: Weidner und Heberer gelangten zu dem Schluß, daß bei Zwangssterilisierten »durch die operative Unfruchtbarmachung eine körperliche oder geistige Schädigung ausgeschlossen« sei.[27] Die Operation habe »keine direkten Folgen weder körperlicher noch seelischer Art.«[28] Mehr noch: »Der durch die Operation erzielte gesundheitliche Gewinn überwiegt bei weitem alle indirekten Schädigungen.«[29] Zur Klärung eventueller Schadensersatzansprüche von Sterilisationsopfern schlugen Heberer und Weidner vor, eine Kommission einzusetzen, die prüfen sollte,

> »ob im Einzelfall
> a) durch die Unfruchtbarmachung überhaupt eine gesundheitliche Schädigung entstanden ist,

[23] So stellte Leppien in einem 1975 erschienen Aufsatz über die Geschichte des Landeskrankenhauses Homburg lediglich lapidar fest: »Die Überwindung der Nachkriegsschwierigkeiten hat ab 1945 unendliche Mühen gekostet.« (Ders.: Das Landeskrankenhaus Homburg-Saar, S. 154). Auch in dem historischen Rückblick, den der Merziger Oberarzt Dr. Barthel 1951 zum 75jährigen Bestehen der Anstalt verfaßte, findet sich keinerlei Hinweis auf das Schicksal der Patienten zwischen 1939 und 1945. (Ders.: Zum 75-jährigen Bestehen, S. 12f.). Ebenso bei Jochim: Von der Heil- und Pflegeanstalt zu den Universitätskliniken, S. 102.

[24] Heinrich Heberer, Emil Weidner: Sind Zwangssterilisierte Opfer des Faschismus? Gutachten auf Anfrage der Regierung des Saarlandes, Ministerium für Arbeit und Volkswohlfahrt, Abtlg. C/6-91/48. In: Saarländisches Ärzteblatt 1 (1948), Nr. 7 (15.11.1948), S. 90-92 und Nr. 8 (15.12.1948), S. 117f., hier Nr. 8, S. 118.

[25] LA AG SB 6; 98.

[26] Auch in Hamburg verfaßte ein Arzt, der während des Dritten Reiches maßgeblich an Zwangssterilisationen beteiligt war, in der Nachkriegszeit Gutachten über die Entschädigungswürdigkeit von Sterilisationsopfern (Stefan Romey: »Der Antrag von Frau R. muß abgelehnt werden.« Demütigung statt Entschädigung vor bundesdeutschen Behörden und Gerichten. In: Angelika Ebbinghaus (Hg.): Opfer und Täterinnen. Frauenbiographien des Nationalsozialismus. (Schriften der Hamburger Stiftung für Sozialgeschichte des 20. Jahrhunderts, Bd. 2). O.O. 1987, S. 317-336, hier S. 334).

[27] Heberer, Weidner: Sind Zwangssterilisierte Opfer des Faschismus? Nr. 7, S. 90.

[28] Ebd., Nr. 8, S. 117.

[29] Ebd.

b) welcher Art im besonderen diese Schädigung ist,
c) ob die Schädigung zu einer meßbaren Herabsetzung der Erwerbsfähigkeit geführt hat,
d) wie hoch in diesem Falle die Minderung der Erwerbsfähigkeit gradmäßig in Prozenten anzusehen ist.«[30]

Diese Argumentation wirkt vertraut: Nach dem Willen der Gutachter sollte eine Entschädigung von Sterilisationsopfern sich nicht an dem Unrecht orientieren, das diese erlitten hatten, sondern an einer eventuellen Beeinträchtigung ihrer Erwerbsfähigkeit – also letztlich an einem sozialen Maßstab. Die Arbeitsleistung – während des Dritten Reiches Ausdruck von »Lebensbewährung« und Indikator für das Vorliegen einer ›Erbkrankheit‹ – sollte auf diese Weise erneut als Beurteilungskriterium herangezogen werden.

[30] Ebd., Nr. 8, S. 118.

5. ZUSAMMENFASSUNG

Mit dem sogenannten Gesetz zur Verhütung erbkranken Nachwuchses, das die Grundlage der Zwangssterilisation bildete, erfüllen die Nationalsozialisten eines der Hauptpostulate der rassenhygienischen Bewegung. Die Erfahrungen des Ersten Weltkrieges und die prekäre Lage der Sozialhaushalte in den Jahren nach der Weltwirtschaftskrise hatten in Deutschland und auch in anderen Ländern dazu beigetragen, daß die Forderung, ›minderwertige‹ Menschen an der Fortpflanzung zu hindern, in praktisch allen politischen Lagern Anhänger fand. Die Nationalsozialisten griffen diese Forderung auf und radikalisierten sie: Während die meisten Rassenhygieniker der Weimarer Zeit sich für die freiwillige Sterilisation von ›Erbkranken‹ aussprachen, war das nationalsozialistische GzVeN ein Zwangsgesetz, das vorsah, daß Männer und Frauen, die von einem zu diesem Zweck eingerichteten Erbgesundheitsgericht zur Sterilisation verurteilt worden waren, auch gegen ihren Willen unfruchtbar gemacht werden sollten.

Im Saarland war für die Anordnung von Sterilisationen das Erbgesundheitsgericht Saarbrücken zuständig. Insgesamt wurden bei diesem Gericht zwischen 1935 und 1945 2.986 Sterilisationsverfahren eingeleitet.[1] In etwa 80 Prozent aller Fälle entschied das Gericht auf Durchführung des Eingriffs.[2] Die Zahl der Sterilisationsanträge blieb über die Jahre hinweg keineswegs konstant. Nachdem sie 1936, im ersten Jahr nach der Einführung des GzVeN im Saarland, ihren Höchststand erreicht hatte, ging sie später deutlich zurück. Während des Krieges wurde die Tätigkeit der Erbgesundheitsgerichte in ganz Deutschland auf die »dringendsten Fälle« beschränkt, so daß die Zahl der Sterilisationsanträge ab Herbst 1939 nochmals deutlich abnahm.

Auch in anderen Regionen Deutschlands ist festzustellen, daß es bereits vor Kriegsbeginn zu einem auffälligen Rückgang der Antragszahlen kam, der vermutlich auch darauf zurückzuführen ist, daß die Sterilisationspolitik der Nationalsozialisten in der Öffentlichkeit zunehmend auf Ablehnung stieß. Für einen solchen Akzeptanzverlust spricht auch die Tatsache, daß der Anteil der Menschen, die – angeblich oder tatsächlich – freiwillig ihre eigene Sterilisation beantragten, sehr rasch abnahm: Lag die Selbstbeteiligung 1936, dem Jahr mit der insgesamt höchsten Zahl von Anträgen, im Saarland noch bei 23,86 Prozent, so waren es zwei Jahre später nur noch 9,52 Prozent.[3] Umgekehrt nahm im Lauf der Jahre die Zahl der Männer und Frauen zu, die Beschwerde gegen ihre Verurteilung zur Sterilisation einlegten.[4] Dies ist – bei aller Problematik der vermeintlich freiwilligen Antragstellung – ein deutliches Indiz für die wachsende Ablehnung der Sterilisationspolitik durch die Bevölkerung.

1 Siehe oben S. 83-93.
2 Siehe oben S. 136f.
3 Siehe oben S. 75.
4 Siehe oben S. 139.

Im Saarland ist zu beobachten, daß auch unter den Medizinern die Kooperationsbereitschaft bei der Umsetzung des Sterilisationsgesetzes eher gering gewesen sein dürfte: Der Kreis der Ärzte, die auffällige Personen anzeigten oder die als Gutachter oder Beisitzer am Sterilisationsverfahren mitwirkten, war zahlenmäßig relativ klein.[5] Die überwiegende Mehrheit der saarländischen Mediziner trat beim Sterilisationsverfahren nicht in Erscheinung. Offenbar fürchteten viele Ärzte einen Vertrauensverlust bei ihren Patienten. Ein »eugenischer Konsens« über die Zwangssterilisation, wie ihn Karl Teppe in den Reihen der westfälischen Ärzteschaft beobachtet hat,[6] läßt sich im Saarland nicht feststellen.

Die Mehrzahl der saarländischen Sterilisationsopfer wurde in der chirurgischen Abteilung des Landeskrankenhauses in Homburg unfruchtbar gemacht. Allein zwischen 1935 und Ende 1938 wurden hier 800 Männer und 630 Frauen sterilisiert.[7] Mindestens drei der Frauen kamen bei der Operation ums Leben.[8] Außer in Homburg wurden Sterilisationen u.a. auch in der Heil- und Pflegeanstalt und im Kreiskrankenhaus Merzig, im Evangelischen Krankenhaus in Trier sowie im Saarbrücker Bürgerhospital vorgenommen. Im Bürgerhospital wurden auch Röntgensterilisationen durchgeführt. Im Zusammenhang mit der Sterilisation von Frauen lassen sich in dieser Klinik auch mehrere Zwangsabtreibungen nachweisen, die gegen den erklärten Willen der betroffenen Frauen vorgenommen wurden und auch nach damaligem Recht illegal waren.[9]

Nach Kriegsbeginn fanden im Landeskrankenhaus Homburg keine Zwangssterilisationen mehr statt. Außerdem wurden Teile des Saarlandes – darunter auch der Sitz des Erbgesundheitsgerichtes – am Anfang und am Ende des Krieges evakuiert. Aufgrund dieser Beeinträchtigungen des Verfahrens und der schwierigen Überlieferungslage läßt sich die genaue Zahl der Saarländerinnen und Saarländer, die nach dem Urteil auch tatsächlich sterilisiert wurden, heute nicht mehr ermitteln. Allerdings ist aufgrund des vorliegenden Materials davon auszugehen, daß der Kreis der Opfer deutlich kleiner war, als man aufgrund der Hochrechnung von Gisela Bock annehmen müßte. Laut Bock sollen während der NS-Herrschaft in ganz Deutschland etwa 360.000 Personen sterilisiert worden sein – knapp ein Prozent der Bevölkerung des ›Altreiches‹ zwischen 16 und 50 Jahren.[10] Selbst wenn alle Sterilisationsurteile aus dem Saarland vollstreckt worden wären – was jedoch nicht der Fall war – läge der prozentuale Anteil an der entsprechenden Altersgruppe hier jedoch nur bei etwas mehr als 0,5 Prozent.[11] Diese Diskrepanz, durch die freilich das Unrecht der Zwangssterilisation in keiner Weise gerechtfertigt oder verharmlost wird, deutet darauf hin, daß entweder die Sterilisationspolitik im Saarland weniger rigoros umgesetzt wurde als im übrigen Reich – was aufgrund der Grenzlage und der Auswirkungen des Krieges nicht auszuschließen ist – oder aber daß die von Bock ermittelten Op-

[5] Siehe oben S. 174.
[6] Teppe: Massenmord, S. 9.
[7] Siehe oben S. 142.
[8] Siehe oben S. 144.
[9] Siehe oben S. 150.
[10] Bock: Zwangssterilisation, S. 238.
[11] Siehe oben S. 148.

ferzahlen, die in der Literatur oft als Referenzwerte zitiert werden, nach unten korrigiert werden müssen.

Zwar lag der Zwangssterilisation ein Gesetz zugrunde, das an Überlegungen aus der Weimarer Republik anknüpfte und zu dem es auch Parallelen im Ausland gab. Von einem rechtsstaatlichen Verfahren kann dennoch nicht die Rede sein. Daß das GzVeN ein Unrechtsgesetz war, zeigt sich bei der Sterilisationsdiagnose »angeborener Schwachsinn«. Wie die hier geschilderten Beispiele auf drastische Weise belegen, richtete sich diese Diagnose, die mehr als 43 Prozent der Sterilisationsopfer aus dem Saarland zum Verhängnis wurde, in vielen Fällen gegen Menschen mit einem auffälligen Sozialverhalten:[12] Kriminalität, Verstöße gegen die herrschende Sexualmoral, Versagen im Beruf oder in der Haushaltsführung wurden von den Gesundheitsbehörden als Ausdruck einer ›erblichen Belastung‹ gewertet, die man mit medizinischen Mitteln – nämlich mit der Sterilisation – ›auszumerzen‹ versuchte. Im Saarland lassen sich außerdem mehrere Fälle nachweisen, die darauf schließen lassen, daß die Diagnose »angeborener Schwachsinn« auch gegen politisch Andersdenkende eingesetzt wurde.[13] Auffällig ist, daß die Maßstäbe, derer man sich bei der Feststellung von angeborenem Schwachsinn bediente, zumeist an einem traditionellen bürgerlichen Tugendkanon anknüpften. Das zeigen insbesondere die Geschlechtsrollenbilder, die der Sterilisationsdiagnostik zugrunde lagen.

Die Antragsdiagnose »angeborener Schwachsinn«, die im Grunde nichts anderes war als eine Generalklausel, mit der sich die verschiedensten Arten von Fehlverhalten und sozialer Unangepaßtheit erfassen ließen, wurde im Saarland weniger häufig eingesetzt als in anderen Regionen Deutschlands. Allerdings ist im Saarland sehr deutlich zu beobachten, daß diese Diagnose im Lauf der Jahre immer mehr an Gewicht gewann.[14] Diese wachsende Bedeutung des angeborenen Schwachsinns in der Diagnostik deutet darauf hin, daß das Verfahren sich zunehmend von der geltenden Rechtsnorm ablöste und immer stärker auf Personenkreise angewandt wurde, die nicht im medizinischen Sinne krank waren. Insofern kann man bei der praktischen Anwendung des GzVeN durchaus von zunehmender Willkür und wachsender Radikalisierung sprechen. Eine ähnliche Radikalisierung läßt sich auch bei der schrittweisen Einführung und nachträglichen Legalisierung der eugenisch indizierten (Zwangs-)Abtreibung beobachten.

Ein Beleg für den Unrechtscharakter der Zwangssterilisation ist auch die Auslegung des Kriteriums der Erblichkeit: Wie sich anhand einer Reihe von Einzelschicksalen aus dem Saarland belegen läßt, wurden während des Dritten Reiches auch Menschen, die an eindeutig exogen bedingten Hirnschädigungen litten, als ›erbkrank‹ eingestuft und verfolgt.[15] So diagnostizierte die Anstalt Merzig sogar bei einigen Kriegsversehrten aus dem Ersten Weltkrieg, die infolge von Kopfverletzungen geisteskrank geworden waren und sich zum Teil schon seit Jahren in Anstaltsbehandlung befanden, nach 1935 plötzlich ein ›Erbleiden‹.[16] Ähnlich wie

[12] Siehe oben S. 93-108.
[13] Siehe oben S. 108-111.
[14] Siehe oben S. 92.
[15] Siehe oben S. 118.
[16] Siehe oben S. 120-123.

die Zunahme der Zahl der Sterilisationsanträge wegen angeborenen Schwachsinns deuten auch diese Fehldiagnosen auf einen eugenischen Übereifer bei den beteiligten Ärzten hin, der die Grenzen des geltenden Rechts immer stärker ausweitete.

Daß das GzVeN ein Unrechtsgesetz war, zeigt sich nicht zuletzt auch daran, daß der Gesetzestext den Anschein erweckte, als erfolge die Sterilisation freiwillig, was in der Praxis jedoch nur selten der Fall war. Gerade die Manipulationen bei der angeblich freiwilligen Antragstellung sind ein Beweis dafür, daß der Unrechtscharakter des Verfahrens bereits im Gesetz angelegt war.

Mit dem Sterilisationsgesetz, das die staatliche Gewaltanwendung gegen sogenannte ›Erbkranke‹ legalisierte, erhielt in Deutschland die Unterscheidung zwischen ›wertvollem‹ und ›unwertem‹ Leben erstmals Gesetzeskraft. Bedeutete die Zwangssterilisation für die betroffenen Menschen den Ausschluß von der Fortpflanzung und die Ausgrenzung aus der Gesellschaft der Gesunden, so wurde ihnen mit der sogenannten ›Euthanasie‹ auch das Recht auf Leben genommen. Die ›Euthanasie‹, deren Planungen etwa zeitgleich mit dem Beginn des Zweiten Weltkrieges einsetzten, war der erste Massenmord des Dritten Reiches und zugleich ein Modellfall für die späteren Vernichtungsaktionen. So gibt es zwischen der ›Aktion T4‹ und dem Holocaust enge organisatorische, technische und auch personelle Kontinuitäten.

Auch bei der Ermordung von Geisteskranken und Behinderten knüpften die Nationalsozialisten an Überlegungen aus der Weimarer Republik an.[17] 1920 hatten der Jurist Karl Binding und der Psychiater Alfred Hoche in ihrem Aufsatz »Die Freigabe der Vernichtung lebensunwerten Lebens« die Tötung von Geisteskranken gefordert, da Deutschland nach ihrer Ansicht infolge der Niederlage im Ersten Weltkrieg wirtschaftlich zu schwach war, um »unproduktive« und unheilbare Anstaltsinsassen zu versorgen. Die gleiche ökonomische Argumentation wurde zu dieser Zeit auch im Zusammenhang mit der Zwangssterilisation verwendet.

Reichsweit fielen dem nationalsozialistischen Krankenmord zwischen 185.000 und 200.000 Männer, Frauen und Kinder zum Opfer; davon wurden 70.273 zwischen Anfang 1940 und Sommer 1941 im Rahmen der zentral gelenkten ›Aktion T4‹ in eigens eingerichteten Tötungsanstalten vergast. Die psychisch Kranken aus dem Saarland waren von der ›Euthanasie‹ überdurchschnittlich stark betroffen. Am Vorabend des Zweiten Weltkrieges lebten in den saarländischen Anstalten Homburg und Merzig zwischen 1.150 und 1.600 Patienten.[18] Bei Kriegsbeginn wurden beide Anstalten geräumt und die Kranken in andere Regionen des Reiches deportiert. Die meisten von ihnen – namentlich bekannt sind 922 Männer und Frauen – wurden in Anstalten in der Provinz Hessen-Nassau verlegt, die als »Modell-Region« der NS-Psychiatrie galt. Nur zwischen 80 und 260 ihnen sollten das Dritte Reich überleben.[19] Mindestens 418

[17] Siehe oben S. 48-50.

[18] Sieben oben S. 194. Die Schwankungsbreite ergibt sich vor allem aus den unzureichenden Zahlenangaben für Homburg.

[19] Siehe oben S. 327-329.

Männer und Frauen aus dem Saarland wurden im Rahmen der ›Aktion T4‹ in der Gaskammer der Anstalt Hadamar ermordet.[20] Die übrigen wurden im Zuge der ›wilden Euthanasie‹ getötet oder kamen auf andere Weise ums Leben.

Angesichts des Schicksals der saarländischen Psychiatriepatienten, von denen die meisten der nationalsozialistischen Vernichtungspolitik zum Opfer fielen, ist die Vermutung naheliegend, daß die Räumung der saarländischen Anstalten zu Kriegsbeginn zwar militärische Gründe hatte, daß sie aber gleichzeitig bereits eine Vorbereitungsmaßnahme für die sogenannte ›Euthanasie‹ war, zumal sie zu einer räumlichen Trennung der Kranken von ihren Angehörigen führte.[21] Die Verlegung der saarländischen Patienten ins Einzugsgebiet der Tötungsanstalt Hadamar und das Schweigen, mit dem der Homburger Psychiatrie-Chef, SS-Mann und ›T4-Gutachter‹ Dr. Hanns Heinrich Heene im April 1940 in einem Aufsatz zur Geschichte der Nervenabteilung des LKH Homburg über die Räumung dieser Einrichtung hinwegging, deuten darauf hin, daß die Patienten aus dem Saarland offenbar schon früh in das Blickfeld ihrer Mörder geraten waren. Ob dies bereits vor oder erst nach der Evakuierung geschehen war, läßt sich nicht mehr feststellen. Aber auch wenn nicht zu beweisen ist, daß die Räumung bereits als Vorbereitungsmaßnahme für die ›Euthanasie‹ geplant worden war, bleibt doch festzuhalten, daß sie diesen Zweck de facto erfüllte.

Unter den Patienten aus dem Saarland, die zu Kriegsbeginn aus ihrer Heimat deportiert und dann ermordet wurden, waren nicht nur psychisch Kranke im engeren Sinne, sondern auch Menschen, die wegen eines auffälligen Sozialverhaltens, wegen krimineller Handlungen, aufgrund ihrer politischen Überzeugungen oder weil sie aus anderen Gründen dem Menschenbild des Nationalsozialismus nicht entsprachen, ins Räderwerk der Psychiatrie geraten waren.[22]

Bei den ›T4‹-Morden in Hadamar, denen zwischen Januar und August 1941 mehr als 10.072 Menschen zum Opfer fielen, lassen sich zwei Phasen unterscheiden: Zunächst wurden vor allem Menschen aus den Anstalten Eichberg, Weilmünster, Idstein, Herborn und Scheuern zur Ermordung nach Hadamar verschleppt, deren Patientenzahl auf diese Weise innerhalb weniger Wochen zum Teil bis auf die Hälfte reduziert wurde. Ab April 1941 dienten diese Anstalten dann als Zwischenstationen für Verlegungen aus weiter entfernt liegenden Einrichtungen, wie z.B. Haina und Merxhausen, wo sehr viele der evakuierten Saarländerinnen und Saarländer untergebracht waren. Anders als bei den früheren Transporten wurden die Opfer bei diesen sogenannten ›Zwischenverlegungen‹ nicht mehr von Mitarbeitern der ›Aktion T4‹ aus ihren Heimatanstalten abgeholt, sondern diese waren selbst für die Organisation und Durchführung der Transporte in die ›Zwischenanstalten‹ verantwortlich. Von dort wurden die Patienten dann nach einigen Wochen in die Tötungsanstalt gebracht.[23] Wie das Beispiel der nordhessischen Anstalten Haina und Merxhausen zeigt, verfügten die Herkunftsanstalten bei der Durchführung der ›Zwischenverle-

[20] Zur Zahl der Opfer aus dem Saarland siehe oben S. 284f.
[21] Siehe oben S. 197-199.
[22] Siehe oben S. 209-214.
[23] Siehe oben S. 260-279.

gungen‹ über ein relativ hohes Maß an Autonomie: Die Anstaltsleiter stimmten selbständig die Verlegungstermine mit den ›Zwischenanstalten‹ ab, kümmerten sich um Transportmittel und stellten das Begleitpersonal für die Reise. Diese Verlagerung von Zuständigkeiten auf die Ebene der einzelnen Anstalten bedeutete für diese einerseits einen Zugewinn an Handlungsspielraum bis hin zur Möglichkeit, Patienten vor der Ermordung zu bewahren. Auf der anderen Seite hatte sie jedoch auch eine wachsende Verstrickung in die Durchführung der Krankenmorde zur Folge.

Infolge einer zunehmenden Beunruhigung in der Öffentlichkeit und im Zusammenhang mit den Predigten des Münsteraner Bischofs Clemens August Graf von Galen, der die Krankenmorde öffentlich angeprangert hatte, wurde die ›Aktion T4‹ im August 1941 eingestellt. An die Stelle der zentral gelenkten Krankenmorde trat nun die sogenannte ›wilde Euthanasie‹, in deren Verlauf zwischen 110.000 und 130.000 Anstaltsbewohner durch Verabreichung von überdosierten Medikamenten und durch systematischen Nahrungsmittelentzug getötet wurden. Durchgeführt wurden diese Morde nicht mehr in speziellen Tötungseinrichtungen, sondern in regulären Heil- und Pflegeanstalten, wo Ärzte und Pflegekräfte nach eigenem Gutdünken darüber entschieden, welche Patienten ermordet werden sollten. Nach den ›Zwischenverlegungen‹ bedeutete dieser Schritt eine weitere Verlagerung von Entscheidungskompetenzen von der ›Euthanasie‹-Zentrale auf die Ebene der einzelnen Anstalten.

Gleichwohl lassen sich in einigen Kliniken auch weiterhin Ansätze für eine zentrale Lenkung der Morde beobachten: Ein Beispiel dafür ist die Anstalt Hadamar, in der nach dem Ende der Massenvergasungen innerhalb von zweieinhalb Jahren nochmals 4.422 Patienten ums Leben kamen.[24] Zwar erfolgte die Auswahl der Mordopfer bei der ›wilden Euthanasie‹ auch in Hadamar durch das Anstaltspersonal vor Ort. Gleichzeitig aber sorgte die ›Euthanasie‹-Zentrale in Berlin, die nach dem Ende der ›Aktion T4‹ nicht aufgelöst worden war, durch regelmäßige Transporte aus anderen Anstalten dafür, daß Hadamar stets ausgelastet war. In Verbindung mit den dezentralen Morden führten diese zentral gelenkten Verlegungen dazu, daß die Kranken ihre Überweisung nach Hadamar oft nur um wenige Wochen überlebten. Eine solche Verschränkung zwischen zentralen und dezentralen Elementen läßt sich ab 1943 im Zusammenhang mit der sogenannten ›Aktion Brandt‹ auch in anderen Anstalten beobachten.

Zu den Einrichtungen, in denen die ›wilde Euthanasie‹ besonders exzessiv betrieben wurde, gehörte auch die Anstalt Eichberg,[25] die während des Krieges zeitweise als Aufnahmeanstalt für das Saarland diente. Die zeitliche Verteilung der Häufung der Todesfälle in Eichberg läßt darauf schließen, daß die ›wilde Euthanasie‹ hier offenbar nicht erst nach dem Abbruch der ›Aktion T4‹ begann, sondern schon vorher parallel dazu betrieben wurde.

Auch wenn die Opfer von Zwangssterilisation und ›Euthanasie‹ zum Teil identisch waren, unterschieden sich die rechtlichen Rahmenbedingungen, unter denen diese Medizinverbrechen verübt wurden, grundlegend. Der Zwangssteri-

[24] Siehe oben S. 292-297.
[25] Siehe oben S. 288-291.

lisation lag ein – wenn auch nur in formaler Hinsicht korrektes – Gesetz zugrunde, während der Krankenmord auch nach den Maßstäben des Dritten Reiches illegal war. Dieser Unterschied hatte Auswirkungen auf die Handlungsoptionen der betroffenen und beteiligten Personen, und er zeichnete mögliche Ansatzpunkte für Widerstand, Selbstbehauptung und Protest vor.

So verfügten die Opfer und ihre Angehörigen bei der Sterilisation nur über eine relativ schmale Bandbreite von legalen Reaktionsmöglichkeiten, da Ärzte und Richter sich auf das geltende Recht berufen konnten, das es ihnen u.a. erlaubte, den staatlichen Polizeiapparat einzusetzen, um einen möglichen Widerstand gegen das Verfahren gewaltsam zu brechen. Zusätzlich eingeengt wurde der Handlungsspielraum der Opfer durch die Rechtsunsicherheit, die sich aus den versteckten Generalklauseln des Gesetzes ergab. Erinnert sei in diesem Zusammenhang nur an die Schwachsinns-Diagnose oder an die uneinheitliche Interpretation des Kriteriums der Erblichkeit. Die einzige wirksame Alternative zur Zwangssterilisation war für die Betroffenen die Flucht ins Ausland – ein Schritt, den mehrere Menschen aus dem Saarland in ihrer Not schließlich auch auf sich nahmen.[26]

Erst unter den Bedingungen des Krieges und den damit verbundenen Einschränkungen des Verfahrens stiegen die Chancen der Opfer, sich der Sterilisation zu entziehen oder sie zumindest zu verzögern. Im Saarland finden sich Hinweise darauf, daß solche Verzögerungen auch genutzt wurden, um vor der Durchführung des Eingriffes Kinder zu zeugen und die Verfolger auf diese Weise vor vollendete Tatsachen zu stellen.[27]

Anders als die Zwangssterilisation stellten die Krankenmorde auch nach damaligem Recht eine strafbare Handlung dar und mußten deshalb vor der Öffentlichkeit geheim gehalten werden. Die Geheimhaltung war daher auch ein wichtiger Ansatzpunkt für den Widerstand gegen die Tötung von Anstaltsbewohnern. Wie vor allem die Predigten des Münsteraner Bischofs Clemens August Graf von Galen gezeigt haben, konnte das Herstellen von Öffentlichkeit ein wirksames Mittel sein, um die Morde zu bremsen und die Täter zumindest zu einem Wechsel ihrer Strategie zu zwingen. Auch auf der Ebene von Einzelschicksalen finden sich Hinweise darauf, daß es den Familienangehörigen von Anstaltspatienten durch ein energisches Auftreten gegenüber Ärzten und Anstaltsleitern gelang, die Entlassung ihrer kranken Angehörigen durchzusetzen und diese damit vor der Ermordung zu bewahren.[28] Das Nachgeben der Anstaltsleitungen gegenüber dem hartnäckigen Insistieren von Familienangehörigen dürfte zum einen auf die Furcht vor Gerüchten zurückzuführen sein; zum anderen aber auch auf das Wissen, daß die Krankenmorde illegal waren, weshalb die Beteiligten bei Hitler mehrmals vergeblich auf Erlaß eines ›Euthanasie‹-Gesetzes drängten.

Während der Krieg sich bei der Zwangssterilisation eher zugunsten der Handlungsmöglichkeiten der Opfer auswirkte, wäre die ›Euthanasie‹ ohne den

26 Siehe oben S. 165.
27 Siehe oben S. 166.
28 Siehe oben S. 303-306.

Krieg vermutlich kaum durchführbar gewesen: Erst der militärische Ausnahmezustand eröffnete jene rechtsfreien Räume, die die Mörder für ihr verbrecherisches Tun benötigten, und schuf eine Tarnkulisse, um die Krankentötungen und die erforderlichen Transporte zu kaschieren.

Das Schicksal der saarländischen Patienten zeigt, daß es trotz der Widrigkeiten des Krieges und trotz der räumlichen Trennung durch die Evakuierung in vielen Fällen eine bewunderswerte Alltagssolidarität zwischen den Kranken und ihren Angehörigen gab, die ihren Ausdruck u.a. in regelmäßigen Besuchen und einer regen Korrespondenz fand.[29] Allerdings ist auch darauf hinzuweisen, daß diese Bindungen allein nicht ausreichten, um Patienten vor der Verlegung und Ermordung zu bewahren.

Daneben finden sich jedoch auch Belege dafür, daß einzelne Familien kranke oder störende Angehörige in die Psychiatrie abschoben.[30] Ein bewußtes Einverständnis mit der Tötung dieser Menschen[31] läßt sich dabei in der Regel nicht erkennen, wohl aber ein erschreckendes Maß an Gleichgültigkeit – also eine Motivation, die nicht spezifisch für das Dritte Reich ist, die sich hier aber besonders verhängnisvoll auswirkte. Darüber hinaus versuchten die Nationalsozialisten auch gezielt, die Bindungen zwischen Gesunden und Kranken zu untergraben, indem sie mit propagandistischen Mitteln Ängste und Vorurteile schürten. So wurden etwa im Zusammenhang mit dem Sterilisationsgesetz psychisch Kranke und Behinderte in Ausstellungen, Zeitungsartikeln, Vorträgen, Filmen und Schulbüchern als ›unnütze Esser‹, ›Volksschädlinge‹ und potentielle Verbrecher denunziert, die kein Mitleid verdienten. Auf familiärer Ebene trug das neue Eherecht vom 6. Juli 1938, das die Ehescheidung bei Geisteskrankheit eines Partners wesentlich erleichterte, zur Entsolidarisierung zwischen Gesunden und Kranken bei.[32]

Ein wesentliches Ergebnis der vorliegenden Studie besteht darin, daß die Anstalten und auch die einzelnen Ärzte, die an den sogenannten ›Zwischenverlegungen‹ im Rahmen der ›Aktion T4‹ beteiligt waren, durchaus über die Möglichkeit verfügten, Patienten in größerem Umfang vor der Ermordung zu bewahren. Entgegen der gängigen Vorstellung einer strikten zentralen Lenkung des Mordprogrammes wurde den einzelnen Anstalten bei der Durchführung dieser Transporte ein beträchtlicher Ermessensspielraum zugestanden, den diese in unterschiedlicher Weise ausschöpften.[33] Vor allem die Anstaltsleitung von Haina nutzte ihre Handlungsmöglichkeiten zugunsten ihrer Patienten. Von insgesamt 803 Kranken, die aus Haina in verschiedene ›Zwischenanstalten‹ gebracht werden sollten, wurde fast jeder dritte als »unentbehrliche Arbeitskraft« vom Transport zurückgestellt und auf diese Weise vor der Ermordung in der Gaskammer von Hadamar gerettet.

---

[29] Siehe oben S. 309-311.

[30] Siehe oben S. 306-309.

[31] Götz Aly unterstellte, daß es eine solche Form der »passiven Komplizenschaft« gegeben habe (Ders. (Hg.): Aktion T4, S. 48. – Ders.: Medizin gegen Unbrauchbare, S. 14-17, 26. – Ders., Heim: Vordenker der Vernichtung, S. 274.).

[32] Siehe oben S. 181-183.

[33] Siehe oben S. 268-275.

Die Anstalt Haina, aber auch die Familien, die ihre von der Ermordung bedrohten Angehörigen aus den Anstalten nach Hause holten, sind Beispiele dafür, daß es auch im Dritten Reich Menschen gab, die sich der amtlich proklamierten Umwertung aller humanitären Werte widersetzten und nicht bereit waren, die Würde menschlichen Lebens von seiner Nützlichkeit für die Gemeinschaft und von ideologischen Maßstäben abhängig zu machen. Der Handlungsspielraum, über den sie dabei verfügten, war schmal und unübersichtlich. Und insbesondere für Anstalten und Ärzte war er häufig mit dem Preis der Verstrickung in die verbrecherische Politik des Regimes verbunden.

Das Bild der Psychiatrie in der NS-Zeit – und Ähnliches gilt sicher auch für das Leben außerhalb der Anstaltsmauern – besteht bei aller Düsternis nicht nur aus Schwarz und Weiß, sondern es umfaßt ein breites Spektrum von Zwischentönen, von denen viele diffus und vielleicht sogar widersprüchlich erscheinen mögen. Einige dieser Zwischentöne zwischen aktivem Vernichtungswillen und humanitärem Widerstand hat die vorstehende Studie über das Schicksal psychisch kranker Menschen aus dem Saarland während des Dritten Reiches aufzuzeigen versucht.

VERZEICHNIS DER ABKÜRZUNGEN UND SIGLEN

›14f13‹	Tarnbezeichnung für die Ermordung von KZ-Häftlingen in ›Euthanasie‹-Anstalten
A.a.O.	Am angegebenen Ort
Abs.	Absatz
Abschn.	Abschnitt
Abt.	Abteilung
›Aktion 14f13‹	Siehe ›14f13‹
›Aktion T4‹	Tarnbezeichnung für die Massenvergasung von Anstaltspatienten in den Jahren 1940/41.
Art.	Artikel
AV	Ausführungsverordnung
Bd./Bde.	Band/Bände
Bearb.	bearbeitet
cb.	Anmerkung des Verfassers
Ders.	Derselbe
Dies.	Dieselbe/dieselben
Ebd.	Ebenda
Erw.	erweitert
EVZ	Sigle für den Teilbestand ›Aktion T4‹ des Bestands des Archivs der Abt. IX/11 des Ministeriums für Staatssicherheit der DDR im Bundesarchiv, Abteilungen Potsdam, Zwischenarchiv Dahlwitz-Hoppegarten
F.E.	Fürsorgeerziehung
›GEKRAT‹	Gemeinnützige Kranken-Transport-GmbH
GzVeN	Gesetz zur Verhütung erbkranken Nachwuchses
Hg.	Herausgeber/herausgegeben (auch Mehrzahl)
HStA	Sigle für Hauptstaatsarchiv Wiesbaden
I.d.R.	in der Regel
Insbes.	insbesondere
IM	Innenminister
JM	Justizminister
LA AG SB	Sigle für Landesarchiv des Saarlandes, Amtsgericht Saarbrücken
LA MfA	Sigle für Landesarchiv des Saarlandes, Ministerium für Arbeit
Lfd. Nr.	laufende Nummer
LKH	Landeskrankenhaus
LWV	Landeswohlfahrtsverband Hessen
LWVH	Sigle für Archiv des Landeswohlfahrtsverbandes Hessen
MZG	Sigle für Akten der Anstalt Merzig
O.B.	Ohne Befund
O.O.	Ohne Ortsangabe

Pat.	Patient/Patientin
Pr.	Preußisch
RAG	Reichsarbeitsgemeinschaft Heil- und Pflegeanstalten
RGBl	Reichsgesetzblatt
S.	Seite
Sp.	Spalte
Staatl.	Staatlich
›T4‹	Siehe ›Aktion T4‹
TOP	Tagesordnungspunkt
U.a.	Unter anderem
Überarb.	überarbeitet
Vgl.	Vergleiche
Z.B.	Zum Beispiel
Zit.	Zitat/Zitiert

QUELLEN UND LITERATUR

1. Unveröffentlichte Quellen

Bundesarchiv, Abteilungen Potsdam:

EVZ VII	Krankenakten von ›Euthanasie‹-Opfern, die vor ihrer Ermordung in der Anstalt Uchtspringe untergebracht waren
EVZ L	Krankenakten von ›Euthanasie‹-Opfern, die vor ihrer Ermordung in der Anstalt Weilmünster untergebracht waren
EVZ LI	Krankenakten von ›Euthanasie‹-Opfern, die vor ihrer Ermordung in der Anstalt Herborn untergebracht waren
EVZ LXI	Krankenakten von ›Euthanasie‹-Opfern, die vor ihrer Ermordung in der Anstalt Scheuern untergebracht waren
EVZ LXX	Krankenakten von ›Euthanasie‹-Opfern, die vor ihrer Ermordung in der Anstalt Kalmenhof/Idstein untergebracht waren
EVZ LXXII	Krankenakten von ›Euthanasie‹-Opfern, die vor ihrer Ermordung in der Anstalt Andernach untergebracht waren

Hessisches Hauptstaatsarchiv Wiesbaden:

HStA, Abt. 430/1	Krankenakten der Anstalt Eichberg
HStA, Abt. 430/2	Krankenakten der Anstalt Hadamar
HStA, Abt. 461	Verwaltungsakten der Anstalt Weilmünster
HStA, Abt. 463, Nr. 1154-1160	Strafprozeß gegen Ärzte und Pflegepersonal der Anstalt Weilmünster
HStA, Abt. 631a, Nr. 1-453	Strafprozeß gegen Dr. Heyde u.a.

Saarländisches Landesarchiv Saarbrücken:

LA AG SB	Bestand Amtsgericht Saarbrücken
LA MfA	Bestand Ministerium für Arbeit
MZG	Krankenakten der Anstalt Merzig

Archiv des Landeswohlfahrtsverbandes Hessen, Kassel:

LWVH 13	Verwaltungsakten der Anstalt Haina
LWVH 17	Verwaltungsakten der Anstalt Merxhausen
LWVH 19	Verwaltungsakten der Anstalt Weilmünster

2. Literaturverzeichnis

94. Tagung der Vereinigung Niederrheinisch-Westfälischer Chirurgen zu Wuppertal-Barmen am 11. Februar 1939 (Offizieller Bericht) (Fortsetzung). In: Zentralblatt für Chirurgie 66 (1939), S. 1723-1789.

Adam, Uwe Dietrich: Judenpolitik im Dritten Reich. Düsseldorf 1972.

Änne Meier – »Ich wußte, daß ich das Kreuz mittrage«. Ein Beispiel von Widerstand und Verfolgung während der NS-Zeit. Ausstellungskatalog, hg. vom Adolf-Bender-Zentrum e.V. St.Wendel. St. Ingbert 1995.

Aly, Götz (Hg.): Aktion T4, 1939-1945. Die ›Euthanasie‹-Zentrale in der Tiergartenstraße 4. (Stätten der Geschichte Berlins, Bd. 26). Berlin 1987.

Aly, Götz: ›Endlösung‹. Völkerverschiebung und der Mord an den europäischen Juden. (2. Aufl.). Frankfurt/M. 1995.

Aly, Götz; Susanne Heim: Vordenker der Vernichtung. Auschwitz und die deutschen Pläne für eine neue europäische Ordnung. Frankfurt/M. 1993.

Aly, Götz: Medizin gegen Unbrauchbare. In: Aussonderung und Tod. Die klinische Hinrichtung der Unbrauchbaren. (Beiträge zur nationalsozialistischen Gesundheits- und Sozialpolitik, Bd. 1). Berlin 1985, S. 9-74.

Arbeitskreis Euthanasie der Landesklinik Viersen: Die Heil- und Pflegeanstalt Johannistal/Süchteln und die Euthanasie. Viersen 1989.

Arendt, Hannah: Eichmann in Jerusalem. Ein Bericht von der Banalität des Bösen. (8. Aufl.). München 1998.

Arendt, Hannah: Elemente und Ursprünge totaler Herrschaft. Antisemitismus, Imperialismus, totale Herrschaft. (5. Aufl.). München, Zürich 1996.

Aussonderung und Tod. Die klinische Hinrichtung der Unbrauchbaren. (Beiträge zur nationalsozialistischen Gesundheits- und Sozialpolitik, Bd. 1). Berlin 1985.

Ayaß, Wolfgang: ›Asoziale‹ im Nationalsozialismus. Stuttgart 1995.

Baader, Gerhard: Die ›Euthanasie‹ im Dritten Reich. In: Ders., Ulrich Schultz (Hg.): Medizin und Nationalsozialismus. Tabuisierte Vergangenheit – Ungebrochene Tradition? (Dokumentation des Gesundheitstages Berlin 1980, Bd. 1). Berlin 1980, S. 95-101.

Baader, Gerhard: Die sogenannte ›Euthanasie‹-Aktion – Ihre Voraussetzungen und ihre Realität. In: »Verlegt nach Hadamar.« Die Geschichte einer NS-›Euthanasie‹-Anstalt. Bearb. von Bettina Winter unter Mitwirkung von Fred-Helmut Müller, Armin Trus und Christina Vanja. Hg. vom Landeswohlfahrtsverband Hessen. (Historische Schriftenreihe des Landeswohlfahrtsverbandes Hessen, Kataloge, Bd. 2). Kassel 1991, S. 15-26.

Baader, Gerhard; Ulrich Schultz (Hg.): Medizin und Nationalsozialismus. Tabuisierte Vergangenheit – Ungebrochene Tradition? (Dokumentation des Gesundheitstages Berlin 1980, Bd. 1). Berlin 1980.

Barthel [Vorname unbekannt]: Zum 75-jährigen Bestehen der Landes-Nervenklinik Merzig. In: Landesnervenklinik Merzig 1876-1951. 75 Jahre. Merzig 1951, S. 4-14.

Bastian, Till: Furchtbare Ärzte. Medizinische Verbrechen im Dritten Reich. München 1995.

Baum, Fritz: Über den praktischen Malthusianismus, Neo-Malthusianismus und Sozialdarwinismus. Leipzig 1929.

Bayle, François: Croix grammé contre caducée. Les expériences humaines en Allemagne pendant la Deuxième Guerre Mondiale. Neustadt 1955.

Bauer, K. H.; F. von Mikulicz-Radecki: Die Praxis der Sterilisierungsoperationen. Leipzig 1936.

Bauer, Michael; Fritz Cropp, Karl Walther: Der Arzt. (Handbücherei für den öffentlichen Gesundheitsdienst, hg. von Ministerialdirektor Arthur Gütt im Reichs- und Preußischen Ministerium des Innern, Bd. 3). Berlin 1938.

Becker, Peter Emil: Sozialdarwinismus, Rassismus, Antisemitismus und Völkischer Gedanke. Wege ins Dritte Reich. Teil 2. Stuttgart 1990.

Benz, Wolfgang: Der Holocaust. (3. Aufl.). München 1997.

Bericht vom Karlsruher 42. Ärztetag. In: Ärztliches Vereinsblatt für Deutschland. 50. Jg., Nr. 1243 (09.10.1921), Sp. 267f.

Bernhardt, Heike: Anstaltspsychiatrie und ›Euthanasie‹ in Pommern 1933 bis 1945. Die Krankenmorde an Kindern und Erwachsenen am Beispiel der Landesheilanstalt Ueckermünde. Frankfurt/M. 1994.

Binding, Karl; Alfred Hoche: Die Freigabe der Vernichtung lebensunwerten Lebens. Ihr Maß und ihre Form. Leipzig 1920.

Blasbalg, Jenny: Ausländische und deutsche Gesetze und Gesetzentwürfe über Unfruchtbarmachung. In: Zeitschrift für die gesamte Strafrechtswissenschaft 52 (1932), S. 477-496.

Blasius, Dirk: Ehescheidung in Deutschland 1794-1945. Scheidung und Scheidungsrecht in historischer Perspektive. (Kritische Studien zur Geschichtswissenschaft. Hg. von Helmut Berding, Jürgen Kocka, Hans-Ulrich Wehler, Bd. 74). Göttingen 1987.

Blasius, Dirk: »Einfache Seelenstörung«. Geschichte der deutschen Psychiatrie 1800-1945. Frankfurt/M. 1994.

Blasius, Dirk: Das Ende der Humanität. Psychiatrie und Krankenmord in der NS-Zeit. In: Walter Pehle (Hg.): Der historische Ort des Nationalsozialismus. Annäherungen. Frankfurt/M. 1990, S. 47-70.

Blasius, Dirk: Umgang mit Unheilbaren. Studien zur Sozialgeschichte der Psychiatrie. Bonn 1986.

Boberach, Heinz (Hg.): Meldungen aus dem Reich. Die geheimen Lageberichte des Sicherheitsdienstes der SS 1938-1945. 17 Bde. Herrsching 1984.

Boberach, Heinz: Die strafrechtliche Verfolgung der Ermordung von Patienten in nassauischen Heil- und Pflegeanstalten nach 1945. In: »Verlegt nach Hadamar.« Die Geschichte einer NS-›Euthanasie‹-Anstalt. Bearb. von Bettina Winter unter Mitwirkung von Fred-Helmut Müller, Armin Trus und Christina Vanja. Hg. vom Landeswohlfahrtsverband Hessen. (Historische Schriftenreihe des Landeswohlfahrtsverbandes Hessen, Kataloge Bd. 2). Kassel 1991, S. 165-174.

Bock, Gisela: Zwangssterilisation im Nationalsozialismus. Studien zur Rassenpolitik und Frauenpolitik. (Schriften des Zentralinstituts für Sozialwissenschaftliche Forschung der Freien Universität Berlin, Bd. 48). Opladen 1986.

Bock, Gisela: Zwangssterilisation im Nationalsozialismus. In: Euthanasie in Hadamar. Die nationalsozialistische Vernichtungspolitik in hessischen Anstalten. (Historische Schriftenreihe des Landeswohlfahrtsverbandes Hessen, Kataloge, Bd. 1). Kassel 1991, S. 69-78.

Bötel, Erich: Die Rechtmäßigkeit der Euthanasie. Ihr Umfang und ihre Grenzen. Braunschweig 1934.

Borchardt [Vorname unbekannt]: Die Freigabe der Vernichtung lebensunwerten Lebens. In: Deutsche Strafrechtszeitung 7/8, 9. Jg., 1922, Sp. 206-210.

Bromberger, Barbara; Hans Mausbach: Kinder als Opfer der NS-Medizin, unter besonderer Berücksichtigung der Kinderfachabteilung in der Psychiatrie. In: Euthanasie in Hadamar. Die nationalsozialistische Vernichtungspolitik in hessischen Anstalten. (Historische Schriftenreihe des Landeswohlfahrtsverbandes Hessen, Kataloge, Bd. 1). Kassel 1991, S. 145-156.

Browning, Christopher: Ganz normale Männer. Das Reserve-Polizeibataillon 101 und die ›Endlösung‹ in Polen. Reinbek 1996.
Browning, Christopher: Zur Genesis der ›Endlösung‹. Eine Antwort an Martin Broszat. In: Vierteljahrshefte für Zeitgeschichte 29 (1981), S. 97-109.
Broszat, Martin: Hitler und die Genesis der ›Endlösung‹. Aus Anlaß der Thesen von David Irving. In: Vierteljahrshefte für Zeitgeschichte 25 (1977), S. 739-775.
Broszat, Martin: Der Staat Hitlers. Grundlegung und Entwicklung seiner inneren Verfassung. München 1969.
Brücks, Andrea; Christiane Rothmaler: »In dubio pro Volksgemeinschaft«. Das ›Gesetz zur Verhütung erbkranken Nachwuchses‹ in Hamburg. In: Angelika Ebbinghaus, Heidrun Kaupen-Haas, Karl Heinz Roth (Hg.): Heilen und Vernichten im Mustergau Hamburg. Bevölkerungs- und Gesundheitspolitik im Dritten Reich. Hamburg 1984, S. 30-37.
Burleigh, Michael: Die Zeit des Nationalsozialismus. Eine Gesamtdarstellung. Frankfurt/M. 2000.
Chroust, Peter: Ärzteschaft und ›Euthanasie‹ – unter besonderer Berücksichtigung Friedrich Menneckes. In: Euthanasie in Hadamar. Die nationalsozialistische Vernichtungspolitik in hessischen Anstalten. (Historische Schriftenreihe des Landeswohlfahrtsverbandes Hessen, Kataloge, Bd. 1). Kassel 1991, S. 123-133.
Clausen, Jens; Klaus-D. Dresler, Ilse Eichenbrenner: Soziale Arbeit im Arbeitsfeld Psychiatrie. Eine Einführung. Freiburg 1996.
Cranach von, Michael; Hans-Ludwig Siemen (Hg.): Psychiatrie im Nationalsozialismus. Die Bayerischen Heil- und Pflegeanstalten zwischen 1933 und 1945. München 1999.
Dalicho, Wilfent: Sterilisationen in Köln auf Grund des Gesetzes zur Verhütung erbkranken Nachwuchses vom 14. Juli 1933 nach den Akten des Erbgesundheitsgerichtes von 1934 bis 1943. Köln o.J.
Daum, Monika: Arbeit und Zwang. Das Leben der Hadamarer Patienten im Schatten des Todes. In: Dorothee Roer, Dieter Henkel (Hg.): Psychiatrie im Faschismus. Die Anstalt Hadamar 1933-1945. (2. Aufl.). Frankfurt/M. 1996, S. 173-213.
Daum, Monika; Hans-Ulrich Deppe: Zwangssterilisation in Frankfurt am Main 1933-1945. Frankfurt, New York 1991.
Dehnow, Fritz: Zur Erneuerung der Ethik. Leipzig 1922.
Demandt, Karl E.: Geschichte des Landes Hessen. (2., neubearb. u. erweit. Aufl.). Kassel, Basel 1972.
Demuth [Vorname unbekannt]: Die Entwickelung des Irrenwesens in der Pfalz bis zur Entstehung der Heil- und Pflegeanstalt Homburg (Pfalz). In: Denkschrift zur Errichtung der Pfälzischen Heil- u. Pflegeanstalt Homburg. Herausgegeben vom Kreise Pfalz. Speyer 1910, S. 1-34.
Denkschrift zur Errichtung der Pfälzischen Heil- u. Pflegeanstalt Homburg. Herausgegeben vom Kreise Pfalz. Speyer 1910.
Dickel, Horst: Alltag in einer Landesheilanstalt im Nationalsozialismus – Das Beispiel Eichberg. In: Euthanasie in Hadamar. Die nationalsozialistische Vernichtungspolitik in hessischen Anstalten. (Historische Schriftenreihe des Landeswohlfahrtsverbandes Hessen, Kataloge, Bd. 1). Kassel 1991, S. 105-113.
Dörner, Klaus: Bürger und Irre. Zur Sozialgeschichte und Wissenschaftsgeschichte der Psychiatrie. (3., erg. Neuaufl.). Hamburg 1995.
Dörner, Klaus; Christiane Haerlin, Veronika Rau, Renate Schernus, Arnd Schwendy (Hg.): Der Krieg gegen die psychisch Kranken. Nach »Holocaust«: Erkennen – Trauern – Begegnen. Rehburg-Loccum 1980.
Dörner, Klaus: [Ohne Titel] In: Medizin im Nationalsozialismus. (Kolloquien des Insti-

tuts für Zeitgeschichte). München 1988, S. 19-27.
Dörner, Klaus: Nationalsozialismus und Lebensvernichtung. In: Vierteljahrshefte für Zeitgeschichte 15 (1967), S. 121-152.
Dokumentation zur Geschichte der jüdischen Bevölkerung in Rheinland-Pfalz und im Saarland von 1800 bis 1945. Herausgegeben von der Landesarchivverwaltung Rheinland-Pfalz in Verbindung mit dem Landesarchiv Saarbrücken. 9 Bde. Koblenz 1974.
Drechsel, Klaus-Peter: Beurteilt – vermessen – ermordet. Die Praxis der Euthanasie bis zum Ende des deutschen Faschismus. Duisburg 1993.
Dreßen, Willi: NS-›Euthanasie‹-Prozesse in der Bundesrepublik im Wandel der Zeit. In: Hanno Loewy, Bettina Winter (Hg.): NS-›Euthanasie‹ vor Gericht. Fritz Bauer und die Grenzen juristischer Bewältigung. Frankfurt/New York 1996, S. 35-58.
Ebbinghaus, Angelika; Heidrun Kaupen-Haas, Karl Heinz Roth (Hg.): Heilen und Vernichten im Mustergau Hamburg. Bevölkerungs- und Gesundheitspolitik im Dritten Reich. Hamburg 1984.
Ebbinghaus, Angelika; Karsten Linne (Hg.): Kein abgeschlossenes Kapitel: Hamburg im ›Dritten Reich‹. (Schriften der Hamburger Stiftung für Sozialgeschichte des 20. Jahrhunderts). Hamburg 1997.
Ebbinghaus, Angelika (Hg.): Opfer und Täterinnen. Frauenbiographien des Nationalsozialismus. (Schriften der Hamburger Stiftung für Sozialgeschichte des 20. Jahrhunderts, Bd. 2). O.O. 1987.
Ehlers, Paul Nikolai: Die Praxis der Sterilisierungsprozesse in den Jahren 1934 bis 1945 im Regierungsbezirk Düsseldorf unter besonderer Berücksichtigung der Erbgesundheitsgerichte Duisburg und Wuppertal. München 1994.
Eichholtz, Dietrich (Hg.): Brandenburg in der NS-Zeit. Studien und Dokumente. Berlin 1993.
Erckenbrecht, Marieluise: Merxhausen damals. Emstal-Merxhausen 1983.
Euthanasie in Hadamar. Die nationalsozialistische Vernichtungspolitik in hessischen Anstalten. (Historische Schriftenreihe des Landeswohlfahrtsverbandes Hessen, Kataloge, Bd. 1). Kassel 1991.
Falk, Cornelia: Geschichte und Bedeutung der Euthanasia Medica des 19. Jahrhunderts und ihr Einfluß auf die spätere Euthanasiediskussion und die Ausübung der Sterbehilfe. Marburg (Diss. med.) 1983.
Faulstich, Heinz: Hungersterben in der Psychiatrie 1914-1949. Mit einer Topographie der NS-Psychiatrie. Freiburg/Breisgau 1998.
Faulstich, Heinz: Von der Irrenfürsorge zur ›Euthanasie‹. Geschichte der badischen Psychiatrie bis 1945. Freiburg/Breisgau 1993.
Fenner, Elisabeth: Zwangssterilisation im Nationalsozialismus. Zur Rolle der Hamburger Sozialverwaltung. Ammersbek 1990.
Finzen, Asmus: Massenmord ohne Schuldgefühl. Die Tötung psychisch Kranker und geistig Behinderter auf dem Dienstweg. Mit einer Dokumentation von Dolf Sternberger. Bonn 1996. [Veränderte Neuauflage der unter dem Titel »Auf dem Dienstweg« erschienenen Ausgabe von 1984].
Forel, Auguste: Mensch und Ameise. Ein Beitrag zur Frage der Vererbung und Fortschrittsfähigkeit. Wien, Berlin, Leipzig 1922.
Foucault, Michel: Die Geburt der Klinik. Eine Archäologie des ärztlichen Blicks. (5. Aufl.). Frankfurt/M. 1999.
Foucault, Michel: Psychologie und Geisteskrankheit. Frankfurt/M. 1968.
Foucault, Michel: Wahnsinn und Gesellschaft. Frankfurt/M. 1973.
Frei, Norbert (Hg.): Medizin und Gesundheitspolitik in der NS-Zeit. (Schriftenreihe der Vierteljahrshefte für Zeitgeschichte, Sondernummer). München 1991.

Friedländer, Saul: Das Dritte Reich und die Juden. Band 1. Die Jahre der Verfolgung 1933-1939. München 1998.
Friedlander, Henry: Der Weg zum NS-Genozid. Von der Euthanasie zur Endlösung. Berlin 1997.
Frings, Bernhard: Zu melden sind sämtliche Patienten ... NS-›Euthanasie‹ und Heil- und Pflegeanstalten im Bistum Münster. Münster 1994.
Galen, Clemens August von: Akten, Briefe und Predigten 1933-1946. Bearb. Von Peter Löffler. 2 Bde. (Veröffentlichungen des Instituts für Zeitgeschichte. In Verbindung mit Hans Günter Hockerts, Rudolf Morsey, Norbert Trippen hg. von Ulrich von Hehl. Reihe A: Quellen, Bd. 42). (2., erw. Aufl.). Paderborn 1996.
Ganssmüller, Christian: Die Erbgesundheitspolitik des Dritten Reiches. Planung, Durchführung und Durchsetzung. Köln, Wien 1987.
Gaupp, Robert: Die Quellen der Entartung von Mensch und Volk und die Wege der Umkehr. Stuttgart 1934.
Gaupp, Robert: Die Unfruchtbarmachung geistig und sittlich Kranker und Minderwertiger. Erw. Referat, erstattet auf der Jahresversammlung des Deutschen Vereins für Psychiatrie am 2. September 1925 in Kassel. Berlin 1925.
Gauß, C.J.: Die Anwendung der Strahlenmenolyse bei der gesetzlichen Unfruchtbarmachung der Frau. In: Münchener Medizinische Wochenschrift 82 (1935), S. 488-492.
Gedenkstätten für die Opfer des Nationalsozialismus. Eine Dokumentation. Hg. von der Bundeszentrale für politische Bildung. Bearb. von Ulrike Puvogel und Martin Stankowski unter Mitarb. von Ursula Graf. (2., überarb. u. erw. Aufl.). Bonn 1995.
›Gemeinschaftsfremde‹. Quellen zur Verfolgung von ›Asozialen‹ 1933-1945. Bearb. von Wolfgang Ayaß. (Materialien aus dem Bundesarchiv, Heft 5). Koblenz 1998.
Gerber, Thomas: Alles wirkte wie eine normale Evakuierung: Auch saarländische Psychiatriepatienten wurden von den Nazis vergast. Staatsanwaltschaft Saarbrücken ermittelt gegen unbekannt. In: Arbeitnehmer 2/88, S. 85-88.
Gerlach, Christian: Die Bedeutung der deutschen Ernährungspolitik für die Beschleunigung des Mordes an den Juden 1942. In: Ders.: Krieg, Ernährung, Völkermord. Forschungen zur deutschen Vernichtungspolitik im Zweiten Weltkrieg. Hamburg 1998, S. 167-257.
Gerlach, Christian: Krieg, Ernährung, Völkermord. Forschungen zur deutschen Vernichtungspolitik im Zweiten Weltkrieg. Hamburg 1998.
Gesetz zur Verhütung erbkranken Nachwuchses vom 14. Juli 1933 mit Auszug aus dem Gesetz gegen gefährliche Gewohnheitsverbrecher und über Maßregeln der Sicherung und Besserung vom 24. Nov. 1933. Bearb. und erläutert von Dr. med. Arthur Gütt, Dr. med. Ernst Rüdin, Dr. jur. Falk Ruttke. Mit Beiträgen: Die Eingriffe zur Unfruchtbarmachung des Mannes und zur Entmannung von Geheimrat Prof. Dr. med. Erich Lexer, München. Die Eingriffe zur Unfruchtbarmachung der Frau von Geheimrat Prof. Dr. med. Albert Döderlein. München 1934.
Gesetz zur Verhütung erbkranken Nachwuchses vom 14. Juli 1933 nebst Ausführungsverordnungen. Bearb. und erläutert von Dr. med. Arthur Gütt, Dr. med. Ernst Rüdin, Dr. jur. Falk Ruttke. Mit Beiträgen: Die Eingriffe zur Unfruchtbarmachung des Mannes und zur Entmannung. Von Geheimrat Dr. med. Erich Lexer, München. Die Eingriffe zur Unfruchtbarmachung der Frau. Von Prof. Dr. med. Heinrich Eymer, München. (2., neubearb. Aufl.). München, Berlin 1936.
Godau-Schüttke, Klaus-Detlev: Die Heyde/Sawade-Affäre. Wie Juristen und Mediziner den NS-Euthanasieprofessor Heyde nach 1945 deckten und straflos blieben. Baden-Baden 1998.
Grotjahn, Alfred: Geburten-Rückgang und Geburten-Regelung im Lichte der individu-

ellen und sozialen Hygiene. Berlin 1914.
Grotjahn, Alfred: Die Hygiene der menschlichen Fortpflanzung. Versuch einer praktischen Eugenik. Berlin, Wien 1926.
Grotjahn, Alfred: Soziale Pathologie. Versuch einer Lehre von den sozialen Beziehungen der Krankheiten als Grundlage der sozialen Hygiene. (3., neubearb. Aufl.). Berlin 1923. [Reprint Berlin, Heidelberg New York 1977].
Gruchmann, Lothar: Euthanasie und Justiz im Dritten Reich. In: Vierteljahrshefte für Zeitgeschichte 20 (1972), S. 235-279.
Gruchmann, Lothar: Justiz im Dritten Reich 1933-1941. Anpassung und Unterwerfung in der Ära Gürtner. (Quellen und Darstellungen zur Zeitgeschichte. Hg. vom Institut für Zeitgeschichte, Bd. 28). München 1988.
Grunwald, J.: Das Gesundheitswesen im Dritten Reich. In: W. Klein (Hg.): Der Amtsarzt. Ein Nachschlagewerk für Medizinal- und Verwaltungsbeamte. (2., völlig neu bearb. Aufl.). Jena 1943, Abschn. I.
Güse, Hans-Georg, Norbert Schmacke: Zwangssterilisiert, Verleugnet, Vergessen. Zur Geschichte der nationalsozialistischen Rassenhygiene am Beispiel Bremen. Bremen 1984.
Güse, Hans-Georg, Norbert Schmacke: Psychiatrie zwischen bürgerlicher Revolution und Faschismus. 2 Bde. Kronberg 1976.
Gütt, Arthur: Der Aufbau des Gesundheitssystems im Dritten Reich. Berlin 1935.
Haffner, Sebastian: Anmerkungen zu Hitler. Frankfurt/M. 1981.
Haeckel, Ernst: Die Lebenswunder. Gemeinverständliche Studien über die Biologische Philosophie. Suttgart 1904.
Harmsen, Hans: Eugenetische Neuorientierung unserer Wohlfahrtspflege. In: Gesundheitsfürsorge. Organ des Gesamtverbandes der Deutschen Evangelischen Kranken- und Pflegeanstalten 5 (1931), S. 128-131.
Heberer, Heinrich; Emil Weidner: Sind Zwangssterilisierte Opfer des Faschismus? Gutachten auf Anfrage der Regierung des Saarlandes, Ministerium für Arbeit u. Volkswohlfahrt, Abtlg. C/6-91/48. In: Saarländisches Ärzteblatt 1 (1948), Nr. 7 (15.11.1948), S. 90-92 u. Nr. 8 (15.12.1948), S. 117f.
Heene, Hanns Heinrich; Rudolf Leppien: Zehn Jahre Nervenabteilung am Landeskrankenhaus Homburg-Saar. In: Psychiatrisch-Neurologische Wochenschrift 42 (1940), S. 155-158.
Heinemeyer, Walter; Tilman Pünder (Hg.): 450 Jahre Psychiatrie in Hessen. Marburg 1983.
Herbert, Ulrich (Hg.): Nationalsozialistische Vernichtungspolitik 1939-1945. Neue Forschungen und Kontroversen. Frankfurt/M. 1998.
Herbert, Ulrich: Vernichtungspolitik. Neue Antworten und Fragen zur Geschichte des ›Holocaust‹. In: Ders. (Hg.): Nationalsozialistische Vernichtungspolitik 1939-1945. Neue Forschungen und Kontroversen. Frankfurt/M. 1998, S. 9-66.
Herbst, Ludolf: Das nationalsozialistische Deutschland 1933-1945. Die Entfesselung der Gewalt: Rassismus und Krieg. Frankfurt/M. 1996.
Herrmann, Hans-Walter: Endkampf und Durchbruch im Saarraum 1944-1945. In: Geschichte und Landschaft. 1964, Nr. 48, S. 2.
Herrmann, Hans-Walter: Die Freimachung der Roten Zone 1939/40. Ablauf und Quellenlage. In: Zeitschrift für die Geschichte der Saargegend 32 (1984), S. 64-89.
Herrmann, Hans-Walter: Das Schicksal der Juden im Saarland 1920 bis 1945. In: Dokumentation zur Geschichte der jüdischen Bevölkerung in Rheinland-Pfalz und im Saarland von 1800 bis 1945. Herausgegeben von der Landesarchivverwaltung Rheinland-Pfalz in Verbindung mit dem Landesarchiv Saarbrücken. 9 Bde. Koblenz 1974, Bd. 6, S. 257-491.

Hertwig, Oscar: Zur Abwehr des ethischen, des sozialen, des politischen Darwinismus. Jena 1918.

Hilberg, Raul: Die Vernichtung der europäischen Juden. (Durchgesehene u. erw. Ausgabe). 3 Bde. Frankfurt/M. 1990.

Hildebrand, Klaus: Das Dritte Reich. (Oldenbourg Grundriß der Geschichte, hg. von Jochen Bleicken, Lothar Gall, Hermann Jakobs, Bd. 17). (5. Aufl.). München 1995.

Hildebrand, Kurt: Norm, Entartung, Verfall. Bezogen auf den Einzelnen, die Rasse, den Staat. Stuttgart 1939.

Hilder, Dagmar Juliette: Zwangssterilisation im Nationalsozialismus: Die Umsetzung des ›Gesetzes zur Verhütung erbkranken Nachwuchses‹ in der Landesheilanstalt Marburg. Marburg 1996.

Hinterhuber, Hartmann: Ermordet und vergessen. Nationalsozialistische Verbrechen an psychisch Kranken und Behinderten in Nord- und Südtirol. Innsbruck 1995.

Hochmuth, Anneliese: Bethel in den Jahren 1939-1943. Eine Dokumentation zur Vernichtung lebensunwerten Lebens. In: Bethel-Arbeitsheft 1. (4. Aufl.). Bethel 1979, S. 3-35.

Hockerts, Hans Günter: Die nationalsozialistische Kirchenpolitik im neuen Licht der Goebbels-Tagebücher. In: Aus Politik und Zeitgeschichte. Beilage zur Wochenzeitung »Das Parlament«, B30/83 (30.7.1983), S. 23-38.

Hoffmann, Géza von: Krieg und Rassenhygiene. Die bevölkerungspolitischen Aufgaben nach dem Krieg. O.O. 1916.

Hoffmann, Géza von: Die Rassenhygiene in den Vereinigten Staaten von Nordamerika. München 1913.

Hohendorf, Gerrit; Volker Roelcke: Akten der ›Euthanasie‹-Aktion T4 gefunden. In: Vierteljahrshefte für Zeitgeschichte 41 (1993), S. 479-481.

Homburg (Saar) 1558-1958. Festschrift zur 400 Jahrfeier der Stadterhebung, hg. von der Stadt Homburg (Saar). Homburg 1958.

Hübener, Kristina: Brandenburgische Heil- und Pflegeanstalten in der NS-Zeit. Sterilisation und ›Vernichtung lebensunwerten Lebens‹. In: Dietrich Eichholtz (Hg.): Brandenburg in der NS-Zeit. Studien und Dokumente. Berlin 1993, S. 230-246.

Hünlich [Vorname unbekannt]: Die Sterilisierung im Dienste der Inneren Mission. In: Bausteine. Monatsblatt für Innere Mission 56 (1924), S. 127-130.

Jäckel, Eberhard; Jürgen Rohwer (Hg.): Der Mord an den Juden im Zweiten Weltkrieg. Entschlußbildung und Verwirklichung. Stuttgart 1985.

Jenner, Harald: Auswertung der Erhebungsergebnisse. In: Ders., Joachim Klieme (Hg.): Nationalsozialistische Euthanasieverbrechen und Einrichtungen der Inneren Mission – Eine Übersicht. Reutlingen 1997, S. 275-290.

Jenner, Harald; Joachim Klieme (Hg.): Nationalsozialistische Euthanasieverbrechen und Einrichtungen der Inneren Mission – Eine Übersicht. Reutlingen 1997.

Jochim, Georg: Von der Heil- und Pflegeanstalt zu den Universitätskliniken. In: Homburg (Saar) 1558-1958. Festschrift zur 400 Jahrfeier der Stadterhebung, hg. von der Stadt Homburg (Saar). Homburg 1958, S. 93-113.

Jost, Adolf: Das Recht auf den Tod. Sociale Studie. Göttingen 1895.

Jungmann, Michael: Auch von Homburg nach Hadamar in den Tod. Der ›Vernichtung lebensunwerten Lebens‹ durch die Nazis fielen 100.000 Patienten zum Opfer. In: Saarbrücker Zeitung vom 21./22. November 1987, S. 3.

Kaiser, Jochen-Christoph; Kurt Nowak, Michael Schwartz: Eugenik, Sterilisation, ›Euthanasie‹. Politische Biologie in Deutschland 1895-1945. Eine Dokumentation. Berlin 1992.

Kaminsky, Uwe: Zwangssterilisation und ›Euthanasie‹ im Rheinland. Evangelische Erziehungsanstalten sowie Heil- und Pflegeanstalten 1933-1945. (Schriftenreihe des Vereins

für Rheinische Kirchengeschichte, hg. von H. Faulenbach, D. Meyer und R. Mohr, Bd. 116). Köln 1995.
Kater, Michael: Ärzte als Hitlers Helfer. Hamburg, Wien 2000 [Amerikanische Erstausgabe 1989].
Kater, Michael: Medizin und Mediziner im Dritten Reich. Eine Bestandsaufnahme. In: Historische Zeitschrift 244 (1987), S. 299-352.
Kaul, Friedrich Karl: Nazimordaktion T4. Berlin (Ost) 1973. [In der Bundesrepublik erschien das Werk 1979 unter dem Titel: Ders.: Die Psychiatrie im Strudel der ›Euthanasie‹. Ein Bericht über die erste industriemäßig durchgeführte Mordaktion des Naziregimes. Frankfurt/M. 1979].
Kersting, Franz-Werner: Medizin im Nationalsozialismus. Anmerkungen aus regionalhistorischer Sicht. In: Deutsches Ärzteblatt 88, Heft 51/52 (23.12.1991), S. B-2968 – B-2970.
Klee, Ernst (Hg.): Dokumente zur ›Euthanasie‹. Frankfurt/M. 1985.
Klee, Ernst: ›Euthanasie‹ im NS-Staat. Die ›Vernichtung lebensunwerten Lebens‹. Frankfurt/M. 1985. [Taschenbuchausgabe der 1983 erschienenen Erstausgabe].
Klee, Ernst: Vom Krankenmord zum Judenmord. Neue Forschungsergebnisse zur ›Euthanasie‹ im Nationalsozialismus. In: Zeitgeschichte 21 (Mai/Juni 1994, Heft 5/6), S. 155-164.
Klee, Ernst: Was sie taten – Was sie wurden. Ärzte, Juristen und andere Beteiligte am Kranken- oder Judenmord. Frankfurt/M. 1986.
Klein, W. (Hg.): Der Amtsarzt. Ein Nachschlagewerk für Medizinal- und Verwaltungsbeamte. (2., völlig neu bearb. Aufl.). Jena 1943.
Klemperer, Victor: LTI. Notizbuch eines Philologen. Leipzig 1996.
Klüppel, Manfred: ›Euthanasie‹ und Lebensvernichtung 1933-1945. – Auswirkungen auf die Landesheilanstalten Haina und Merxhausen. In: Walter Heinemeyer, Tilmann Pünder, (Hg.): 450 Jahre Psychiatrie in Hessen. Marburg 1983, S. 321-348.
Klüppel, Manfred: ›Euthanasie‹ und Lebensvernichtung am Beispiel der Landesheilanstalten Haina und Merxhausen. Eine Chronik der Ereignisse 1933-45. (Nationalsozialismus in Nordhessen. Schriften zur regionalen Zeitgeschichte, Heft 4, hg. von der Gesamthochschule Kassel). (3., berichtigte Aufl.). Kassel 1985.
Koch, Thomas: Zwangssterilisation im Dritten Reich. Das Beispiel der Universitätsklinik Göttingen. Frankfurt/M. 1994. [Auf dem Umschlag heißt es im Titel nicht »Universitätsklinik«, sondern »Universitätsfrauenklinik«].
Kossmann, Robby: Züchtungspolitik. Berlin 1905.
Kraepelin, Emil: Ein Forschungsinstitut für Psychiatrie. In: Zeitschrift für die gesamte Neurologie und Psychiatrie 32 (1916), S. 1-38.
Kramer, Sabine: »Ein ehrenhafter Verzicht auf Nachkommenschaft.« Theoretische Grundlagen und Praxis der Zwangssterilisation am Beispiel der Rechtsprechung des Erbgesundheitsobergerichts Celle. (Hannoversches Forum der Rechtswissenschaften, Bd. 10. Hg. vom Fachbereich Rechtswissenschaften der Universität Hannover durch Hilmar Fenge, Hans Albrecht Hesse, Jörg-Detlef Kühne, Bernd H. Oppermann, Hinrich Rüping). Baden-Baden 1999.
Kraus, Albert H.V.: »Stellen Sie mich an die Wand und knallen Sie mich nieder!« Die katholische Widerstandskämpferin Änne Meier (1896-1989). In: Saarpfalz. Blätter für Geschichte und Volkskunde, Nr. 47 (1995/4), S. 33-37.
Krause, Michael: Flucht vor dem Bombenkrieg. ›Umquartierungen‹ im Zweiten Weltkrieg und die Wiedereingliederung der Evakuierten in Deutschland 1943-1963. (Beiträge zur Geschichte des Parlamentarismus und der politischen Parteien, hg. von der Kommission für Geschichte des Parlamentarismus und der politischen Parteien, Bd. 109). Düsseldorf 1997.

Kreis, Johann: Die Landes-Nervenklinik Merzig-Saar. Ihre Lage, ihre wirtschaftlichen und verwaltungsmäßigen Einrichtungen usw. In: Landesnervenklinik Merzig 1876-1951. 75 Jahre. Merzig 1951, S. 15-18.

Kremer [Vorname unbekannt]: Entstehung der Heil- und Pflegeanstalt Homburg. In: Denkschrift zur Errichtung der Pfälzischen Heil- u. Pflegeanstalt Homburg. Herausgegeben vom Kreise Pfalz. Speyer 1910, S. 35-43.

Kudlien, Fridolf: Ärzte im Nationalsozialismus. Köln 1985.

Labisch, Alfons; Florian Tennstedt: Gesundheitsamt oder Amt für Volksgesundheit? Zur Entwicklung des öffentlichen Gesundheitsdienstes seit 1933. In: Norbert Frei (Hg.): Medizin und Gesundheitspolitik in der NS-Zeit. (Schriftenreihe der Vierteljahrshefte für Zeitgeschichte, Sondernummer). München 1991, S. 35-66.

Landesnervenklinik Merzig 1876-1951. 75 Jahre. Merzig 1951.

Leipert, Matthias: Die Beteiligung der Rheinischen Provinzial-Heil- und Pflegeanstalt Galkhausen an der Vernichtung psychisch Kranker und Behinderter im Nationalsozialismus. In: Ders.; Rudolf Styrnal, Winfried Schwarzer: Verlegt nach unbekannt. Sterilisation und Euthanasie in Galkhausen 1933-1945. (Rheinprovinz. Dokumente und Darstellungen zur Geschichte der Rheinischen Provinzialverwaltung und des Landschaftsverbandes Rheinland, Bd. 1). Köln 1987, S. 22-38.

Leipert, Matthias; Rudolf Styrnal, Winfried Schwarzer: Verlegt nach unbekannt. Sterilisation und Euthanasie in Galkhausen 1933-1945. (Rheinprovinz. Dokumente und Darstellungen zur Geschichte der Rheinischen Provinzialverwaltung und des Landschaftsverbandes Rheinland, Bd. 1). Köln 1987.

Lenz, Fritz: Rassenhygiene und Sterilisierung im Preußischen Landesgesundheitsrat. In: Archiv für Rassen- und Gesellschaftsbiologie (1933), S. 180-185.

Lenz, Fritz: Die Stellung des Nationalsozialismus zur Rassenhygiene. In: Archiv für Rassen- und Gesellschaftsbiologie (1931), S. 300-308.

Leppien, Rudolf: Die Entwicklung der Abteilung für Nervenkranke am Landeskrankenhaus Homburg-Saarland. In: Psychiatrisch-Neurologische Wochenschrift 37 (1935), S. 313-317.

Leppien, Rudolf: Das Landeskrankenhaus Homburg-Saar. »Keimzelle der Universität des Saarlandes«. In: Saarheimat. 19 (1975), S. 149-155.

Leppien, Rudolf: Dr. med. Hanns Heinrich Heene. † 13.4.1948 [Nachruf]. In: Saarländisches Ärzteblatt 1949/5, S. 153.

Lifton, Robert Jay: Ärzte im Dritten Reich. Berlin 1998 [Amerikanische Erstausgabe 1986, deutsche Erstausgabe Stuttgart 1988].

Herbert Lilge: Hessen in Geschichte und Gegenwart. Stuttgart 1986.

Linden, Herbert: Erb- und Rassenpflege. In: W. Klein (Hg.): Der Amtsarzt. Ein Nachschlagewerk für Medizinal- und Verwaltungsbeamte. (2., völlig neu bearb. Aufl.). Jena 1943, Abschn. IV.

Loewy, Hanno; Bettina Winter (Hg.): NS-›Euthanasie‹ vor Gericht. Fritz Bauer und die Grenzen juristischer Bewältigung. Frankfurt/New York 1996.

Makowski, Christine Charlotte: Eugenik, Sterilisationspolitik, ›Euthanasie‹ und Bevölkerungspolitik in der nationalsozialistischen Parteipresse. (Abhandlungen zur Geschichte der Medizin und der Naturwissenschaften, Heft 77). Husum 1996.

Mann, Ernst: Die Erlösung der Menschheit vom Elend. Weimar 1922.

Mann, Ernst: Moral der Kraft. Weimar 1920.

Mann, Ernst: Die Wohltätigkeit als aristokratische und rassenhygienische Forderung. Weimar 1924.

Marckhgott, Gerhart: ›Euthanasie‹ in Oberdonau. In: Zeitgeschichte, 21. Jg. (Mai/Juni 1994), S. 165-182.

Matzner: Das Verfahren vor den Erbgesundheitsgerichten. In: Der Öffentliche Gesundheitsdienst (Teilausgabe A) 1 (20.6.1935), S. 281-289.
Mauz, Friedrich: Grundsätzliches zum Psychopathiebegriff. In: Allgemeine Zeitschrift für Psychiatrie 113 (1939), S. 86-97.
May, Johannes; Hermann Josef Pretsel, Martin Rexer, Bodo Rüdenberg: ›Euthanasie‹ in den staatlichen Heilanstalten Zwiefalten und Schussenried. Die Rechtfertigung, Vorbereitung und Durchführung der ›Vernichtung lebensunwerten Lebens‹ in der nationalsozialistischen Aktion T4. Zwiefalten 1991.
Mayer, Joseph: Gesetzliche Unfruchtbarmachung Geisteskranker. (Studien zur katholischen Sozial- und Wirtschaftsethik 3). Freiburg/Brsg. 1927.
Mayer, Joseph: Sterilisation im Lichte der Sozialethik. In: Sozialhygienische Mitteilungen 9 (1925), S. 110-118.
Mende, Susanne: Die Wiener Heil- und Pflegeanstalt »Am Steinhof« im Nationalsozialismus. (Medizingeschichte im Kontext, hg. von Ulrich Tröhler und Karl-Heinz Leven, Bd. 3). Frankfurt/M., Berlin, Bern 2000.
Meyer, J.E.: »Die Freigabe der Vernichtung lebensunwerten Lebens« von Binding und Hoche im Spiegel der deutschen Psychiatrie vor 1933. In: Der Nervenarzt 59 (1988), S. 85-91.
Meyer, Heinrich; Thorsten Sueße: Abtransport der ›Lebensunwerten‹. Die Konfrontation niedersächsischer Anstalten mit der NS-›Euthanasie‹. Hannover 1988.
Mitscherlich, Alexander; Fred Mielke: Das Diktat der Menschenverachtung. Der Nürnberger Ärzteprozeß und seine Quellen. Heidelberg 1947.
Mitscherlich, Alexander; Fred Mielke (Hg.): Medizin ohne Menschlichkeit. Dokumente des Nürnberger Ärzteprozesses. Hg. u. kommentiert von Alexander Mitscherlich und Fred Mielke. Mit einem neuen Vorwort von Alexander Mitscherlich. (Neuausgabe). Frankfurt/M. 1978.
Mitscherlich, Alexander; Fred Mielke: Wissenschaft ohne Menschlichkeit. Medizinische und eugenische Irrwege unter Diktatur, Bürokratie und Krieg. Heidelberg 1949. [1960 Neu veröffentlicht unter dem Titel »Medizin ohne Menschlichkeit« (siehe oben)].
Mitscherlich, Alexander: Gesammelte Schriften, hg. von Klaus Menne. 10 Bde. Frankfurt/M. 1983.
Mitscherlich, Alexander: Schuld und Entschuldigung. Zum Auftakt der Verteidigung im Nürnberger Ärzteprozeß. In: Die Neue Zeitung (München), 7.2.1947. Hier zit. aus: Ders.: Gesammelte Schriften, hg. von Klaus Menne. 10 Bde. Frankfurt/M. 1983, Bd. 6 (Politisch-publizistische Aufsätze 1, hg. von Herbert Wiegandt), S. 145-151.
Mitteilungen des Statistischen Amtes des Saarlandes, Nr. 19, April/Dezember 1938. (Beilage zum Amtsblatt des Reichskommissars für das Saarland vom 11. März 1939).
Möckel, W.: Sterilisation und Kastration. In: Sozialhygienische Mitteilungen 9, Heft 4 (Oktober 1925), S. 97-102.
Mommsen, Hans; Manfred Grieger: Das Volkswagenwerk und seine Arbeiter im Dritten Reich. Düsseldorf 1996.
Mommsen, Hans: Die Realisierung des Utopischen: Die ›Endlösung der Judenfrage‹ im ›Dritten Reich‹. In: Geschichte und Gesellschaft 9 (1983), S. 381-420.
Morlok, Karl: Wo bringt ihr uns hin? ›Geheime Reichssache‹ Grafeneck. Stuttgart 1985.
Müller, Else: Homburger Reminiszenzen. In: Saarländisches Ärzteblatt 46 (1993), S. 115-118.
Münch, Ingo von (Hg.): Gesetze des NS-Staates. Dokumente eines Unrechtssystems. Zusammengestellt von Uwe Brodersen. Mit einer Einführung von Ingo von Münch. (3., neubearb. u. erw. Aufl.). Paderborn, München, Wien, Zürich 1994.
Näcke, Paul: Castration in gewissen Fällen von Geisteskrankheit. In: Psychiatrisch-Neu-

rologische Wochenschrift 7 (1905), S. 269-272.
Näcke, Paul: Die Kastration bei gewissen Klassen von Degenerierten als ein wirksamer socialer Schutz. In: Archiv für Kriminal-Anthropologie und Kriminalistik 3 (1900), S. 58-84.
Nationalsozialistische Massentötungen durch Giftgas. Eine Dokumentation. Hg. von Eugen Kogon, Hermann Langbein, Adalbert Rückerl u.a. Frankfurt/M. 1986.
Neugebauer, Wolfgang: Unser Gewissen verbietet uns, in dieser Aktion mitzuwirken. Der NS-Massenmord an geistig und körperlich Behinderten und der Widerstand der Sr. Anna Bertha Königsegg. In: Dokumentationsarchiv des österreichischen Widerstandes. Jahrbuch 1999. Wien 1999, S. 71-79.
Neumüller, Bernd: Die Erbgesundheitssachen in der Zeit des Dritten Reiches. In: Sven Paulsen (Hg.): 175 Jahre pfälzisches Oberlandesgericht. 1815 Appellationsgerichtshof, Oberlandesgericht 1990. Neustadt a.d.W. 1990, S. 257-265.
Nowak, Kurt: ›Euthanasie‹ und Sterilisierung im ›Dritten Reich‹. Die Konfrontation der evangelischen und der katholischen Kirche mit dem ›Gesetz zur Verhütung erbkranken Nachwuchses‹ und der ›Euthanasie‹-Aktion. (Arbeiten zur Geschichte des Kirchenkampfes. In Verbindung mit der Evangelischen Arbeitsgemeinschaft für kirchliche Zeitgeschichte hg. von Georg Kretschmar und Klaus Scholder. Ergänzungsreihe Bd. 12). (3. Aufl.). Göttingen 1984.
Nowak, Kurt: Sterilisation, Krankenmord und Innere Mission im ›Dritten Reich‹. In: Götz Aly (Hg.): Aktion T4, 1939-1945. Die ›Euthanasie‹-Zentrale in der Tiergartenstraße 4. (Stätten der Geschichte Berlins, Bd. 26). Berlin 1987, S. 74-83.
Nowak, Kurt: Widerstand, Zustimmung, Hinnahme. Das Verhalten der Bevölkerung zur ›Euthanasie‹. In: Norbert Frei (Hg.): Medizin und Gesundheitspolitik in der NS-Zeit. (Schriftenreihe der Vierteljahrshefte für Zeitgeschichte, Sondernummer). München 1991, S. 235-251.
Oldenhage, Klaus: Die Pfalz und das Saarland während des Krieges (1940-1945). In: Jahrbuch für westdeutsche Landesgeschichte 5 (1979), S. 303-356; 6 (1980), S. 343-398.
Orth, Linda: Die Transportkinder aus Bonn. ›Kindereuthanasie‹. Köln 1989.
Paulsen, Sven (Hg.): 175 Jahre pfälzisches Oberlandesgericht. 1815 Appellationsgerichtshof, Oberlandesgericht 1990. Neustadt a.d.W. 1990.
Pehle, Walter (Hg.): Der historische Ort des Nationalsozialismus. Annäherungen. Frankfurt/M. 1990.
Pfäfflin, Friedemann: Zwangssterilisation in Hamburg. In: Angelika Ebbinghaus, Heidrun Kaupen-Haas, Karl Heinz Roth (Hg.): Heilen und Vernichten im Mustergau Hamburg. Bevölkerungs- und Gesundheitspolitik im Dritten Reich. Hamburg 1984, S. 26-29.
Platen-Hallermund, Alice: Die Tötung Geisteskranker in Deutschland. Aus der deutschen Ärztekommission beim amerikanischen Militärgericht (Leiter Priv. Doz. Dr. Alexander Mitscherlich). Bonn 1993. [Reprint der Erstausgabe Frankfurt/M. 1948].
Pötzl, Ulrich: Sozialpsychiatrie, Erbbiologie und Lebensvernichtung. Valentin Faltlhauser, Direktor der Heil- und Pflegeanstalt Kaufbeuren-Irsee in der Zeit des Nationalsozialismus. (Abhandlungen zur Geschichte der Medizin und der Naturwissenschaften, hg. von Rolf Winau und Heinz Müller-Dietz, Heft 75). Husum 1995.
Pohl, Dieter: Holocaust. Die Ursachen, das Geschehen, die Folgen. Freiburg/Brsg. 2000.
Pohl, Dieter: Von der ›Judenpolitik‹ zum Judenmord. Der Distrikt Lublin des Generalgouvernements 1939-1944. (Münchner Studien zur neueren und neuesten Geschichte, hg. von Hans Günter Hockerts und Gerhard A. Ritter, Bd. 3). Frankfurt/M., Berlin, Bern 1993.
Poltrot, Robert (Hg.): Die Ermordeten waren schuldig? Amtliche Dokumente der Direc-

tion de la Santé Publique der französischen Militärregierung. Baden-Baden 1947.
Pommerin, Reiner: Sterilisierung der Rheinlandbastarde. Das Schicksal einer farbigen deutschen Minderheit 1918-1937. Düsseldorf 1979.
Reiter, Raimond: Psychiatrie im Dritten Reich in Niedersachsen. (Veröffentlichungen der historischen Kommission für Niedersachsen und Bremen, 39 Niedersachsen 1933-1945, Bd. 7). Hannover 1997.
Richarz, Bernhard: Heilen, Pflegen, Töten. Zur Alltagsgeschichte einer Heil- und Pflegeanstalt bis zum Ende des Nationalsozialismus. Göttingen 1987.
Ristow, Erich: Erbgesundheitsrecht. Berechtigung, Bedeutung und Anwendung des Gesetzes zur Verhütung erbkranken Nachwuchses mit einem Anhang der Gesetze, Verordnungen und wichtigsten Runderlasse. Stuttgart, Berlin 1935.
Roer, Dorothee; Dieter Henkel (Hg.): Psychiatrie im Faschismus. Die Anstalt Hadamar 1933-1945. (2. Aufl.). Frankfurt/M. 1996.
Romey, Stefan: »Der Antrag von Frau R. muß abgelehnt werden.« Demütigung statt Entschädigung vor bundesdeutschen Behörden und Gerichten. In: Angelika Ebbinghaus (Hg.): Opfer und Täterinnen. Frauenbiographien des Nationalsozialismus. (Schriften der Hamburger Stiftung für Sozialgeschichte des 20. Jahrhunderts, Bd. 2). O.O. 1987, S. 317-336.
Rost, Karl Ludwig: Sterilisation und Euthanasie im Film des ›Dritten Reiches‹. Nationalsozialistische Propaganda in ihrer Beziehung zu rassenhygienischen Maßnahmen des NS-Staates. (Abhandlungen zur Geschichte der Medizin und der Naturwissenschaften, hg. von Rolf Winau und Heinz Müller-Dietz, Heft 55). Husum 1987.
Rothmaler, Christiane: Sterilisationen nach dem ›Gesetz zur Verhütung erbkranken Nachwuchses‹ vom 14. Juli 1933. Eine Untersuchung zur Tätigkeit des Erbgesundheitsgerichtes und zur Durchführung des Gesetzes in Hamburg in der Zeit zwischen 1934 und 1944. (Abhandlungen zur Geschichte der Medizin und der Naturwissenschaften, hg. von Rolf Winau und Heinz Müller-Dietz, Heft 60). Husum 1991.
Rückerl, Adalbert: NS-Verbrechen vor Gericht. Versuch einer Vergangenheitsbewältigung. (2., überarb. Aufl.). Heidelberg 1984.
Rüdin, Ernst (Hg.): Rassenhygiene im völkischen Staat. Tatsachen und Richtlinien. München 1934.
Runcis, Maija: Steriliseringar i folkhemmet. Stockholm 1998.
Sandkühler, Thomas: ›Endlösung‹ in Galizien. Der Judenmord in Ostpolen und die Rettungsinitiativen von Berthold Beitz 1941-1944. Bonn 1996.
Sandner, Peter: Die Landesheilanstalt Weilmünster im Nationalsozialismus. In: Christina Vanja (Hg.): 100 Jahre Krankenhaus Weilmünster 1897-1997. Heilanstalt – Sanatorium – Kliniken. (Historische Schriftenreihe des Landeswohlfahrtsverbandes Hessen, Quellen und Studien, Bd. 4). Kassel 1997, S. 121-164.
Schabow, Dietrich: Zur Geschichte der Juden in Bendorf. Bendorf 1979.
Scherer, Karl: Die Heil- und Pflegeanstalt Klingenmünster 1933-1945. Psychiatrie im Nationalsozialismus. Im Auftrag des Bezirksverbands Pfalz bearb. von Karl Scherer, Otfried Linde, Roland Paul. (Beiträge zur pfälzischen Geschichte, hg. vom Institut für pfälzische Geschichte und Volkskunde). Kaiserslautern 1998.
Scherer, Klaus: Asozial im Dritten Reich. Die vergessenen Verfolgten. Münster 1990.
Schierbaum, Clausjürgen: Aussondern des ›Unwerten‹. Anmerkungen zur nationalsozialistischen ›Euthanasie‹-Politik im Spiegel der Forschung. In: Neue Politische Literatur 32/2 (1987), S. 220-232.
Schilter, Thomas: Unmenschliches Ermessen. Die nationalsozialistische ›Euthanasie‹-Tötungsanstalt Pirna-Sonnenstein 1940/41. (Schriftenreihe der Stiftung Sächsische Gedenkstätten zur Erinnerung an die Opfer politischer Gewaltherrschaft, Bd. 5). Leipzig 1999.

Schmidt, Gerhard: Selektion in der Heilanstalt 1939-1945. Frankfurt/M. 1983.

Schmidt-von Blittersdorf, Heidi; Dieter Debus, Birgit Kalkowsky: Die Geschichte der Anstalt Hadamar von 1933 bis 1945 und ihre Funktion im Rahmen von T4. In: Dorothee Roer, Dieter Henkel (Hg.): Psychiatrie im Faschismus. Die Anstalt Hadamar 1933-1945. (2. Aufl.). Frankfurt/M. 1996, S. 58-120.

Schmidt-von Blittersdorf, Heidi; Dieter Debus, Birgit Kalkowsky: Neuere Überlegungen zur Vorbereitung und Organisation der Verbrechen der Psychiatrie in der NS-Zeit. In: Dorothee Roer, Dieter Henkel (Hg.): Psychiatrie im Faschismus. Die Anstalt Hadamar 1933-1945. (2. Aufl.) Frankfurt/M. 1996, S. 38-57.

Schmelter, Thomas: Nationalsozialistische Psychiatrie in Bayern. Die Räumung der Heil- und Pflegeanstalten. (DWV-Schriften zur Geschichte des Nationalsozialismus, Bd. 1). Bergtheim 1999.

Schmuhl, Hans-Walter: Rassenhygiene, Nationalsozialismus, Euthanasie. Von der Verhütung zur Vernichtung ›lebensunwerten Lebens‹ 1890-1945. (Kritische Studien zur Geschichtswissenschaft. Hg. von Helmut Berding, Jürgen Kocka, Hans-Ulrich Wehler, Bd. 75). Göttingen 1987.

Schmuhl, Hans-Walter: Sterilisation, ›Euthanasie‹, ›Endlösung‹. Erbgesundheitspolitik unter den Bedingungen charismatischer Herrschaft. In: Norbert Frei (Hg.): Medizin und Gesundheitspolitik in der NS-Zeit. (Schriftenreihe der Vierteljahrshefte für Zeitgeschichte, Sondernummer). München 1991, S. 295-308.

Schrappner, Christian; Dieter Sengling: Sozialpädagogik im Nationalsozialismus – Die Heilerziehungsanstalt Kalmenhof/Idstein 1888-1988: Ein Beispiel. In: Euthanasie in Hadamar. Die nationalsozialistische Vernichtungspolitik in hessischen Anstalten. (Historische Schriftenreihe des Landeswohlfahrtsverbandes Hessen, Kataloge, Bd. 1). Kassel 1991, S. 115-122.

Schröter, Sonja: Psychiatrie in Waldheim/Sachsen (1716-1946). Ein Beitrag zur Geschichte der forensischen Psychiatrie in Deutschland. Frankfurt/M. 1994.

Schultze, Walter: Die Bedeutung der Rassenhygiene für Staat und Volk in Gegenwart und Zukunft. In: Ernst Rüdin (Hg.): Rassenhygiene im völkischen Staat. Tatsachen und Richtlinien. München 1934, S. 1-21.

Schulze, Dietmar: ›Euthanasie‹ in Bernburg. Die Landes-Heil- und Pflegeanstalt Bernburg/Anhaltische Nervenklinik in der Zeit des Nationalsozialismus. (Historie in der Blauen Eule, Bd. 8). Essen 1999.

Schungel, Wilfried: Alexander Tille (1866-1912). Leben und Ideen eines Sozialdarwinisten. (Abhandlungen zur Geschichte der Medizin und der Naturwissenschaften, Heft 40). Husum 1980.

Schwartz, Michael: ›Euthanasie‹-Debatten in Deutschland (1895-1945). In: Vierteljahrshefte für Zeitgeschichte 46 (1998), S. 617-665.

Schwartz, Michael: Konfessionelle Milieus und Weimarer Eugenik. In: Historische Zeitschrift 261 (1995), S. 403-448.

Schwartz, Michael: Proletarier und Lumpen. Sozialistische Ursprünge eugenischen Denkens. In: Vierteljahrshefte für Zeitgeschichte 42 (1994), S. 537-570.

Schwartz, Michael: Sozialismus und Eugenik. Zur fälligen Revision eines Geschichtsbildes. In: Internationale Wissenschaftliche Korrespondenz zur Geschichte der deutschen Arbeiterbewegung 25 (1989), S. 465-489.

Schwartz, Michael: Sozialistische Eugenik. Eugenische Sozialtechnologien in Debatten und Politik der deutschen Sozialdemokratie 1890-1933. (Forschungsinstitut der Friedrich-Ebert-Stiftung, Reihe Politik und Gesellschaftsgeschichte, hg. von Dieter Dowe und Michael Schneider, Bd. 42). Bonn 1995.

Schwendy, Arnd: Holocaust und die Psychiatrie: Einladung zum Nachdenken über den Vergleich 1940-1979. Bericht über eine Arbeitsgruppe, ergänzt von Veronika Rau und Klaus Dörner. In: Klaus Dörner, Christiane Haerlin, Veronika Rau, Renate Schernus, Arnd Schwendy (Hg.): Der Krieg gegen die psychisch Kranken. Nach »Holocaust«: Erkennen – Trauern – Begegnen. Rehburg-Loccum 1980, S. 11-28.

Seibert, Winfried: Das Mädchen, das nicht Esther heißen durfte. Eine exemplarische Geschichte. Leipzig 1996.

Seidel, Ralf; Wolfgang Franz Werner (Hg.): Psychiatrie im Abgrund. Spurensuche und Standortbestimmung nach den NS-Psychiatrie-Verbrechen. (Rheinprovinz. Dokumente und Darstellungen zur Geschichte der Rheinischen Provinzialverwaltung und des Landschaftsverbandes Rheinland, Bd. 6). Köln 1991.

Seidler, Horst; Andreas Rett: Rassenhygiene. Ein Weg in den Nationalsozialismus. Wien, München 1988.

Seipolt, Harry: »... stammt aus asozialer und erbkranker Sippe«. Zwangssterilisation und NS-Euthanasie im Kreis Heinsberg 1933-1945. In: Heimatkalender des Kreises Heinsberg, 1992, S. 112-124.

Shorter, Edward: Geschichte der Psychiatrie. Berlin 1999.

Sick, Dorothea: ›Euthanasie‹ im Nationalsozialismus am Beispiel des Kalmenhofs in Idstein im Taunus (Materialien zur Sozialarbeit und Sozialpolitik, Bd. 9). (2. Aufl.). Frankfurt/M. 1983.

Siemen, Hans-Ludwig: Die bayerischen Heil- und Pflegeanstalten während des Nationalsozialismus. In: Michael von Cranach, Hans-Ludwig Siemen (Hg.): Psychiatrie im Nationalsozialismus. Die Bayerischen Heil- und Pflegeanstalten zwischen 1933 und 1945. München 1999, S. 417-474.

Siemen, Hans-Ludwig: Menschen blieben auf der Strecke, Psychiatrie zwischen Reform und Nationalsozialismus. Gütersloh 1987.

Siemen, Hans-Ludwig: Psychiatrie im Nationalsozialismus. In: Michael von Cranach, Hans-Ludwig Siemen (Hg.): Psychiatrie im Nationalsozialismus. Die Bayerischen Heil- und Pflegeanstalten zwischen 1933 und 1945. München 1999, S. 15-34.

Siemens, Hermann Werner: Grundzüge der Rassenhygiene. Zugleich Einführung in die Vererbungslehre. Für die Gebildeten aller Berufe. (2. Aufl.). München 1923.

Spielmann, Karlheinz: Ehrenbürger und Ehrungen in Geschichte und Gegenwart. Eine Dokumentation zur deutschen und mitteleuropäischen Geschichte. (3., wesentl. erw. Aufl.) 2 Bde. Dortmund 1967.

Spohr, Werner: Gesetz über die Vereinheitlichung des Gesundheitswesens in amtlicher Begründung. In: Monatshefte für NS Sozialpolitik 2 (1934), S. 137.

Staemmler, Martin: Die Sterilisierung Minderwertiger vom Standpunkt des Nationalsozialismus. In: Eugenik – Erblehre – Erbpflege 3 (1933), S. 97-100.

Statistik des Deutschen Reiches, Bd. 469. Volks-, Berufs- und Betriebszählung im Saarland 1935. Bearb. im Statistischen Reichsamt. Berlin 1937.

Steinert, Marlis G.: Hitlers Krieg und die Deutschen. Stimmungen und Haltungen der deutschen Bevölkerung im Zweiten Weltkrieg. Düsseldorf, Wien 1970.

Sternberger, Dolf; Gerhard Storz, Wilhelm E. Süskind: Aus dem Wörterbuch des Unmenschen. Neue erw. Ausgabe mit Zeugnissen des Streites über die Sprachkritik. (3. Aufl.). Hamburg 1968.

Strouvelle, Karl: Erfahrungen bei der Sterilisation weiblicher Erbkranker auf Grund von 630 Fällen des Landeskrankenhauses Homburg/Saar. Würzburg 1939.

Teppe, Karl: Massenmord auf dem Dienstweg. (Texte aus dem Landeshaus 15). Münster 1989.

Thom, Achim; Genadij Ivanovic Caregorodcev (Hg.): Medizin unterm Hakenkreuz. Berlin (Ost) 1989.

Thom, Achim; Samuel Mitja Rapoport (Hg.): Das Schicksal der Medizin im Faschismus. Auftrag und Verpflichtung zur Bewahrung von Humanismus und Frieden. Internationales wissenschaftliches Symposium europäischer Sektionen der IPPNW. Berlin 1989.

Thom, Achim: Das Schicksal der Psychiatrie in der Zeit der faschistischen Diktatur. Zum 40. Jahrestag der Befreiung und zum Gedenken der Opfer einer destruktiv gewordenen Wissenschaft. In: Psychiatrie, Neurologie und medizinische Psychologie 37 (1985), S. 245-254.

Tille, Alexander: Der Kampf um den Erdball. In: Nord und Süd 80 (1897), S. 68-96.

Tille, Alexander: Ostlondon als Nationalheilanstalt. In: Zukunft 5 (1893), S. 268-273.

Tille, Alexander [anonym veröff.]: Volksdienst. Von einem Sozialaristokraten. Berlin, Leipzig 1893.

Tille, Alexander: Von Darwin bis Nietzsche. Ein Buch Entwicklungsethik. Leipzig 1895.

Ullmann: Heinrich: Baubeschreibung der Pfälzischen Heil- und Pflegeanstalt Homburg. In: Denkschrift zur Errichtung der Pfälzischen Heil- u. Pflegeanstalt Homburg. Herausgegeben vom Kreise Pfalz. Speyer 1910, S. 45-160.

Vanja, Christina (Hg.): 100 Jahre Krankenhaus Weilmünster 1897-1997. Heilanstalt – Sanatorium – Kliniken. (Historische Schriftenreihe des Landeswohlfahrtsverbandes Hessen, Quellen und Studien, Bd. 4). Kassel 1997.

»Verlegt nach Hadamar.« Die Geschichte einer NS-›Euthanasie‹-Anstalt. Bearb. von Bettina Winter unter Mitwirkung von Fred-Helmut Müller, Armin Trus und Christina Vanja. Hg. vom Landeswohlfahrtsverband Hessen. (Historische Schriftenreihe des Landeswohlfahrtsverbandes Hessen, Kataloge Bd. 2). Kassel 1991.

Verzeichnis der deutschen Ärzte und Heilanstalten. (Reichs-Medizinal-Kalender für Deutschland, Teil II. Zugleich Fortsetzung des Ärzteverzeichnisses des Verbandes der Ärzte Deutschlands (Hartmannbund)). Hg. in Verbindung mit dem Reichsarztregister von Dr. med. H. Lantsch und Reg.-Rat Dr. med. Hans Dornedden (Berlin). 58. Jg. Leipzig 1937.

Walter, Bernd: Anstaltsleben als Schicksal. Die nationalsozialistische Erb- und Rassenpflege an Psychiatriepatienten. In: Norbert Frei (Hg.): Medizin und Gesundheitspolitik in der NS-Zeit. (Schriftenreihe der Vierteljahrshefte für Zeitgeschichte, Sondernummer). München 1991, S. 217-233.

Walter, Bernd: Psychiatrie und Gesellschaft in der Moderne. Geisteskrankenfürsorge in der Provinz Westfalen zwischen Kaiserreich und NS-Regime. Paderborn 1996.

Wehrmann, F.A.B.: Euthanasie und Vernichtung lebensunwerten Lebens. Ein quellenmäßiger Bericht über die moderne Literatur des Problems. (1931), S. 101-113.

Wettlaufer, Antje: Die Beteiligung von Schwestern und Pflegern an den Morden in Hadamar. In: Dorothee Roer, Dieter Henkel (Hg.): Psychiatrie im Faschismus. Die Anstalt Hadamar 1933-1945. (2. Aufl.). Frankfurt/M. 1996, S. 283-330.

Winter, Bettina: Die Geschichte der NS-›Euthanasie‹-Anstalt Hadadmar. In: »Verlegt nach Hadamar.« Die Geschichte einer NS-›Euthanasie‹-Anstalt. Bearb. von Bettina Winter unter Mitwirkung von Fred-Helmut Müller, Armin Trus und Christina Vanja. Hg. vom Landeswohlfahrtsverband Hessen (Historische Schriftenreihe des Landeswohlfahrtsverbandes Hessen, Kataloge Bd. 2). Kassel 1991, S. 29-187.

Winter, Bettina: Hadamar als T4-Anstalt 1941-1945. In: Euthanasie in Hadamar. Die nationalsozialistische Vernichtungspolitik in hessischen Anstalten. (Historische Schriftenreihe des Landeswohlfahrtsverbandes Hessen, Kataloge, Bd. 1). Kassel 1991, S. 91-104.

Wollasch, Hans-Josef: Caritas und Euthanasie im Dritten Reich. Staatliche Lebensvernichtung in katholischen Heil- und Pflegeanstalten 1936 bis 1945. In: Klaus Dörner, Christiane Haerlin, Veronika Rau, Renate Schernus, Arnd Schwendy (Hg.): Der Krieg gegen die psychisch Kranken. Nach »Holocaust«: Erkennen – Trauern – Begegnen. Rehburg-Loccum 1980, S. 129-145. [Der Beitrag erschien erstmals in: Caritas 1973. Jahrbuch des Deutschen Caritasverbandes. Freiburg/Brsg. 1973, S. 61-85].

Wunder, Michael: Euthanasie in den letzten Kriegsjahren. Die Jahre 1944 und 1945 in der Heil- und Pflegeanstalt Hamburg-Langenhorn. Husum 1992.

Wunder, Michael: Von der Anstaltsfürsorge zu den Anstaltstötungen. In: Angelika Ebbinghaus, Karsten Linne, (Hg.): Kein abgeschlossenes Kapitel: Hamburg im ›Dritten Reich‹. (Schriften der Hamburger Stiftung für Sozialgeschichte des 20. Jahrhunderts). Hamburg 1997, S. 394-407.

REGISTER

Personenregister

Neben den Personen, die – im weitesten Sinne – als Akteure in der vorstehenden Studie in Erscheinung treten, enthält dieses Register auch Verweise auf einzelne Wissenschaftler und Autoren, die sich mit der Geschichte der nationalsozialistischen Medizinverbrechen befaßt haben. Allerdings sind im Register nur diejenigen Autoren erfaßt, deren Thesen in der Studie ausführlich diskutiert und kommentiert werden (z.B. im Rahmen des Forschungsberichts). Reine Zitierstellen oder bloße Erwähnungen einzelner Autoren werden im Register dagegen nicht berücksichtigt. Einen vollständigen Überblick über die verwendete Literatur bietet das Literaturverzeichnis.

Die Namen der Opfer von Zwangssterilisation und ›Euthanasie‹ wurden in dieser Darstellung aus Datenschutzgründen durch frei erfundene Namen ersetzt. Auf eine Aufnahme dieser anonymisierten Namen in das Personenregister wurde verzichtet.
Fett gedruckte Seitenzahlen verweisen auf zentrale Aussagen zur jeweiligen Person.

Sach- und Ortsregister

Da die Eigennamen von psychiatrischen Einrichtungen sich im Lauf der Zeit mitunter geändert haben (z.B. »Pfälzische Heil- und Pflegeanstalt Homburg« – »Landeskrankenhaus Homburg«; »Heil- und Pflegeanstalt Merzig« – »Landesnervenklinik Merzig« – »Landeskrankenhaus Merzig«), werden die einzelnen Anstalten in diesem Register zur besseren Übersicht unter dem jeweiligen Ortsnamen geführt. So findet man beispielsweise Hinweise auf die »Heil- und Pflegeanstalt Merzig« unter dem Stichwort »Merzig, Heil- und Pflegeanstalt«.
Medizinische und psychiatrische Diagnosen (wie z.B. »Schizophrenie«) werden aufgrund der Vielzahl der Nennungen in diesem Register grundsätzlich nicht aufgenommen.
Fett gedruckte Seitenzahlen im Register verweisen auf zentrale Aussagen zum jeweiligen-Stichwort.